科学出版社"十三五"普通高等教育本科规划教材

高等医药院校药学类系列教材

天然药物化学

主　　编　黄　静　袁叶飞
副主编　汤海峰　廖尚高　薛培凤　郭增军
编　　者　（按姓氏笔画排序）

王建忠	四川大学	邓　君	西南大学
刘艳霞	陆军军医大学	汤海峰	空军军医大学
张　卉	西安交通大学	张　帆	川北医学院
陈东林	四川大学	陈韩英	石河子大学
袁叶飞	西南医科大学	热娜·卡斯木	新疆医科大学
徐国波	贵州医科大学	高建萍	内蒙古医科大学
郭增军	西安交通大学	黄　静	四川大学
谢　静	成都医学院	廖尚高	贵州医科大学
薛培凤	内蒙古医科大学		

U0225878

科学出版社

北　京

内 容 简 介

　　《天然药物化学》是科学出版社组织编写的系列药学本科教材中的一册。从天然药物中发现创新药物是新药创制的重要途径，作为一门专业基础课程的教材，本教材着重天然药物化学研究的基础原理、基础知识和基础应用的介绍，同时也注重最新发展的理论和技术的介绍。本教材遵循由浅入深、循序渐进、层次有序、简繁适当和简明扼要的原则，即有利于课堂教学，也有利于学生自学。

　　本教材供药学、药物制剂、临床药学、中药学、制药工程、医药营销等药学相关专业本科生使用，也可作为药学相关从业人员的参考用书。

图书在版编目（CIP）数据

天然药物化学 / 黄静，袁叶飞主编. —北京：科学出版社，2018.1
ISBN 978-7-03-055079-8

Ⅰ．①天… Ⅱ．①黄… ②袁… Ⅲ．①生药学–药物化学–医学院校–教材 Ⅳ．①R284

中国版本图书馆 CIP 数据核字(2017)第 267533 号

责任编辑：周　圆 / 责任校对：郭瑞芝
责任印制：李　彤 / 封面设计：陈　敬

科 学 出 版 社 出版
北京东黄城根北街 16 号
邮政编码：100717
http://www.sciencep.com

北京凌奇印刷有限责任公司 印刷
科学出版社发行　各地新华书店经销
*

2018 年 1 月第 一 版　　　开本：787×1092　1/16
2022 年 7 月第五次印刷　　印张：21 1/2
字数：606 000
定价：88.00 元
（如有印装质量问题，我社负责调换）

科学出版社"十三五"普通高等教育本科规划教材
高等医药院校药学类系列教材

专家委员会

前　言

　　《天然药物化学》是科学出版社组织编写的系列药学本科教材中的一册。从天然药物中发现创新药物是新药创制的重要途径之一。作为一门专业基础课程的教材，本教材着重天然药物化学研究的基础原理、基础知识和基础应用的介绍，同时也注重最新发展的理论和技术的介绍。本教材遵循由浅入深、循序渐进、层次有序、简繁适当和简明扼要的原则，既有利于课堂教学，又有利于学生自学。

　　本教材由黄静教授和袁叶飞教授担任主编，汤海峰教授、廖尚高教授、薛培凤教授和郭增军教授担任副主编。编写任务分工如下：由 17 位活跃在教学一线的老师们分工合作完成，第一章黄静，第二章邓君，第三章陈东林，第四章廖尚高、徐国波，第五章刘艳霞，第六章陈韩英，第七章袁叶飞，第八章热娜·卡斯木，第九章高建萍、薛培凤，第十章郭增军、张卉，第十一章王建忠，第十二章黄静、张帆，第十三章汤海峰，第十四章薛培凤、高建萍，第十五章谢静。王建忠副教授担任秘书。

　　本教材在编写过程中，得到了科学出版社、四川大学及兄弟院校同行老师们的关心和大力支持，提供了许多宝贵的建议和意见，对此表示衷心的感谢！

　　尽管编者们尽了最大努力，但限于编者的学术水平和编写能力，不足之处在所难免，恭请广大师生和读者不吝指正。

编　者
2017 年 3 月

目　　录

第一章　绪论···1
　　第一节　天然药物化学的发展简史···1
　　第二节　天然药物化学的定义及研究内容···5
　　第三节　天然药物化学的发展趋势···7
第二章　天然产物的主要生物合成途径···12
　　第一节　植物的代谢与产物···12
　　第二节　主要的生物合成途径···13
　　第三节　植物化学分类···22
第三章　提取分离方法···27
　　第一节　天然产物提取分离的方法设计···27
　　第二节　天然产物的提取技术与方法··28
　　第三节　天然产物的分离技术与方法··32
第四章　天然产物结构研究技术与方法···45
　　第一节　天然产物结构研究的一般程序···45
　　第二节　天然产物结构研究中的主要波谱技术··47
第五章　糖类化合物···63
　　第一节　单糖的立体化学···63
　　第二节　糖类化合物的分类···65
　　第三节　糖的化学性质···73
　　第四节　苷键的裂解···75
　　第五节　糖的提取分离方法···79
　　第六节　糖的 NMR 性质···81
　　第七节　糖链的结构测定···83
第六章　苯丙素类化合物···89
　　第一节　概述···89
　　第二节　简单苯丙素类化合物···90
　　第三节　香豆素类化合物···92
　　第四节　木脂素类化合物··103
第七章　黄酮类化合物··112
　　第一节　黄酮类化合物的结构与分类···112
　　第二节　黄酮类化合物的理化性质···119
　　第三节　黄酮类化合物的提取和分离···123
　　第四节　黄酮类化合物的检识与结构测定··125
第八章　醌类化合物···135
　　第一节　醌类化合物的结构类型···135

第二节　醌类化合物的理化性质 ································ 140

第三节　醌类化合物的提取分离 ································ 143

第四节　醌类化合物的结构测定 ································ 145

第九章　萜类和挥发油 ··· 153

第一节　概述 ··· 153

第二节　萜类化合物的分类 ·· 154

第三节　萜类化合物的理化性质 ································ 163

第四节　萜类化合物的提取与分离 ···························· 164

第五节　萜类化合物的结构研究 ································ 167

第六节　挥发油 ··· 169

第十章　三萜及其苷类化合物 ·································· 178

第一节　结构与分类 ·· 178

第二节　三萜及其苷类化合物的理化性质 ················ 185

第三节　三萜及其苷类化合物的提取分离方法 ········· 186

第四节　三萜类化合物的结构鉴定 ··························· 189

第十一章　甾体及其苷类化合物 ······························ 195

第一节　甾类的结构分类和生物合成途径 ··············· 195

第二节　强心苷类化合物 ··· 196

第三节　甾体皂苷 ··· 208

第四节　其他甾类化合物 ··· 215

第十二章　生物碱 ·· 221

第一节　概述 ··· 221

第二节　生物碱的生源及分类 ···································· 224

第三节　生物碱的理化性质 ·· 235

第四节　生物碱的提取分离方法 ································ 242

第五节　生物碱的结构鉴定 ·· 246

第十三章　海洋天然药物 ·· 255

第一节　概述 ··· 255

第二节　海洋天然产物的结构类型 ··························· 259

第三节　海洋药物的生物活性 ···································· 276

第四节　海洋药物的研究实例 ···································· 280

第十四章　天然抗生素类化合物 ······························ 285

第一节　概述 ··· 285

第二节　天然抗生素类化合物的分类 ······················· 288

第三节　天然抗生素类化合物的提取分离 ················ 303

第十五章　天然药物的发现及研发 ··························· 308

第一节　概述 ··· 308

第二节　天然候选药物的发现 ···································· 310

第三节　新药研发的一般程序 ···································· 313

汉英对照索引 ··· 316

第一章 绪 论

学 习 要 求

掌握：天然药物化学的定义和研究内容。
熟悉：天然药物化学在新药研究中的作用。
了解：天然药物化学的历史、现状和发展趋势。

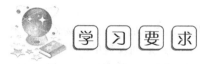

第一节 天然药物化学的发展简史

在人类的历史长河中，同各种疾病做斗争就始终伴随着人类的进步。从人类文明出现（尼罗河、底格里斯-幼发拉底河、印度河和黄河流域为四大古文明），就有了应用以植物为主的天然药物治疗疾病的记载。可以说天然药物为全人类的身体健康和繁衍生息做出了突出贡献。中华文明是四大古文明中唯一保留至今的文明体系，其独具特色的中医药学体系是中华文明的重要组成部分，是在世界上具有重要影响的文化瑰宝。

一、国外天然药物化学的发展简史

18 世纪后半叶瑞典化学家舍勒（K.W.Scheele）从多种植物中分离得到酒石酸（tartaric acid，1770 年）、草酸（oxalic acid，1776 年）、乳酸（lactic acid，1780 年）、尿酸（uric acid，1780 年）和柠檬酸（citric acid，1784 年）等多种有机酸，为有机化学和植物化学的形成奠定了基础。

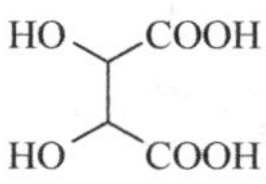

酒石酸

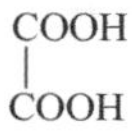

草酸

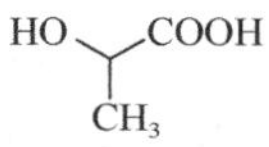

乳酸

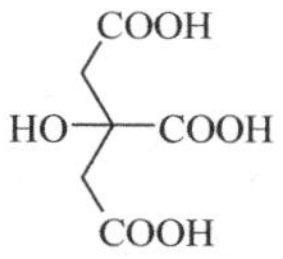

柠檬酸

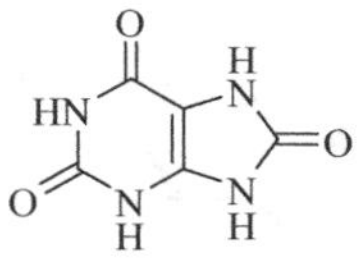

尿酸

19 世纪初德国学者 Sertürner 从鸦片（opium）中分离得到吗啡（morphine，1806 年），开始了以生物碱为重点的研究，被认为是天然药物化学发展的开端。19 世纪，在生物碱（alkaloids）、萜类（terpenes）和维生素（vitamins）等化学成分的提取、分离、结构测定及合成等领域都取得了重大进展，相继发现了吗啡、咖啡因（caffeine，1819 年）、奎宁（quinine，1820 年）、秋水仙碱（colchicine，1820 年）和烟碱（nicotine，1828 年）等化学成分，其中有许多成分至今仍应用于临床。

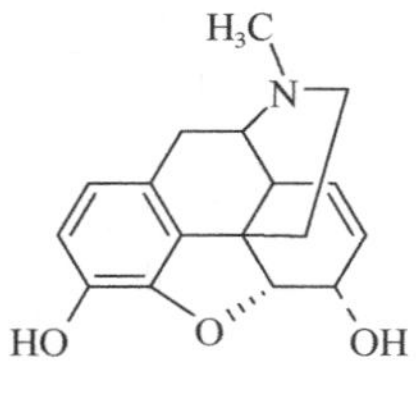

吗啡

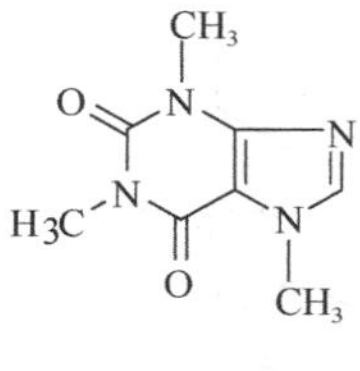

咖啡因

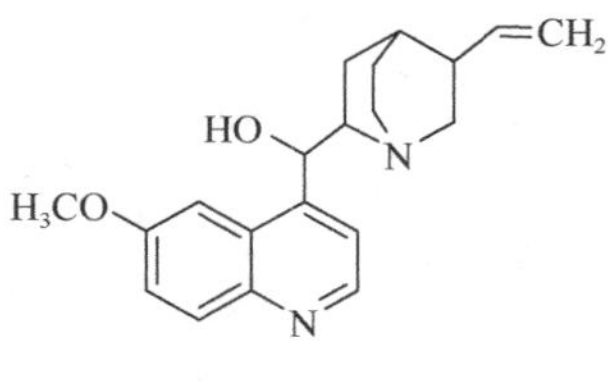

奎宁

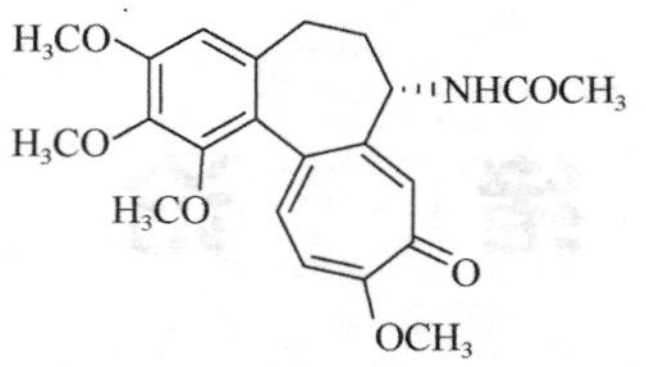

秋水仙碱 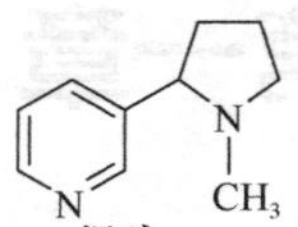　　　　　　烟碱

　　20 世纪是天然药物化学高速发展的时期。特别是第二次世界大战以后，天然药物化学迎来了发展的黄金时期。各国新药研究快速发展，各种新药纷纷上市，这期间发现的具有代表性的天然产物有青霉素（penicillin，1928 年）、利血平（reserpine，1952 年）、长春碱（vinblastine，1958 年）、长春新碱（vincristine，1960 年）、美登碱（maylasine，1962 年）、紫杉醇（taxol，1971 年）和青蒿素（artemisinin，1979 年）等。

　　每个代表性天然产物的发现，均促进合成药物研究的大发展。在这期间，抗生素和化学合成药的发展特别迅速，合成抗生素和合成新药纷纷上市，市场份额快速扩大，迅速超越了天然药物的份额，大有取代天然药物的趋势。但是，沙利度胺事件[联邦德国于 1956 年上市的合成镇静药沙利度胺（thalidomide），商品名为反应停，用以缓解妊娠反应，至 1962 年，就已发现导致了数千例海豹胎]震惊了全世界。人们提出了"回归大自然"的口号，又将目光重新转向天然来源的药物研发，认为天然药物经过长时间的临床验证，是全人类的宝贵遗产，从其中发现和发展新药风险小、成功率高，又掀起了天然药物化学研究的新热潮。

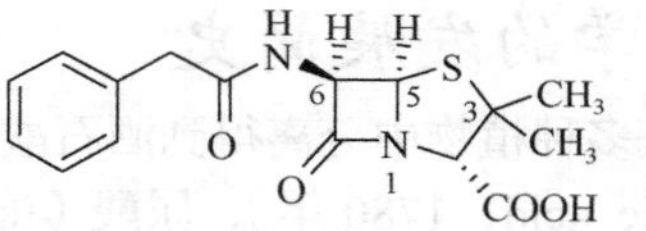

青霉素 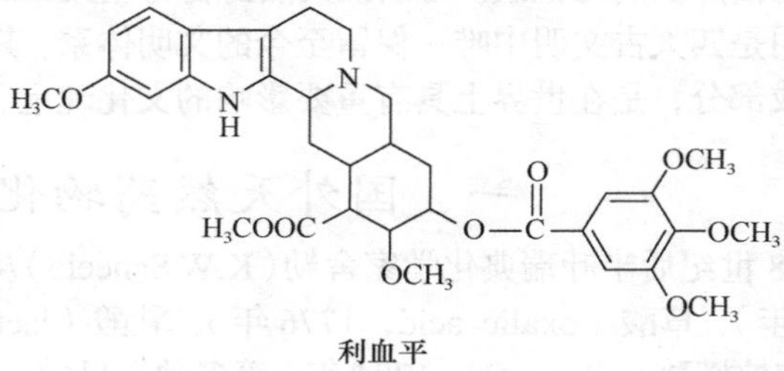　　　　　　　　　　　　　　　　利血平

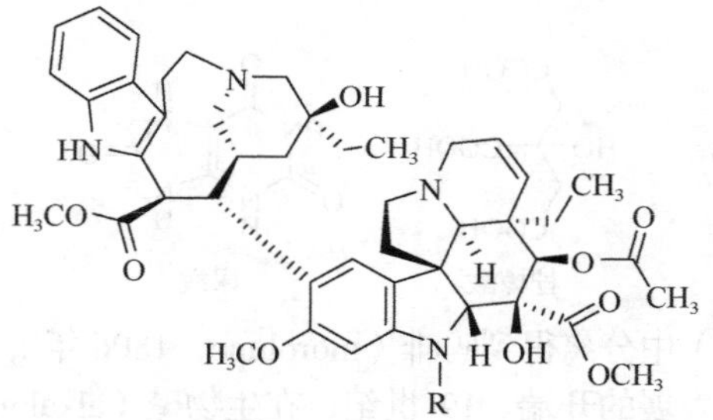

长春碱 R = CH₃
长春新碱 R = CHO　　　　　　　　　　美登碱

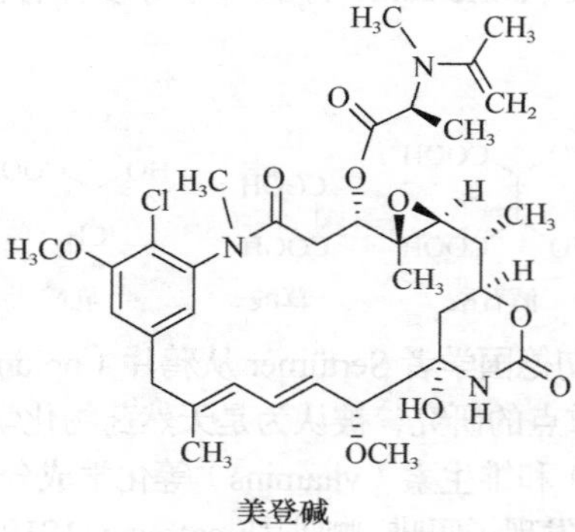

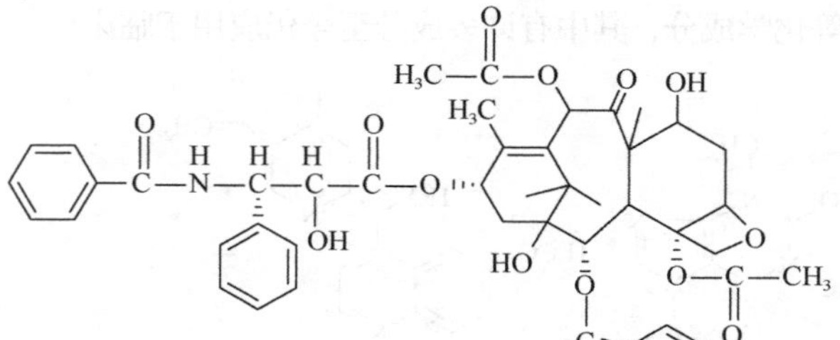

紫杉醇 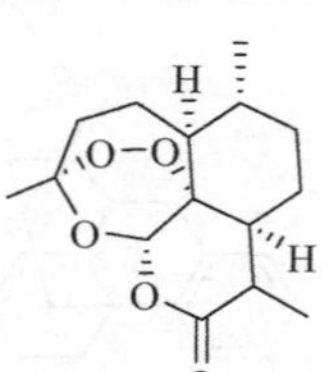　　　　　　　　　　　　　青蒿素

　　随着相关学科研究技术的不断发展和天然药物化学学科的不断进步，天然药物化学研究水

平和研究效率不断提高。过去一个天然化合物从提取分离、结构测定，到人工合成需要很长时间。以吗啡为例，从 1806 年发现，1925 年提出正确结构，1952 年全合成成功，共花费了近 150 年的时间。而利血平从 1952 年提取分离、结构测定，到 1956 年人工全合成成功只花了 5 年时间。而最为突出的例子是刺尾鱼毒素（maitotoxin，MTX），是 1975 年从海洋微藻岗比毒甲藻（*Gambierdiscus toxicus*）中分离得到的微量水溶性成分，分子式为 $C_{164}H_{256}O_{68}S_2Na_2$，相对分

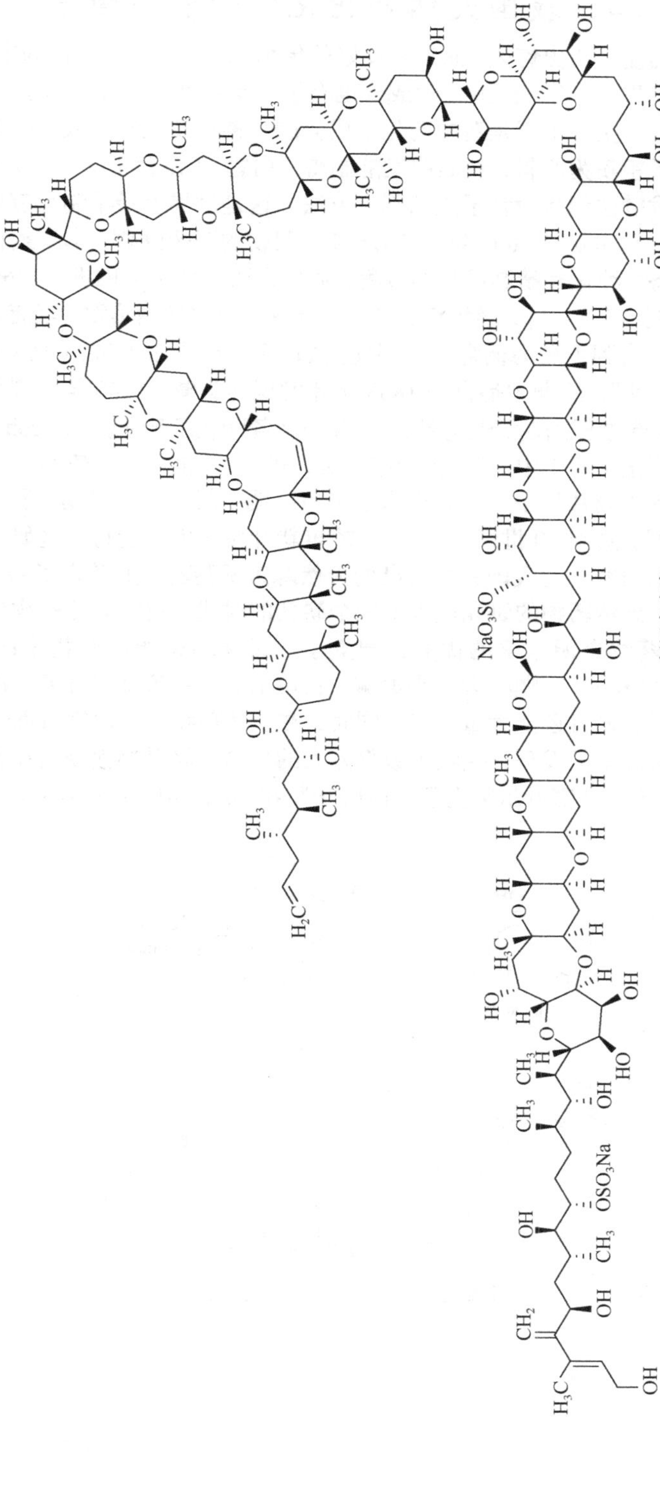

刺尾鱼毒素

子质量为 3422，含有 32 个醚环、28 个羟基及 2 个硫酸基，具有极为强烈毒性（LD_{50} = 0.05μg/kg），是非蛋白毒素中毒性最强的成分，其毒性比河豚毒素（tetrodotoxin）强近 200 倍，1mg MTX 可致 100 万只小鼠于死地。从 1975 年分离得到几个毫克的纯品，到 1993 年确定结构只用了不到 20 年的时间，充分体现了近代天然药物化学的发展水平。

二、我国天然药物化学的发展简史

我国天然药物的使用历史悠久，而且有良好的传承，形成了独具特色的中医药体系。其中，在长期的临床使用过程中，对中药的化学成分也有了一定程度的认知，"中药处方""中药炮制"及"炼丹术"的发展，实际上就是对中药化学成分的一种早期认知实践。992 年的《圣惠方》中就记载了以五倍子粗粉为原料，经酒曲发酵制得"白霜"（没食子酸）；1575 年，明朝的《医学入门》也收录了发酵法制备没食子酸的制备方法。这是世界上最早制得有机酸的文字记载，比瑞典化学家舍勒的发明要早 200 多年。1596 年，明朝的医药巨著《本草纲目》中很详细地记载了应用升华法制备、纯化和精制樟脑的过程，后由马可波罗传到欧洲。1765 年的《本草纲目拾遗》中有记载：取新鲜草乌汁，经沉淀，过滤，清液置碗中日晒蒸发，至瓶口现"黑沙点子"；再放炉内低温蒸发，直到下层为稠膏，上层现白如"砂糖状"的结晶（乌头碱），该结晶"上箭最快，到身数步即死"。欧洲则是直到 1833 年才发现乌头碱，1860 年才制得其结晶。从上述历史可以看出，天然药物化学在我国起步最早。英国著名科学家李约琴（Joseph Needham，1900—1995）曾评述"医药化学源于中国"。但遗憾的是，进入 19 世纪，正值西方现代科学技术高速发展期间，我国遭受了鸦片战争，之后进入了半殖民地半封建社会时期，科学技术停滞不前，逐渐落后于西方国家。直到 20 世纪 20 年代，才重新开始对中药进行一些研究。其中最为突出的研究是对麻黄碱的研究，为我国建立自己的天然麻黄碱制药工业奠定了基础。

新中国成立后，天然药物的研究进入了一个崭新的时代。我国天然药物化学工作者充分利用我国中药和天然药物资源丰富的优势，建立了一批天然来源的药物生产工业，如麻黄碱（ephedrine）、芦丁（rutin）、咖啡因、小檗碱（berberine）和薯蓣皂苷元（diosgenin）等，不仅解决了我国的需求，而且还能大量出口。同时，在天然药物化学研究方面也取得了很好的成绩，特别是抗疟药青蒿素的发现，挽救了数百万人的生命。屠呦呦教授因在青蒿素研究中的突出贡献，获得了 2015 年度诺贝尔奖生理学或医学奖和 2016 年度中国国家最高科学技术奖。

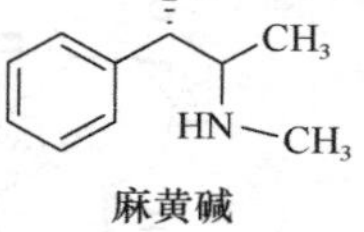

麻黄碱 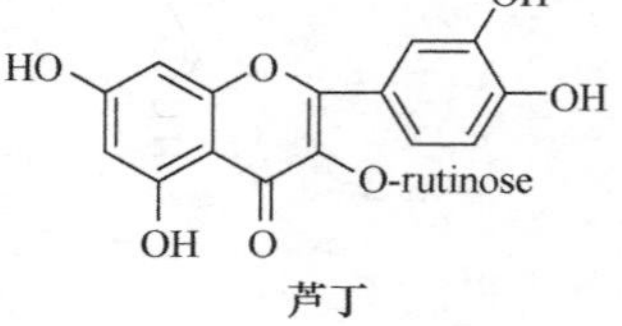　　　　芦丁

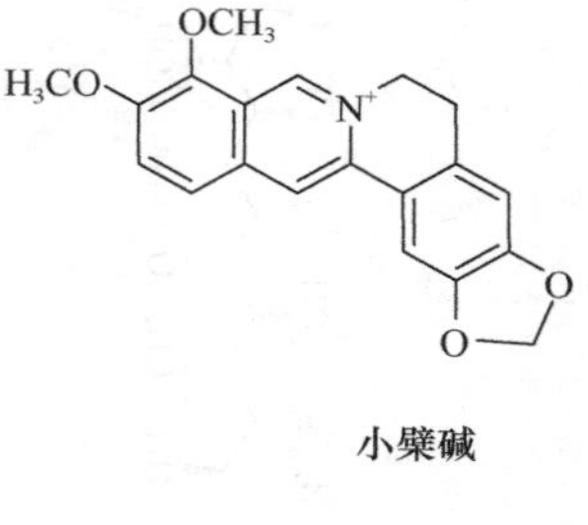

小檗碱 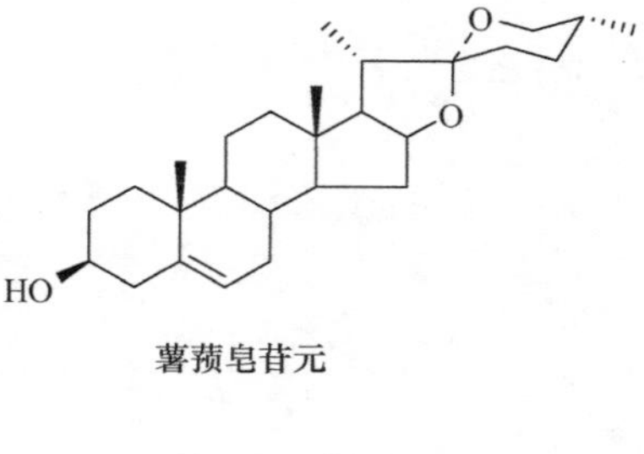　　　　薯蓣皂苷元

第二节 天然药物化学的定义及研究内容

一、天然药物化学的定义

目前应用于临床的药物主要有三大来源：一是来源于自然界的药物，谓之天然药物；二是来源于人工合成的药物，谓之化学（合成）药物；三是来源于生物技术的药物，谓之生物药物。近年来，随着生物技术的迅猛发展，源于生物技术的生物药物研发逐渐形成了一种趋势。但是，来源于自然界的天然药物研究仍然是创新药物研究的重要途径之一。

天然药物化学（natural medicinal chemistry）就是一门应用现代科学技术和方法，研究天然药物中活性成分，进而发现并创制新药的学科。其研究的最终目的就是从天然药物活性成分中发现具有药用价值的化合物，进而创制新药。天然药物化学的相关研究均是围绕着这一最终目的而展开的。

天然药物化学主要涉及以下三个关键内容。一是现代科学技术和方法，主要涉及各种色谱技术、波谱技术、生物活性测定技术、半合成或全合成技术等。二是天然药物，即研究的主要对象，一般是泛指世界各民族历史上使用过或正在使用的各种天然药物，包括动物药或植物药，其中植物药的数量最多。在我国，由于中医药的体系比较系统和完整，临床应用经验丰富，天然药物的来源主要为中草药；近年来，人们又将目光投向了资源更加丰富、具有更多生物多样性的海洋生物。三是活性成分，即天然药物中所含有的、具有某种对人类疾病病症具有一定预防、缓解或治疗作用的化学成分。

二、天然药物化学的主要研究内容

天然药物化学学科主要研究内容可以概括为，一是天然药物中活性成分的提取分离；二是活性成分的化学结构确定；三是活性化学成分的结构部分修饰或者全合成等。

（一）天然生物活性成分的分类

天然药物化学研究的最终目的是发现有药用价值的天然化合物，为创新药物研发奠定基础。这就需要从天然化合物的生物活性角度进行分类，以便集中资源进行创新药物研究。

1. 有效成分（effective constituents） 是指具有与天然药物（药用植物）或传统中草药的临床功效一致或相似或密切相关的化学成分，是天然药物发挥临床疗效的物质基础。

例如，中药麻黄（ephedrae herbal）的全草，一般作为发汗、平喘和解热的药物，其中的左旋麻黄碱（L-ephedrine）具有平喘、解痉作用，被认为是麻黄的有效成分。

左旋麻黄碱

2. 生物活性成分（bioactive constituents） 是指具有一定生物活性（体外、体内）的化学成分，但这种生物活性不局限于是否与相应的药物植物或传统中药临床功效有关系。例如，中药前胡（*Peucedanum praeruptorum* Dunn）的根具有散风清热、降气化痰的功效，而其中的白花前胡丙素[（＋)-praeruptorin A]具有钙离子拮抗作用，能扩张管状动脉血管，虽然这和前胡的传统功效关系不大，但可以认为是中药前胡中的生物活性成分。生物活性成分虽然不能完全解释天然药物的临床功效，但为发现具有新活性的天然药物分子奠定了基础，也是天然药物化学研究中很重要的成分。

3. 非活性成分（inactive constituents） 是指既没有发现与天然药物临床功效相关的活性，又暂时没发现其他明显生物活性成分，但这类成分从天然有机化学的角度仍具有一定意义。特别是对一些骨架独特、结构新颖的天然分子，有机化学家对其的生合成途径和全合成也有浓厚的兴趣。况且虽然暂时没发现这些分子的生物活性，但随着科学的不断进步，新靶点的不断发现，将来完全有可能挖掘出重要的生物活性，提高其药用价值。

值得注意的是，天然生物活性成分的分类是一个相对的分类方法，随着人们认知程度的加深及相关技术水平的提高，过去被认为是无效成分的物质，有可能被发现具有新的作用，而成为有效成分。

（二）天然药物中活性成分的提取分离

天然药物中活性成分的提取、分离、纯化是天然药物化学研究中基础的、重要的一部分工作。由于来源于自然界的天然药物中所含有的化学成分的数量繁多、结构类型迥异，其中既有维持天然药物本身生长、繁殖所必需的一次代谢产物，也有为了适应环境、防御病虫害等，经过复杂的生物化学反应而产生的二次代谢产物。因此，如何高效、快速地提取分离出各种化学成分成为天然药物化学研究过程中工作量最大、最繁复的工作。得益于各种色谱技术的高速发展，高效、快速地分离纯化各种各样的化学成分已经不是很困难的工作了。但是，并不是所有天然药物中的化学成分都具有活性，而要寻找到其中具有活性的化学成分，仍然十分具有挑战性。与药理活性筛选相结合，在药理活性筛选指导下的提取分离也就成为天然药物化学研究中一种较普遍的研究模式。随着计算机技术的发展，计算机辅助药物设计，特别是以已知靶点为中心，对获得的天然化学成分进行快速模拟活性筛选，也成为一种新的模式。

（三）活性成分的化学结构确定

天然药物中活性成分化学结构的确定，曾经是十分困难的工作，当时主要依靠化学方法，包括化学降解、衍生物制备、化学反应等进行结构确定，费时费力，有些需要花费数十年甚至上百年的时间才最终完成。例如，士的宁（strychnine），从1819年分离得到，到1946年最终确定其化学结构，经历了127年的时间。现在，随着各种波谱技术，特别是核磁共振（nuclear magnetic resonance，NMR）技术和质谱（mass spectrum，MS）技术的飞速进步，大多数化合物的结构确定已经变得容易多了。但是，需要注意的是，波谱技术并不能解决所有结构确定中的问题，必要时，仍然需要相关的化学研究的辅助。活性成分化学结构的确定是天然药物化学研究中的一项核心工作，需要有完整的图谱、数据及科学严谨的逻辑推理。如果结构确定错误，将使后续的工作变得毫无意义。

（四）化学成分结构的部分修饰或者全合成

直接从天然药物中获得的天然活性成分中，有相当一部分化学成分或多或少的具有某些生物活性，其中少数的化学成分具有很强的生物活性，且其化学结构新颖、独特，被称之为"明星分子"。"明星分子"会引起全球化学和药学工作者的特别关注，对其开展多角度、多层次的研究。还有一些成分具有比较明显的生物活性，具有被开发成为药物的潜力，则被称为"先导化合物"。人们常常会以"先导化合物"为基础，寻找和确定"先导化合物"的药效基团，在保障药效基团的同时，对其他结构部位进行结构修饰或改造，期望获得活性更强、安全性更好的化合物。

在上述的研究中，一旦某种化合物被确定进入创新药物研发程序，则被称为"候选药物"。"候选药物"的开发则需要按照国家的药物研发程序严格有序地进行试验。各个国家的具体药物研发程序上的规定可能略有不同，但其根本目标都是一致的，即通过严格试验确定"候选药物"的三性：安全性、有效性和质量可控性。

天然来源的化合物一旦被选为"候选药物"，同样需要确定"三性"，但同时，需要考虑其来源问题。如果天然来源不足以提供，则需要考虑其他方式解决：①人工栽培或寻找替代资源（新资源）；②化学半合成或全合成；③生物技术。例如，紫杉醇是最早从太平洋红豆杉（*Taxus brevifolia*）树皮中发现的一种二萜类化学成分，最终被开发成抗肿瘤创新药物。由于太平洋红豆杉资源有限，人们从其同属的植物中进行寻找，结果发现云南红豆杉（*T. yunnanensis*）、东北红豆杉（*T. cuspidata*）和曼地亚红豆杉（*T. madia*）等植物中均含有紫杉醇，且含量更高，故目前这些植物均成为了提取紫杉醇的新资源。与此同时，人们也开展了紫杉醇的全合成研究，到目前为止，已有多条合成路线取得成功，只是鉴于成本较高，尚未进入实际应用。此外，利用微生物发酵方式制备紫杉醇的研究也已经取得成功，并已经实际应用。

天然产物的全合成研究，不仅是解决其来源问题，而且一些结构新颖、独特的化合物本身会对全合成方法学提出挑战，这对发展化学合成技术也具有十分重要的意义。

（五）天然产物的生物合成及与共生菌相关性研究

除上述的研究外，天然活性成分在植物体内的形成过程也是天然药物化学研究的内容之一。人们好奇：为什么不同的天然药物中会产生不同的化学成分？化学成分在植物体内起什么样的作用？化学成分是怎样在植物体内形成的？哪些因素可以影响化学成分，等等。

基于上述的好奇，科学家首先提出一些假说，推测植物体内化学成分的产生并不是偶然的，一定与植物的生长、繁衍以及适应环境有关，而且是一种"主动模式"。因此，天然产物的生物合成研究正在形成热潮，科学家们从基因和酶的角度展开了相关研究，不断地揭示在基因的调控下和各种酶的作用下，天然化学成分经过复杂的酶化学过程而生成。天然产物的生物合成途径研究可为人为定向调控提供理论基础，最终达到更高效地利用天然资源的目的。

由于植物在生长代谢过程中，与许多微生物共生共存。天然化学成分是植物的直接代谢产物，还是微生物的代谢产物，或者是两者共同作用的产物？基于这样的推理，科学家们开展了对植物共生菌代谢产物的研究，一些研究结果表明，人们已经发现的天然化学成分中，确有部分成分是与共生菌有着密切的关系。植物共生菌代谢产物的研究，可为实现生物工程化的天然产物生产提供理论基础，同时还可能获得一些结构新颖、具有特殊活性的天然产物。

三、天然药物化学与相关学科的关系

（一）天然药物化学与近似学科

与天然药物化学相近或类似的学科有中药化学、植物化学、天然有机化学等。

1. 中药化学（chemistry of traditional chinese medicine） 是应用化学理论和技术阐明传统中药的科学内涵，明确中药临床治疗疾病的有效物质基础，诠释物质基础与中药性味、归经等关系的一门学科。与天然药物化学比较，在概念、研究内容和研究目的有明显不同。但就在化学成分的提取分离、结构测定、活性筛选等方面的研究手段和技术方法方面两者则是完全一致的。

2. 植物化学（phytochemistry） 是研究植物代谢产物的成分、结构、分布规律，是植物学与有机化学相结合而形成的一门交叉学科。与天然药物化学比较，植物化学关注的范围更加广泛，如研究对象植物种类并不仅限于是否为药用植物；再如化学成分的应用价值也不仅限于药用价值等。植物化学研究化学成分对植物生长、发育、繁衍、进化等过程中所起作用，研究植物成分的生物合成途径，研究植物成分与植物的亲缘关系等，都是明显不同于天然药物化学研究的内容。

3. 天然有机化学（natural organic chemistry） 是以天然来源的有机化合物为研究对象的有机化学的一个分支学科。与天然药物化学比较，天然有机化学更侧重于化学，特别是自然界中所提供的多手性中心的、环系复杂的新奇化学结构，可为有机合成提供模板，用以探索新的合成方法和技术。当然，在天然产物的提取分离纯化，结构确定等方面，两者没有差异。

（二）天然药物化学与相关学科的关系

严格意义上，天然药物化学是多学科交叉的一门学科，在学科分类上，应归属于药物化学。因此，有机化学、分析化学、物理化学、药用植物学、生药学和波谱分析等均是天然药物化学的基础。而药理学、药剂学和药物化学则是天然药物化学后期研究中所必然涉及的学科。

第三节 天然药物化学的发展趋势

随着气候、环境、社会、经济和饮食等因素变化的影响，人类的疾病谱也发生着很大的变化。免疫功能障碍性疾病、环境污染疾病、肿瘤、药源性疾病、外伤及营养过剩或营养不良性疾病、老年性疾病明显增加。疾病的治疗也逐渐从生物学模式向社会生物学模式转变，从单纯治疗型模式向预防-治疗型模式转变。

一、天然药物逐渐受到国际社会的重视

世界卫生组织（World Health Orgarnization, WHO）在 1976 年召开的第 29 届世界卫生大会上通过的第 72 号决议中，首次强调了传统医药对人类健康做出了巨大贡献，并在以后的各次会议及相关的专业会议上一再强调开发应用传统药，加强传统药的管理和安全性研究，呼吁各成员方予以重视。WHO 与美国的依利诺斯大学药学系合作开展"药学科学合作研究计划"并建立了草药库。1997 年出版了《WHO 草药汇编》，收载了全球不同地区广泛使用的草药。欧洲于 1997 年创建了草药制品工作组（Herbal Medicine Product Work Group, HMPWG），对植物药在欧洲的使用进行协调，欧洲科学协会于 1997 年 6 月出版了《欧洲科学协会植物治疗专集》，共 5 卷，每卷收载 10 个品种，以指导保健医生、企业管理人员及患者合理用药，并详细描述了草药的临床用途、剂量、不良反应、禁忌及其他特殊注意事项，作为欧洲药典的补充。美国于 1994 年 12 月，由美国国立卫生研究院（National Institutes of Health, NIH）和美国食品药物管理局（Food and Drug Administration, FDA）组织在华盛顿首次召开由国家举办的"植物在美国卫生保健中的作用"国际研讨会，就植物药的疗效、安全使用、质量保证、法律管理与市场情况进行专题讨论，而且在 1996 年 6 月在华盛顿召开全美医科大学医学教育会议，讨论了将传统医药纳入大学教育的问题。一些大的制药公司如 AHP、Pfizer、Twinlab、Rexall、Chatsworth、California-based Mased Matro Inc.等介入植物药的研究与开发，将有力地推动美国植物药向规范和高技术化发展。

中医药是中华民族的瑰宝，是我国独特的卫生资源、潜力巨大的经济资源、具有原创优势的科技资源、优秀的文化资源和重要的生态资源。2016 年 12 月 25 日，第十二届全国人民代表大会常务委员会第二十五次会议审议通过我国第一部《中医药法》，将于 2017 年 7 月 1 日正式实施，标志着我国中医药将在法律体系下更有序、更健康、更快速的发展。

二、天然药物化学的发展趋势

自 1806 年从鸦片中发现第一个药物吗啡以来，世界范围内在临床上应用的很多化学药物最初都是从药用植物中通过提取分离、结构测定并结合生物活性发现其药用价值，然后按照新药开发的要求和程序，通过大量的研究工作和临床试验，最终发展成新药。例如，青霉素、紫杉醇和青蒿素等药物的发现，均为经典案例。

但是，传统的以提取、分离、结构确定和活性测定为基本程序的天然活性成分的发现，存在周期长、费时费力、盲目性大和成效低等缺点，正在被新技术和新模式所取代。活性成分发现的新模式主要体现在以下三个方面。

1. 研究对象的扩展（新资源） 过去的天然药物研究主要是以陆生植物为主要研究对象，经过百年来的研究积累，希望继续发现结构新颖、活性更强的天然产物变得越来越困难。因此，科学家们正在将目光扩展至以前较少关注的新资源上，如高大乔木、低等生物、动物内源性物质、极端环境生物和海洋生物等。其中海洋生物是重要的新资源。

海洋约占地球表面积的 71.2%，占生物圈（biosphere）体积的 95%，是迄今所知最大的生命栖息地。多种多样的海洋生态环境造就了海洋生物的多样性、复杂性和特殊性，种类达 30 多门超过 40 万种，生物总量占地球总生物量（biomass）的 87%。一些结构特殊的海洋天然产物的发现，如短裸甲藻毒素（brevetoxin, 1981）、岩沙海葵毒素（palytoxin, 1982）、软海绵素（halichondrin, 1985）及刺尾鱼毒素（maitotoxin, 1975 年发现，1993 年确定结构），给人们提供了无限的遐想，"向海洋要药（drugs from the sea）"的宣言，揭开了海洋药物研究与开发的帷幕。

2. 天然活性成分的结构修饰 19~21 世纪，人们在对天然药物的化学成分研究中，已经积累了大量的有一定生物活性的成分。但是，由于受到活性测定方法的限制，或者这些活性成分本身存在活性强度不高、安全性较差、溶解性能不佳等的不足，人们对这些活性成分的认知还远远不足。如何利用最新的活性测定方法进行重新筛选，或者通过结构改造等获得更具成药性的分子，则是创新药物研究的另一条重要途径。

实际上，进行结构改造获得更具有成药性的创新药物，本就是目前国内外新药创制的主要途径之一。例如，从植物古柯[*Erythroxylum novogranatense*（Morris）Hier.]叶中分离得到可卡因，经过结构改造成为了麻醉药普鲁卡因（procaine）。

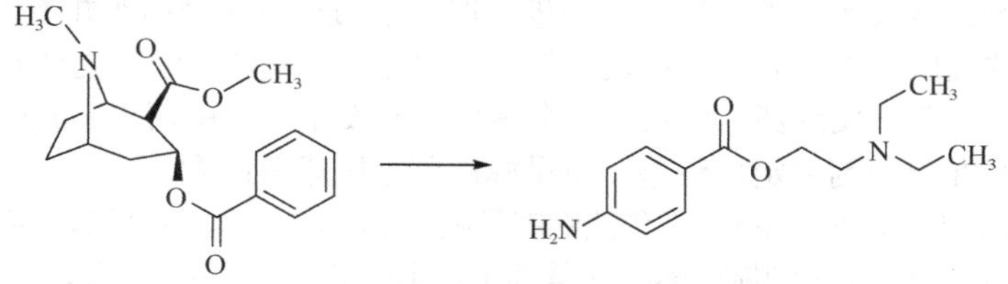

可卡因　　　　　　　　　　　　普鲁卡因

再如青蒿素，经结构改造后，获得的双氢青蒿素（dihydroarteannuin）、蒿甲醚（artemether）和青蒿琥珀酸单酯（artesunate）衍生物，具有比青蒿素更强的抗疟活性，而且有利于制剂。

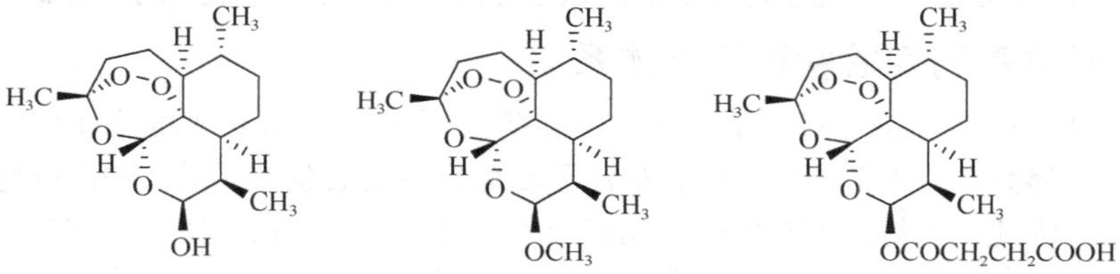

双氢青蒿素　　　　　　　蒿甲醚　　　　　　　青蒿琥珀酸单酯

3. 生物转化 作为天然药物化学研究的主要对象为各种自然生长的植物。科学家已经发现，植物生长过程中离不开各种微生物，微生物对植物代谢具有重要意义。因此，植物共生微生物（共生菌）、土壤微生物的代谢或转化成为天然药物化学研究的内容之一。

不断有研究证明，原型药物在进入人或动物体内后，会受到人或动物的代谢系统以及微生物的影响而发生转化。而转化后的成分才是真正起作用的药物形态。因此，人或动物的体内转化、肠内微生物转化研究也是天然药物化学研究的内容之一。

4. 计算机辅助模拟活性筛选 从天然药物中获得的化学成分数量已经很多，对获得的化学成分逐一进行多种活性筛选显然是不现实的。随着生物技术的发展，科学家已经发现了许多人体内的靶点、激酶、信号通路等。采用计算机对靶点、激酶、信号通路进行模拟已经实现，以这些靶点、激酶、信号通路作为模板，对天然产物与靶点之间的空间、结合位点进行模拟分析，可以作为一种初步判断试验化合物是否具有某种活性的方法。该方法在计算机上进行，并不实际耗费样品，对初步了解某种化合物的可能活性具有一定的指导意义。随着靶点发现数量的增加，其筛选功能也将进一步加强。

三、我国天然药物化学的发展趋势

多年来，我国的新药研究以仿制为主，具有自主知识产权的创制药物很少，特别是获得国际公认的创新药物更是屈指可数。在世界药品市场上，据统计，1997 年全世界药品市场总值近 3000 亿美元，其中，美国占近 30%，欧洲近 28%，亚洲近 26%（日本占 20%，韩国、中国等近 6%）。我的的药品研究与发达国家之间尚存在不小的距离。

我国新药研发目前面临着由仿制向创制的根本性转变。

中医药是我国独具特色的医药体系,对我国人民的防病治病起到了重要作用。其中中药（民族药）是中医药防病治病的重要工具。但是，由于中药（民族药）在临床上的使用多是以复方形式，其所含化学成分和其作用机制都十分复杂，目前尚难以进行合理的解释和阐明。持续对中药（民族药）的研究是我国天然药物化学研究发展的重点。

（一）中药和天然药物的物质基础的阐明

中药（民族药）在临床使用中，有直接使用的中药材，有经过加工炮制后的中药饮片，有单味药，更有复方药。其一，每味中药都是一个复杂的成分体系，含有数目繁多、结构多样的化学成分；以中药的有效部位（effective fraction）为主要原料制成的中药制剂，比直接使用中药饮片的中药制剂，从技术层面上提升了一步，但其中的有效成分仍然并不十分清楚；其二，中药（民族药）的临床作用机制并不清楚；其三，中药（民族药）的安全性并不是如一般人所认为的十分安全，中药（民族药）导致的安全事件时有发生。由中药（民族药）为原料制成的中成药制剂，也存在着制剂稳定性较差、质量标准制定困难等问题。

要有效地解决上述的难题，首先需要解决的就是确定中药（民族药）中的有效成分。确定中药（民族药）中的有效成分，不仅可以明确中药（民族药）的作用机制，还可以以有效成分为指针，指引中药（民族药）的研究与开发，指引复方的合理组成、生产工艺的优化、质量标准的制订、剂型的选择等，并对指导临床上更安全的使用中药（民族药）都具有非常重要的意义。此外，确定中药（民族药）中的有效成分，也对发现"先导化合物"，筛选"候选药物"，最终达到创制新药具有非常重要的意义。

（二）建立新的实验验证评价体系

我国天然药物研究的主要对象是中药（民族药）。中药（民族药）的临床应用是以中医理论为指导的应用体系，而中医的理论体系更注重临床应用的观察和总结，并没有建立起相应的实验验证体系。因此，在传统的对中药（民族药）的研究中，存在着注重追求分离的新化合物数目，追求发表论文的倾向。同时，化学成分的活性测试体系都是借鉴于西医学的实验验证体系。这样的评价体系并不能真正反映中药（民族药）的临床疗效，产生了评价与临床脱节的现象，这也是阻碍中药（民族药）发展的瓶颈问题。

要解决上述问题，需要有打破传统固有思维模式的胆识，多学科协同，充分利用现代高新分析技术、基因组学、蛋白组学、代谢组学等系统生物学的技术，建立起与中药临床应用一致的实验评价体系。

（三）化学成分之间相互作用的研究

复方中药是中药（民族药）临床应用最主要的形式。表面上看是多种单味药按"君臣佐使"进行的配伍。许多单味药在使用之前，需要进行炮制。复方中药本身也可被视为是化学成分的配伍。因此，对于中药复方这样的复杂体系，化学成分之间相互作用的问题成为不可回避、也不可忽视的问题。

1. 中药炮制的研究　中药炮制是中国人民在长期的天然药物应用实践中，逐渐总结出来的一种增强药效、降低毒性、改变药性的加工方式。中药炮制过程中，必然会导致其中的化学成分发生改变。对中药在炮制前后的化学成分的变化情况进行研究，不仅可以证明或否定炮制的科学性，也可以为真正的药效成分研究提供有力线索。

2. 复方中药化学成间的相互作用研究　化学药物之间存在增效、拮抗甚至产生严重毒副作用已经是公认的事实。作为复杂化学成分的集合，单味中药或复方中药中的化学成分存在着相互作用，也是顺理成章的。开展单味中药或复方中药中的化学成分间的相互作用研究，不仅可以揭示中药配伍的内在合理性或不合理性，当然也可以从另一角度阐明中药的药效物质基础，为中药更合理的应用提供科学基础和指导。

本 章 小 结

在数千年的人类文明史上,天然药物就是全人类的身体健康和繁衍生息的重要工具。即使进入了近代,天然药物也是构成创新药物的重要来源之一。本章主要介绍了天然药物化学在国内外的研究发展简史,天然药物化学的定义及主要研究内容,以及发展趋势。

重点:天然药物化学的研究发展简史,定义、主要研究内容及发展趋势。

难点:天然药物化学的发展趋势。

思 考 题

1. 我国天然药物化学研究的重点是什么?
2. 天然药物化学研究如何有效地与其他学科进行交叉融合?
3. 天然药物化学研究还有哪些可能的发展趋势?

参 考 文 献

孔令义,裴月湖,于荣敏,等.1991.中药前胡的化学和药理研究概况.国外医药.植物药分册,6(6):243-245

李英,虞佩琳,陈一心,等.1979.青蒿素衍生物的合成.科学通报,24(14):667-669

刘静明,倪慕云,樊菊芬,等.1979.青蒿素(Arteannuin)的结构和反应.化学学报,37(2):129-141

裴月湖,娄红祥.2016.天然药物化学.7版.北京:人民卫生出版社

青蒿素研究协作组.1979.一种新型的倍半萜内酯-青蒿素.科学通报,1977,22(3):142

王锋鹏.2009.现代天然产物化学.北京:科学出版社

赵凯存,宋振玉.1993.双氢青蒿素在人的药代动力学及与青蒿素的比较.化学学报,28(5):342-346

(黄 静)

第二章　天然产物的主要生物合成途径

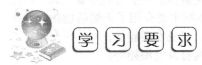 学 习 要 求

掌握：一次代谢、二次代谢的概念。

熟悉：一次代谢产物、二次代谢产物的类别；二次代谢产物的结构单元；天然产物的主要生物合成途径。

了解：一次代谢与二次代谢的关系；天然产物的主要合成反应机制；植物化学分类学的研究范畴和意义。

第一节　植物的代谢与产物

生命体在生存、生长、繁殖过程中，需要不断地从外界摄取食物和能量，摄取的食物和能量，一部分转化成生命体的组织构建物质，一部分转化成其他功能性成分，剩余的部分则被排泄出生命体。故生物体是丰富多样的化学成分的集合。这些成分的合成、转化及维持一定的平衡依赖于一个精密调控的酶促化学反应系统，被称为中间代谢，其中的变化路径被称为代谢途径（metabolic pathway）。

尽管各种生命体的外在形态千差万别，但它们体内转化、合成、修饰碳水化合物、蛋白质、脂肪和核酸的代谢途径却基本一致，反映了生命物质基础的基本一致性。人们将这类生命体中普遍具有的维持生命体所必需的代谢途径，被称为一次代谢（primary metabolism），又称初级代谢，主要包括碳水化合物、蛋白质、脂肪和核酸的合成、修饰分解的途径；其中涉及的化学成分，如糖及其分解过程中产生的丙酮酸、乙酰辅酶 A、苹果酸、氨基酸、多肽、蛋白质、核苷酸、核酸及脱氧核糖核酸等，被称为一次代谢产物（primary metabolites），或初级代谢产物。一次代谢过程和一次代谢产物主要是生物化学的研究对象。

生命体中除了具有普遍性的一次代谢途径外，还有一些只在特定生命体或生命体的特定生长阶段中才存在的代谢途径，是物种个体特征的表现，被称为二次代谢（secondary metabolism），或次级代谢。二次代谢所产生的化学成分，被称为二次代谢产物（secondary metabolites），或次级代谢产物，如生物碱、强心苷、香豆素、黄酮及皂苷等。二次代谢产物并非生命体生存所必需，尽管它们的产生被认为是有助于生命体更好地生存，如有毒成分可防御猎食者、易挥发物质可引诱或排斥同种或异种生物、有色物质可吸引或警告别的物种等，但大多数二次代谢产物对于产生者自身的作用尚不清楚。因为二次代谢产物很多具有明显的生物活性，故成为天然药物化学的主要研究对象。

一次代谢产物和二次代谢产物并非严格划分的。例如，糖和蛋白质一般被认为是一次代谢产物。但有些糖和蛋白质却仅分布于少量物种中。例如，菊糖（inulin）和天花粉蛋白（trichosanthin），从分布狭窄的意义上讲，也可以被认为是二次代谢产物。而一般被认为是二次代谢产物的甾类物质，有些却广泛分布于各种生命体，如植物体内的植物甾醇（phytosterol），动物体内的胆固醇（cholesterol）、性激素（sex hormones）、肾上腺皮质激素（adrenocortico hormones）和 D 族维生素（vitamin D）等，从生命体必需上看，它们应被归

属于一次代谢产物。

　　一般认为，二次代谢产物是一次代谢产物的衍生物，如乙酰辅酶 A（ acetylcoenzyme A，acetyl CoA）、丙二酸单酰辅酶 A（ malonyl CoA）、莽草酸（ shikimic acid）和氨基酸（ amino acids）等一次代谢产物作为原料，参与二次代谢途径，生成香豆素（ coumarins）、木脂素（ lignans）、黄酮（ flavonoids）、醌（ quinones）、萜（ terpenes）、甾体（ steroids）和生物碱（ alkaloids）等二次代谢产物（图 2-1）。

　　但是在一些特定情况下，二次代谢产物也可转化为一次代谢产物。例如，烟草（ *Nicotiana tabacum* L.）中的生物碱烟碱（ nicotine）在种子形成过程中逐渐减少，直至完全消失；同时，烟草中蛋白质的量却随烟碱的逐渐消失而增加。故有人提出，二次代谢产物生物碱是植物储存和运输氮元素的一种形式。

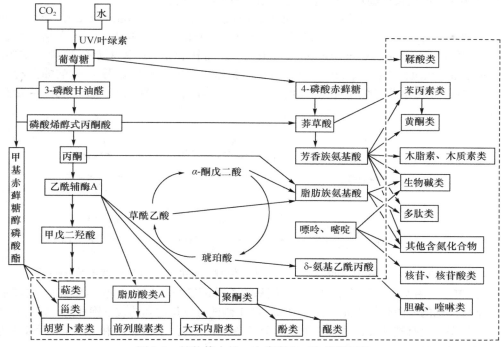

图 2-1　植物体内的一次代谢和二次代谢网络

虚线框内为二次代谢产物

第二节　主要的生物合成途径

　　生物合成途径的研究都始于假说。通过对天然化学成分的结构进行比较，基于已知的化学反应，推测成分之间存在的相互关系，然后通过实验研究对假说进行验证。验证试验最早采用同位素示踪法，即给植物、微生物、动物组织等供给同位素标记的前体化合物，然后观察是否得到有标记的代谢物，且代谢物上的标记是否和前体的标记位置一致。进而对相关酶进行研究，证明某种酶确实可以催化某一特定的反应等。

　　生物合成途径是一系列酶催化反应。但有少数反应可能不需要酶的催化，是在生命体内自发发生的，这种反应的产物只能称作代谢偶然产物（ metabolic accidents），不属于生物合成途径研究的范畴。

下面介绍已被同位素示踪法证实的二次代谢产物结构单元和几种主要的生物合成途径。

一、二次代谢产物的基本骨架单元

尽管生命体内的二次代谢产物种类繁多，结构千变万化，但它们的基本结构单元却少得惊人，类似于积木，由有限的基本结构单元可构成大量的结构组合。常见的结构单元如下所示。

C_1单元：由一个 C 原子构成的结构单元，常以甲基的形式连接在 O、N 或 C 上。C_1单元基本都来源于 L-蛋氨酸（L-Met）的 S-CH₃。

C_2单元：含两个 C 的结构单元，源于乙酰辅酶 A。它可以乙酰基形式构成代谢产物的取代基，但更多的是形成长链烷基（如脂肪酸）或部分酚类而存在。

C_5单元：三分子乙酰辅酶 A 聚合可生成甲戊二羟酸（mevalonic acid）；糖酵解的中间产物丙酮酸（pyruvic acid）和 3-磷酸甘油醛（glyceraldehyde-3-phosphate）结合生成去氧木酮糖磷酸酯（deoxyxylulose phosphate），进而转化成 2-甲基赤藓糖醇-4-磷酸酯（2-methy lerythritol-4-phosphate）。由甲戊二羟酸和 2-甲基赤藓糖醇-4-磷酸酯两种成分为起始原料，构成异戊二烯单元（C_5单元），进而可构成一大类二次代谢产物——萜类和甾体类化合物。

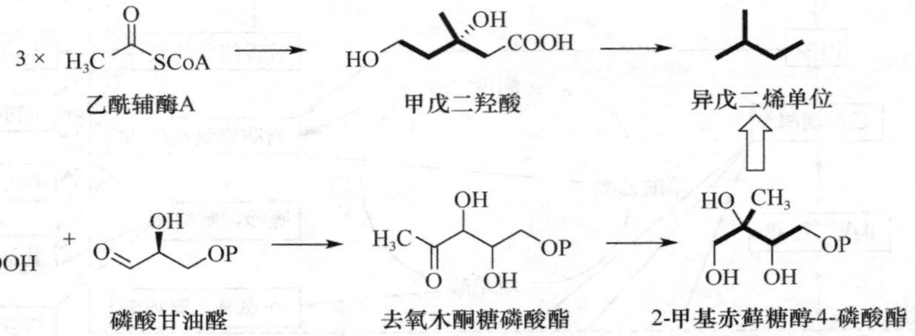

C_6-C_3单元：由两个莽草酸来源的芳香氨基酸 L-苯丙氨酸（L-Phe）或 L-酪氨酸（L-Tyr），脱去氨基后得到的苯丙骨架单元。其中丙基（C_3）侧链可以是饱和的或不饱和的，以及不同程度的氧化状态；也有被断裂，丢失一个或两个 C 原子的产物。故 C_6-C_2 和 C_6-C_1 单元被认为是C_6-C_3 单元的缩短形式。

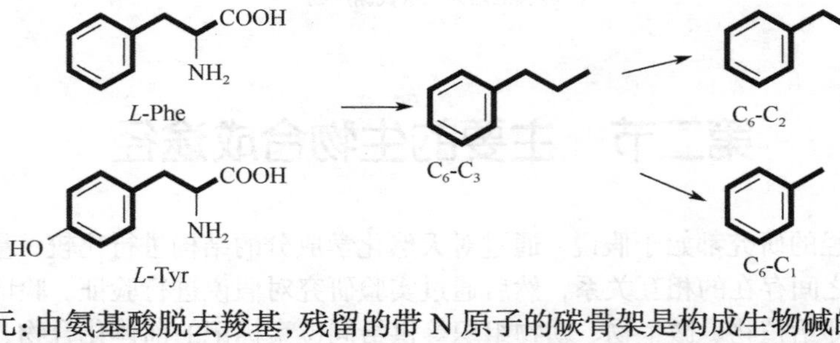

氨基酸单元：由氨基酸脱去羧基，残留的带 N 原子的碳骨架是构成生物碱的主要结构单元。例如，由碱性氨基酸 L-鸟氨酸（L-Orn）和 L-赖氨酸（L-Lys）脱去羧基和 α-氨基，分别保留 δ-氨基和 ε-氨基，环合而成吡咯环（C_4-N 单元）和哌啶环（C_5-N 单元）；由 L-色氨酸（L-Trp）脱羧生成吲哚-C_2-N 单元；由 L-苯丙氨酸或 L-酪氨酸脱去羧基生成 C_6-C_2-N 单元。C_6-C_2-N 单元的前体主要是 L-酪氨酸。

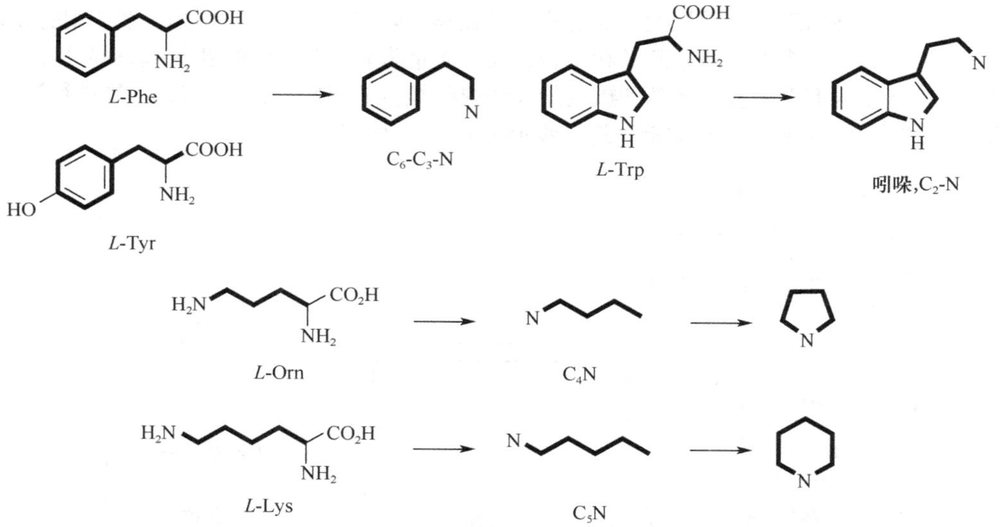

COOH
NH2
L-Phe
COOH
NH2
HO
L-Tyr
N
C6-C3-N
COOH
NH2
N
H
L-Trp
N
N
H
吲哚,C2-N
H2N
CO2H
NH2
L-Orn
N
C4N
N
H2N
CO2H
NH2
L-Lys
N
C5N
N

混合单元：由不同的结构单元混合组成，这大大扩展了结构的多样性，也使完全按照生物合成途径对化合物进行分类变得相当困难。一个典型的天然化合物可能是由 C_2 单元、C_5 单元、C_6-C_3 单元和（或）C_6-C_2-N 单元等多个单元结合而成，如下列化合物。

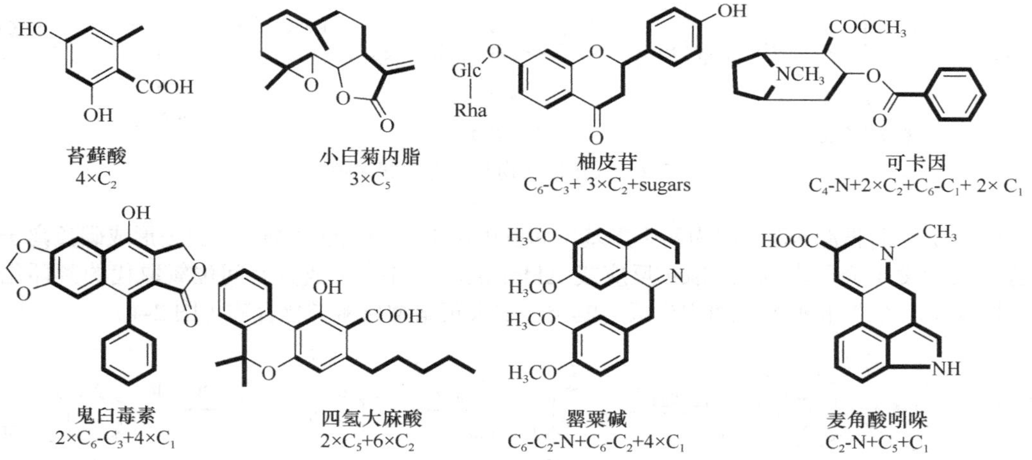

苔藓酸
4×C2
小白菊内脂
3×C5
柚皮苷
C6-C3+ 3×C2+sugars
可卡因
C4-N+2×C2+C6-C1+ 2× C1
鬼臼毒素
2×C6-C3+4×C1
四氢大麻酸
2×C5+6×C2
罂粟碱
C6-C2-N+C6-C2+4×C1
麦角酸吲哚
C2-N+C5+C1

二、主要的生物合成途径

（一）乙酸途径

乙酸途径是以乙酸的活化形式乙酰辅酶 A，发生羧化反应变成丙二酸单酰辅酶 A，再发生 Claisen 聚合反应连接成聚 *β*-酮酯（poly β-keto ester）；聚 *β*-酮酯又可衍生生成包括脂肪酸、聚乙炔、前列腺素、大环内酯类、蒽醌类和四环素类等多种结构。

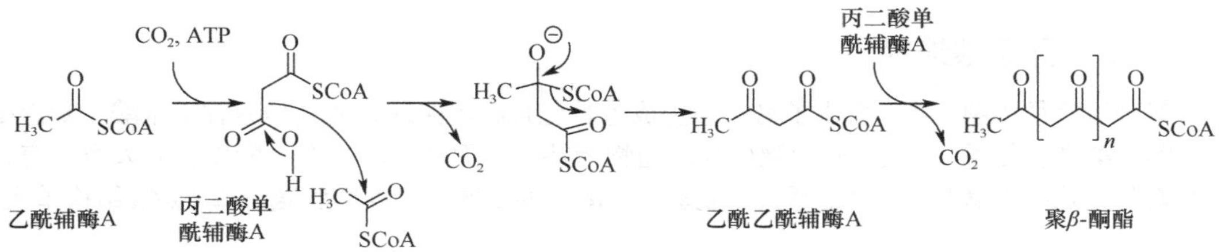

CO2, ATP
SCoA
CO2
丙二酸单
酰辅酶A
CO2
乙酰辅酶A
丙二酸单
酰辅酶A
乙酰乙酰辅酶A
聚β-酮酯

脂肪酸、大环内酯和芳香聚酮类的合成途径在早期阶段就分支了。例如，聚二酮的 β-羰基先被还原，再和下一个丙二酸单酰基相结合，则形成脂肪酸；聚二酮的 β-羰基只部分还原就接着延伸，则产生含有亚甲基、羟基和羰基的大环内酯类；早期的 Claisen 缩合反复进行过程中，酮基不被还原，则形成多聚 β-酮链，进一步形成芳酮类等（图 2-2）。

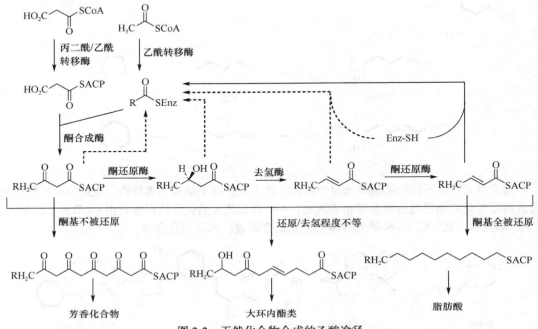

图 2-2　天然化合物合成的乙酸途径

多聚 β-酮酯非常活泼，因为两个羰基中间亚甲基上氢的酸性较强，易脱去形成碳负离子或烯醇，然后发生分子内的 Claisen 反应或 Aldol 反应，环合生成具有间位氧取代的芳环化合物（图 2-3）。多聚 β-酮酯也可以生成芳酮类，如大黄素型蒽醌类化合物（图 2-4）。

图 2-3　乙酸途径——酚类的生物合成

（二）莽草酸途径

莽草酸途径（图 2-5）提供了另一条生成芳香化合物的路线，尤其是芳香氨基酸（苯丙氨酸、酪氨酸和色氨酸）。该途径为微生物和植物所特有，而动物不具有。所以，对人类而言，芳香氨基酸是必需氨基酸，只能通过食物获取。由苯丙氨酸和酪氨酸脱氨形成 C_6-C_3 结构单元，

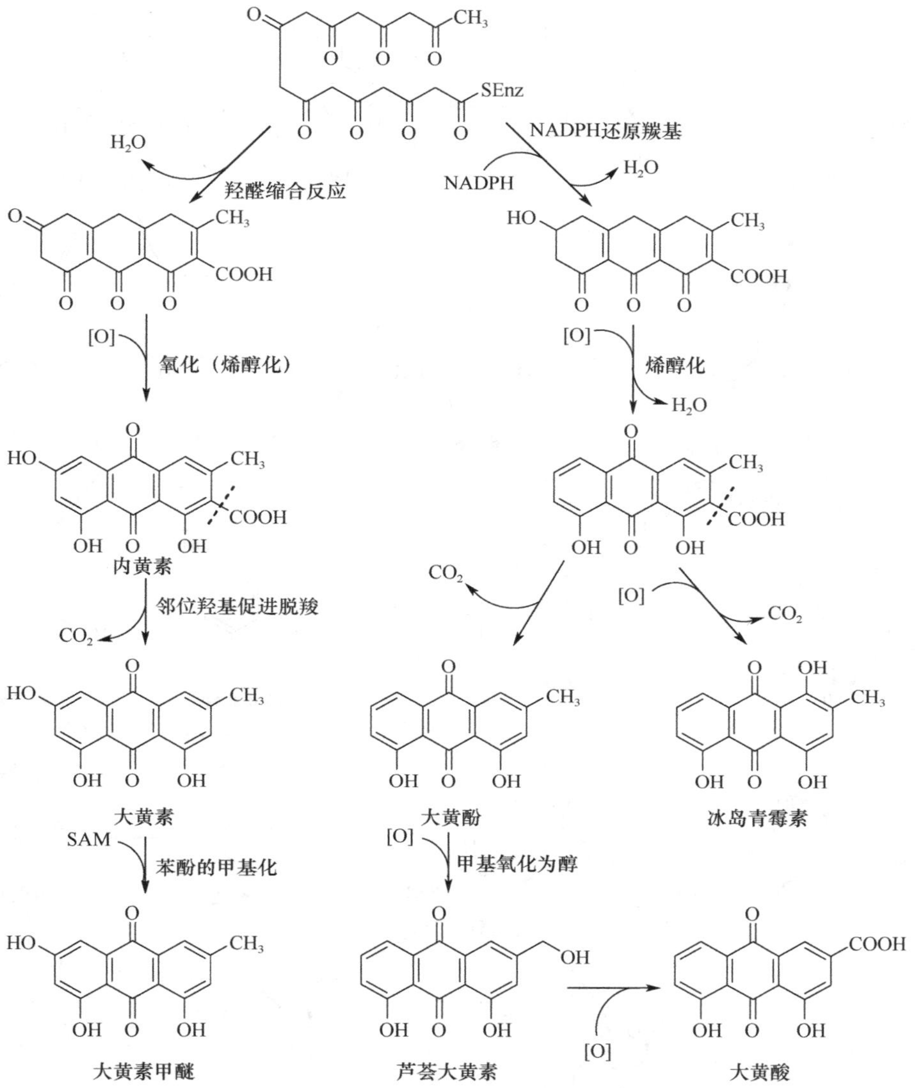

图 2-4 乙酸途径——大黄素型蒽醌类化合物的生物合成

进而合成很多天然化合物，包括桂皮酸、香豆素、木脂素、木质素和黄酮等。苯丙氨酸、酪氨酸及色氨酸则是一大类成分生物碱的前体。此外，很多苯甲酸衍生物，如没食子酸、对氨基苯甲酸和水杨酸等都是从莽草酸途径分支形成的。

（三）甲戊二羟酸途径和甲基赤藓糖醇磷酸酯途径

生物体内结构丰富多样的萜类和甾体是以异戊二烯（C_5 单元）为结构单元构成的，而 C_5 单元来源于甲戊二羟酸或 2-甲基赤藓糖醇-4-磷酸酯（图 2-6）。

异戊二烯是多种天然环烃的降解产物，也存在于自然界中，但异戊二烯并不参与萜类和甾体的生物合成。生物体内的 C_5 单位（活性异戊二烯）是二甲基烯丙基焦磷酸酯（dimethylallyldiphosphate，DMAPP）和异戊烯基焦磷酸酯（isopentenyl diphosphate，IPP）。甲戊二羟酸本身是由三分子乙酰辅酶 A 聚合而成，却将乙酰辅酶 A 引向了不同于乙酸途径的化合物系列。

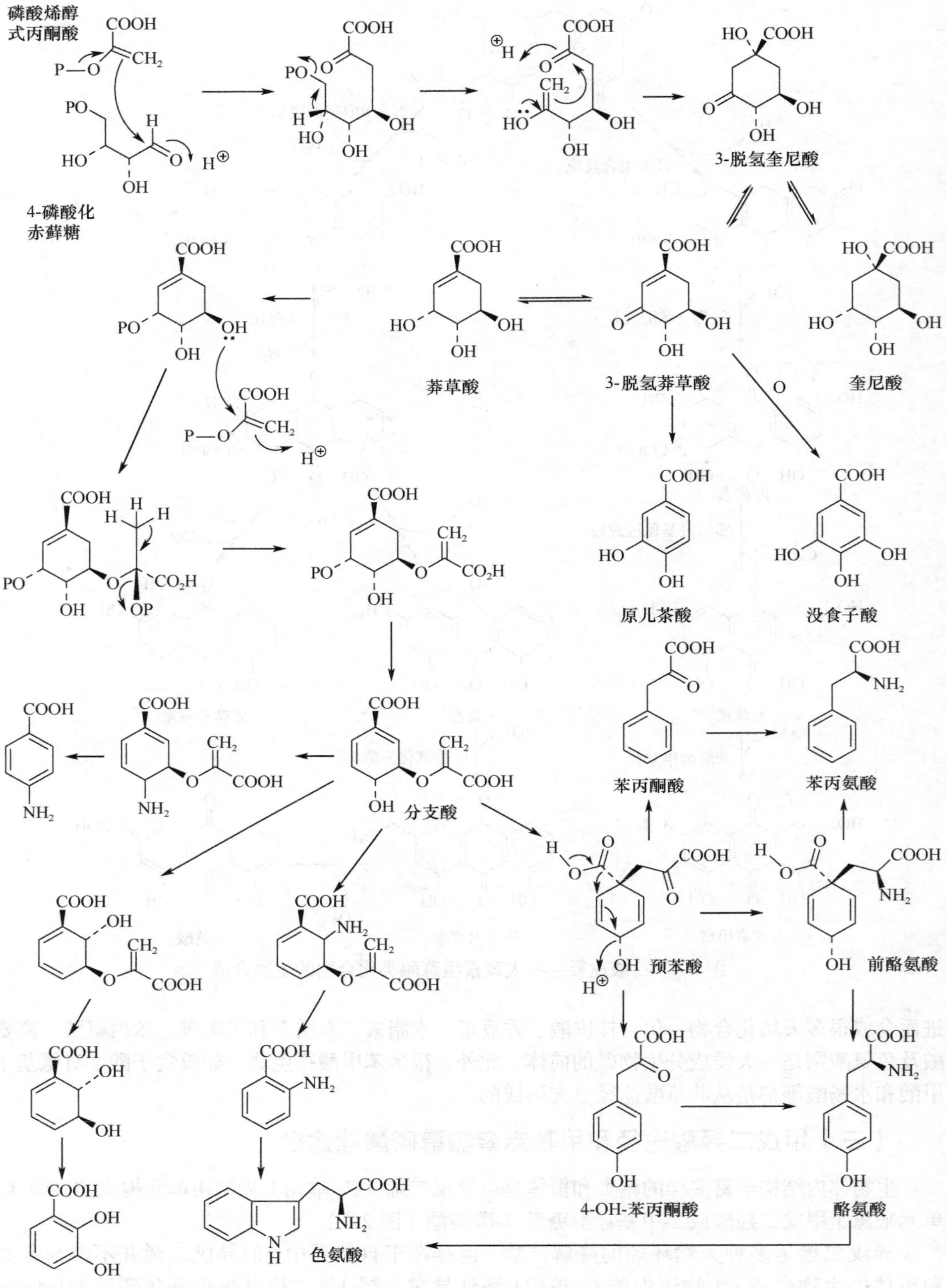

图 2-5　莽草酸途径

（四）氨基酸途径

　　氨基酸是构成蛋白质的单元，也是生物碱类、多肽类、青霉素类及头孢菌素类等含氮二次代谢产物的前体物质。天然药物中最重要的含氮二次代谢产物是生物碱，其种类繁多，结构骨

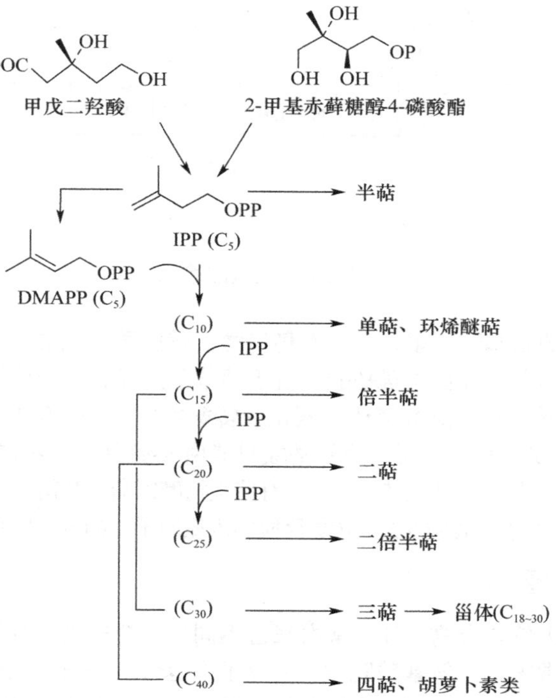

图 2-6 甲戊二羟酸途径和甲基赤藓糖醇磷酸酯途径

架多样，活性显著。生物碱的氮原子来源于一些特定的氨基酸，这些氨基酸脱羧后，保留下的主要碳骨架及氮原子进入生物碱分子中（图 2-7）。

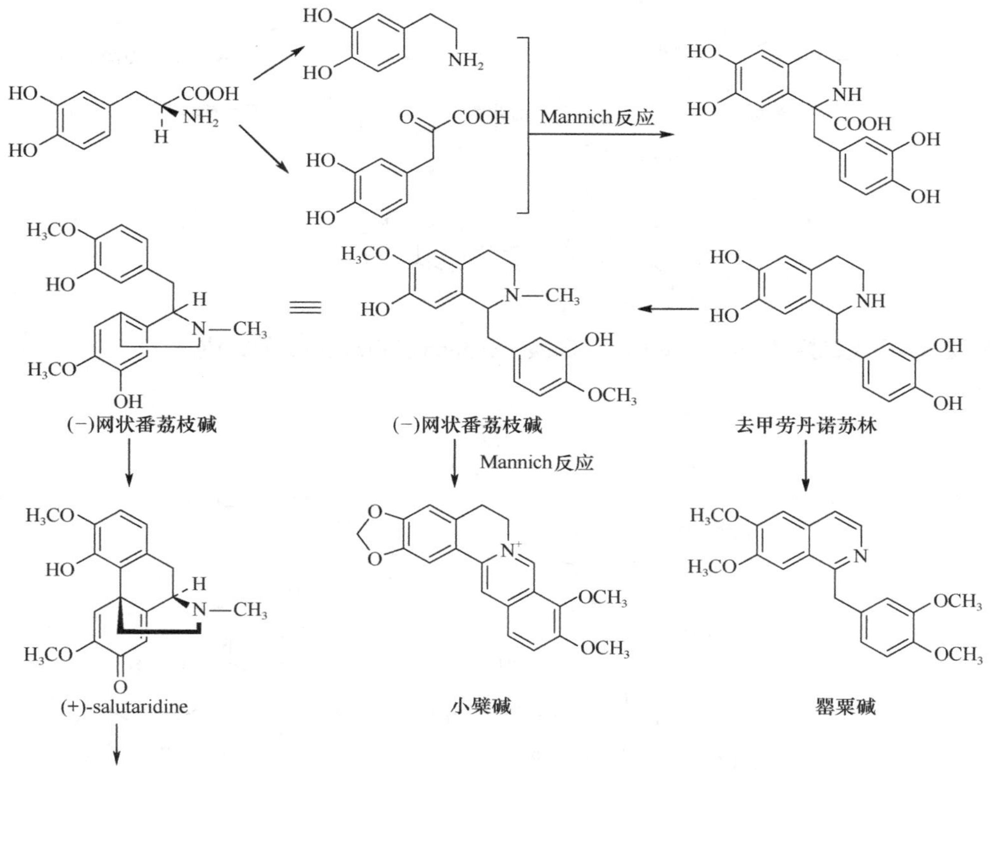

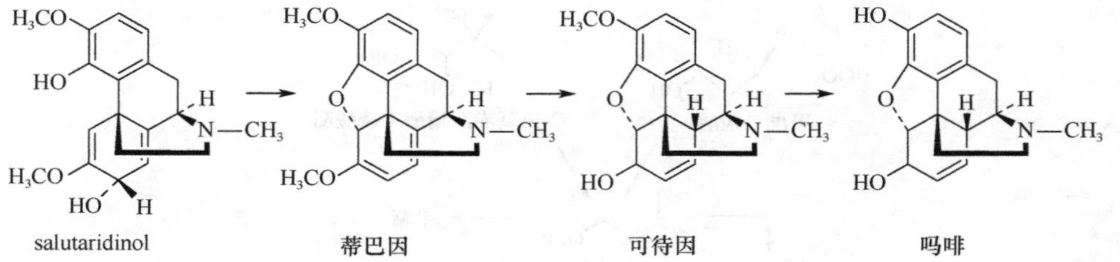

图 2-7　氨基酸途径

　　参与生物碱合成的氨基酸不多，主要有鸟氨酸、赖氨酸、烟酸、酪氨酸、色氨酸、邻氨基苯甲酸和组氨酸等。其中的芳香族氨基酸来自于莽草酸途径，脂肪族氨基酸则大多是由三羧酸循环及糖酵解途径中形成的 α-酮酸经还原氨化或转氨生成。以鸟氨酸或赖氨酸为前体合成生物碱，常只保留 δ-氨基或 ε-氨基，而其他氨基酸只能由 α-氨基为生物碱提供氮原子。

　　并非所有的生物碱都是由氨基酸转变而来。有些生物碱以萜类和甾体化合物为基本骨架，在生物合成相对较晚的阶段，通过与氨基酸发生转氨反应引入氮原子，即分子中只有氮原子来源于氨基酸。

（五）复合途径

　　结构稍微复杂的天然化合物，分子常由来自不同生物合成途径的结构单元组成。如很多生物碱的含氮结构单元常来自于氨基酸脱羧，但分子中也含有来自于乙酸途径、莽草酸途径、甲戊二羟酸途径和甲基赤藓糖醇磷酸酯途径的结构单元。来自于两个以上不同的生物合成途径的天然化合物，其合成途径统称为复合生物合成途径。

　　常见的复合生物合成途径有下列几种。

1. 乙酸-莽草酸途径　如查耳酮（chalcone）和二氢黄酮（flavonone）类化合物的合成。

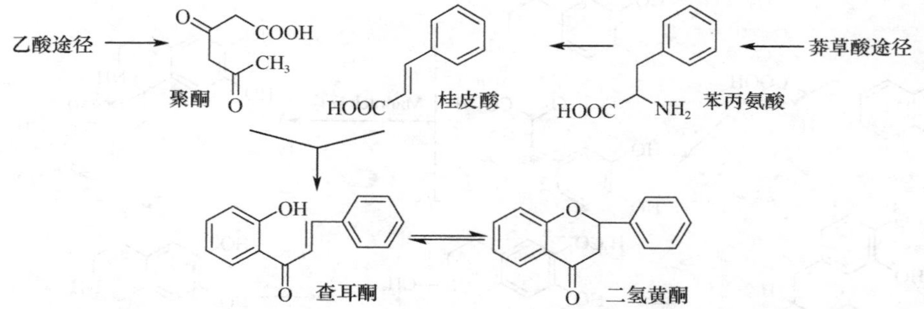

2. 乙酸-甲戊二羟酸途径　如大麻二酚酸（cannabidiolic acid）的合成。

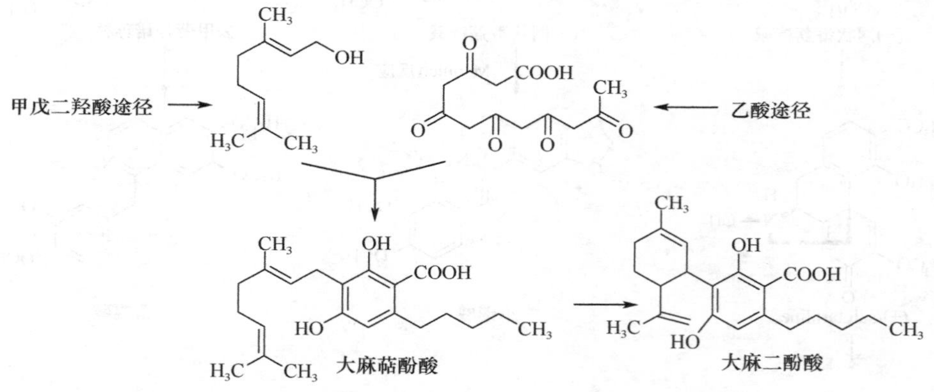

3. 氨基酸-甲戊二羟酸途径　如茵芋碱（skimmianine）的生物合成。

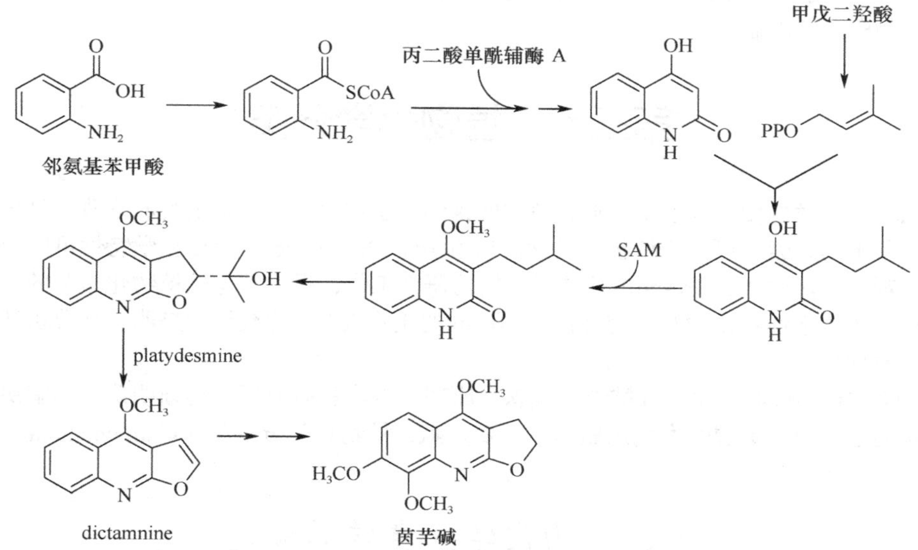
甲戊二羟酸
丙二酸单酰辅酶 A
OH
SCoA
NH2
邻氨基苯甲酸
PPO
SAM
OCH3
platydesmine
dictamnine
H3CO
茵芋碱

4. 氨基酸-乙酸途径　如托品碱（tropine）的生物合成。

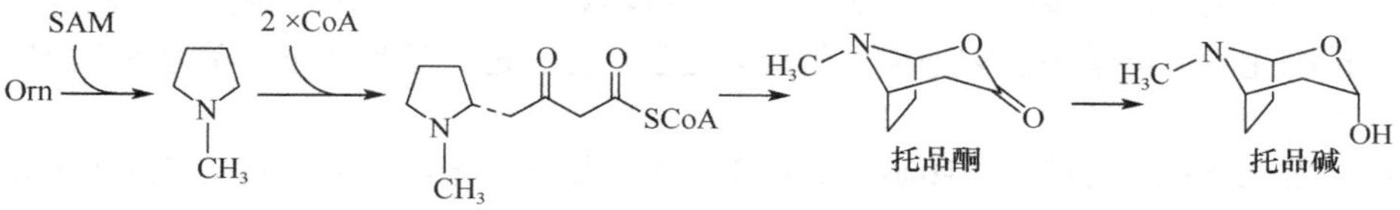
SAM
2 ×CoA
Orn
CH3
SCoA
H3C
托品酮
OH
托品碱

5. 氨基酸-莽草酸途径　如胡椒碱（piperine）的生物合成。

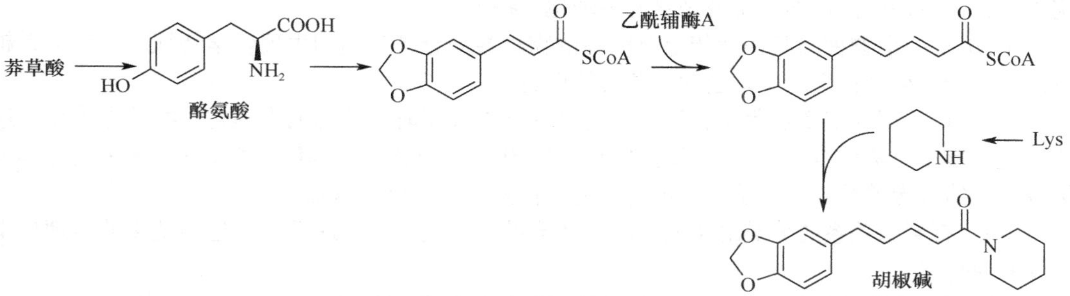
莽草酸
COOH
NH2
HO
酪氨酸
SCoA
乙酰辅酶A
NH
Lys
胡椒碱

生物合成是天然药物化学学科中的一个重要分支，了解天然产物的生物合成途径，不仅有助于推测天然化合物的结构，且能指导天然化合物的仿生合成，还为植物化学分类学提供更多的分类性状。

很多天然化合物结构复杂，尤其是具有多个手性碳的化合物，目前尚难以通过人工化学合成进行生产。阐明了目的物的生物合成途径后，可以利用细胞工程技术，对植物细胞进行体外悬浮培养或组织培养，有意添加关键的前体物质，可大大提高目的物的产率。例如，在人参的悬浮细胞培养物中添加甲戊二羟酸和金合欢醇，可使培养物的皂苷含量提高约两倍。也可通过基因工程技术调控植物或微生物体内各种酶的表达水平，改变二次代谢产物生物合成途径中的物质代谢流，促进天然药物中某活性化合物的合成。例如，目前已成功地对人参皂苷合成途径中的环阿屯醇合成酶基因、达玛烯二醇合成酶基因、鲨烯合成酶基因和鲨烯环氧酶基因进行了基因操作，有效地提高了人参细胞的皂苷合成能力。甚至可通过基因工程、遗传工程等手段将植物基因组内编码某二次代谢产物合成酶所需的基因转导入细菌或真菌细胞内，使工程菌具有合成该化合物的能力。这就可大大缩短细胞的生长周期，通过发酵工程大规模生产目的物，突破药用植物资源的限制。

第三节　植物化学分类

药用植物化学的发展提示学者们，植物所含的化学成分也是植物的性状表现，是植物系统演化过程留下的线索，可用于植物分类学。19 世纪，De Candolle 提出化学特性可能应用于植物分类的观点。药师 M. Greshoff 总结了早期的研究工作，提出"比较植物化学"的概念，并要求把植物的化学性状作为对植物进行科学记载的正式内容，他被认为是明确地分析和讨论化学分类学原理和方法的第一人。

20 世纪 60 年代后，化学分类学的概念、原理、方法和研究任务逐渐明确，为解决分类学上的疑难问题和植物资源开发利用做出了重要贡献，植物化学分类学（plant chemotaxonomy）被正式确立为一门学科。

一、植物化学分类学的概念

植物化学分类学就是基于生物进化的观点，依据植物的化学成分及其合成途径，结合经典分类学及相关学科，用比较的方法去认识和研究植物和植物界，探讨植物类群的起源和植物系统发育。植物化学分类学是植物分类学与植物化学相互渗透、相互补充、互为借鉴而形成的一门边缘学科。

植物生物化学家伊万诺夫（Иванов，С.Л.）在阐释应用化学分类学原理与方法研究植物系统发育与所含化学成分演化关系时提出以下观点。

（1）当每一个物种生存的外界条件不变时，就保持着制造具有本种特征性化学物质的恒定能力，这些特征性化学物质就是它的生理化学特征。

（2）每一个物种与其在遗传上有联系的物种共同分享它们的生理化学特征。亲缘关系越近，共同特性越多；亲缘关系越远，共同特性越少。

（3）在长期的演变过程中，当生存的外界条件改变时，植物的生理化学特性也改变，这些变化的形成非常缓慢，且有别于简单的化学衍生（如氧化、甲基化、乙基化、苯甲酰化等）。虽脱离老的亲缘关系，新物质的产生仍是建立在其母种的化学基础之上。

（4）有亲缘关系的分类群（属、科）所含的一系列化学物质反映了这些植物的生理化学特性的演化线。

上述观点作为植物化学分类学的理论基础被学界较普遍地接受。

植物化学分类学发展至今，其研究范畴逐渐扩展，研究任务不断深入，更强调植物的系统发育与其化学物质组成和积累的关系，积极探索植物的系统发育与化学成分关系的规律性。周荣汉等在前人的研究积累上，结合药用植物资源研究和开发利用的实际需要，提出植物化学分类学的研究任务有如下几点。

（1）研究各植物类群的化学成分，包括初级代谢及次级代谢产物，确定其结构，并考察其含量。

（2）探讨植物化学成分在植物界的存在和分布规律，分析化学成分在分类学和系统学上的意义。

（3）了解植物化学成分的生理作用，合成、转化、动态积累及其与个体发育和系统发育的关系。

（4）综合相关领域的研究思路、方法和信息积累，从植物化学分类学角度探讨物种形成、物种的变异和植物界的系统演化规律。

上述任务的完成，既可协助解决经典植物分类学中的疑难问题，揭示植物系统发育在分子水平上的演化痕迹；又有助于人们开发利用新的植物资源，如药用新品种、新原料等；根据"亲缘关系相近的植物类群具有相似的化学成分"的理论，可利用植物的亲缘关系指导某些化合物的资源植物的寻找，加快新药研发速率，降低研发成本。

二、植物化学分类学的依据

（一）特征性化学成分

分类是以比较为基础，植物化学分类学是对植物的化学成分组成进行比较鉴别的结果。所以植物化学分类学的主要依据是植物所含化学成分，尤其是植物的特征性成分。植物二次代谢产物的形成有明显的种属和组织器官特异性，有的与植物形态发生和生长发育存在一定关系，如辣椒素只在辣椒（*Capsicum* spp.）的生殖生长后期才在果皮中合成并积累；青蒿素主要在黄花蒿（*Artemisra annua* Linn.）营养生长末期的花蕾和叶片中形成并积累。所以，二次代谢产物的分布是间断的、局限的，常是植物的特征性成分，是植物化学分类的重要依据。

植物二次代谢产物的重要性逊于遗传标记，但其是植物的基因在一定环境条件下的表达产物，只要遵循"植物性状=基因+环境"的原则，其分类结果仍是可靠的。

作为植物化学分类依据的特征性成分，其选择依据如下所示。

（1）稳定性（包括遗传稳定性和化学稳定性）：由于特征性成分是由基因控制的，因而具有一定的保守性、遗传性和稳定性，虽然外界环境变化会影响特征性成分的含量，但一般不会涉及有无或结构的变化。

特征性成分遗传稳定性的判断方法，可通过改变外界环境条件监测成分的变异情况，也可用植物遗传杂交的方法检测特征性成分的变异规律。例如，十字花科芸薹属（*Brassica*）植物所含的芥子酸、硫苷就是该属的特征性成分，通过杂交可选育低硫苷、低芥子酸的品种，说明芥子酸的有无是受遗传控制的。又如薄荷（*Mentha haplocalyx*）的特征性成分是薄荷酮，留兰香（*M. spicata*）的特征性成分为香芹酮，两种植物杂交，F1代均含有香芹酮而不含薄荷酮；F1×F1杂交产生F2代，统计其植株的化学成分变化，含香芹酮与含薄荷酮之比接近3（905株）：1（320株）；F1代与薄荷回交，所得F2代中，含香芹酮与薄荷酮的植株之比为1（2072株）：1（2055株），证明了薄荷酮与香芹酮是可遗传的化学性状。

特征性成分需要具有一定的化学稳定性，否则，其分析测定就缺乏可行性和可靠性。

（2）专属性：指特征性化学成分分布范围的宽窄。有的化合物只存在于一个种或种下等级（如亚种、变种、变型等），如青蒿素仅在蒿属的黄花蒿中存在。有的成分仅限于某些属，如乌头碱类成分广布于毛茛科乌头属（*Aconitum*）植物中，在蔷薇科绣线菊属（*Spiraea*）中也有发现。有的化学成分则分布于某一范围的某些类群，如甜菜色素在石竹目类、双黄酮在裸子植物门普遍分布。

（3）性状的整体性和差异的相关性：对一个植物类群来说，特征性成分常不是单一的，而是一组化合物形成一定的组合特征，组合中的化学特征差异是彼此关联的，称为相关差异。例如，榆科（Ulmaceae）植物中的朴亚科（Celtidoideae）含黄酮碳苷，脂肪酸以不饱和的亚油酸为主；而榆亚科（Ulmoideae）则富含黄酮醇，脂肪酸以饱和的癸酸为主。这两类化学成分的差异是相关的，形成稳定的组合。有趣的是，它们与形态特征的差异也往往是平行的，前者为核果或坚果、胚弯曲、子叶折叠，后者为翅果、胚劲直、子叶扁平。

在植物界，用一种成分标记十分困难，因为某种成分可分布于多个类群中，但一个组合（特征性成分组）却只能在一个类群中存在，因而具有很强的专属性。例如，樟科山胡椒属（*Lindera*）

植物中普遍含有挥发油、生物碱、倍半萜及缩合鞣质等成分，而惟独呋喃倍半萜类成分乌药醚内酯仅含于乌药[*Lindera aggregata*（sims）kosterm.]中，是乌药的特征性成分。木通马兜铃（*Aristolochia manshuriensis* KOM）的特征性成分组是马兜铃酸（aristolochic acid）及关木通苷（aristoloside）；肉苁蓉（*Cistanche deserticola* Y.C.Ma）的特征性成分组是毛蕊花糖苷（acteoside）和肉苁蓉苷 A（cistanoside A）。

但需注意，当植物遭受某些刺激（包括物理的、化学的、生物的刺激）时，会产生一些异常二次代谢产物，如盐肤木上的虫瘿大量积累鞣质，切割松树、桃树流出树脂、树胶等。这些物质在植物体内可能原本缺乏，或含量很少，经刺激后迅速、大量产生，是一种应激产物，属于生态饰变，正如皂荚受外伤后所结荚果为牙皂一样，是不稳定的性状，不能作为分类的依据。

（二）生物合成途径

化学分类学不仅重视植物的特征化学成分，也重视这些成分的生物合成途径，包括生源前体和合成步骤等。

植物体内的化学成分合成途径复杂，有的同源殊途，有的异源同归，还有平行演化等。巴西科学家 Gottlieb 指出：只有同源化合物才有分类上的可比性。例如，苍术属（*Atractylodes*）无叶柄组植物中有苍术块，有叶柄组含二乙酰苍术素醇，仅从成分看，它们的差异明显。但这两个特征性成分均源于同一个化合物，只是在系统歧化过程中，无叶柄组有羟基转移酶及环合酶，从而合成苍术块，而有叶柄组缺少上述酶，故合成二乙酰苍术素醇，两者是同源殊途。所以，在系统演化上，该两个类群为近缘。

有些植物的化学成分类型相同，结构相似，但它们的前体不同，生物合成途径不同，这些植物之间便没有密切的亲缘关系。例如，蓝雪科（Plumbaginaceae）、柿树科（Ebenaceae）和紫草科（Borraginaceae）植物都普遍含有萘醌类化合物，但蓝雪科植物中的蓝雪醌（plumbagin）和柿树科中的胡桃醌（juglone）都是由乙酸途径生物合成的，而紫草科植物中的紫草素（shikonin）是由莽草酸途径产物对羟基苯甲酸和甲戊二羟酸途径中的香叶基焦磷酸酯合成，所以蓝雪科与柿树科的亲缘关系较近，而与紫草科较远。

（三）化学演化规律及其与植物系统演化的相关性

植物化学分类学要研究化学成分与植物系统演化的相关性，故对于植物的化学性状，应衡量其在系统演化中的位置和分类学意义。正如在经典分类学的认识中，植物的形态学性状演化的总趋势是从低级到高级，从简单到复杂，从单一到多样，化学性状也有演化规律。

（1）分子结构简单的化学成分为原始，复杂者为进步。例如，萜类化合物中，单萜为原始，二萜、三萜、多萜为进步；链状结构较原始，环状结构较进步。

（2）生物合成途径居先的化学成分较原始，居后者较进步。例如，氨基酸是合成生物碱的前体，故氨基酸为原始成分，生物碱为进步成分。黄酮类化合物的合成是由莽草酸与丙二酸复合而成查耳酮，进而形成各种结构类型的二氢黄酮、黄酮、黄酮醇、异黄酮等，故查耳酮、二氢黄酮较原始，异黄酮、橙酮较进步。

（3）在个体发育前期产生和积累的成分较原始，后期产生和积累者较进步。例如，颠茄（*Atropa belladonna*）中的东莨菪碱（scopolamine）和莨菪碱（hyoscyamine），前者为植物发育早期产生和积累的，较原始，后者较进步。又如桉属（*Eucalyptus*）含有的萜类成分，前期主要含蒎烯（pinene），后期主要含桉油精（eucalyptol），故蒎烯较桉油精原始。

（4）分布于原始类群的特征化学成分较原始，分布于进化类群者较进步。例如，生物碱在低等植物中无或少分布，在高等植物特别是被子植物中最为集中，且类型多样、结构复杂，因而可认为生物碱是次生的、进步的性状。分布于裸子植物及被子植物多心皮类（如木兰科、毛茛科）的苯胺类及异喹啉类生物碱较原始，分布于进化类群（如茄科、萝藦科、夹竹桃科）

的托哌类、吲哚类生物碱较进步。

此外，从地理分布的角度研究发现，分布区中心（始生中心）植物含有的成分较原始，分布区边缘植物含有的衍生成分较进步。例如，远离分布区中心的秦岭槲蕨（*Drynaria sinica* Diels）缺少该属共有的成分柚皮苷，而新产生了该属其他植物所没有的新成分，这种化学成分的特化就是进步的表现。

三、化学分类学应用实例

（一）天然药物化学为化学分类学提供基础数据

芍药属（*Paeonia* L.）在早期的植物分类学中一直被置于较原始的类群毛茛科（Ranunculaceae）中，下属于芍药亚科（Paeonioideae）。20世纪初，英国学者 Worsdell 根据芍药属植物的雄蕊群离心发育而不同于毛茛科其他属，将其独立为芍药科（Paeonia）。此后，众多学者对该类群进行了形态学、解剖学、孢粉学研究，最后在植物化学证据的支持下，一致同意将芍药属从毛茛科中分出，独立成科，下面仅有一属——芍药属，属下分为3组，牡丹组（Sect. Moutan）、美洲芍药组（Sect. Oneapia）和芍药组（Sect. Paeon）。

比较芍药属和毛茛科，以及同属于毛茛目的小檗科、防己科的主要化学成分，发现芍药属与毛茛科及毛茛目在化学上相差较远。毛茛科的特征性成分毛茛苷（ranunculin）和木兰花碱（magnoflorine）及毛茛目内普遍存在的氰苷和异喹啉生物碱均未在芍药属中发现；而芍药属中广泛存在的芍药苷类、丹皮酚类和各种鞣质也未在毛茛科或毛茛目的其他科中发现过，化学证据支持把芍药属从毛茛科乃至毛茛目中分出。

芍药苷（paeoniflorin）及丹皮酚（paeonol）是芍药科植物中的主要成分。芍药苷类成分是一类结构特殊的单萜苷类，在芍药科植物中普遍存在，属于稳定化学性状，推测该类成分的生成主要由遗传因素控制；该类成分至今未在其他植物类群中发现，故可作为芍药科植物的特征性成分。芍药苷的结构类型较为特化，故推测芍药科不应属于原始类群，它已达到一定的演化水平，与由形态学、解剖学和孢粉学得出的结论一致。

丹皮酚类成分结构简单，普遍存在于木本的牡丹组植物中，此外还存在于萝藦科及山茶科的一些植物中，故被认为是化学上的原始性状。同属的美洲芍药组和芍药组不含丹皮酚类，故该类成分是牡丹组植物的特征性成分，且提示牡丹组在芍药属中处于较原始的演化位置，而美洲芍药组和芍药组是该属的次生类群；因为在属的分化过程中，某代表原始性状的特征成分的部分或全部丢失，可认为是演化的趋势。

（二）植物化学分类学指导新药源的发现

根据"亲缘关系相近的植物类群具有相似的化学成分"的理论，可预测某些化合物在植物界的分布，使天然药化工作者有方向、有目的地在某些类群中寻找新的资源植物。

例如，驱蛔虫药山道年（santonin）最早提取自蛔蒿[*Arfemisia cina*（Berg.）]的未开放花蕾，因资源植物的独特分布而曾被苏联垄断生产。后日本公司派人搜集全世界的蒿属植物进行研究，发现欧洲野生的海滨蒿（*A. moritima*）、巴基斯坦野生的古勒姆蒿（*A. kurramensis*）均含有山道年，故在日本北海道栽培海滨蒿，解决了山道年的原料问题。

又如甾体激素类药物的重要生产原料薯蓣皂苷元，最早由日本学者藤井胜野从薯蓣属根茎组植物山草薢（*Dioscorea tokoro* Makino）的根茎中分离得到。为了扩大原料来源，我国学者研究了我国产的全部薯蓣属植物，发现该属根茎组植物的根茎都含有丰富的薯蓣皂苷元，尤其是盾叶薯蓣（*D. zingiberensis* C.H.Wright）的薯蓣皂苷元含量可达3%，找到了更优质的高含量药源。

再如抗癌药物秋水仙碱最早是从百合科植物秋水仙（*Colchicum autumnale*）的球茎和种子中提取的，但秋水仙产于欧洲和非洲，我国的药学工作者在国产的百合科植物中寻找秋水仙碱的资源植物，发现丽江山慈菇（*Iphigenia indica* Kunth et Benth.）和嘉兰（*Gloriosa superba* Linn.）均含有多量的秋水仙碱和类似生物碱，可作为提取秋水仙碱的原料。

本 章 小 结

生物合成是生物体内产生丰富多样的各种化学成分的主要方式。本章就植物界普遍具有的一次代谢途径及其产物和只存在于特定植物类群或特定发育阶段的二次代谢途径及其产物进行了介绍。其中二次代谢途径及其产物是天然药物化学研究的主要对象。介绍了构成天然化学成分的几种基本结构单元，如 C_2 单元、C_5 单元、C_6-C_3 单元和氨基酸单元等和乙酸-丙二酸途径、甲戊二羟酸途径、莽草酸途径、氨基酸途径及复合途径等几条主要生物合成途径，阐明了生物合成途径对天然药用成分的仿生合成具有重要的指导意义。介绍了植物化学分类学的概念、意义和分类。

重点：植物的一次代谢途径及其产物，二次代谢途径及其产物，构成天然化学成分的几种基本结构单元，主要生物合成途径，植物化学分类学的概念。

难点：主要生物合成途径及其产物。

思 考 题

1. 一直以来，人们把生物体内的化合物分为一次代谢产物和二次代谢产物，请问这种划分有何优缺点？

2. 天然化学成分的生物合成绝大多数都需要酶的参与，请问能否通过体外化学合成得到所有的天然化学成分？

3. 依据植物化学成分进行植物分类的结果可靠吗？

参 考 文 献

邱峰. 2013. 天然药物化学. 北京：清华大学出版社

吴琼，周应群，孙超，等. 2009. 人参皂苷生物合成和次生代谢工程. 中国生物工程杂志，29（10）：102-108

徐仁生. 2004. 天然产物化学. 北京：科学出版社

于津，肖培根. 1987. 芍药科化学和系统学的初步研究. 植物分类学报，25（3）：171-179

张泓. 1994. 植物培养细胞的形态分化与次生代谢产物的生产. 植物学通报，11（1）：12-19

周荣汉，段金廒. 2005. 植物化学分类学. 上海：上海科学技术出版社

Dewick P M. 2009. Medicinal Natural Products：A biosynthetic approach（3rd edition）. Chichester：John Wiley & Sons，Ltd.

Han J Y, In J G, Kwon Y S, et al. 2010. Regulation of ginsenoside and phytosterol biosynthesis by RNA interferences of squaleneepoxidase gene in panax ginseng. Phytochemistry，71（1）：36-46

Kim Y S, Han J Y, Lin S, et al. 2009. ginseng metabolic engineering：regulation of genes related to ginsenoside biosynthesis. J Med Plants Res，3（13）：1270-1276

Mann J, Davidson R S, Hibbs JB, et al. 1994. Natural products：their chemistry and biological significance. London：England Longman Group，UK Limited

Van Geldre E，Vergauwe A，Van den Eeckhout E. 1997. State of the art of the production of the antimalarial compoundartemisinin in plant. Plant MolBiol，33：199-209

（邓 君）

第三章 提取分离方法

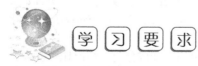

掌握：常用的天然产物提取方法；天然产物分离原理；常用的分离方法。
熟悉：杂质的去除方法；常用分离材料。
了解：超声提取技术、微波提取技术、超临界流体萃取法、逆流色谱及离子交换色谱。

第一节 天然产物提取分离的方法设计

天然药物化学的研究就是从天然药物中提取、分离生理活性成分开始的。

设计提取分离方法之前，应对所用材料的基源（如动物、植物的学名）、产地、部位（花、果、叶、茎、根或种子等）和采集时间等进行考察和确定，并系统查阅文献，以充分了解和利用前人的成果和经验。

一、基源调研

当选择了某种药用植物为研究对象，在开展系统地化学成分研究之前，必须进行的一项工作是进行药用植物的基源调研，包括植物的学名、产地、部位和采集时间等。

一物多名、异物同名、学名和俗名等，是植物名称中一种比较普遍的现象。在研究实施前，需要对所选择的植物名称进行确认。通常以"学名"，即拉丁名为准。天然药物化学研究的对象是天然药物中的二次代谢产物。而二次代谢产物除受遗传因素影响外，土壤、气候、季节和生长年限等环境也是重要的影响因素，因此需要进一步确定的植物产地、部位和采集时间等，以获得品质良好的原材料。此外，还要注意药材的初期加工（干燥等）方式，应注意避免可能会造成化学成分变化的方式。

二、文献调研

实施研究前的另一项工作则是文献调研工作。通过文献调研可以了解前人是否已经进行过该项工作，以避免重复性工作；或者文献显示前人虽然已经做过部分工作，但通过文献分析可发现是否还有继续深入研究的必要性等。文献调研还可以提供相关数据和信息，帮助确定研究对象和试验方法设计。

植物学名的命名体系为林奈双名命名体系（Linnaean binomial system of nomenclature），采用两个拉丁化的名字（拉丁双名）来命名。第一个名代表"属"（genus）名，第二个名代表"种加"（specific epithet）词。由属名和种加词组合起来构成了物种名（species name）。在种名的后面，再注上命名者的姓名，一方面表示荣誉归属，另一方面表示此人要对这个命名负责。例如，黄连（*Coptis chinensis* Franch.），其中"*Coptis*"为黄连属的属名，"*chinensis*"为"种加"，"Franch."为命名者的姓名缩写。在文献调研时，可以物种名"*Coptis chinensis*"为关键词进行检索，获得黄连的相关研究信息。如需要获得黄连近缘植物的研究信息，则可以以属名"*Coptis*"为关键词进行检索，甚至可以以黄连所在的科名"毛茛科"（Ranunculaceae）为关键词进行检索。

三、方法设计

1. 已知化学成分的提取分离方法设计 目标物如为已知成分或已知化学结构类型，一般应先查阅有关资料，搜集比较该种或该类成分的各种提取方案，再确定一种优化的方法。例如，从粉防己（*Stephania tetrandra* S.Moore）中提取粉防己碱（tetrandrine），从黄芩（*Scutellaria baicalensis*）中提取黄芩苷（baicalin），或从黄连中提取总生物碱，从银杏（*Ginkgo biloba*）叶中提取总银杏内脂成分等。

2. 未知化学成分的提取分离方法设计 从天然药物中提取分离未知成分时，情况比较复杂。一般可以根据文献调研，从该植物的已有研究报道中，或者从近缘植物，如同属的其他植物的研究报道中，了解或确定的目标成分类别；或者，采用系统化学鉴别预试法对植物所含化学成分进行测试，初步确定成分的类别。在借鉴同类成分的提取分离方法，设计该植物的提取分离方法。

如果已经知道该植物具有某种生物活性，可以以这种生物活性为指标，对提取分离的过程进行指导，追踪具有活性的部位，直至分离得到活性成分。该方法可以减少不必要的工作，提高效率。

第二节 天然产物的提取技术与方法

天然药物化学研究中的第一步就是采用合适的方法将目标天然产物尽可能完全地从原材料中提取出来。这一步涉及目标天然产物和非目标天然产物（统称为杂质）的性质，如酸碱性、溶解性、挥发性和热稳定性等。其最终目标是尽可能多地提取出目标天然产物，同时尽可能少的或者不提取出杂质。目前，提取天然产物的方法有溶剂法、水蒸气蒸馏法及升华法等。其中溶剂提取法是主要方法。

一、目标天然产物、杂质和溶剂的性质

（一）目标天然产物的性质

天然药物中的大多数天然产物是本教材后续章节中所要介绍的成分类别，具体的物理化学性质将在具体章节中进行详细介绍。一般可以根据结构中的官能团判断化合物的极性（表 3-1）。

进一步根据官能团的性质，按溶解性、酸碱性和挥发性大致分类如下所示。

1. 溶解性 化合物的极性则由分子中所含官能团的种类、数目及排列方式等纵使因素所决定。天然产物根据其结构特点和官能团性质，可以大致分为如下几种。

（1）低极性脂溶性天然产物：具有饱和碳环骨架的天然产物，如萜类、游离生物碱等。

（2）中极性脂溶性天然产物：含有极性基团或与糖成苷的天然产物，如黄酮苷、皂苷等。

（3）水溶性天然产物：含较多亲水性基团天然产物，如糖类、氨基酸、季铵碱类等。

2. 酸碱性

（1）酸性天然产物：带有羧基或多个酚羟基的天然产物，如有蒽醌类、黄酮类、酸性皂苷等。

（2）碱性天然产物：含氮原子的天然产物，如生物碱。

（3）中性天然产物：不含羧基或氮原子的天然产物，萜类、甾体、中性皂苷等。

3. 挥发性

（1）挥发性天然产物：挥发油及一些具有挥发性的非挥发油成分，如烟碱、咖啡因等。

（2）非挥发性天然产物：除挥发油外的其他天然产物。

表 3-1　官能团的极性

官能团	极性	化合物
R—COOH	大	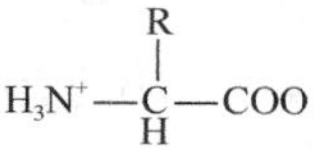 氨基酸 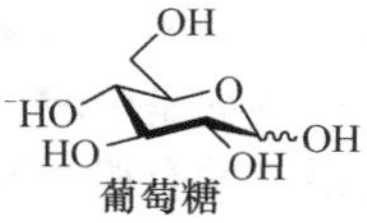　葡萄糖
Ar—OH	极性	
H$_2$O		
R—OH		
R—NH$_2$, R—NH—R', R—N—R''（R'）		
R—CO—N—R''（R'）		
R—CHO		
R—CO—R'		
R—CO—OR'		
R—X		CH$_3$（CH$_2$）$_{16}$COOH　硬脂酸
R—H	小	

（二）杂质的性质

1. 脂溶性杂质　油脂、蜡、叶绿素等。

2. 水溶性杂质　氨基酸、糖、无机盐等。

（三）溶剂的性质

常用于提取的溶剂有：石油醚、正己烷、环己烷、二氯甲烷、氯仿、乙醚、乙酸乙酯、正丁醇、丙酮、乙醇、甲醇和水。一般可根据溶剂的介电常数判断有机溶剂的极性大小（表3-2）。

表 3-2　常用溶剂的介电常数及其极性排列

溶剂	ε	水溶度/（g/100g）	极性
己烷	1.88	0.007	弱
苯	2.29	0.06	
乙醚（无水）	4.47	1.30	
氯仿	5.20	0.10	
乙酸乙酯	6.11	3.00	
乙醇	26.00	互溶	
甲醇	31.20	互溶	
水	81.00		强

有机溶剂又可分为如下几种。

1. 低极性有机溶剂　石油醚、正己烷、环己烷等。

2. 中等极性有机溶剂 二氯甲烷、氯仿、乙醚、乙酸乙酯等。

3. 大极性有机溶剂 正丁醇、丙酮、乙醇、甲醇。

其中，比水重的有机溶剂为氯仿，与水分层的有机溶剂是环己烷～正丁醇；能与水分层的极性最大的有机溶剂是正丁醇；与水能以任意比例混溶的有机溶剂是丙酮～甲醇；极性最大的有机溶剂是甲醇；极性最小的有机溶剂是环己烷；介电常数最小的有机溶剂为石油醚；溶解范围最广的有机溶剂是乙醇。

二、提取技术与方法

天然产物的提取方法主要有溶剂提取法、水蒸气蒸馏法和升华法，其中以溶剂法最为常用。

（一）溶剂提取法

1. 溶剂提取法的基本原则 主要以"相似相溶"为基本原则，选择适当的溶剂将天然药物中的化学成分从药材中提取出来的方法。

2. 溶剂提取法的技术 可按是否加热分为冷提和热提两种。各种常用提取方法可简单归纳如表 3-3 所示。

表 3-3 天然产物常用的提取方法

提取方法	溶剂	操作	提取效率	使用范围	备注
浸渍法	水或有机溶剂	不加热	效率低	各类成分，尤遇热不稳定成分	出膏率低，易发霉，需加防腐剂
渗漉法	有机溶剂	不加热	—	脂溶性成分	消耗溶剂量大，费时长
煎煮法	水	直火加热	—	水溶性成分	易挥发、热不稳定不宜用
回流提取法	有机溶剂	水浴加热	—	脂溶性成分	热不稳定不宜用，溶剂量大
连续回流提取法	有机溶剂	水浴加热	节省溶剂、效率最高	亲脂性较强成分	用索氏提取器，时间长

除了这些常规的提取方法，天然产物研究工作者还开发了一些提取新方法和新技术，如超临界流体萃取技术（supercritical fluid extract，SFE）、超声波提取技术、微波提取技术和酶法提取等。

（二）提取新技术

1. 超临界流体萃取技术 液态或气态物质处于临界温度（critical temperature，Tc）和临界压力（critical pressure，Pc）时，将成为一种兼有两种物态的相态，称为超临界流体（supercritical fluid，SF）。超临界流体可以溶解化学成分，可将成分从天然药物中萃取出来，称为超临界流体萃取法。通过控制温度或压力，或添加夹带剂，可萃取极性大小、沸点高低和相对分子质量大小等不同的成分。常用的超临界流体及其主要参数见表 3-4。

表 3-4 常用的超临界流体及其主要临界参数

流体	临界温度/℃	临界压力/atm	临界密度/（g/ml）
二氧化碳	31.1	7.39	0.45
甲烷	−83.0	4.60	0.16

续表

流体	临界温度/℃	临界压力/atm	临界密度/（g/ml）
乙烷	32.4	4.89	0.20
乙烯	9.5	5.07	0.20
丙烷	97.0	4.26	0.23
丙烯	92.0	4.67	0.23
水	374.2	22.01	0.34

超临界二氧化碳流体因具有临界温度和临界压力均不太高，黏度小，惰性、无毒无害、萃取范围大和成本较低等特点，是最常用的超临界萃取流体。

超临界二氧化碳流体萃取技术在天然香料的提取，抗生素的提取，食用油脂的提取，以及针对一些资源少、疗效好、剂量小、附加值高的天然药物的提取均有广阔应用前景。

2. 超声波辅助提取技术　声波是指人耳能感受到的一种机械波，其频率范围为 16Hz～20kHz。而高于 20kHz，人耳已经感受不到的机械波则被称为超声波（ultrasonic waves）。超声波具有方向性好、穿透能力强、易于获得和较集中等特性，在液体中传播距离远，可用于测距、测速、清洗、焊接、碎石和杀菌消毒等。

超声波在液体中传播时，使液体介质不断受到压缩和拉伸，液体若受不住拉力，就会断裂形成暂时的近似真空的空洞，而到压缩阶段，这些空洞发生崩溃，崩溃时空洞内容最高瞬压可达几万个大气压，同时还将产生局部高温及放电现象。除此之外还有力学效应（搅拌、分散、冲击破碎等）及热学效应（声能被吸收而引起的整体加热、边界处的局部加热）。

在传统溶剂法提取法的基础上，辅助超声波震荡，可有效提高提取效率，在天然药物的化学成分提取中得到较为广泛的应用。

3. 微波辅助提取技术　微波（microwave，MW）是波长介于 1mm～1m 的电磁波。微波在传输过程中遇到不同的物料会依物料性质不同而产生反射、穿透和吸收现象。在溶剂法提取法的基础上，辅助以微波的提取方法称为微波辅助萃取（microwave-assisted extraction，MAE）。该技术主要是利用微波辐射导致植物细胞内的极性物质，尤其是水分子吸收微波能，产生大量热量，使细胞内温度迅速上升，破坏细胞膜或细胞壁，快速释放胞内产物，提高提取效率。

微波辅助提取技术在挥发油的提取和天然产物的提取方面应用十分广泛。

4. 酶法和仿生提取技术　酶提取技术是一种天然药物原料前处理技术，主要是利用适当的酶，通过发酵可以在温和条件下，将植物组织分解，加速化学成分的释放，提高后期的提取效率。酶发酵可将影响提取效率的杂质，如淀粉、蛋白质和果胶等分解去除。酶技术用于药材提取，反应温和，提取效果好，收率高，节约能耗，应用前景广阔。

仿生提取技术也是一种天然药物原料前处理技术，主要是综合运用医学仿生（人工胃、人工肠）与化学仿生（酶的应用）的原理，以模拟天然药物经胃肠道消化运转后，可能产生一些更有利于人体吸收的转化产物为提取研究对象的技术。

（三）水蒸气蒸馏法

水蒸气蒸馏的原理是基于道尔顿分压定律（Daltons law of partial pressures），即某一气体在气体混合物中产生的分压等于在相同温度下它单独占有整个容器时所产生的压力；而气体混合物的总压强等于其中各气体分压之和。水蒸气蒸馏时，体系中的总蒸汽压是水蒸气的蒸汽压和挥发性成分的蒸汽压之和，总蒸汽压比任何一成分的蒸汽压高，故成分的沸点将低于常压时的沸点。因此，水蒸气蒸馏法适用于具有挥发性的，能随水蒸气蒸馏而不被破坏，且难溶或不溶于水的成分的提取。

（四）升华法

固体物质在受热时不经过液态而直接转化为气态的现象称为升华。天然产物中的一些成分具有升华的性质，故可利用升华法直接从中药中提取，如从茶叶中提咖啡因，樟木中提樟脑等。

第三节 天然产物的分离技术与方法

一、天然产物的分离原理

用上述提取方法所得的提取物多为混合物，尚需进一步分离及精制。常用分离及精制方法的原理有如下几点。

（一）根据溶解度差别的分离原理

化学成分在溶剂中的溶解度受化学成分性质、温度、溶剂性质和 pH 等因素的影响，不同的化学成分的溶解度存在着差异。通过调节温度、溶剂的极性或溶液的 pH，或者制备成盐等方法，改变成分的溶解度，即可达到分离的目的。

利用溶解度差异进行分离精制的方法有：重结晶法、沉淀法和 pH 梯度法等。

（二）根据分配比差别的分离原理

1. 分配系数 某种溶质在等量的相互不能任意混溶的两种溶剂中的比例，在一定的温度及压力下为一常数，称为分配比，用分配系数（K）表示。

$$K = C_U/C_L \tag{3-1}$$

式中，K 为分配系数；C_U 为溶质在上相溶剂中的浓度；C_L 为溶质在下相溶剂中的浓度。

假定有等量的 A 和 B 两种溶质的混合物（$K_A = 10$，$K_B = 0.1$），用等体积氯仿-水进行液-液萃取分离，用分液漏斗作一次充分振摇分配平衡后，溶质 A 的约 90.1%将分配在上相溶剂（水相）中，约 9.9%则分配到下相溶剂（氯仿相）中。同理，约 9.9%的溶质 B 分配在水相，约 90.1%分配在氯仿相中。换句话说，仅作一次液-液萃取，A 和 B 的混合物即可实现超过 90%的分离。

2. 分离因子 两种溶质在同一两相系统中的分配系数之比，称为分离因子，用 β 表示。分离因子 β 的大小可以显示两种溶质的分离难易程度。

$$\beta = K_A/K_B（注：K_A > K_B）\tag{3-2}$$

一般情况而言，当 $\beta \geqslant 100$，仅作一次简单萃取就可实现基本分离；$\beta = 10 \sim 100$，则需萃取 $10 \sim 12$ 次；$\beta \leqslant 2$ 时，须作 100 次以上萃取才能实现基本分离。

3. 正相色谱和反相色谱 利用分配比差异原理的分离方法，除液-液萃取法和逆流分溶法（counter current distribution, CCD）外，在色谱中也广泛应用，如纸色谱、气-液分配色谱（GC 或 GLC）及液-液分配色谱（LC 或 LLC）等。

在各种分配色谱中的两相分为固定相（solid phase）和流动相（move phase）。固定相的极性大于流动相的称为正相分配色谱（normal phase partition chromatography），简称正相色谱；反之，流动相的极性大于固定相的色谱称为反相分配色谱（reverse phase partition chromatography），简称反相色谱。承载固定相的材料则被称为载体。例如，正相色谱中，常用的载体有硅胶、硅藻土及纤维素粉等，载体所附着的水为固定相，流动相则为有机溶剂。而在反相色谱中，常用的载体为硅胶，固定相为在硅胶上键合的各种脂肪链烃，流动相则为含水甲醇或乙腈等极性溶剂。

正相或反相色谱，既可以为薄层色谱，又可以为柱色谱。

（三）根据吸附性差别的分离原理

物质与物质之间存在相互作用，其中相互吸引作用，称为吸附。根据吸附的原理，可分为物理吸附（physical adsorption）和半化学吸附（semi-chemical adsorption）。

1. 物理吸附　也叫表面吸附，是两种物质表面分子的分子间力的相互作用所致。用于吸附其他物质的称为吸附剂，其特点是无选择性和吸附与解吸可逆。物理吸附的强弱大体遵循"相似者易于吸附"的经验规律，其中吸附剂、溶质和溶剂为三要素，彼此之间为相互竞争的关系。最常用的利用物理吸附原理实现分离目的方法有：硅胶色谱、氧化铝色谱和大孔吸附色谱。

大孔吸附树脂的吸附原理：大孔吸附树脂是吸附性和分子筛性原理相结合的分离材料，它的吸附性是由于范德华引力或产生氢键的结果。分子筛性是由于其本身多孔性结构的性质所决定。

比表面积、表面电性、能否与化合物形成氢键等是影响吸附的重要因素。一般非极性化合物在水中易被非极性树脂吸附，极性树脂则易在水中吸附极性物质。溶剂的性质是另一个影响因素。物质在溶剂中的溶解度大，树脂对此物质的吸附力就小，反之就大。化合物的性质也是影响吸附的重要因素。化合物的相对分子质量、极性、能否形成氢键等都影响其与大孔吸附树脂的吸附作用。相对分子质量小、极性小的化合物与非极性大孔吸附树脂吸附作用强。另外，能与大孔吸附树脂形成氢键的化合物易被吸附。

2. 半化学吸附　是指两种物质之间通过分子间力和弱化学键（如氢键）产生的吸附。吸附力较弱，介于物理吸附与化学吸附之间。常用的利用半化学吸附原理实现分离目的方法有聚酰胺色谱。

聚酰胺的性质及吸附原理：聚酰胺吸附物质的原理可用图 3-1 表示。

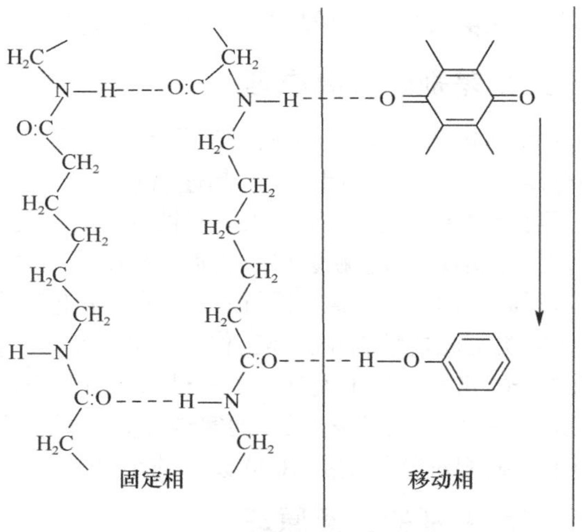

图 3-1　聚酰胺吸附色谱的原理

一般认为是通过分子中的酰胺羰基与酚类、黄酮类化合物的酚羟基，或酰胺键上的游离氨基与醌类、脂肪羧酸上的羧基形成氢键缔合而产生吸附。至于吸附强弱则取决于各种化合物与之形成氢键缔合的能力。通常在含水溶剂中大致有下列规律。

（1）形成氢键的基团数目越多，则吸附能力超强。

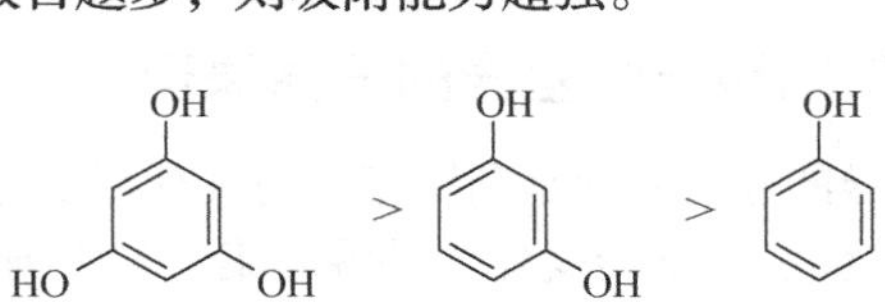

（2）成键位置对吸附力也有影响。易形成分子内氢键者，其在聚酰胺上的吸附即相应减弱，如：

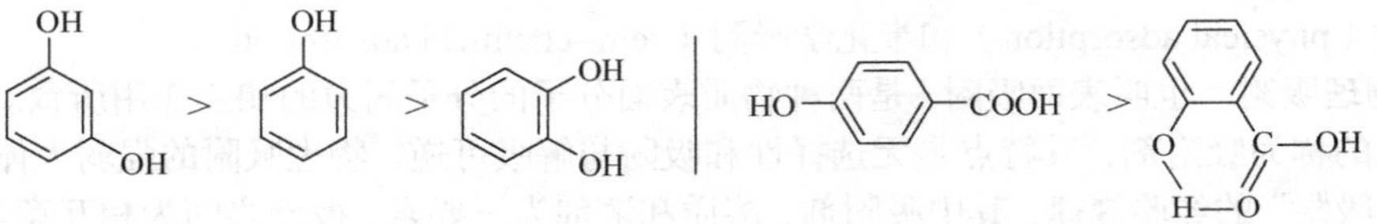

（3）分子中芳香化程度高者，则吸附性增强；反之，则减弱，如

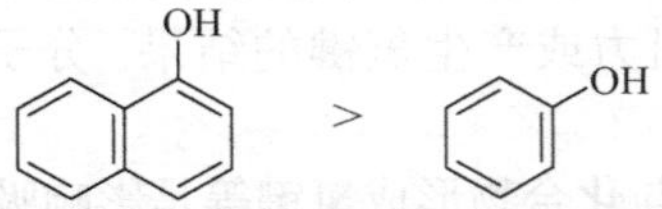

吸附因为是在溶液中进行，故溶剂也会参加吸附剂表面的争夺，或通过改变聚酰胺对溶质的氢键结合能力而影响吸附过程。显然，聚酰胺与酚类或醌类等化合物形成氢键缔合的能力在水中最强，在含水醇中则随着醇浓度的增高而相应减弱，在高浓度醇或其他有机溶剂中则几乎不缔合。故在聚酰胺柱色谱分离时，通常用水装柱，试样也尽可能做成水溶液上柱以利聚酰胺对溶质的充分吸附，随后用不同浓度的含水醇洗脱，并不断提高醇的浓度，逐步增强从柱上洗脱物质的能力。甲酰胺、二甲基甲酰胺及尿素水溶液因分子中均有酰胺基，可以同时与聚酰胺及酚类等化合物形成氢键缔合，也有很强的洗脱能力。此外，水溶液中加入碱或酸均可破坏聚酰胺与溶质之间的氢键缔合，也有很强的洗脱能力，可用于聚酰胺的精制及再生处理。常用的聚酰胺再生剂有 10%乙酸、3%氨水及 5%氢氧化钠水溶液等。

综上分析，各种溶剂在聚酰胺柱上的洗脱能力由弱到强，可大致排列成下列顺序：

水→甲醇→丙酮→氢氧化钠水溶液→甲酰胺→二甲基甲酰胺→尿素水溶液

（四）根据分子大小差别的分离原理

天然有机化合物分子大小各异，相对分子质量从几十到几百万，故可利用分子大小的差异进行分离。常用的有膜分离法、透析法、超滤法、超速离心法和凝胶滤过法等。

透析法是利用小分子可透过半透膜的膜孔，大分子被截留而实现分离。超滤法是利用分子大小不同引起的扩散速度差异而实现分离。超速离心法则是利用不同大小的分子，在超速离心作用力下具有不同的沉降性或浮游性而实现分离。透析法、超滤法和超速离心法主要用于大分子化合物，如蛋白质、核酸、多糖类的脱盐精制及分离工作，对分离小分子化合物来说不太适用。

凝胶滤过法是利用成分的路径差异（大分子无法进入凝胶的三维网状结构中，路径短，而小分子可进入凝胶的三维网状结构中，路径长）而实现分离；凝胶滤过法不仅可用于大分子化合物的分离，也可以用于分离相对分子质量 1000 以下的小分子化合物的分离。

（五）根据离解程度差别的分离原理

利用离解程度差别的分离原理是指利用有些天然化合物结构中含有酸性、碱性及两性基团，在水溶液中的离解程度不同。常用的利用该原理实现分离的方法有：离子交换法或电泳法。离子交换树脂则是含有—COO 或—NH$_3^+$等基团的合成树脂，可与样品中的电性相反的基团之间形成结合程度不同的盐被吸附，改变溶剂的酸碱性，又可被交换下来，从而达到分离目的。电泳技术则是在两端加载电压，离解状态程度不同的样品，在电压作用下，迁移距离不同而实现分离。

（六）利用特异性识别和结合差异的分离原理

利用特异识别和结合差异的分离原理是利用相互间具有高度特异亲和性的物质对，如酶与基质（或抑制剂）、抗原与抗体、激素与受体、外源凝集素与多糖类及核酸的碱基对等之间，存在专一的相互作用，以其中一种物质作为固定相，利用被分离成分与固定相不同程度的亲和性达到分离目的的色谱法。

二、常用分离技术和方法

（一）重结晶法

重结晶法是利用固体化合物在溶剂中的溶解度差异实现分离纯化一种方法。该法适用于具有结晶性的成分。重结晶法既可用于从混合物中分离某种结晶性成分，又可用于相对较纯的成分的进一步纯化。对于一些本身结晶性不佳的成分，可通过制备衍生物的方式，改变结晶性，再用重结晶法分离纯化，之后，再分解还原。

重结晶法的关键技术要点是选择合适的溶剂、控制结晶温度和结晶速度。

选择合适的溶剂，一般优先选择单一溶剂；如不合适，再选择两种混合溶剂。选择的条件是以能在高于室温可完全溶解，室温或低于室温时可结晶为最佳。

结晶温度对结晶有重要的影响，特别是降温速度的影响更重要。希望获得具有良好晶型，纯度更高的结晶，降温速度越慢，效果越好。

结晶速度，其实与结晶温度和溶剂蒸发速度有关。结晶速度过快，纯化效果降低，结晶速度慢，则纯化效果提高。可通过减缓结晶温度下降速度和溶剂蒸发速度，达到结晶速度减慢的作用。

（二）液-液萃取法

液-液萃取法是利用成分分配比差异进行分离的方法。影响液-液萃取法分离效果的主要因素有萃取剂、成分的分配系数 K、不同成分的分离因子 β 及两相之间的接触状况等。在被萃取成分一定的条件下，主要取决于萃取剂的选择和萃取次数。

萃取剂的选择，以综合考虑溶剂本身的密度、界面张力、黏度和稳定性，同时考虑对被萃取成分的分配系数 K、不同成分的分离因子 β 的影响进行选择。

（三）逆流分溶法

逆流分溶法（counter current distribution，CCD）是液-液萃取法的改进，是将多个分液漏斗并联，实现多次、连续的液-液萃取的方法，其操作过程如图 3-2 所示。

其操作过程是在多个并联的分液漏斗中，均事先装入被萃取液（密度小溶剂相）。首先在 $1^{\#}$ 分液漏斗中加入萃取溶剂（密度大溶剂相），充分振摇混合后，静置分层，分取下层，转移至 $2^{\#}$ 分液漏斗；$2^{\#}$ 分液漏斗充分振摇混合后，静置分层，分取下层，转移入 $3^{\#}$ 分液漏斗；同时，$1^{\#}$ 分液漏斗中加入新鲜萃取溶剂，再次振摇混合，静置分层转移。如此连续不断地操作下去。由于萃取相和被萃取液可被视为相向而流动，故称为逆流。溶质即在两相溶剂相对作逆流移动过程中，不断地重新分配并达到分离的目的。该方法适用于分离因子 β 较小的成分的分离。

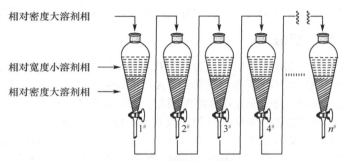

图 3-2　逆流分溶法示意

（四）液滴逆流色谱法和高速逆流色谱法

1970 年，谷村（Tanimura）在逆流分布法的基础上，将其中的萃取相（流动相）改为液滴状，使其通过灌有固定相的玻璃液柱，每个液滴可被视为一个小分液漏斗，实现更多数量的分液漏斗的串联和连续萃取，大幅度提高了萃取分离效率，称为液滴逆流色谱（droplet counter current chromatography，DCCC）（图 3-3）。

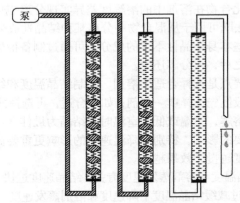

图 3-3　液滴逆流色谱法示意

伊藤（Y. Ito）则在液滴逆流分溶法的基础上进行改进，用聚四氟乙烯（PTEE）管盘成蛇形状，用机械使其做高速行星式旋转，达到管内的流动相和固定相不断进行位置交换，进一步提高了被分离成分在两相中的分配效率，称为高速逆流色谱（high speed counter current chromatography，HSCCC）（图 3-4）。

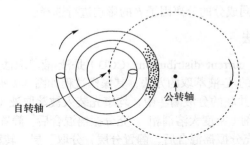

图 3-4　高速逆流色谱法示意

DCCC 以及 HCCC 均可克服上述液相色谱中因为采用固体载体所引起的不可逆附消耗、试样变性污染及色谱峰畸形拖尾等弊病，试样还可以定量回收，目前已广泛用于皂苷、生物碱、酸性化合物、蛋白质和糖类等天然化合物的分离精制工作，并取得了良好的效果。

（五）双水相萃取法

流动相和固定相均为水相的萃取分离法称为双水相萃取法（double water phase extract）。双水相萃取技术是 20 世纪 60 年代首先由瑞典的 P.A. Albersson 等提出的。将含有两种不同水溶性聚合物的水溶液混合时，会分成互不相溶的两相，即形成双水相体系。其原理依然是分配差异，即水溶性成分在特定的体系中存在分配系数差异而可以实现分离。

双水相萃取技术具有活性损失小、分离步骤少、操作条件温和，且不存在有机溶剂残留等优点，最初主要应用于生物工程，用于酶、核酸、生长激素和病毒等各种活性成分的分离及提纯。在天然产物有效成分的提取分离方面颇有前途。

常用双水相系统，如聚乙二醇（PEG）/葡聚糖（dextran）或聚乙二醇（PEG）/无机盐体系。

（六）平面色谱法

平面色谱法，顾名思义是以平面形式而进行的色谱方法。平面色谱法是天然药物化学研究中非常重要的、常用的分析方法之一。

1. 纸色谱（paper chromatography，PC） 是以滤纸为支撑物，以纸纤维（多糖，分子中具有很多羟基）所吸附20%左右的水分为固定相，以含水的有机溶剂为展开剂（移动相）的分配色谱。

纸色谱不仅可以用于混合物的分析和分离，还可以通过成分的 R_f 计算分离因子（β），为液-液萃取设计最佳溶剂系统方案。

纸色谱的 R_f 与分配系数之间的关系如式（3-3）。

$$K_{(有机相/水相)} = \frac{1}{r}\left(\frac{R_f}{1-R_f}\right) \qquad (3-3)$$

式中，r 为滤纸的定数。当滤纸湿重（$W_湿$）为干重（$W_干$）的1.5倍时，$r=2$。设A、B两种成分的 R_f 分别为 R_{fa} 及 R_{fb}，则由式（3-4）可计算得分离因子（β）。

$$分离因子(\beta) = \frac{R_{fa}(1-R_{fb})}{R_{fa}(1-R_{fa})} \quad (注：R_{fa} > R_{fb}) \qquad (3-4)$$

纸色谱适用于被分离物质的极性基团相同或相似，但非极性部分（化合物母体结构）的大小及构型不同；或被分离物质的溶解度相差较大或极性太强（水溶性较大），不适合用吸附薄层分离时。

2. 薄层色谱（thin-layer chromatography，TLC） 也称板色谱，是20世纪30年代末期（1938年）发明的一种分离方法。根据分离材料及展开剂的选用不同，薄层色谱可分为吸附色谱和分配色谱。从分离效果又可分为普通薄层色谱和高效薄层色谱（HPTLC）；从展开方式可分为单向、双向和径向薄层色谱；从载样量可分为分析和制备薄层色谱；从流动相与固定相的相对极性大小，可分为正相和反相薄层色谱等。了解和熟练掌握上述的薄层色谱技术和方法，将有利于提高天然产物的分离纯化效率。

薄层色谱适用范围广泛，绝大多数的天然产物类型均可使用该方法。

（1）硅胶（氧化铝）薄层色谱：硅胶（或氧化铝）为最常用的吸附剂，适用范围广。硅胶可用于大多数的化合物的层析分离，而氧化铝常用于分离生物碱类成分。硅胶（氧化铝）薄层色谱常用于成分的分析和硅胶（或氧化铝）柱色谱分离条件的摸索。制备薄层色谱可用于天然产物的分离。

（2）聚酰胺薄层色谱：吸附剂为聚酰胺，常用于酚类化合物（黄酮类、蒽醌类）的分析，也可为聚酰胺柱层析探索分离条件。

（3）反相薄层色谱：在薄层板上铺以反相分离材料，主要是一些含有非极性键合相的硅胶。展开剂为含水醇，主要用于一些大极性成分的分离。

（七）柱色谱法

柱色谱法（column chromatography）是在色谱柱中进行分离的色谱方法。柱色谱和薄层色谱一样，可根据所使用材料和原理分为物理吸附色谱（如硅胶和氧化铝）、半化学吸附色谱（如聚酰胺）和分配色谱（如纤维粉、硅胶、硅藻土和反相材料等）；从洗脱方式可分为上行和下行柱色谱；从流动相与固定相的相对极性大小，可分为正相和反相柱色谱等。从填料颗粒的大小和施加的压力，可分为常压、低压、中压、高压和超高压色谱；从载样量可分为分析型、半制备型和制备型色谱。

1. 硅胶（氧化铝）柱色谱法 硅胶和氧化铝是最常用的吸附柱色谱填料。吸附柱色谱在实际工作中用得最为广泛。在实际实施柱色谱进行分离时，应注意以下几点。

（1）色谱柱的选择：常压柱色谱，一般选择柱高和柱径之比为 15：1～20：1 的玻璃管或不锈钢管作为色谱柱。低压和中压色谱柱一般也选择玻璃管或不锈钢管作为色谱柱。高压或超高压色谱则只能择不锈钢管作为色谱柱。

（2）吸附剂的用量选择：常压柱色谱一般根据被分离样品的量进行选择。对于被分离样品比较复杂的情况下，吸附剂的用量一般为被分离样品量的 30～60 倍；如被分离样品中的成分不太复杂时，吸附剂用量可适当提高至被分离样品量的 100～200 倍。

（3）吸附剂的规格：常压柱色谱一般选择 100～200 目为宜；有时也可以选择 200～300 目的吸附剂，以提高分离效果；如果采用更细的吸附剂，则需要加压。

（4）上样方式的选择：应尽可能选用少量极性小的溶剂溶解样品后，加载在色谱柱顶端。以在色谱柱上形成比较狭窄的原始谱带为佳。如样品在所选溶剂中溶解度不佳，则可将样品用少量极性稍大溶剂溶解后，再与少量吸附剂拌和均匀，挥去溶剂后，再小心铺在色谱柱顶端。

（5）洗脱溶剂的选择：可以样品在薄层色谱的 R_f 为参考，一般组分的 R_f 保持 0.2～0.3 时的溶剂系统作为洗脱溶剂系统。当然，如果需要对多成分的样品进行分离，可以采用逐渐增加溶剂系统极性的梯度洗脱模式。

硅胶和氧化铝柱层析适用于绝对多数的天然产物的分离，无论亲脂性还是亲水性成分均可用该法进行分离。

2. 分配柱色谱法 是利用成分在两相（固定相和流动相）中分配比差异的分离方法。

（1）正相柱色谱：通常以含水或缓冲液的硅胶、硅藻土及纤维素粉等为载体，以载体所带有的水或缓冲液为固定相，以有机溶剂为流动相的色谱。适用于分离水溶性或极性较大的成分，如生物碱、苷类、糖类、有机酸及氨基酸的衍生物。

（2）反相柱色谱：以反相填料上的有机层为固定相，以含水溶剂为流动相的色谱。该法适用于某些非极性化合物，如油脂、甾体等物质。

3. 聚酰胺柱色谱法 常以水装柱，样品以干法拌样或水溶液形式上样。样品的洗脱根据样品在聚酰胺上的吸附力大小选择合适的洗脱剂，一般的洗脱顺序是先用水洗去杂质，再依次用由稀至浓的醇溶液、甲醇、丙酮、氯仿-甲醇洗脱。若仍有物质未洗脱下来，可采用 5% 氨水洗脱。浓缩，合并洗脱液，以适当溶剂结晶，可得纯品。

4. 大孔吸附树脂柱色谱法 是利用大孔吸附树脂为填料的色谱方法。

洗脱液可使用甲醇、乙醇、丙酮、乙酸乙酯等。根据吸附作用强弱选用不同的洗脱液或不同浓度的同一溶剂。对非极性大孔树脂，洗脱液极性越小，洗脱能力越强。对于中等极性的大孔树脂和极性较大的化合物来说，则选用极性较大的溶剂为宜。

大孔吸附树脂现在已被广泛应用于天然化合物的分离和富集工作中，如苷与糖类的分离、生物碱的精制。在多糖、黄酮、三萜类化合物的分离方面都有很好的应用实例。市售大孔树脂一般含有未聚合的单体、致孔剂（多为长碳链的脂肪醇类）、分散剂和防腐剂等，使用前必须经过处理。大孔吸附树脂的预处理：以乙醚湿法装柱，继续用乙醇在柱上流动清洗，不时检查流出的乙醇，当流出的乙醇液与水混合不呈现白色乳浊现象即可，然后以大量的蒸馏水洗去乙醇。

5. 亲和柱色谱（affinity chromatography） 是分子间特异性结合差异进行分离纯化的色谱技术，主要用于生物活性物质（氨基酸、蛋白质、核酸、肽、酶等）的分离。流动相通常是具有一定 pH 的缓冲溶液，目标成分在流动相与固定相之间不断取得吸附解吸平衡。

6. 加压柱色谱法 色谱的分离效果依据塔板理论，用理论塔板数为判断标准。理论塔板数越大则分离效果越好。理论塔板数的多数与填料颗粒大小直接相关。因此为了获得比常压柱色谱更好的分离效果，则需要降低填料的粒径，增加比表面积，提高理论塔板数。但填料粒径降低后，则阻力增大。需要加压才能使流动相流动。正是基于这点，各种加压柱色谱应运而生。依据加压压力的大小，可分为低压（LPLC，$<5\times10^5$Pa），又称快速色谱（flash chromatography）、中压（MPLC，$5\times10^5\sim20\times10^5$Pa）、高压（HPLC，$20\times10^5\sim35\times10^5$Pa）和超高压（UPLC，$>35\times10^5$Pa）柱色谱。

加压柱色谱可以应用于所有的吸附柱色谱、正相柱色谱和反相柱色谱中。

7. 凝胶柱色谱法 是以凝胶为填料的色谱方法。根据被分离样品的性质，首先选择适当型号的凝胶，将凝胶在所选择的溶剂中充分溶胀，将溶胀后的凝胶装入色谱柱中，加载样品溶液后，加入洗脱液进行洗脱。由于凝胶在不同溶剂中的溶胀率不同，其分离效果有很大差异，故一般建议凝胶的溶胀、填装柱、上样和洗脱最好在相同的溶剂体系下进行。

8. 离子交换树脂柱色谱法 是以离子交换树脂为填料的色谱方法。

（八）膜分离技术

膜分离法（membrane isolation）系用天然或人工合成的高分子膜，以外界能量或化学位差为推动力，对混合物进行分离、提纯的方法。目前，膜分离法主要包括渗透、反渗透、纳滤、超滤、微滤、电渗析、液膜技术、气体渗透、渗透蒸发等方法。下面简单介绍几种在天然产物分离中应用的膜分离技术。

1. 反渗透（reverse osmosis） 又称逆渗透，一种以压力差为推动力，从溶液中分离出溶剂的膜分离方法。因为与自然渗透的方向相反，故称反渗透。反渗透在常温下进行，能耗小，易保持产品的原有风味。在天然有机化合物的分离中主要用于果汁浓缩，果胶、蛋白质的回收，蛋白质和糖的分离，中草药提取液的浓缩等。

2. 超滤（ultra filtration） 是一种加压膜分离技术，即在一定的压力下，使小分子溶质和溶剂穿过一定孔径的特制薄膜，而大分子溶质不能透过，留在膜的一边，从而使大分子物质得到了部分的纯化的技术。超滤主要用于分离溶液中的大分子、胶体和微粒。其操作过程只是简单加压输送，反复进行，工艺简单，分离过程中无相变，能耗低，其费用不到传统工艺的一半。

3. 纳滤（nano filtration） 是介于反渗透和超滤之间的一种分离技术，纳滤膜具有两个显著特征：一是其截留的分子量介于反渗透和超滤之间，为200~2000；二是对不同价态的离子具有不同的截留率。其分离机制是筛分效应和电荷效应。纳滤膜技术可用于低聚糖的分离，大多数是用复合型膜。

4. 膜蒸馏（membrane distillation） 是一种采用疏水微孔膜，以膜两侧蒸汽压力差为动力的膜分离过程。膜蒸馏与常规蒸馏相比具有较高的蒸馏效率，蒸馏液更为纯净。膜上游物料是液体混合物，下游透过侧是蒸汽。该技术可处理极高浓度的水溶液，如果溶质是易于结晶的物质，可以把溶液浓缩到过饱和状态而出现膜蒸馏结晶现象，是目前唯一能从溶液中直接分离出结晶产物的膜过程。膜蒸馏可用于物料的浓缩，也可用于从水溶液中分离出挥发性有机溶剂如乙醇、乙醚等。

5. 微滤（microfiltration） 是利用微孔膜孔径的大小，在压差推动下，将滤液中大于膜孔的微粒、细菌等悬浮物截留下来，达到滤液中微粒去除的目的。微孔膜孔径一般为0.05~10μm。微滤可以用于超滤、纳滤、反渗透和其他膜分离过程的预处理。

6. 膜萃取（membrane extraction） 又称固定膜界面萃取。它是膜过程和液-液萃取过程相结合的新的分离技术。和通常的液-液萃取过程不同，膜萃取的传递过程是在分隔料液相和溶剂相的微孔表面进行的。在有机相和水相之间放置一疏水膜，则有机相优先浸润微孔膜并进入膜孔，当水相的压力等于或大于有机相压力时，在膜孔的水相侧形成有机相与水相的固定界面，溶质通过这一界面从一相传递到另一相，然后进入接受相的主体，这就是膜萃取过程。该技术可用于有机酸、醇、蛋白质、酶等物质的分离纯化。

三、常用分离材料

分离材料是天然产物分离纯化时所使用的吸附剂、载体和填料的总称。当用各种溶剂从药用植物原料提取出来，必须通过分离纯化才能得到单体化合物。这些分离纯化过程中，几乎都要选择使用各种类型的分离材料，可以说天然药物化学研究所取得的诸多成果，与分离材料的不断创新发展有着十分密切的联系。分离材料的选择正确与否，直接影响着分离效果。为了正确认识和掌握各种分离材料的性能特点及适用范围，以便于分离纯化工作的实际应用，现将各种分离材料集中在本节加以阐述。

（一）硅胶

硅胶是应用最多的一种分离材料，由于本身的固有特性，其吸附能力较氧化铝低，既适用于分离非极性化合物，又可用于极性化合物的分离。硅胶根据其结构类型主要有以下几种。

1. 普通硅胶 是由聚硅酸分子经不同程度的脱水而形成的干燥多孔性物质，其组成可用 $SiO_2 \cdot xH_2O$ 表示。在其分子中存在着硅氧基的结构骨架（Si—O—Si），同时，在骨架表面又存在着很多硅醇基（Si—OH）。硅胶的吸附力强弱，主要取决于硅醇基的数目，硅醇基越多，吸附力越强，反之，吸附力越弱。

由于硅醇基可通过氢键吸附多量水分，可使硅醇基的数目大为减少，而使得吸附性显著降低，活性减小。高活性硅胶以吸附作用为主，低活性硅胶则以分配作用为主。高温可除去绝大多数的吸附水，提高硅胶活性。以吸附作用为主的硅胶应在使用前，于 105℃ 时活化 2h。

硅胶作为吸附剂具有许多特点，首先不会与样品产生反应，具有较高的吸附量，其次机械强度好，不会溶胀，分离范围广。

2. 键合性硅胶 也是在普通硅胶的基础上发展而来的一种新型硅胶。它是由各种不同的有机基团通过化学反应键合到硅胶表面，根据键合基团的性质可分为非极性键合性硅胶、极性键合性硅胶及离子型键合性硅胶。由于键合基团的不同，可适用于各种类型化合物的分离。

（1）非极性键合性硅胶：这类硅胶又称反相硅胶（reverse phase silica），常用反相硅胶是将普通硅胶经键合上长度不同的烷烃基（R）形成亲脂性表面而成。根据烃基（—R）长度为乙基（—C_2H_5）还是辛基（—C_8H_{17}）或十八烷基（—$C_{18}H_{37}$），分别命名为 RP（reverse phase）-2、RP-8 及 RP-18。三者亲脂性强弱顺序如下：RP-18＞RP-8＞RP-2。极性大的化合物在反相硅胶上的吸附力较弱，而极性小的化合物则吸附力较强。

（2）极性键合性硅胶：硅胶表面键合有极性有机基团，如氰基（CN）、氨基（—NH_2）或双羟基（diol）等。这类键合相材料一般用于正相色谱。

（3）离子型键合性硅胶：这类硅胶是根据离子交换树脂的分离原理发展而来的，它克服了离子交换树脂所存在的缺陷，如溶胀性、不耐高压、传质速率慢等。离子型键合性硅胶表面键合有各种离子交换基团。

（二）氧化铝

氧化铝（aluminium oxide），是使用较早的分离材料之一，作为吸附剂，在天然药物化学尤其是生物碱的分离纯化中，有着较好的分离效果。但由于吸附力较强，在使用氧化铝进行分离时，损失量较大，并且常常与被分离物质发生不同程度的化学反应，如两性反应，氧化、消除反应及异构化等。故使用该种分离材料需慎重，避免分离过程中样品的损失。

（三）活性炭

活性炭（activated carbon），属于非极性吸附剂，对极性物质吸附力较弱，而对非极性物质的吸附力较强，这种性质与氧化铝、硅胶等正好相反。活性炭适用于水溶性成分的分离。

活性炭一般来源于动物炭、植物炭和矿物炭三种，分别采用动物的骨头、木屑、果壳、煤屑等原料，高温碳化和活化而成。色谱用活性炭主要有三类：粉末状活性炭、颗粒状活性炭和锦纶活性炭。

粉末状活性炭的炭颗粒较细，比表面积大，吸附力最强。在色谱过程中流速极慢，需加压进行。颗粒状活性炭的炭颗粒较粗，其比表面积较小，故吸附力居中。颗粒状活性炭间隙大，流速较快，易于控制。锦纶活性炭是以锦纶为黏合剂，将粉末状活性炭制成颗粒状，也是属于颗粒状活性炭的范畴，其比表面积较粉末状活性炭小，较颗粒状活性炭大，但吸附力最弱。这是由于加入了锦纶，锦纶的存在一方面减少了纯炭表面积，另一方面，锦纶与活性炭之间的吸附作用，也使活性炭的活性下降。活性炭主要用于色素及非极性杂质的吸附。

（四）聚酰胺

聚酰胺（polyamide），是 20 世纪 50 年代发展起来的一种高分子分离材料。

聚酰胺的种类繁多，如锦纶 6、锦纶 66、锦纶 46、锦纶 11 和锦纶 1010 等，其中层析常用前两种。锦纶 6（聚己内酰胺）和锦纶 66（聚己二酰己二胺）既亲水又亲脂，其亲水、亲脂性能较好。因此，它们既可分离水溶性物质，又可分离脂溶性物质。锦纶 6 和锦纶 66 可溶于浓盐酸、甲酸；微溶于乙酸、苯酚等溶剂；不溶于水、甲醇、乙醇、丙酮、乙醚、氯仿等常用有机溶剂。

（五）大孔吸附树脂

大孔吸附树脂一般为白色颗粒，通常分为非极性和极性两类。因其理化性质稳定，不溶于酸、碱及有机溶媒中，所以在天然化合物的分离与富集工作中被广泛应用。对有机物选择性好，不受无机盐离子和低分子化合物的影响。

（六）凝胶

凝胶是具有许多孔隙的立体网状结构的多聚体，不同类型的凝胶，含有不同尺寸的微孔。

1. 凝胶的种类　商品凝胶的种类很多，常用的有葡聚糖凝胶（Sephadex G）及羟丙基葡聚糖凝胶（Sephadex LH-20）。除此之外还有丙烯酰胺凝胶（Bio-Gel P），琼脂糖凝胶（Sepharose Bio-Gel A），以及结合了不同离子交换基团的葡萄糖凝胶衍生物，如羧甲基交联葡聚糖凝胶（CM-sephadex）、二乙氨乙基交联葡聚糖凝胶（DEAE-sephadex）、磺丙基交联葡聚糖凝胶（SP-sephadex）及苯胺乙基交联葡聚糖凝胶（AQE-sephadex）等。

（1）葡聚糖凝胶：由平均分子量一定的葡聚糖及交联剂（如环氧氯丙烷）交联聚合而成。生成的凝胶颗粒网孔大小取决于所用交联剂的数量及反应条件。加入的交联剂数量越多即交联度越高，网孔越紧密，孔径越小，吸水膨胀也越小；交联度越低，则网孔越稀疏，吸水后膨胀也越大。商品型号即按交联度大小分类，并以吸水量多少表示。以 Sephadex G-25 为例，G 为凝胶（gel），后附数字=吸水量×10，故 G-25 示该葡聚糖凝胶吸水量为 2.5ml/g。

Sephadex G 型只适于在水中应用，且不同规格适合分离不同相对分子质量的物质。有关性能见表 3-5，可以参考选用。

表 3-5　葡聚糖凝胶的性质

型号	吸水量/(ml/g)	柱床体积/(ml/g)	分离范围（相对分子质量）		最少溶胀时间/h	
			肽与蛋白质	多糖	室温	沸水浴
Sephadex G-10	1.0±0.1	2～3	<700	<700	3	1
Sephadex G-15	1.5±0.2	2.5～3.5	<1500	<1500	3	1
Sephadex G-25	2.5±0.2	4～6	1000～5000	100～5000	6	2

续表

型号	吸水量/(ml/g)	柱床体积/(ml/g)	分离范围（相对分子质量）		最少溶胀时间/h	
			肽与蛋白质	多糖	室温	沸水浴
Sephadex G-50	5.0±0.3	9～11	1500～30 000	500～10 000	6	2
Sephadex G-75	7.5±0.5	12～15	3000～70 000	1000～50 000	24	3
Sephadex G-100	10.0±1.0	15～20	4000～150 000	1000～100 000	48	5
Sephadex G-150	15.0±1.5	20～30	5000～400 000	1000～150 000	72	5
Sephadex G-200	20.0±2.0	30～40	5000～800 000	1000～200 000	72	5

注：以颗粒直径表示粒度大小，粗：100～300m；中：50～150m；超细：10～40μm

（2）Sephadex LH-20：是 Sephadex G-25 经羟丙基化处理后得到的产物。此时，葡聚糖凝胶分子中的葡萄糖部分将与羟丙基结合成醚键形式。与 Sephadex G 比较，Sephadex LH-20 分子中—OH 总数虽无改变，但碳原子所占比例却相对增加了。因此与 Sephadex G 不同，不仅可在水中应用，也可在极性有机溶剂或它们与水组成的混合溶剂中膨润使用。表 3-6 示 Sephadex LH-20 在不同溶剂中湿润膨胀后得到的柱床体积及保留溶剂数量。

表 3-6　Sephadex LH-20 对各种溶剂的保留量

溶剂	溶剂保留量/（ml 溶剂/g 干凝胶）	柱床容积/（ml/g 干凝胶）
二甲基甲酰胺	2.2	4.0～4.5
水	2.1	4.0～4.5
甲醇	1.9	4.0～4.5
乙醇	1.8	3.5～4.5
氯仿由 1%乙醇稳定	1.8	3.5～4.5
氯仿	1.6	3.0～3.5
正丁醇	1.6	3.0～3.5
二氧六环	1.4	3.0～3.5
四氢呋喃	1.4	3.0～3.5
丙酮	0.8	3.0～3.5
乙酸乙酯	0.4	3.0～3.5
甲苯	0.2	3.0～3.5

Sephadex LH-20 除保留有 Sephadex G-25 原有的分子筛特性，可按相对分子质量大小分离物质外，在由极性与非极性溶剂组成的混合溶剂中常起反相分配色谱的效果，适用于不同类型有机物的分离，在天然药物分离中得到了越来越广泛的应用。Sephadex LH-20 价格比较昂贵。用过的 Sephadex LH-20 可以反复再生使用，而且柱子的洗脱过程往往就是柱子的再生过程。暂时不用时可以水洗→含水醇洗（醇的浓度逐步递增）→醇洗，最后泡在醇中储于磨口瓶中备用。如长期不用时，可在以上处理基础上，减压抽干，再用少量乙醚洗净抽干，室温充分挥散至无醚味后，60～80℃干燥后保存。

2. 凝胶的应用　凝胶是 20 世纪 60 年代开发出的一种新的色谱分离材料，具有分子筛的性质和功能，方法简单，应用范围广，仅几年时间就被应用于许多领域，成为生物化学和天然药物化学领域中最常用的分离材料之一，主要用于从大分子中分离小分子（蛋白质、酶、多糖、生物碱等物质中脱盐精制），或从小分子中分离大分子，称之为组别分离；也常用于相对分子质量近似的物质分离，称为分级分离；还可用于相对分子质量的测定。

（七）离子交换树脂

天然产物中，有些成分含游离的离子基团（酸、碱及两性基团），在水中多呈离子状态。有些成分不含游离的离子基团（如糖类等），含游离离子基团的成分在水溶液中可与离子交换树脂反应而被吸附，由于离子交换树脂与不同离子的亲和力不同，可使不同的成分得到分离。

1. 离子交换树脂的结构 离子交换树脂是一种具有特殊性能的高分子化合物，外观为球形颗粒，不溶于水，但可在水中膨胀；具有特殊的网状结构，网状结构的骨架是由苯乙烯（或甲基丙烯酸等）通过二乙烯苯交链聚合而成，骨架上带有能解离的基团作为被交换的离子。其基本结构以强酸性阳离子交换树脂为例，如图 3-5 所示。

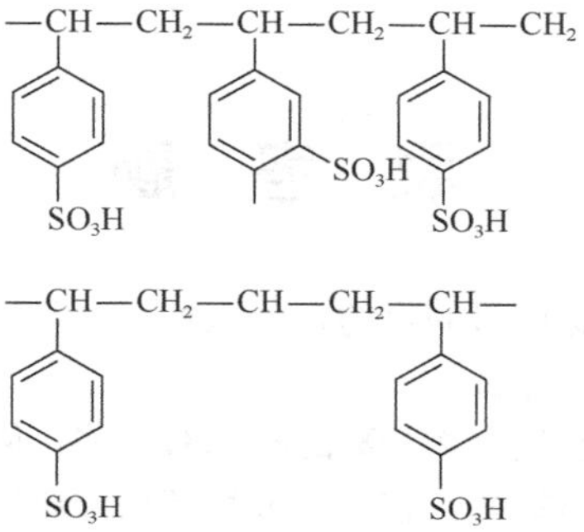

图 3-5　离子交换树脂的结构

树脂的交联度越大，则网孔越小，质地越紧密，在水中越不易膨胀；交联度越小，则网孔越大，质地疏松，在水中易于膨胀，常见树脂的交联度如表 3-7 所示。不同交联度适于分离不同大小的分子。交换基团，则有如阳离子的磺酸基（$-SO_3^-H^+$）和羧基（$-COO^-H^+$），阴离子的$-NH_4^+OH^-$、$=NH_3^+OH^-$、$-N^+(CH_3)_3OH^-$等基团。

表 3-7　交换树脂的等级

等级	阳离子交换树脂/%	阴离子交换树脂/%
低交联度	3～6	2～3
中等交联度	7～12	4～5
高交联度	13～20	8～10

2. 离子交换树脂的类型 根据所交换离子性质的不同，离子交换树脂分为阳离子交换树脂和阴离子交换树脂。每类树脂根据它的解离性能的不同，分为强型和弱型。

（1）阳离子交换树脂：能与溶液中的阳离子进行交换的树脂为阳离子交换树脂，其中交换离子基团为磺酸基（$-SO_3H$）是强酸型离子交换树脂；含有羧基（$-COOH$）为弱酸型离子交换树脂。

（2）阴离子交换树脂：能与溶液中的阴离子进行交换的树脂为阴离子交换树脂，其中母核上连接的基团为季铵基[$-N^+(CH_3)_3OH^-$]的属于强碱型阴离子交换树脂；而母核上连接的基团为伯氨、仲氨、叔氨等基团的则属于强碱型阴离子交换树脂。

离子交换树脂的交换能力取决于离子交换基团的数量。以强酸性阳离子交换树 1×7（上海树脂厂#732 型）为例，它相对分子质量 89.09 的丙氨酸来说，1g 上述阳离子交换树理论上能交换 89.09×4.5 mg 的丙氨酸。

常见离子交换树脂的型号、性能及基本操作可参看有关专著。

本 章 小 结

天然药物化学的研究就是从天然药物中提取、分离生理活性成分开始的。

本章介绍了天然产物的提取、分离的方法设计，提取分离原理、提取技术与方法和分离技术与方法，以及主要的分离材料等。

重点：天然产物分离技术的基本原理及常用方法。

难点：在掌握了各种提取分离技术的基础上，如何综合利用这些技术与方法，提高分离效率。

思 考 题

1. 天然产物提取分离前基源调研的目的是什么？
2. 溶剂提取法的基本原则是什么？
3. 根据物质的分子大小极性化合物分离的技术有哪些？简述其原理和应用。
4. 聚酰胺是什么性质的分离材料，它用于天然产物分离的原理是什么？
5. 请列举出实验室用于天然产物分离的常用吸附剂，并简述其应用。

参 考 文 献

姜忠义，吴洪. 2002. 超滤技术在现代中药生产中的应用. 化工进展，21（2）：122-126

李伯廷. 1993. 植物药有效成分的提取与分离. 太原：山西高校联合出版社

裴月湖，娄红祥. 2016. 天然药物化学. 7 版. 北京：人民卫生出版社

孙南君. 1962. 黄花夹竹桃中强心苷的研究 I. thevetin A，thevetin B，peruvoside，neriifolin 的提取和分离. 药学学报，9（6）：359-369

汪茂田，谢培山，王忠东，等. 2004. 天然有机化合物提取分离与结构鉴定. 北京：化学工业出版社

王姣，姜忠义，吴洪，等. 中药有效成分和有效部位分离用膜. 中国中药杂志，2005，30（3）：6-11

吴立军. 2011. 天然药物化学. 6 版. 北京：人民卫生出版社

（陈东林）

第四章 天然产物结构研究技术与方法

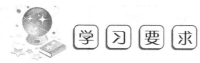

学 习 要 求

掌握：结构研究的主要内容、基本程序和主要方法；紫外光谱法、红外光谱法、核磁共振氢谱、核磁共振碳谱和质谱法与结构的关系及其在结构研究中的应用方法。

熟悉：紫外光谱法、磁共振氢谱、磁共振碳谱及质谱法的基本原理和应用特点。

了解：二维核磁共振、旋光光谱、圆二色谱和 X 射线单晶衍射的原理及其在化合物平面或立体构型分析中的应用。

第一节 天然产物结构研究的一般程序

天然产物结构研究是对天然化合物结构进行解析并确认的一门学问，是天然药物化学的核心内容之一。在 20 世纪中期以前，经典化学分析法是鉴定化合物的主要方法。例如，吗啡（morphine），1806 年从鸦片中分离得到吗啡，1925 年提出吗啡的结构式，1952 年完成吗啡的全合成才最终确定其结构，前后经历了 150 年左右的时间，这充分体现了早期单纯应用化学方法研究有机化合物结构的困难和艰辛。20 世纪 60 年代后，以波谱仪器方法为主、化学手段为辅的有机结构鉴定成为主要方法，大大加快了有机分子结构测定的步伐。例如，1972 年我国科学家从植物黄花蒿（*Artemisia annua*）叶中分离出青蒿素（artemisinine）后，经化学反应、波谱技术和 X 射线单晶衍射（X-ray single crystal diffraction，XSCD）等方法的研究，于 1976 年明确了结构，总共耗费时间不到 5 年。随着仪器性能提高及计算机的广泛应用，波谱法种类越来越多，应用范围越来越广，核磁共振（NMR）、质谱（MS）等的应用为化合物的结构鉴定带来了革命性的变革。

天然化合物的结构鉴定比合成化合物更为复杂，研究内容主要包括：①元素组成、相对分子质量和分子式的确定；②化合物平面结构的确定；③化合物立体结构的确定。

本章主要介绍天然药物结构研究的基本程序和主要方法，阐述紫外吸收光谱（ultraviolet absorption spectroscopy，UV）、红外吸收光谱（infrared spectroscopy，IR）、NMR 和 MS 等波谱学方法与结构的关系及其在结构研究中的应用。

一、天然产物结构研究的一般程序

虽然天然化合物结构研究的内容是确定的，但结构研究的思路和具体实施方法与研究者对各种方法和技术的偏好和熟练程度有关，结构解析很难有一个固定的程序。对已知化合物的鉴定，方法相对比较灵活，程序较简单，通常可以测定其 1、2 组波谱数据，通过与文献数据比对便可确认结构。

对未知化合物的结构鉴定通常需要通过化合物的色谱行为、显色特点和理化性质，结合化学分类学（chemotaxonomy）方法了解可能的结构类型，然后利用质谱技术确定相对分子质量及分子式，借助紫外光谱及红外光谱推断化合物分子中可能存在的官能团，结合一维核磁共振（^{1}H-NMR 和 ^{13}C-NMR）、二维核磁共振（2D-NMR）及 X-ray 等方法对结构进行确定。解析的基本程序如图 4-1 所示。

在结构解析过程中，文献调研是一项十分重要的工作。应用较多的文献检索工具包括 SciFinder（美国化学文摘 *Chemical Abstracts* 的网络版）、Reaxys、*Dictionary of Natural Products*（天然产物辞典）、Antibase（微生物代谢产物库）和 Marinlit（海洋天然产物库）等。

程序   方法

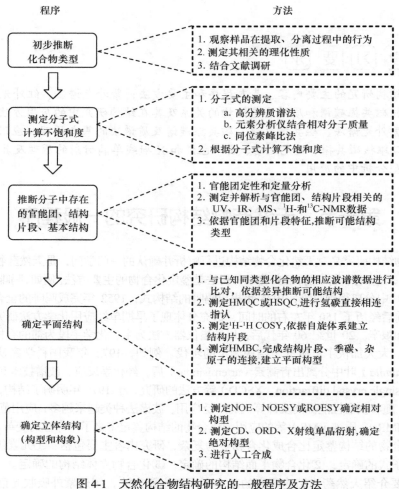

图 4-1 天然化合物结构研究的一般程序及方法

二、天然产物纯度的判断

目前化合物纯度判定的方法主要包括物理常数测定法和色谱法两类。

常用的物理常数有熔点（m.p.）、沸点（b.p.）、比旋光度、折光率和相对密度等，通过与文献数据比对或与标准品比较，进行纯度分析。

色谱法主要有薄层色谱（TLC）、纸色谱（PC）、气相色谱（GC）和液相色谱（LC）等。通过观察样品是否为单一斑点或色谱峰，或与标准品相同条件下的色谱行为（TLC 和 PC 中的比移值、GC 和 LC 的保留时间），了解样品的纯度。

三、天然产物相对分子质量和分子式确定的技术与方法

常用的相对分子质量和分子式测定主要有 3 种，即高分辨质谱法（high resolution mass spectrometry，HR-MS）、元素定量分析结合相对分子质量测定法及同位素丰度比法。

（一）高分辨质谱法

高分辨质谱法是目前最常用的确定分子式的方法，可通过测定精确质量直接计算出化合物的分子式。高分辨质谱仪一般可将化合物的质量精确测定到 5 个 ppm 之内，这样我们就可以根据相对分子质量的微小差异将它们区分开。表 4-1 给出了常用元素的精确质量。

表 4-1　常用同位素的精确质量及其丰度比

同位素	精确质量	丰度比/%	同位素	精确质量	丰度比/%
^1H	1.007 825	99.9855	^{31}P	30.973 763	100.000
^2H	2.014 102	0.014 5	^{32}S	31.972 074	95.018
^{12}C	12.000 000	98.892 0	^{34}S	33.967 865	4.215
^{13}C	13.003 354	1.108 0	^{33}S	32.971 461	0.750
^{14}N	14.003 074	99.635	^{35}Cl	34.968 855	75.537
^{15}N	15.000 108	0.365	^{37}Cl	36.965 896	24.463
^{16}O	15.994 915	99.759	^{79}Br	78.918 348	50.520
^{17}O	16.999 133	0.037	^{81}Br	80.916 290	49.480
^{18}O	17.999 160	0.204	^{127}I	126.904 477	100.000
^{19}F	18.998 405	100.000			

（二）元素定量分析结合相对分子质量测定

一般进行元素定量分析前应先进行元素定性分析，如采用钠熔法等。可委托专门的实验室进行。经元素定量分析获取化合物各元素的比例后，计算出该化合物的实验式。结合由质谱等方法确定的相对分子质量，便可推算出分子式。

（三）同位素丰度比法

如表 4-1 所示，天然化合物中的主要元素均由相对丰度比一定的同位素所组成，且重元素一般比轻元素重 1～2 个质量单位。故在大多数有机化合物的 MS 图上可以观察到其分子离子峰$[M]^+$，及$[M+1]^+$、$[M+2]^+$等同位素峰。其中 Cl 和 Br 的同位素对天然有机化合物中的结构解析有着重要的作用，如 MS 图谱中同位素峰比$[M]^+$：$[M+2]^+$为 3：1，则推测化合物中含有 Cl，因 ^{35}Cl 天然丰度为 75.557%，^{37}Cl 的天然丰度为 24.463%；同位素峰比$[M]^+$：$[M+2]^+$约为 1：1 时，则推测化合物中含有 Br，因 ^{79}Br 的天然丰度为 50.52%，^{81}Br 的天然丰度 49.48%。

第二节　天然产物结构研究中的主要波谱技术

波谱是指由 X 线区域（0.01～10nm）到射频区（>10 cm）的 UV、IR、MS、圆二色谱（circular dichroism spectrum，CD）、旋光光谱（optical rotatory dispersion，ORD）、NMR、X-ray 等。其中 UV、IR、MS 及 NMR，以及它们的综合应用已成为天然药物结构研究最常用的技术。CD、ORD 和 X-ray 等技术在天然药物分子的立体结构鉴定中也获得了广泛应用。随着波谱技术的不断提高，天然药物化学的结构鉴定已经向微量、快速鉴定方向迈进。

一、紫外光谱

分子的价电子吸收波长范围为 200～400nm 的电磁波引起能级跃迁，产生的吸收光谱称为紫外吸收光谱，简称紫外光谱（图 4-2）。UV 以波长（λ，nm）为横坐标，以吸收强度（吸光度 A、摩尔吸收系数 ε 或 $\lg\varepsilon$）为纵坐标，以 λ_{max} 表示最大紫外吸收峰。多数分子中主要含有三

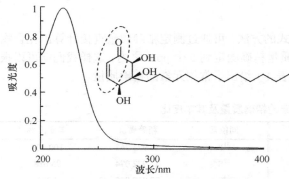

图 4-2　Pseudohygrophorone A 的 UV 谱

种类型的价电子，即 σ 电子、π 电子及未成键的 n 电子。价电子吸收能量后，从基态跃迁到激发态（以 * 表示）称为电子跃迁。由于 σ→σ* 跃迁所吸收的波长在远紫外区不能被检测出来，因此紫外光谱主要反应化合物中能产生 π→π* 和 n→π* 电子跃迁的结构。这种能产生 π→π* 和 n→π* 电子跃迁的基团称为发色团。

UV 的吸收波长（λ_{max}）和吸收强度（ε_{max}）反映了化合物中有无共轭双键等结构信息（如共轭二烯、α、β 不饱和醛或酮或芳环等），故在鉴定化合物的共轭体系具有重要意义。此外，UV 在提供双键的顺反异构、空间位阻等问题上也有重要意义。

二、红 外 光 谱

有机分子中的价键按一定的频率在不断振动（主要为伸缩振动和弯曲振动），其振动的频率处于红外光区内，因此可吸收红外光，产生分子振动能级跃迁。记录分子吸收红外光所得到的透光光谱叫红外吸收光谱（IR）。红外光区为 2.5～25μm。IR 以波数（wavenumber，波长的倒数）为横坐标（单位 cm⁻¹），透光率（transmittance，T）为纵坐标（单位%）图 4-3。IR 中吸收峰的强弱一般可分为很强（vs）、强（s）、中等（m）、弱（w）和很弱（vw）。其中 4000～1333cm⁻¹（或波长为 2.5～7.5μm）为特征频率区，许多特征官能团，如羟基、氨基及重键（如 C=C、C≡C、C=O、N=O）和芳环等的伸缩振动均出现在这个区域，是分析官能团的主要依据。1333～400cm⁻¹（或 7.5～25μm）为指纹区，主要是各种 C—X（X=C、N、O）单键的伸缩振动及各种弯曲振动，分子结构中存在的微小差别都能在该区域的光谱中反映出来，可据此进行化合物的真伪鉴别。

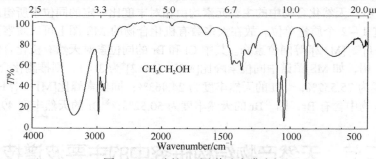

图 4-3　乙醇的 IR 图谱（液膜法）

IR 是一种了解天然产物结构中官能团的重要手段。对于已知化合物，一般可通过比较样品与对照品（或文献和数据库中相关化合物的 IR 数据）在相同条件下测试的 IR，若两者完全一致，则可鉴定为同一物质。对于未知化合物的 IR，通常参考 IR 划分的八个重要区域进行解析（表 4-2）。

表 4-2　红外光谱的八大区域

波数/cm⁻¹	键的振动类型
3750～3000	ν_{OH}, ν_{NH}
3300～3000	ν_{CH}（—C≡C—H，C=C—H，Ar—H）（极少数可到 2900）
3000～2700	ν_{CH}（—CH₃，—CH₂—，—CH—，—CHO）

续表

波数/cm⁻¹	键的振动类型
2400~2100	$\nu_{C\equiv C}$，$\nu_{C\equiv N}$，$\nu_{-C=C=C=C-}$
1900~1650	$\nu_{C=O}$（酸、醛、酮、酰胺、酯、酸酐）
1680~1500	$\nu_{C=C}$（脂肪族及芳香族），$\nu_{C=N}$
1475~1300	δ_{C-H}（面内），$\nu_{X=Y}$
1000~650	$\delta_{C=C-H}$，$_{Ar-H}$（面外）

三、核磁共振谱

具有自旋的原子核（自旋量子数 $I \neq 0$）在外加磁场中，会在保持自旋的同时，形成绕外磁场方向的回旋（拉摩尔回旋，又称进动）。当原子核的回旋频率与照射的电磁辐射频率一致时，即吸收电磁辐射产生共振，称为核磁共振（NMR）。对于一些原子核，如 ^1H、^{13}C、^{15}N、^{19}F 和 ^{31}P 等，它们的自旋量子数 I 均等于 1/2，在外加磁场中，仅有两种状态，即低能态（顺磁方向）到高能态（反磁方向），这些原子核吸收电磁辐射产生共振的结果即是原子核从低能态（顺磁方向）跃迁到高能态（反磁方向）。记录原子核吸收电磁辐射产生共振，得到的谱图，即是核磁共振谱。

（一）核磁共振氢谱

核磁共振氢谱（^1H-NMR）是最早发展起来的一种核磁共振技术。在氢的同位素中，^1H 的天然丰度为 99.985%，占绝对多数。因此，^1H-NMR 测定相对比较容易，应用也最为广泛。

^1H-NMR 可提供氢核的化学位移（δ）、积分面积、耦合模式及耦合常数（J）在内的参数，反映化合物中氢核的化学环境、数目及与其相邻的氢核的数量与空间相对取向，因而对有机化合物的结构测定具有重要意义。图 4-4 为土贝母中化学成分异麦芽酚 3-O-α-D-甘露吡喃糖苷（isomaltol 3-O-α-D-mannopyranoside）的 ^1H-NMR 图谱。

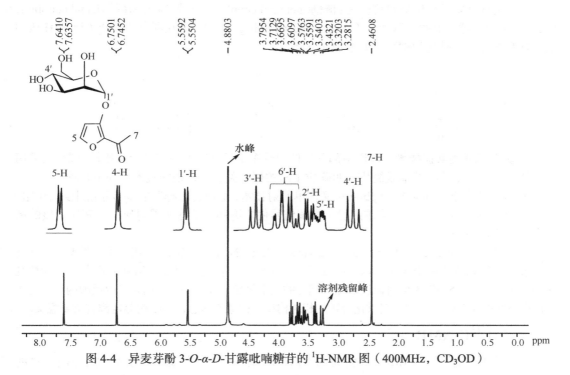

图 4-4　异麦芽酚 3-O-α-D-甘露吡喃糖苷的 ^1H-NMR 图（400MHz，CD₃OD）

1. 化学位移（chemical shift） 是指某一种自旋核受核外电子的屏蔽，导致氢核产生核磁共振的频率与内标（常用四甲基硅烷，TMS）不一致的现象，其相对大小称为化学位移值，用 δ 表示。化学位移值反映了该原子核所处的化学环境的差异。有机化合物中，不同类型的氢核，因化学环境（屏蔽效应）的不同，在 NMR 中的不同位置出现（表 4-3）。

表 4-3 不同类型的 ^1H 核磁共振化学位移的大致范围

^1H 核类型	δ
—C—CH₃, —CH₂—, —C—CH	0.8～1.8
≡CH	2～3
—C=CH	5～8
Ar—H	6～9
—CHO	9～10
—OH, —SH, —NH（活泼氢）	不定，加入 D_2O 后消失

2. 峰面积（积分值） ^1H-NMR 谱提供所有信号峰的相对峰面积（积分值）。相对峰面积与分子中实际存在的氢核数密切相关，通过分析和计算即可确定分子中的氢原子数目。值得注意的是，在多数条件下，活泼氢可能不出现在谱图中。

3. 信号峰的耦合裂分及耦合常数 磁不等价的两个（组）^1H 核在一定距离内因相互自旋耦合干扰而使彼此的信号峰发生裂分，表现出不同的峰型（耦合模式，coupling pattern）。如单峰（singlet, s）、二重峰（doublet, d）、三重峰（triplet, t）、四重峰（quartet, q）及多重峰（multiplet, m）等。在一级谱中，氢的裂分数受周围 n 个氢干扰作用，峰的裂分数遵循 $n+1$ 规则。

峰的裂分距离称为耦合常数（coupling constant），用 J 表示，单位 Hz。根据 J 的大小可以判断耦合氢核之间的相互干扰强度，据此可推测氢核与氢核之间的相互关系。氢核自旋耦合按照耦合核之间间隔的价键数目可分为：偕耦（geminal coupling，^2J 或 $J_{偕}$）、邻耦（vicinal coupling，^3J 或 $J_{邻}$）和三键以上的远程耦合（long range coupling，$J_{远}$）。相互耦合的两个（组）^1H 核的耦合常数相等，且随化学键数目的增加而下降。

$$J_{ab} = 0 \sim 18Hz$$
$$J_{ac} = 1 \sim 6Hz$$
$$J_{ad} = 8 \sim 14Hz$$
$$J_{bc} = 0 \sim 5Hz$$

$$J_{ab} (ortho, 邻) = 6 \sim 10Hz$$
$$J_{bc} (meta, 间) = 1 \sim 3Hz$$
$$J_{ac} (para, 对) = 0 \sim 1Hz$$

4. 其他氢核磁共振技术 氢谱中部分氢核因受多重耦合影响使其氢信号比较复杂，需采用一些特殊的技术把重叠的谱线简化以明确质子间的耦合关系，常用的技术有如下几种。

（1）同核去耦（homodecoupling）：又称单照射技术，即通过选择照射耦合系统中某个（组）或某几个（组）（双重照射或多重照射）氢核信号使之饱和，消除所照射质子对其他氢核的耦合影响，简化图谱。

（2）核 Overhauser 效应（nuclear Overhauser effect，NOE）：当两个（组）不同类型氢核在空间相近时，照射其中一个（组）氢核会使另一个（组）氢核的信号强度增强的现象，称为核的 Overhauser 效应。NOE 不但可以反映相互耦合的两个氢核之间的关系，而且可以反映两个（组）氢核在空间的相对距离，即可提供化合物的相对构型、构象等信息，对结构鉴定都有重要意义。

（二）^{13}C-NMR

核磁共振碳谱（^{13}C-NMR）的原理与 ^1H-NMR 谱一样，只是观察对象为 ^{13}C。由于 ^{13}C 的磁旋比仅为 ^1H 的 1/4，^{13}C 的天然丰度只占约 1.1%。因此 ^{13}C-NMR 谱的灵敏度只有 ^1H-NMR

的 1/5700。此外，由 ^1H 引起的异核耦合裂分突出，不仅有 $^1J_{CH}$ 耦合，还有 $^2J_{CH}$ 或 $^3J_{CH}$ 等耦合（^{13}C—^{13}C 耦合概率极低，可忽略），导致 ^{13}C 信号峰裂分复杂，且信号强度因裂分而大大降低，不利于解析，需要相应的技术解决这个问题。

1. 噪声去耦谱（proton noise-decoupled spectrum）　也叫全氢去耦谱（complete proton-decoupled spectrum）或宽带去耦（broad-band decoupled spectrum），是采用一种宽频电磁辐射照射技术，使所有 ^1H 核处于饱和后获得的谱图（目前测得的 ^{13}C-NMR 谱均为噪声去耦谱）。噪声去耦谱因全部消除了 ^1H 的耦合，故所有的 ^{13}C 信号均以单峰形式出现，信号分离度好；同时因照射 ^1H，产生 NOE 效应，^{13}C 的信号强度增强（图 4-5）。

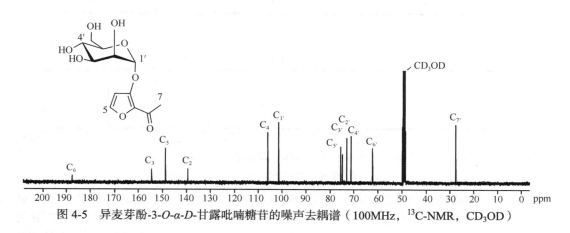

图 4-5　异麦芽酚-3-O-α-D-甘露吡喃糖苷的噪声去耦谱（100MHz，^{13}C-NMR，CD$_3$OD）

采用噪声去耦技术获得的 ^{13}C-NMR 谱，仅提供了化学位移这一种参数，各类型碳信号的化学位移见表 4-4。

表 4-4　不同类型的 ^{13}C 化学位移的范围

^{13}C 核类型	δ	^{13}C 核类型	δ
烷烃碳	5～55	羰基碳	168～220
烯烃碳（芳烃碳）	98～160	醛	190～210
炔烃碳	70～100	酮	195～220
氰基碳	110～130	羧酸	165～185
甲氧基碳	～55	酯	160～180
糖端基碳	95～110	酰胺	160～180
连杂原子碳	50～100	酸酐	150～175

噪声去耦谱虽然提高了碳信号的分辨率和信号强度，但是也因此而导致信息的缺失，无法有效地区分碳的类型（伯碳、仲碳、叔碳和季碳），因此发展了无畸变极化转移技术。

2. 无畸变极化转移技术（distortionless enhancement by polarization transfer，DEPT）　是通过改变照射 ^1H 的脉冲宽度（θ），使其分别在 45°、90° 和 135° 进行照射后，获得的系列图谱的技术。利用该技术获得的图谱中，不同类型的碳信号在不同图谱中，或朝上，或向下，或消失等不同形式出现，从而可以有效区别伯碳、仲碳、叔碳和季碳信号的不同类型（图 4-6）。

（三）二维核磁共振谱

二维核磁共振谱（two dimensional nuclear magnetic resonance spectroscopy，2D-NMR），是在一维核磁共振的基础上发展起来的核磁技术，是在两个脉冲照射之间，插入一定时间间隔后，

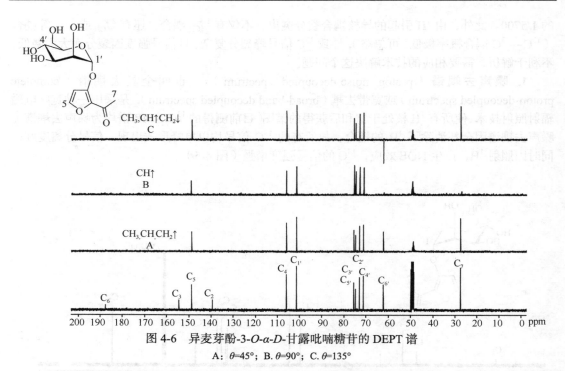

图 4-6　异麦芽酚-3-O-α-D-甘露吡喃糖苷的 DEPT 谱

A：θ=45°；B. θ=90°；C. θ=135°

获得的两个独立频率变量的相关图谱，信号分布在两个频率轴组成的平面上。常用的二维核磁共振相关谱有氢-氢化学位移相关谱（^{1}H-^{1}H correlation spectroscopy，^{1}H-^{1}H COSY）、检测 ^{1}H 的异核单量子相关谱（^{1}H detected heteronuclear single quantum coherence，HSQC）或检测 ^{1}H 的异核多量子相关谱（^{1}H detected heteronuclear multiple quantum coherence，HMQC）、检测 ^{1}H 的异核多键相关谱（^{1}H detected heteronuclear multiple bond correlation，HMBC）和核 Overhauser 效应相关谱（nuclear Overhavser effect spectroscopy，NOESY）等。

1. ^{1}H-^{1}H COSY 谱　是同一个耦合体系中 ^{1}H 之间的耦合相关谱。通过 ^{1}H 的耦合相关可以确定氢核之间的耦合关系和连接顺序。如乙基苯（ethylbenzene）的 ^{1}H-^{1}H COSY 谱（图 4-7）中，7-H（CH$_2$）与 8-H（CH$_3$）因为存在相互耦合，在其 ^{1}H-^{1}H COSY 谱中可观察到这两个 ^{1}H 的相关峰。

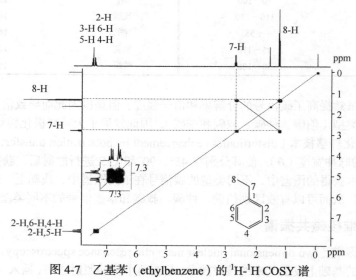

图 4-7　乙基苯（ethylbenzene）的 ^{1}H-^{1}H COSY 谱

2. HSQC 谱　是将 ^{1}H 与其直接相连的 ^{13}C 关联起来的二维相关谱，用于确定 ^{1}H-^{13}C 耦合关系（$^1J_{CH}$）。如异麦芽酚-3-*O*-α-*D*-甘露吡喃糖苷的甘露糖端基氢（δ_H 5.55，1′-H）与端基碳（δ_C 101.3，C-1′）直接相连，而在其 HSQC 谱中出现相关峰（图 4-8）。

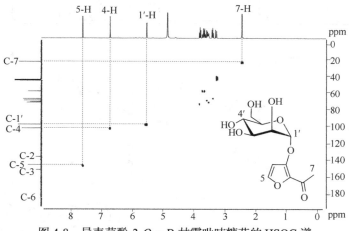

图 4-8　异麦芽酚-3-*O*-α-*D*-甘露吡喃糖苷的 HSQC 谱

3. HMQC 谱　其作用与 HSQC 谱一样。

4. HMBC 谱　是通过多量子相干调制，选择性地增加远程碳信号的灵敏度，检测出 ^{1}H-^{13}C 的远程耦合信息（$^2J_{CH}$ 和 $^3J_{CH}$）。HMBC 谱可以提供有关碳链骨架（包括季碳）的连接及因杂原子存在而被切断的耦合系统之间的连接信息。例如，异麦芽酚 3-*O*-α-*D*-甘露吡喃糖苷中的甘露糖端基氢（δ_H 5.55，1′-H）与苷元 C_3（δ_C 154.4）因存在 $^3J_{CH}$ 耦合关系，则在 HMBC 谱中出现相关峰（图 4-9）。

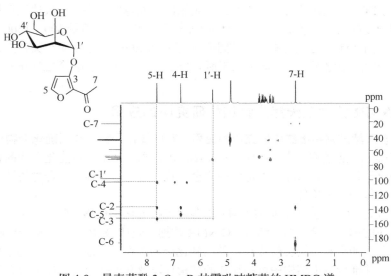

图 4-9　异麦芽酚 3-*O*-α-*D*-甘露吡喃糖苷的 HMBC 谱

5. NOESY 谱　在二维上观察氢核间 NOE 的相关谱，反映不同 ^{1}H 核间的空间相关关系，是天然产物构型、构象研究的重要工具。例如，2-*O*-methyl-alternariol 4-*O*-β-（4-methoxyl-glucopyranoside）结构中 8-CH$_3$ 因与 5-H 和 9-H 空间相近，3-H 因与 2-CH$_3$O 和 1′-H 空间相近，2′-H 与 4′-H，以及 1′-H 与 3′-H 和 5′-H 空间相近，具有 NOE 效应，故在该化合物的 NOESY 谱

中出现相关峰（图 4-10）。

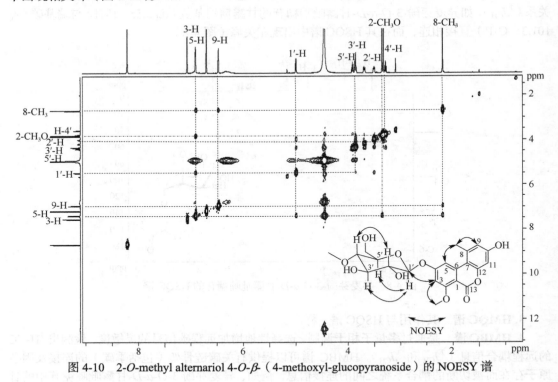

图 4-10　2-O-methyl alternariol 4-O-β（4-methoxyl-glucopyranoside）的 NOESY 谱

6. 旋转坐标核 Overhauser 效应相关谱（rotating frame nuclear overhauser effect spectroscopy，ROESY）　是通过自旋锁场在旋转坐标系中进行交叉弛豫，得到的二维 NOE 谱。

NOESY 与 ROESY 谱区别在于：NOESY 是纵向交叉弛豫，小分子快速运动易产生 NOE，大分子或降低温度时可得到负 NOE，而有些中等分子（相对分子质量 300～1500）有时较难产生 NOE，多适用于相对分子质量较大和较小的分子；而 ROESY 是横向交叉弛豫，在不同相对分子质量中的 NOE 变化不大，因而适用于所有分子，尤其适合于中等相对分子质量的化合物分析。

（四）NMR 技术在天然产物结构研究中的应用

1. NMR 在天然产物平面结构研究中的应用　对已知化合物，在明确化合物分子式或相对分子质量的基础上，通过将其 ^1H-NMR 和 ^{13}C-NMR 数据与文献中可能化合物的相应 NMR 数据或标准谱图进行比对，如果在误差范围内完全一致，可以基本确定化合物的结构（手性化合物尚需排除对映体和外消旋体）。

对未知化合物，可通过分析其 ^1H-NMR 中各组氢核的化学位移、耦合模式与耦合常数及数目，建立氢核间的耦合连接关系；结合 ^{13}C-NMR 数据（包括 DEPT 谱），初步推断分子中可能存在的结构片段。如果有结构类似或相关的已知化合物存在，可通过将两者的数据进行比对，找出差异部分，并推断待定结构中可能存在的结构片段及其连接位置。如果没有类似结构，可借助 2D-NMR 相关分析，对结构进行推断和验证。在结构推导过程中，应十分注意推理的依据是否充分（不同的依据之间相互支持），推理是否符合逻辑等。

2. NMR 在天然产物立体构型研究中的应用　NMR 是确定化合物立体构型的重要工具。由于对映体的 NMR 无差异，直接使用 NMR 对化合物进行分析仅能确定化合物的相对构型。

1）基于耦合常数（$^3J_{HH}$ 和 $^2J_{HC}$）的相对构型分析：该方法在构象分析的基础上，通过读

取 ^{1}H-^{1}H 的耦合常数（$^3J_{HH}$），分析耦合常数与二面角大小的关系，确定氢原子的相对构型；或者通过读取 C-H 的耦合常数（$^2J_{HC}$），分析氢在碳原子上的位置，确定氢碳原子的相对构型。

2）基于 NOESY（或 ROESY）相关的相对构型分析：NOESY（或 ROESY）图谱提供了氢核间的空间距离，据此即可推断化合物中某些基团的空间取向，从而确定其相对构型。

四、质 谱

质谱（MS）是指通过某种离子化方法使化合物带上电荷，成为带电离子，带电离子经分离和检测后，获得离子的质荷比（mass-to-charge ratio，m/z）和相对强度（relative intensity）信息的一种谱学。质谱图即是以质荷比（m/z）为横坐标，相对强度为纵坐标绘制的图。质谱具有高灵敏度、分析速度快和样品耗量少的特点，在天然产物结构分析中得到广泛应用。离子化方式和质量分析方法是质谱的两大核心。

（一）质谱的离子化方式

离子源（ion source）是质谱仪器中的离子生成器，其类型决定了样品的离子化方式。依据离子化方式的不同，常用质谱包括电子轰击电离质谱（electron impact ionization mass spectrometry，EI-MS）、快原子轰击电离质谱（fast atom bombardment ionization mass spectrometry，FAB-MS）、大气压化学电离质谱（atmospheric pressure chemical ionization mass spectrometry，APCI-MS）、电喷雾电离质谱（electronspray ionization mass spectrometry，ESI-MS）及基质辅助激光解吸电离质谱（matrix assisted laser desorption ionization mass spectrometry，MALDI-MS）等。除 EI-MS 外，上述各类软电离技术都有正离子模式（positive ion mode）和负离子模式（negative ion mode）。

1. EI-MS 是将样品分子经加热气化后导入电离室，经高能电子流（一般为 70eV）轰击产生气相离子的离子化方法，属于硬电离技术。样品在受到电子轰击后，首先失去一个电子生成带正电荷的离子（分子离子 M$^+$），当电子流的能量大于化学键的键能时，分子离子将进一步发生碎裂，生成更小碎片离子和中性分子。EI 是应用最久、发展最成熟的电离方法，具有易于实现电离、碎片离子多、结构信息丰富、重现性好等特点，因而在质谱数据库构建和检索鉴定中发挥重要作用。其缺点是当样品分子的极性较大或相对分子质量较大而难以气化或热不稳定时，常难以获得样品的分子离子峰，甚至检测不到离子信号。化学衍生化是提高极性化合物的挥发性、有时也降低它们的离子化能，从而产生稳定分子离子的有效手段。

2. FAB-MS 是利用离子枪射出离子 Ar$_A$$^+$，Ar$_A$$^+$离子与惰性分子 Ar$_B$ 发生碰撞并交换电荷，产生高速中性粒子 Ar$_A$。Ar$_A$ 粒子再与分散于非挥发性液体基质（如甘油）中的样品分子发生碰撞，产生包括分子离子、准分子离子、基质加合离子及其碎片离子在内的多种离子。FAB 是一种适用范围广的软电离技术，是难气化、热不稳定、大极性化合物质谱分析的有效选择。

3. APCI-MS 是将样品溶液通过雾化针进行加热雾化，形成气体/蒸汽混合物，通过电晕针放电，首先使溶剂蒸汽被电离产生反应离子，然后反应离子与样品气体分子（M）反应，产生样品单电荷离子（通常正离子模式下为 [M+H]$^+$，负离子模式下为 [M–H]$^-$）。APCI 是常压下的气态离子化，化合物不易分解。但不适用热不稳定和难以气化的样品。

4. ESI-MS 是将样品溶液用强静电场的不锈钢毛细管喷雾而出，形成荷电小液滴，荷电小液滴在向质量分析器迁移过程中，因溶剂挥发逐渐变小，表面电荷密度不断增大；当电荷间的排斥力足以克服表面张力时，液滴发生分裂，形成更小的液滴，如此反复，最终使液滴中的样品形成单电荷或多电荷离子。ESI 是一种软电离技术，获得的质谱中，分子离子或准分子离子的相对强度为主，其他碎片离子通常较少。ESI-MS 在正离子模式下可能会产生[M+H]$^+$、[M+Na]$^+$ 或 [M+K]$^+$等准分子离子峰，而在负离子模式下则可能会生成[M–H]$^-$、[M+HCOO]$^-$ 或[M+CH$_3$COO]$^-$等准分子离子峰，是获得样品分子量的重要工具。ESI-MS 应用范围较广，对大小分子均可适用，尤其适用于极性样品、大分子量样品和热稳定性差样品的分析。是目前天然结构研究中应用最多的质谱技术。还因 ESI-MS 易于与液相色谱联用，其应用范围还在不断扩大。

5. MALDI-MS 是将样品溶解于含有在对一定波长激光有强吸收的有机小分子（基质）的溶液中，蒸发掉溶剂，形成样品与基质的共晶体；用激光照射共晶体，基质吸收激光能量，共晶体快速升温并引起局部升华，升华的基质分子和样品分子之间进行质子传递，生成$[M+nH]^{n+}$（正离子模式下）、$[M-H]^-$（负离子模式下）等离子。MALDI-MS 适用的质量范围较广，常与飞行时间质量分析器联用（MALDI-TOF-MS），在多肽、蛋白质、DNA 等生物大分子的分析中获得广泛应用。

（二）质量分析器

质量分析器（mass analyzer）是质谱仪的另一个核心，主要起离子分离和质量分析的作用。质量范围、分辨率是质量分析器的两个主要性能指标。常见的质量分析器有四极杆（quadrupole，Q）质量分析器、飞行时间（time-of-flight，TOF）质量分析器、离子阱（ion trap，IT）质量分析器和傅里叶变换离子回旋共振（Fourier transform ion cyclotron resonance，FTICR）质量分析器。

1. 四极杆质量分析器 又称四极滤质器（quadrupole mass filter），是由四根相对排列的金属杆状电极组成。电极上分别加载直流电压（DC）和射频电压（RF），在电极中心形成高频振荡电场（四极场）。通过调节直流电压和射频电压，只允许一定质荷比的离子穿过四极场，到达检测器。其他质荷比离子则穿过四极场时，被电极吸收（图 4-11）。四极杆分析器可检测的相对分子质量上限通常小于 3 000，分辨率低。因此，为了提高分辨率，常将三个四极杆质量分析器串联起来使用，即称为三重四极杆质谱。

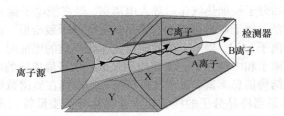

图 4-11　四极杆质量过滤示意

2. 飞行时间质量分析器 是利用离子的初始动能相同时，其离子的飞行时间与质荷比的平方根成正比的原理的一种质量分析方法。不同质荷比的离子将因飞行速度不同而实现分离。可通过增加一个反射器（reflector），起减速电场的作用，以提高分辨率。即让离子穿过第一个无场区（A1），减速，直至静止，然后再被加速，反向进入第二个无场区（A2）（图 4-12），从而消除初始动能差，提高分辨。

飞行时间分析器的质量分析上限较大、离子传输效率高、谱图获取速度快，可获得较高的质量准确度。

3. 离子阱质量分析器 是由上下两个端盖电极（交流电压）和一个环电极（射频电压）组成（图 4-13），中心形成"井"状的四极磁场阱。经端盖电极电压选择的样品离子（一定质荷比）经端盖电极一端被导入"井"状四极磁场中，受环电极的作用，在阱中作环形运动。改变端盖电极电压，将阱内离子从端盖电极另一端导出，进行质量分析。由于离子阱质量分析器可以捕捉特定质荷比的离子，在阱内与惰性气体碰撞诱导裂解，特别适合于离子的多级质谱分析。

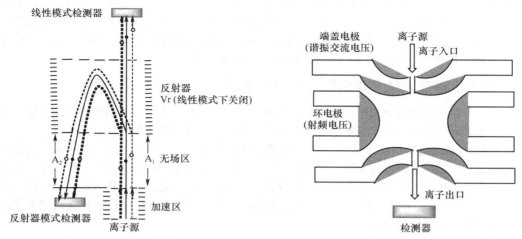

图 4-12　飞行时间质谱示意　　　　图 4-13　四极杆离子阱（QIT）质谱示意

4. 傅里叶变换-离子回旋共振质量分析器　是由一对激发电极、一对检测电极和一对捕陷电极构成箱体磁场，被导入箱体磁场中的离子，受磁场的作用，在箱体磁场中作一定半径的回旋运动（图 4-14）。当某一个质荷比离子的回旋运动频率与激发电极的高频电频率一致时，该离子会吸收其能量，回旋运动半径逐渐加大至与检测电极接近，检测电极产生感应而发射电信号，通过傅里叶变换将电信号转换成峰信号，即可获得质谱图。FTICR-MS 无须把不同质荷比的离子分离开，即可检测所有离子的质荷比及其丰度，且不损失灵敏度，是理想的多级质谱分析仪器。FTICR-MS 的质量范围大，容易获得超高分辨率和高质量准确度的质谱图。

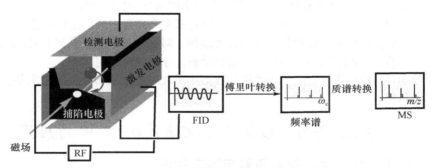

图 4-14　傅里叶变换-离子回旋共振质谱原理

（三）质谱联用技术

前述离子源和质量分析器是质谱的两大核心，一套完整的质谱仪器必然包含这两部分。因此，在描述质谱仪器时，必须标明离子源和质量分析器的类型，如 ESI-TOF-MS、MALDI-TOF-MS 等。

1. 质谱-质谱串联（tandem mass spectrometry）　或称串联质谱，常以 MS/MS 表示，也可以用 MS^n 表示，是指通过质量分析器选择性"调出"前体离子（precursor ion），再经碰撞诱导解离（collision-induced dissociation，CID）或其他过程对其进行裂解，产生的产物离子（production ion）进行质谱分析的模式。这一过程可多次进行，MS^n 中的 n 表示对离子分离、分析的次数，$n-1$ 反映离子裂解的次数。串联质谱可以提供样品特定前体离子的碎片组成与相对丰度，对区分异构体、解析未知化合物的结构非常有用。

2. 色质联用（chromatography-hyphenated mass spectrometry） 将质谱与色谱联用，利用色谱的高效分离能力和质谱的高效分析能力，可高效地达到分析的目的。在天然药物研究中，最为广泛的联用技术有：气-质联用（gas chromatography-mass spectrometry，GC-MS）和液-质联用（liquid chromatography-mass spectrometry，LC-MS）技术。

（四）质谱在天然产物结构研究中的应用

质谱是天然产物结构研究的重要手段。依据研究对象的特点和研究的目的，选择合适的质谱仪，采用合理的联用手段，合理解析质谱数据，是实现质谱结构解析的关键。

1. 质谱仪器的选择 由于质谱的离子化方式和质量分析方式的多样化，在开展质谱分析前，要尽可能依据样品的性质和结构研究的目的，选择合适的质谱仪器。首先，根据样品的极性大小、是否容易挥发和是否含杂原子（如 N 或 O）等，选择合适的离子化方式和离子化模式（正或负离子模式）；其次，根据质量大小确定适宜的质量分析方式。还可以根据研究要求，选择低分辨质谱或高分辨质谱。

2. 质谱解析要点

（1）相对分子质量的确定：在化学结构研究中，确定化合物的相对分子质量是最基本的工作。利用质谱获得样品的相对分子质量已经成为最常用的方法。首先需要确定质谱图中的（准）分子离子峰。（准）分子离子峰确定的三原则：处最大质荷比区，合理中性丢失和氮规则。确定了（准）分子离子峰，也就确定了相对分子质量。

（2）分子式的确定：主要采用高分辨质谱技术，获得精确的（准）分子离子质量，从而确定化合物的分子式。

（3）候选结构的推测：通过质谱裂解分析，了解各碎片的可能组成，进行逆向分析，推测各种可能结构作为候选结构。计算机模拟裂解（in-silico fragmentation）软件（如 CFM-ID、MetFusion、FingerID 等）的合理使用，将有助于缩小候选化合物的范围。

（4）可能结构的确定：将获得的质谱数据与数据库或文献中的质谱数据进行匹配分析，或者通过 MS/MS 特征性离子碎片分析排除其他结构。对已知化合物，需要有对照品进行对照分析。对未知化合物，则需要与 NMR 数据结合分析，才能最终确定结构。

需要注意的是，确保化合物的质谱数据与数据库或文献中的质谱数据的采集条件一致是确定结构的必要条件。

五、ORD 谱与 CD 谱及其在结构研究中的应用

（一）旋光、旋光度、旋光色散与圆二色性

平面偏振光透过具有旋光性化合物的溶液时，其偏振光会发生偏转，称为旋光。这是因为组成平面偏振光的左旋和右旋圆偏光透过手性介质时的传播速度不同（折射率不同）导致的。迎着光线看，若偏振光向右旋转为右旋（dextrorotatory），以"+"表示，反之为左旋（levorotatory），以"−"表示。偏旋的角度称为旋光度（optical rotation）。旋光度因入射偏振光波长的不同而不同的现象叫作旋光色散（rotatory dispersion）。圆偏光透过手性介质时也会引起物质对不同圆偏光吸收的不同，进而导致各自偏振幅度变化，形成椭圆形圆偏光（用摩尔椭圆率[θ]表示），即圆二色性。

（二）ORD 谱和 CD 谱

旋光光谱（ORD）是以波长为横坐标，以比旋光度[α]或摩尔旋光度[φ]为纵坐标，所绘制的曲线谱。ORD 谱中的曲线，称为 ORD 曲线。

圆二色谱（CD 谱）是以波长为横坐标，以摩尔椭圆率[θ]为纵坐标，所绘制的曲线谱。CD

谱中的曲线，称为 CD 曲线。

旋光性和圆二色性是一种光学现象的两种表现形式。利用 ORD 和 CD 谱可以分析化合物中发色团相近的手性中心的绝对构型。

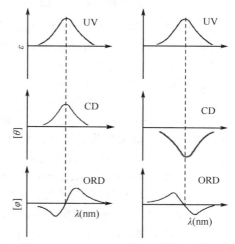

图 4-15　UV、ORD 和 CD 的相互关系

（三）Cotton 效应

当手性分子中存在一个简单发色团时，ORD 谱线将在其 UV 最大吸收峰出现 S 形，相应的 CD 曲线呈钟形（图 4-15），即为 Cotton 效应。

1. 旋光光谱

（1）平坦 Cotton 效应曲线：手性分子中如果没有发色团，在 200～700nm 没有吸收，大多给出一条平坦的曲线。

（2）单纯 Cotton 效应曲线：当手性分子中的手性中心附近存在一个简单发色团时，ORD 谱线将在其 UV 最大吸收峰两侧分别出现一个峰和谷，Cotton 效应曲线呈 S 形，称为异常 ORD 谱线。图谱中只有一个峰和谷的，称为单纯 Cotton 效应曲线。由长波向短波方向，Cotton 效应曲线先峰后谷的，称为正性 Cotton 效应曲线；反之，为负性 Cotton 效应曲线。

（3）复合 Cotton 效应曲线：若 ORD 谱中 Cotton 效应曲线出现多个峰和谷时，称为复合 Cotton 效应曲线。

2. CD 谱　其中的 CD 曲线相对简单，分为正 CD 曲线（与正性 Cotton 效应曲线一致）和负 CD 曲线（与负性 Cotton 效应曲线一致）。

UV 图谱、CD 图谱和 ORD 图谱的相互关系见图 4-15。

3. Cotton 效应与立体化学的关系　发色团对 Cotton 效应的影响取决于其与手性中心的距离，距离越小，作用越强；如果发色团远离手性中心，则 Cotton 效应可能观察不到。当两个化合物的手性中心仅与发色团的距离不同时，它们的 Cotton 效应会比较接近，这也是很多化合物通过与模型化合物进行对比解析结构的依据。

当两个化合物互为对映体时，则 Cotton 效应大小相同，方向相反。

Cotton 效应对结构的微小变化非常敏感，因而是确定天然化合物的构型、构象的重要工具。

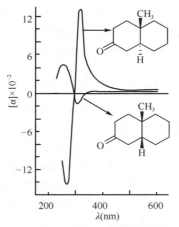

图 4-16　顺-10-甲基-2-萘烷酮和反-10-甲基-2-萘烷酮的 ORD

以顺-10-甲基-2-萘烷酮和反-10-甲基-2-萘烷酮的 ORD（图 4-16）为例，在钠光 D 线（589.3nm）下测定两者比旋光度，仅能检测到极小的右旋光度值，难以对两者结构进行区分。但在 270～320nm 附近，Cotton 效应曲线却存在差异显著，出现明显不同的 Cotton 效应。

利用 Cotton 效应的符号推断手性分子的构型或构象通常需要借助经验或半经验规则；或者与含有类似结构的已知化合物的 Cotton 效应比对；或者通过 ORD 或 CD 的计算进行确认。比较常用的经验规则有饱和酮（或醛）的八区律（octant rule）、二烯（或烯酮）的螺旋规则（helicity rule）等。这些规则将 Cotton 效应的正负性与邻近发色团的手性中心的手性关联起来，进而可确定手性中心的绝对构型。

（四）圆二色散激子手性法

圆二色散激子手性法（circular dichroism exciton chirality method），又称激子耦合圆二色谱（exciton-coupling circular dichroism，ECCD）则是测定化合物绝对构型的非经验方法，可以在无明确绝对构型参照化合物的情况鉴定化合物的绝对构型。

如果手性分子中含有两个相同的（或波长接近的）发色团，且这两个发色团都具有较强的π→π*跃迁，当它们成不对称排列，且处于互相有影响的环境中时，两个发色团的电子跃迁偶极矩形成两个激子（exciton），进而产生耦合作用，这一现象叫做激子耦合（exciton coupling）。在圆二色谱上的最大吸收波长处，就将产生符号相反的双值 Cotton 效应（bisignate Cotton effect）。其中，处于长波的吸收被规定为第一 Cotton 效应，处于短波的吸收为第二 Cotton 效应。该 CD 称为激子双值 CD（exciton bisignate CD）。

激子双值 CD 反映激子的手性，也即两个电子跃迁偶极矩的螺旋方向。当激子 CD 显示负的第一 Cotton 效应（negative first Cotton effect）和正的第二 Cotton 效应时，两个电子跃迁偶极矩形成左手螺旋状，激子手性为负；反之，当激子 CD 显示正的第一 Cotton 效应和负的第二 Cotton 效应时，两个电子跃迁偶极矩形成右手螺旋状，激子手性为正（图 4-17）。

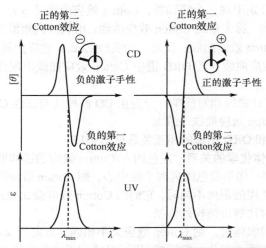

图 4-17 激子双值 CD 与激子手性和 UV 最大吸收峰的关系

胆甾-5-烯-3β，4β-二醇二对溴苯酯的 UV 和 CD 曲线基本反映了激子手性 CD 的一些特征，由于化合物具有负的第一 Cotton 效应，在化合物的 3D 结构中，处于 3β-平伏键和 4β-直立键的两个对溴苯甲酰基的偶极矩相对取向应为左手螺旋，具有如图 4-18 所示的绝对构型。

六、X 射线单晶衍射及其在结构研究中的应用

晶体（crystal）是一种原子有规律重复排列的固体。以一种排列方式构成的晶体，为单晶体（single crystal），简称单晶。若将晶体中规律性重复排列的原子抽象为一个点时，晶体可看成空间点阵。当 X 线照射单晶时，产生衍射效应。X 线单晶衍射分析法通过高分辨 X 线衍射仪采集衍射数据，利用各种结构分析与数据拟合软件进行晶体结构解析和结构修饰，将衍射数据转化成化合物的三维结构信息，确定三维空间中各分子、原子或离子的数量与排列，从而建立化合物的精确结构。X 射线单晶衍射分析法已成为确定天然化合物（相对或绝对）构型和构象的权威方法，多数情况下还是 NMR、CD 等方法的主要验证手段。

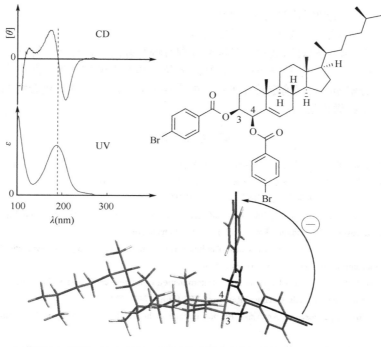

图 4-18 胆甾-5-烯-3β，4β-二醇二对溴苯甲酯的结构、CD 和 UV 曲线及激子手性

本 章 小 结

　　天然产物的化学结构鉴定一般包括元素组成、平面构型和立体结构三个方面。本章介绍了天然产物的化学结构鉴定的一般程序、化合物纯度判断方法、相对分子质量和分子式确定方法；主要波谱技术的基本原理、解析方法及在结构解析中的作用。

　　重点：紫外光谱、红外光谱、核磁共振谱和质谱的基本原理和在结构解析中的作用。

　　难点：^{1}H-NMR 谱的信号峰的化学位移和耦合关系；2D-NMR 中的各种谱图的原理和在结构解析中的作用。

思 考 题

　　1. 天然产物的结构研究主要包括哪些内容？

　　2. 天然产物结构研究的一般程序是什么？

　　3. 化合物纯度判定的方法有哪些？结合药典，说明薄层层析法检测化合物的纯度有哪些要求？

　　4. 常见的软电离技术有哪些？说明各自的适用范围和可能产生的离子。

　　5. 若用质谱分析时存在碎片离子或杂质离子的干扰，如何确定化合物的相对分子质量？

　　6. 紫外、红外、质谱和核磁共振谱分别反映的是化合物的哪些结构信息？

　　7. 常见二维核磁技术都有哪些？分别解决结构鉴定中的哪些问题？

　　8. 化学分类学如何在化合物的结构解析中发挥作用？

9. 如何判断一个化学结构是否是新结构?

10. 手性化合物的结构鉴定应包括哪些内容?

11. 确定天然产物的相对构型和绝对构型分别有哪些方法?各有什么特点?

12. 查阅文献,并通过数据分析说明在缺乏同位素相对丰度信息下,所发表的新化合物仅凭单同位素的高分辨 *m/z* 数据确定其分子式可能会存在哪些风险?就该化合物如何能够排除其他可能分子式的干扰做出说明。

参 考 文 献

裴月湖,华会明,李占林,等. 2011. 核磁共振法在苷键构型确定中的应用. 药学学报,46(2):127-131

于德泉,杨俊山. 1999. 分析化学手册—核磁共振波谱分析. 2 版. 北京:化学工业出版社

张正行,杭太俊,袁耀佐,等. 2009. 有机光谱分析. 北京:人民卫生出版社

Albright A L, White J M. 2013. Determination of absolute configuration using single crystal X-ray diffraction. In: Metabolomics Tools for Natural Product Discovery: Methods and Protocols. Mumbai: Humana Press

Berova N. 2012. Comprehensive Chiroptical Spectroscopy, Applications in Stereochemical Analysis of Synthetic Compounds, Natural Products, and Biomolecules. New Jersey: John Wiley & Sons

Bifulco G, Dambruoso P, Gomez-Paloma L, et al. 2007. Determination of relative configuration in organic compounds by NMR spectroscopy and computational methods. Chemical Reviews, 107(9):3744-3779

Harada N, Berova N. 2012. Spectroscopic Analysis: Exciton circular dichroism for chiral analysis. In Comprehensive Chirality. Amsterdam: Elsevier

Holčapek M, Jirásko R, Lísa M. 2010. Basic rules for the interpretation of atmospheric pressure ionization mass spectra of small molecules. Journal of Chromatography A, 1217(25):3908-3921

McLafferty F W, Tureček F. 1993. Interpretation of Mass Spectra (4th Ed.). Sausalito: University Science Books

Mellon F, Self R, Startin J R. 2000. Mass Spectrometry of Natural Substances in Food. Cambridge: Royal Society of Chemistry

Otto A, Porzel A, Schmidt J, et al. 2016. Structure and absolute configuration of pseudohygrophorones A^{12} and B^{12}, alkyl cyclohexenone derivatives from *Hygrophorus abieticola* (Basidiomycetes). Journal of Natural Products, 79(1):74-80

Schymanski E L, Jeon J, Gulde R, et al. 2014. Identifying small molecules via high resolution mass spectrometry: communicating confidence. Environmental Science & Technology, 48(4):2097-2098

Seco J M, Quinoá E, Riguera R. 2004. The asignment of absolute configuration by NMR. Chemical Reviews, 104(1):17-118

Siuzdak G. 2006. The expanding role of mass spectrometry in biotechnology. San Diego: Mcc Press

Weissberg A, Dagan S. 2011. Interpretation of ESI (+)-MS-MS Spectra-towards the Identification of "Unknowns". International Journal of Mass Spectrometry, 299(2-3):158-168

Xu G B, Pu X, Bai H H, et al. 2015. A new alternariol glucoside from fungus *Alternaria alternate* cib-137. Natural Product Research, 29(9):848-852

(廖尚高 徐国波)

第五章　糖类化合物

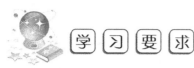 学 习 要 求

掌握：糖的基本结构，各类单糖的结构特点，以及单糖、低聚糖和多糖的分类方法；糖的立体化学相关知识，能够判断糖的绝对构型和相对构型；糖的基本理化性质；端基质子、端基碳的 NMR 特征；苷的定义、分类、苷化位移、苷键的水解规律。

熟悉：糖的过碘酸反应、甲基化反应和乙酰化反应的常用方法；糖的提取分类方法；糖的一些经典结构测定方法。

了解：糖类的生物学活性。

你知道吗？1，6-二磷酸果糖可治疗急性心肌缺血性休克；人参、灵芝等名贵药材中具有调节机体免疫、抑制肿瘤、延缓衰老、抗辐射、抗凝血、降血糖和降血脂等功效的重要物质基础是多糖类成分；嘴馋又怕长胖可用低聚糖替代白糖作为甜味剂；遗传基因 DNA、RNA 中的核糖和脱氧核糖属于糖类；我们的血型与糖类化合物也具有密切关系；人食用的淀粉和牛食用的纤维，其本质仅仅只是糖苷键构型的差异。

糖（saccharides）又称碳水化合物（carbohydrates），是多羟基醛或多羟基酮及其聚合物和衍生物的统称。一直以来，糖都被认为是人、动物和植物的主要能源物质，是生命的四大物质基础之一。但随着生命科学研究的进步，关于糖的认识也在不断深入：糖在生命体内不仅起能量供给、结构构成的作用，还参与体内的大部分生理活动，并极可能是承担生命体内信息传递的物质基础。因此，有关糖的研究已经成为生命科学研究中的热点。2001 年，*Science* 发出宣言："灰姑娘的马车已准备好了！"这标志着糖生物学及糖工程研究已成为继基因工程、蛋白质工程之后的第三大生物工程。本章就来介绍糖类化合物的相关知识。

第一节　单糖的立体化学

单糖（monosaccharide）是多羟基醛或多羟基酮，是糖类化合物中的最基本单元。单糖的化学结构的书写方式主要有 Fischer 投影式、Haworth 透视式和优势构象式三种形式。

一、Fischer 投影式

Fischer 投影式（Fischer projections）又称十字交叉投影式（crossed projection），尤其适用于表示链状、含有多个手性碳原子的糖类化合物。糖类化合物中 Fischer 投影式的书写规则，有机化学中已经有过介绍，此处罗列几点书写的要点：①碳链上下排列，最高氧化态碳原子在最上端；②羟基置于水平方向；③距最高氧化态碳最远端的手性碳原子上的羟基排在右侧定为 *D*-构型（*R*），左侧为 *L*-构型（*S*）。

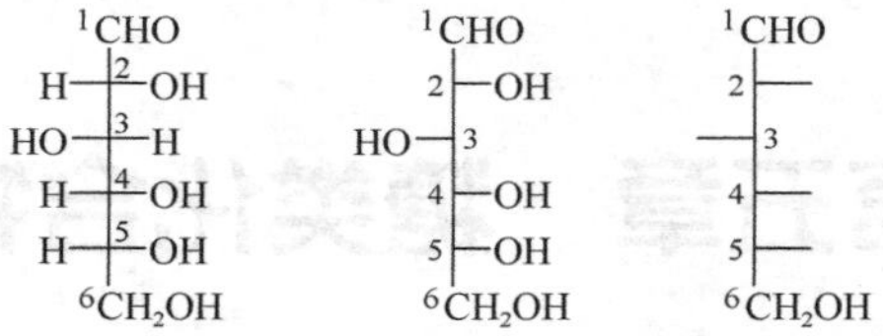

D-葡萄糖的 Fischer 投影式

二、Haworth 透视式

单糖溶解在水中，会产生变旋现象。经证实，这是单糖以环状形式存在所致。单糖的环状形式通常用 Haworth 透视式来表示。

直链单糖转换为环状单糖时，理论上可以有多种成环形式。其中以五元氧环（呋喃环）和六元氧环（吡喃环）的环张力最小，故主要是呋喃糖和吡喃糖形式存在。书写 Haworth 透视式时应注意的要点：①环氧原子位于右上角（吡喃型）或正上方（呋喃型），原子编号从右侧开始顺时排列；②D-型糖的末端-R 基团定于环上方，L-型糖定于环下方；③其他羟基，按"左上右下"原则排列。

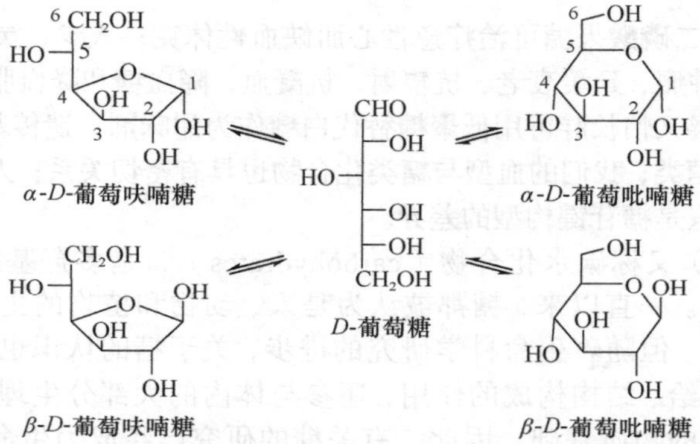

单糖的醛（酮）基在环化过程中转化成半缩醛（酮）碳，被称为端基碳原子（anomeric carbon atom）或异头中心（anomeric center），半缩醛（酮）羟基则被称为乳醇基（lactol group）。端基碳为新的手性碳，有 α-和 β-两种相对构型。五碳呋喃糖、六碳糖、和甲基五碳吡喃糖根据 C_1—OH 与确定单糖绝对构型的基团的相对位置进行判断：异侧为 α-型，同侧为 β-型（如葡萄糖）。五碳吡喃糖根据 C_1—OH 的位置与 C_4—OH 的相对位置进行判断：同侧 α-型，异侧为 β-型（如木糖）。

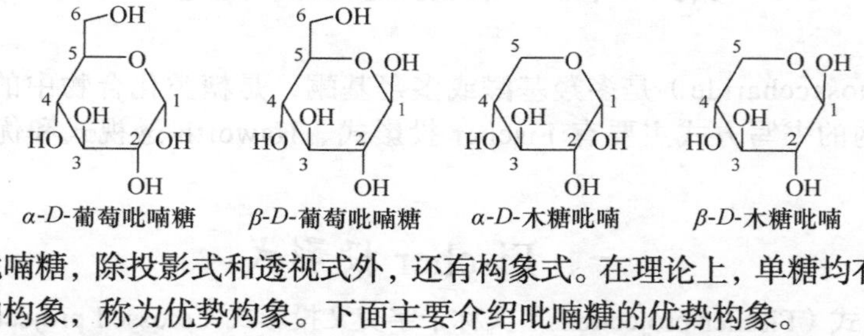

呋喃糖和吡喃糖，除投影式和透视式外，还有构象式。在理论上，单糖均有无数的构象式，其中能量最低的构象，称为优势构象。下面主要介绍吡喃糖的优势构象。

吡喃糖环的优势构象为椅式构象（chair form）。椅式构象中还有两种的排列方式：C-1 在以 C-2、C-3、C-5 和 O 所构成的平面的下方，C-4 在平面的上方时，称为 $^4C_1$ 式，简称 C1 式或 N 式（normal form）；而 C-1 在平面的上方、C-4 在平面的下方称为 $^1C_4$ 式，简称 1C 式或 A 式（alternative form）。C1 式葡萄糖的内能为 8.61kJ/mol，1C 式 β-D-葡萄糖的内能为 33.60kJ/mol，优势构象式为 C1 式。

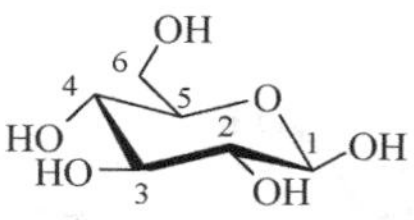

C1式葡萄糖 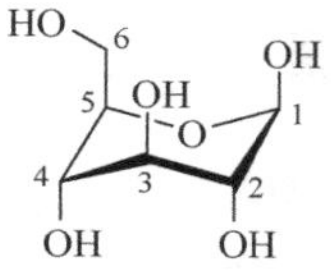　　　　1C式葡萄糖

第二节　糖类化合物的分类

糖类化合物的结构十分复杂，一般主要根据其含单糖单位的数量、非糖部分的种类等分为单糖、寡糖、多糖、糖复合物和糖苷等。

一、单　糖　类

已经发现的天然单糖有 250 多种，按照分子中所含碳原子数目分为三碳糖到九碳糖，其中以五碳和六碳糖最多。也可按照分子中所含功能团分为醛糖（aldose）和酮糖（ketose）。多数单糖以结合形式存在，少数单糖以游离形式存在。单糖的英文一般以-ose 为词尾，糖醛酸以-uronic acid 为词尾。下面列举一些常见的单糖及其衍生物的结构式。

（一）五碳醛糖

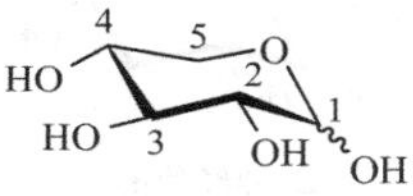

D-木糖　　　　D-来苏糖　　　　D-核糖　　　　L-阿拉伯糖
(D-xylose, D-Xyl)　(D-lyxose, D-Lyx)　(D-ribose, D-Rib)　(L-arabinose, L-Ara)

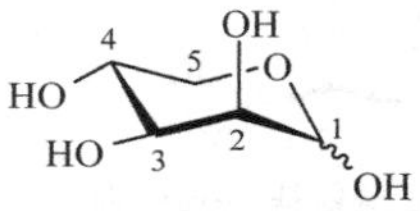

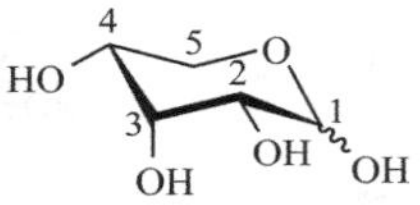

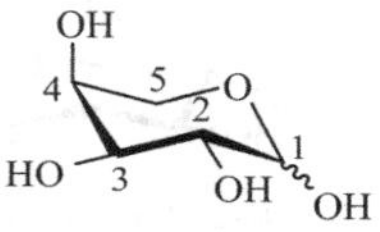

（二）六碳醛糖

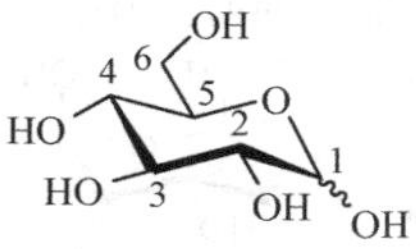

D-葡萄糖　　　　D-甘露糖　　　　D-阿洛糖　　　　D-半乳糖
(D-glucose, D-Glc)　(D-mannose, D-Man)　(D-allose, D-All)　(D-galactose, D-Gal)

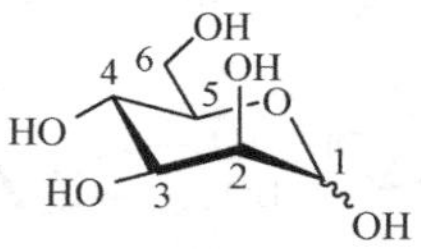

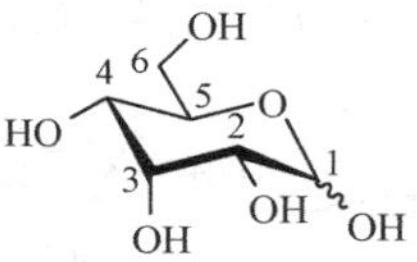

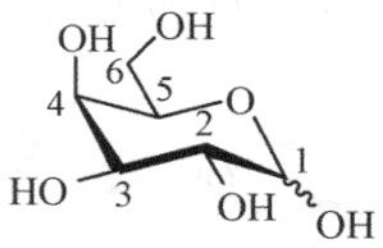

D-葡萄糖是最重要的单糖，是绿色植物光合作用固定 CO_2 的储能产物，也是动物重要的能源来源物质。

（三）六碳酮糖

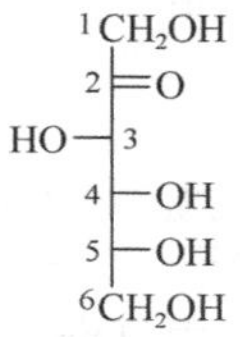

D-果糖　　　　L-山梨糖
(D-fructose, D-Fru)　(L-sorbose, L-Sor)

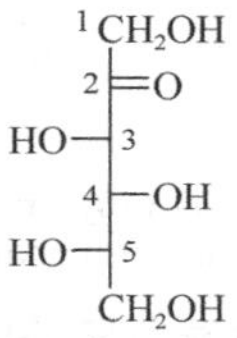

（四）甲基五碳醛糖

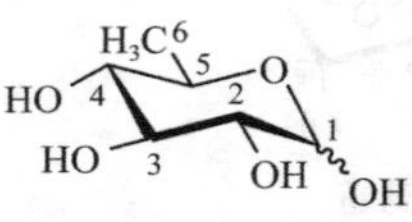

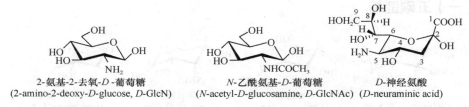

D-鸡纳糖
(D-quinovose, D-Qui)

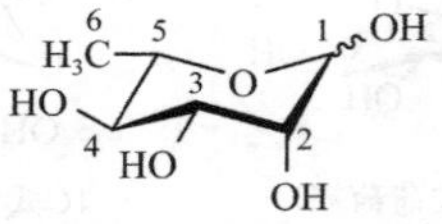

L-鼠李糖
(L-rhamnose, L-Rha)

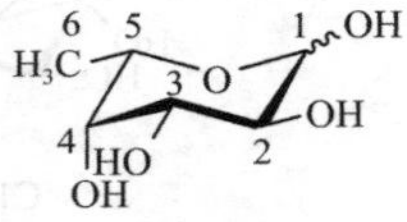

L-岩藻糖
(L-fucose, L-Fuc)

（五）支碳链糖

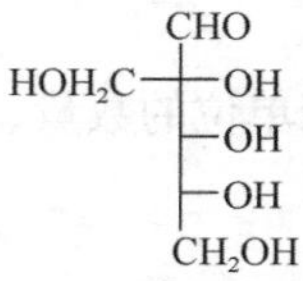

D-金缕梅糖
(D-hamamelose, D-Ham)

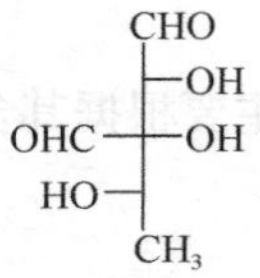

L-链霉糖
(L-streptose, L-Str)

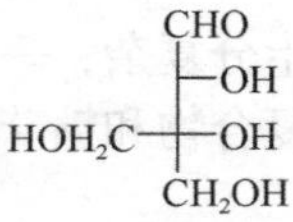

D-芹糖
(D-apiose, D-Api)

（六）氨基糖

　　氨基糖是羟基糖中一个或几个羟基被氨基取代的糖的统称。多数氨基糖的氨基取代位置在 C-2，即 2-氨基-2-去氧糖。氨基糖主要分布在动物和微生物中。

2-氨基-2-去氧-D-葡萄糖
(2-amino-2-deoxy-D-glucose, D-GlcN)

N-乙酰氨基-D-葡萄糖
(N-acetyl-D-glucosamine, D-GlcNAc)

D-神经氨酸
(D-neuraminic acid)

（七）去氧糖

　　去氧糖是指丢失了部分羟基的糖。上面介绍的甲基五碳糖，也可以归属于去氧糖，即 6-去氧糖；其他常见的去氧糖有 2，6-二去氧糖及其 3-甲醚等，主要分布在强心苷中。

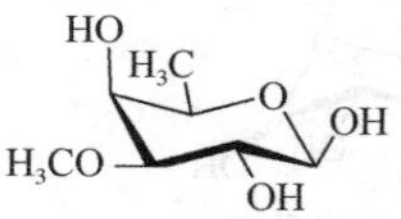

D-洋地黄糖
(D-digitalose)

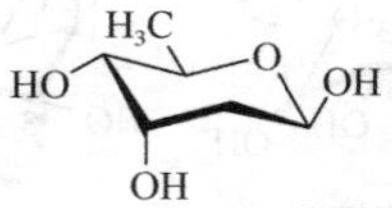

D-洋地黄毒糖
(D-digitoxose)

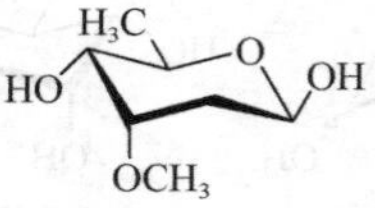

D-加拿大麻糖
(D-cymarose)

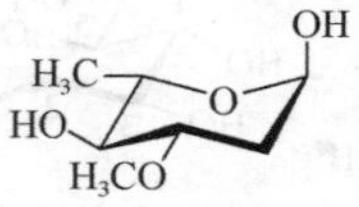

L-齐墩果糖
(L-oleandrose)

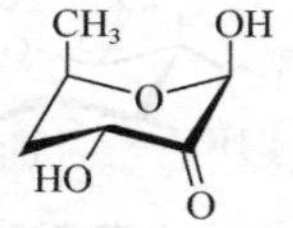

4,6-二脱氧-D-赤藓-几-2-酮糖
(4,6-dideoxy-D-erythrulose)

（八）糖醛酸

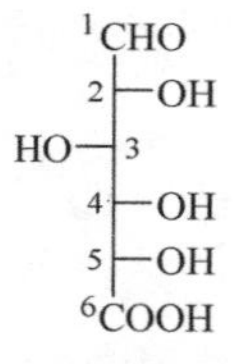

D-葡萄糖醛酸
(D-glucuronic acid)

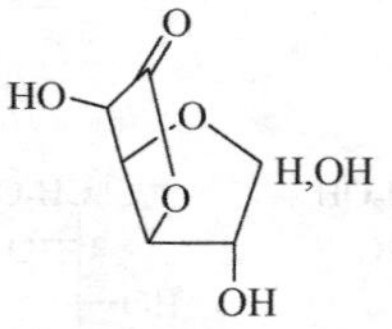

D-葡萄糖醛酸3，6内酯
(D-glucurono-3, 6-lactone)

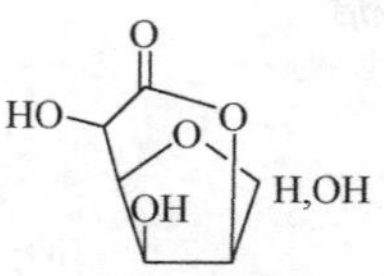

D-葡萄糖醛酸2，6-内酯
(D-glucurono-2,6-lactone)

　　糖醛酸主要存在于细胞间质的蛋白聚糖中，以由己糖衍生的己醛糖酸为主。哺乳动物在体内代谢中最后往往使许多酚类、醇类和羧酸化合物（包括药物）形成葡萄糖醛酸苷以排泄出体外。葡萄糖醛酸还能与钙、铁、锌等金属离子形成可溶性盐类，从而将这些必需的阳离子运入生物体内，而不能直接参与代谢的游离态葡萄糖酸再被排出体外。己醛糖酸一般都以 γ-和 δ-

两种内酯型稳定存在。

（九）糖醇

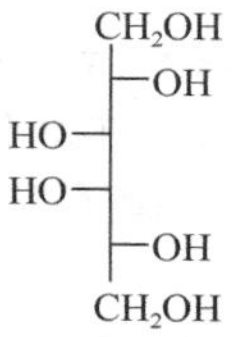

D-半乳糖醇　　　D-甘糖醇　　　D-山梨糖醇
(D-galactitol)　　(D-mannitol)　　(D-sorbitol)

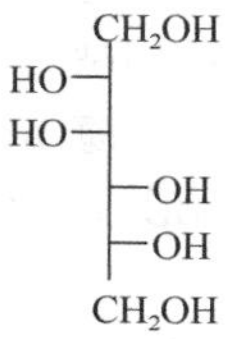

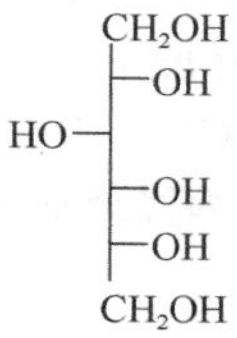

　　糖醇多存在于藻类中，如半乳糖醇只存在于红藻中，甘露醇则存在于褐藻中。在所有的开花植物中，甘露醇分布也很广泛，特别是木犀科植物中。

（十）环醇

　　环醇是指一类多元醇的碳环化合物及其衍生物，虽然归为碳水化合物，但在结构和化学性质上与一般的糖有本质的不同。D-myo-肌醇（D-myo-inositol）分布很广，以游离或结合形式存在于一切生物的组织中，D-肌醇（D-chiro-inositol）在高等植物中分布较多，其他环醇则很少存在。值得注意的是，每一个氨基糖苷抗生素（aminoglycoside antibiotic）分子中均含有单氨基取代或双氨基取代的环醇或中性的环醇。

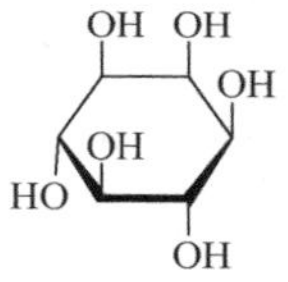

D-myo-肌醇　　　D-chiro-肌醇
(D-myo-inositol)　(D-chiro-inositol)

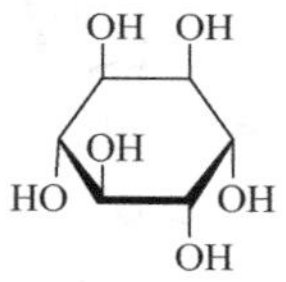

（十一）高碳糖

　　高碳糖是指碳原子数大于等于 7 个以上的糖，如从细菌脂多糖中发现了两种高碳糖。

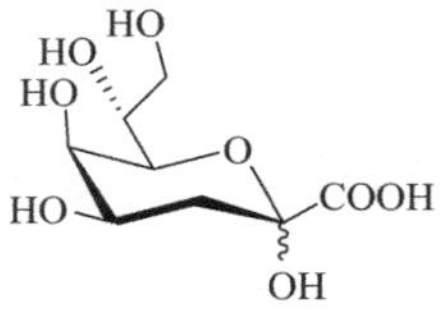

3-脱氧-D-甘露辛酮糖酸　　　　L-甘油-D-甘露庚糖
(D-Kdo)　　　　　　　　(L-mannoheptulose, D-Hep)

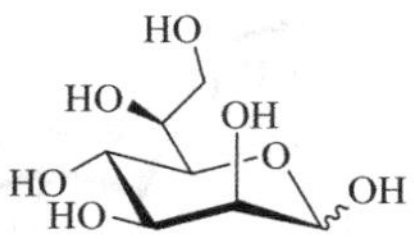

二、低聚糖类

　　低聚糖也称寡糖(oligosaccharide)，由 2～9 个单糖通过糖苷键结合而成的直链或支链聚糖。根据含有单糖的个数又分为二糖、三糖、四糖等。自然界以游离形式存在的寡糖不多，大量存在的只有蔗糖、海藻糖、乳糖和一些含有蔗糖单元的寡聚糖，如棉籽糖族寡糖、蔗果糖族寡糖和剪秋罗族寡糖等。

（一）二糖

　　乳糖（lactose）是一分子 D-半乳糖的 C_1-β-OH 与一分子 D-葡萄糖的 C_4-OH 脱水连接而成的二糖，可简写成：D-Gal　1-4D-Glc。乳糖是哺乳动物乳汁中最主要的碳水化合物，在人乳中含量约为 6%，在牛乳中为 4.5%。麦芽糖（maltose）是一分子 D-葡萄糖的 C_1-α-OH 与另一

分子 D-葡萄糖的 C_4-OH 脱水形成的二糖（D-Glcα1-4D-Glc）。乳糖和麦芽糖中的一分子单糖保留了半缩醛羟基，故仍具有醛的还原能力，称为还原糖。

　　蔗糖（sucrose）是一分子 D-葡萄糖的 C_1-α-OH 与一分子 D-果糖的 C_2＝O 缩酮化形成的二糖（D-Glcα1-2D-Fru）。蔗糖在甘蔗中的含量高达 16%。海藻糖（trehalose）是两分子 D-葡萄糖通过 C_1-α-OH 脱水形成的二糖（D-Glcα1-1$\alpha$$D$-Glc）。海藻糖在蕈类中的含量可达其干重的 15%。蔗糖和海藻糖是通过两个单糖的半缩醛羟基失水而形成，不再具有醛的还原性，称为非还原糖。

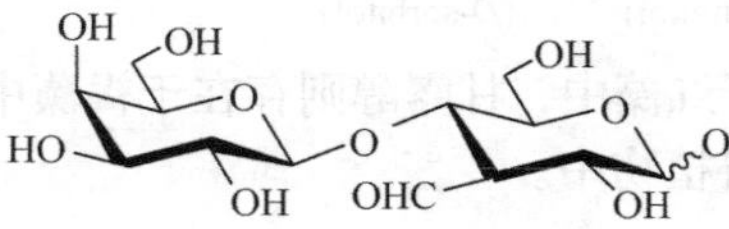

乳糖　　麦芽糖　　蔗糖　　海藻糖

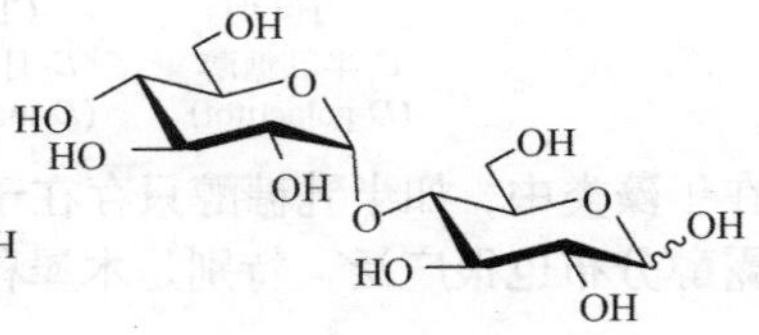

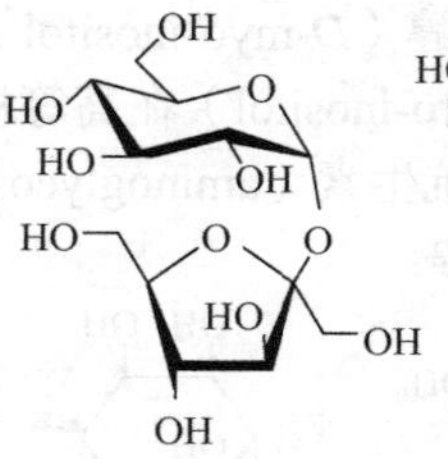

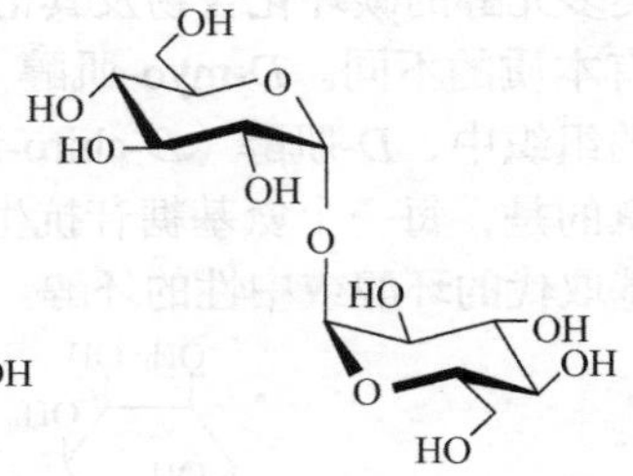

（二）蔗果糖族寡糖

　　植物中的三糖（trisaccharidetrisaccharide）大多是在蔗糖的基础上再连接一个糖而成的，故大多为非还原糖。四糖、五糖是在三糖结构上的再延长，故也多为非还原糖。

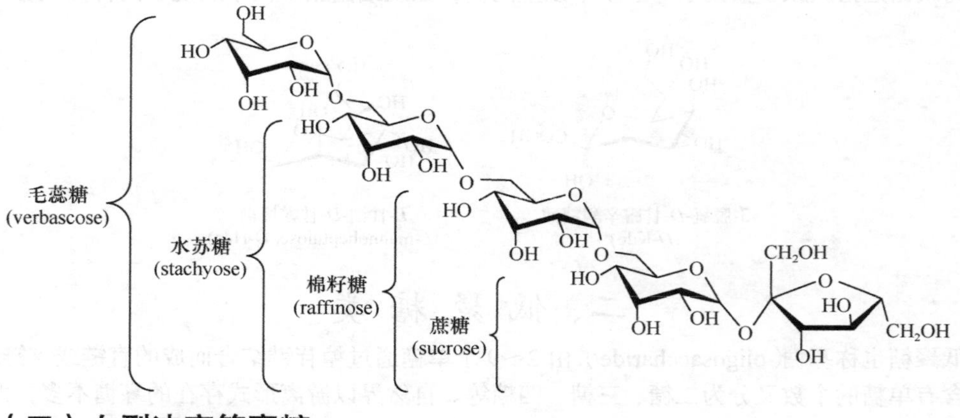

毛蕊糖（verbascose）　水苏糖（stachyose）　棉籽糖（raffinose）　蔗糖（sucrose）

（三）血型决定簇寡糖

　　人类的血型有多种分型方法，其中 ABO 血型是比较普遍采用的一种方式，主要分为 A 型、B 型、AB 型和 O 型。A 血型和 B 血型的人，其红细胞表面分别有 A 抗原和 B 抗原，血清中则分别有 B 抗体和 A 抗体。O 血型的人，其血清中有 H 抗原。H 抗原是 A 抗原和 B 抗原的前体。所以 ABO 血型常写作 ABO（H）血型。1960 年瓦特金研究确定了 ABO（H）抗原的决定基团是红细胞表面血型糖蛋白 A（glycophorin A）连接的寡糖链结构的差异。

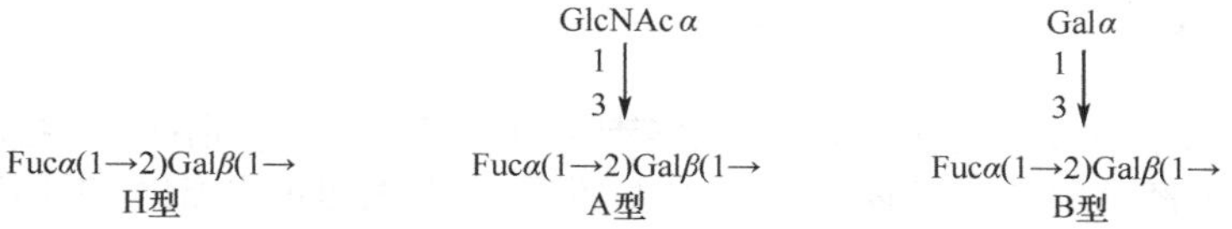

$$\begin{array}{ccc}
& \text{GlcNAc}\,\alpha & \text{Gal}\,\alpha \\
& 1 & 1 \\
& \downarrow & \downarrow \\
& 3 & 3
\end{array}$$

Fucα(1→2)Galβ(1→　　　Fucα(1→2)Galβ(1→　　　Fucα(1→2)Galβ(1→
　　　H型　　　　　　　　　　　A型　　　　　　　　　　　B型

三、多聚糖类

多聚糖（多糖，polysaccharide）类是自然界中碳水化合物的最主要存在形式。细菌、真菌和植物的细胞壁（可占整个细胞干重的 30%）主要由多糖组成，动物细胞间质也含有大量的多糖。这些多糖的首要功能是维持细胞的稳定结构。植物淀粉、果聚糖和动物多糖则是能量储备物质。

由一种单糖组成的多糖叫均多糖；由多种单糖组成的多糖叫杂多糖。多糖中还常见一些取代基团，如酰基、甲基、丙酮酸、硫酸基和磷酸基等。一般认为一个多糖总是由一个或几个主要的重复结构单元构成。

（一）淀粉

淀粉（starch）分为直链淀粉和支链淀粉。

直链淀粉，又称糖淀粉（amylose），由 250～300 个 *D*-葡萄糖通过 α1-4 糖苷键连接而成的链状分子，其最小重复单元是麦芽二糖（maltose），糖淀粉遇碘呈蓝色。

支链淀粉，又称胶淀粉（amylopectin），由约 6000 个 *D*-葡萄糖连接而成；其连接方式有两种：主要连接方式是 α1-4 连接，其次是 α1-6 连接形成侧链，每个侧链约由 25 个葡萄糖以 α1-4 连接构成。支链淀粉遇碘呈紫红色。

（二）糖原

糖原（glycogen）由约 600 000 个葡萄糖连接而成，连接方式与支链淀粉类似，但比支链淀粉具有更高的支化度，有利于迅速水解成单个葡萄糖，为机体提供能量。糖原主要存在于肌肉和肝脏。

（三）纤维素

纤维素（cellulose）由约 8000 个 *D*-葡萄糖通过 β1→4 糖苷键连接而成的链状分子，其最小重复单元是纤维二糖（cellobiose），是植物细胞壁中的主要构成物质。

（四）甲壳素

甲壳素（chitin），又称几丁质，是由 *D-N*-乙酰氨基-葡萄糖通过 β1→4 糖苷键连接而成，其最小重复单元是几丁二糖（chitobiose），是构成昆虫和甲壳动物甲壳中的主要物质，也是真菌细胞壁的常见构成成分。

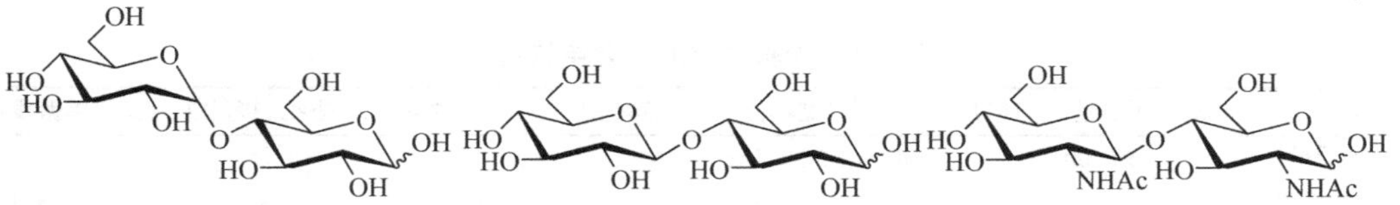

麦芽二糖　　　　　　　　　纤维二糖　　　　　　　　　几丁二糖
(maltose)　　　　　　　　　(cellobiose)　　　　　　　　(chitobiose)

（五）琼脂

琼脂（agar）由 *D*-半乳糖和 *L*-半乳糖构成的一种半乳聚糖，其有两个基本的重复二糖单位 *D*-Galβ1-3*D*-Gal 和 *D*-Galβ1-3*L*-Gal。琼脂结构中还存在甲基化、硫酸化、3，6-缩水和 4，6-丙酮酸化等，主要分布在藻类植物中。

（六）果胶

果胶（pectin）是由 D-半乳糖醛酸、L-鼠李糖、D-木糖和 L-阿拉伯糖等连接而成的一类杂多糖，D-半乳糖醛酸经过 α1-4 连接形成主链，羧基还可有不同程度的甲酯化，其精细结构就十分复杂。果胶的相对分子质量在 10 000～400 000，主要分布在高等植物初级细胞壁和相邻细胞间。

（七）胞壁质

胞壁质（murein），又称黏肽（mucopeptide）、肽聚糖（peptidoglycan）或黏质复合物（clayco mplex），是存在于细菌细胞壁中的多糖，约占革兰阳性菌总质量的 50%，革兰阴性菌的 10%。其中多糖的重要重复二糖单位是 D-GlcNAcβ1-4MurNAc，通过其中乳酸羧基形成肽链相互交联形成网状结构，使细菌细胞能耐受强渗透压并能保持其独特的形状。

四、糖复合物

糖复合物（glycoconjugate）又称糖缀合物，是糖类和其他非糖组分（蛋白质、脂类）以共价键结合形成的化合物。糖复合物的结构多样，主要包括糖蛋白（glycoprotein）、蛋白聚糖（proteoglycan）、糖脂（glycolipid）和脂多糖（lipopolysaccharide），近年还发现了蛋白质-糖-脂质三者的共价结合物。

（一）糖蛋白

糖蛋白是由短的寡糖链与蛋白质共价相连构成的，其总体性质更接近蛋白质。以蛋白质为主，其一定部位上以共价键与若干短的寡糖链相连，末端成员常常是 D-N-乙酰神经氨酸（D-NeuNAc，唾液酸）或 L-岩藻糖。糖蛋白有的只含有一个或几个糖基，另一些含有多个线性或分支的寡糖侧链。糖蛋白通常分泌到体液中或作为膜蛋白，后者定位于细胞外，并有相应功能。糖蛋白包括酶、激素、载体、凝集素和抗体等。

构成糖蛋白的单糖包括羟基糖（如 D-葡萄糖和 L-岩藻糖等）和氨基糖（D-N-乙酰葡糖胺 D-GlcNAc，D-N-乙酰神经氨酸 D-NeuNAc 等）。构成的聚糖以 N-连接聚糖（N-linked glycan）和 O-连接聚糖（O-linked glycan）两种方式。因此糖蛋白也相应地分为 N-连接糖蛋白和 O-连接糖蛋白。

（二）蛋白聚糖

蛋白聚糖（proteoglycan），主要由核心蛋白与一至多条糖胺聚糖链（glycosaminoglycans，GAGs）共价接合形成的，又称糖胺聚糖，亦称黏多糖（mucopolysaccharide），是由二糖单位重复连接而成的线性多糖。其二糖单位之一为氨基己糖（葡糖胺和半乳糖胺）故称糖胺聚糖，另一种是糖醛酸[葡萄糖醛酸或艾杜糖醛酸（iduronic acid）]。糖胺聚糖大多通过一个核心三糖：Galβ1-3Galβ1-4Xyl 与蛋白质相连。糖胺聚糖的主要结构特点列于表 5-1 中。

表 5-1　糖胺聚糖的主要结构特点

名称	相对分子质量（$\times 10^3$）	重复二糖单位	硫酸基取代度/每二糖单位	是否连接蛋白	其他单糖残基
透明质酸	～8000	-GlcAβ1-3GlcNAc-	0	否	
硫酸软骨素	5～50	-GlcAβ1-3GlcNAc-	0.2～2.3	是	Gal, Xyl
硫酸皮肤素	15～40	-GlcAβ1-3GlcNAc-和	1.0～2.0	是	Gal, Xyl
		-IdoAβ1-3GlcNAc-			
硫酸角质素	4～19	-Galβ1-4GlcNAc-	0.9～1.8	是	GalNAc, Man
硫酸肝素	5～12	-GlcAβ1-4GlcNAc-和	0.2～2.0	是	Gal, Xyl
		-IdoAβ1-4GlcNAc-			
肝素	6～25	-GlcAβ1-4GlcNAc-和	2.0～3.0	是	
		-IdoAβ1-4GlcNAc-		是	Gal, Xyl

（三）糖脂

糖脂（glycolipids）是指糖类通过其还原末端以糖苷键与脂相连接形成的化合物。糖脂是一类两性（amphipathic）化合物，其脂质部分具亲脂性（lipophilic），而糖链部分具亲水性（hydrophilic）。

糖脂在生物体分布很广，但含量很少。糖脂的种类繁多，根据脂质部分的不同可分为4类：含鞘氨醇的鞘糖脂（glycosylsphingolipid）类，含甘油酯的甘油糖脂（glycerol glycolipid）类，含磷酸多萜醇的磷酸多萜醇糖脂（phosphoric acid polysacoharide）类，以及含类固醇的类固醇糖脂（steroid glycolipid）类。

（四）脂多糖

脂多糖（lipopolysaccharide，LPS）也是糖与脂类结合形成的复合物，与糖脂不同的是在脂多糖中以糖为主体成分。

脂多糖也是革兰阴性细菌细胞壁中的一种成分，对宿主有毒性的。当细菌死亡溶解或用人工方法破坏菌细胞后才释放出来，所以叫做内毒素（endotoxin）。各种细菌的内毒素的毒性作用大致相同，可引起发热、微循环障碍、内毒素休克及播散性血管内凝血等。

五、糖　苷　类

单糖或其衍生物的还原末端上羟基（半缩醛或半缩酮羟基，即乳醇基）与非糖类物质脱水形成的化合物，被称为糖苷类（glycosides）。其中的非糖类部分称为苷元（aglycone）或糖苷配基（genin），中间链接的化学键称为糖苷键（glycosidic bond），连接的原子称为苷键原子（glycosidic atom）。苷类化合物可根据分类依据的不同，可分为不同的类型（表5-2）。其中比较具有共性的分类是以苷键原子的分类方式。

表 5-2　苷的分类及依据

分类依据	类型
体内存在形式	原生苷、次生苷
含有单糖基个数	单糖苷、双糖苷、三糖苷等
苷元与糖连接位置的数量	单糖链苷、双糖链苷等
苷元的化学结构	苯丙素苷、蒽醌苷、黄酮苷、三萜皂苷等
某些特殊性质和生物学活性	皂苷、强心苷等
苷键原子	碳苷、氮苷、氧苷、硫苷等
苷元成苷官能团	醇苷、酚苷、氰苷、酯苷等
苷键构型	α苷、β苷等

（一）氧苷

构成苷键原子为氧原子的苷类称为氧苷。根据氧原子的来源又可进一步分为醇苷、酚苷、氰苷和酯苷等。

1. 醇苷　通过苷元上醇羟基与糖或糖衍生物的半缩醛或半缩酮羟基脱水缩合而成的化合物称醇苷，如具有强壮和增强应激能力的红景天苷（rhodioside）和具有泻下和利胆作用的京尼平苷（geniposide）等。

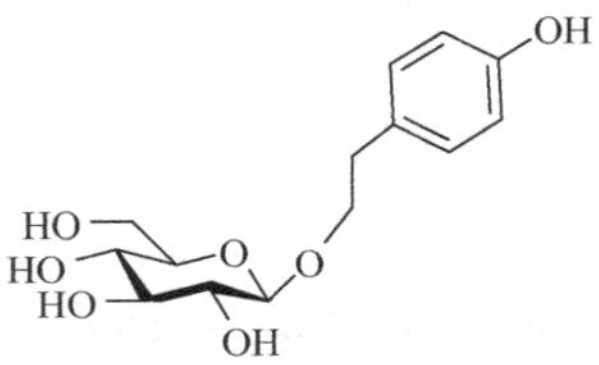

红景天苷 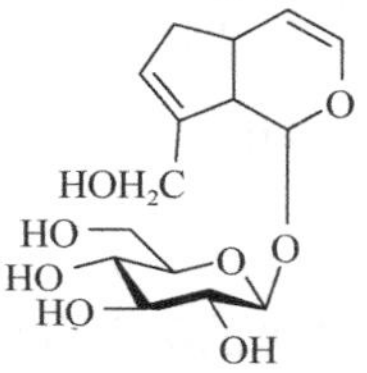　　　　京尼平苷

2. 酚苷 通过苷元上的酚羟基与糖或糖衍生物的半缩醛或半缩酮羟基脱水缩合而成的化合物称酚苷，如天麻中的镇静成分天麻苷（gastrodin），生大黄中的泻下成分番泻苷 A（sennoside A）。具有软化血管作用的芦丁（rutin）为烯醇苷，其性质与酚苷相似。

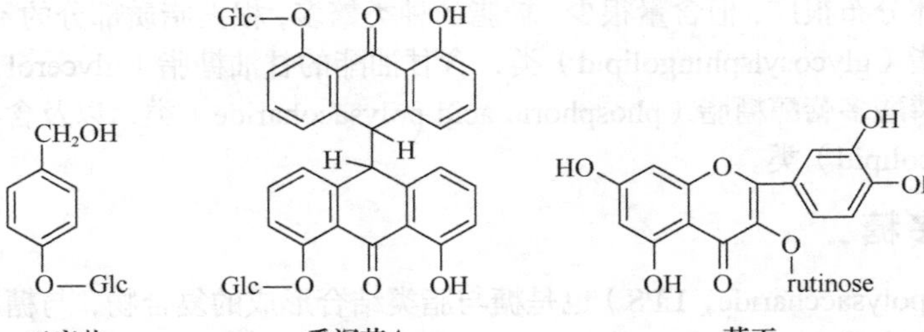

天麻苷　　　　番泻苷A　　　　芦丁

3. 氰苷 主要是指一类 α-羟腈的苷，是氰基的 α-羟基与糖或糖的衍生物的半缩醛或半缩酮羟基脱一分子水缩合而成的化合物，如亚麻氰苷（flax glycoside）。

4. 酯苷 通过苷元上的羧基与糖或糖的衍生物的半缩醛或半缩酮羟基脱一分子水缩合而成的化合物称酯苷或酰苷，如山慈姑苷 A（tuliposide A）。

亚麻氰苷　　　　山慈姑苷A

（二）硫苷

通过苷元上的巯基与糖或糖的衍生物的半缩醛或半缩酮羟基脱一分子水缩合而成的化合物称硫苷，如萝卜中的萝卜苷（glucoraphenin）。

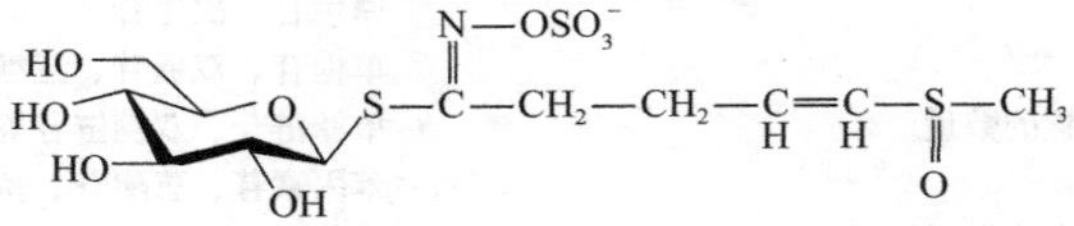

萝卜苷

（三）氮苷

通过苷元上的胺基与糖或糖的衍生物的半缩醛或半缩酮羟基脱一分子水缩合而成的化合物称氮苷，如腺苷（adenosine）、鸟苷（guanosine）和巴豆苷（crotonoside）等。

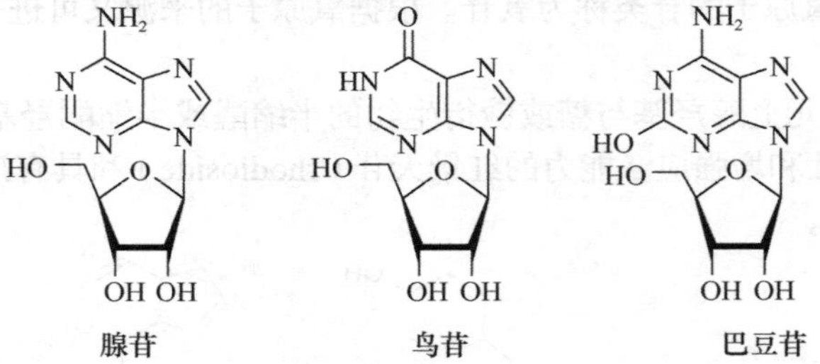

腺苷　　　　鸟苷　　　　巴豆苷

（四）碳苷

通过苷元碳上的氢与糖或糖的衍生物的半缩醛或半缩酮羟基脱一分子水缩合而成的化合物称碳苷。碳苷的苷元主要有黄酮类、蒽醌类及酚酸类等，尤以黄酮碳苷最多，且在黄酮碳苷中糖基一般在 A 环，并仅限于 C_6 或 C_8 位上，如牡荆素（vitexin）、芒果苷（mangiferin）和芦荟苷（barbaloin）。

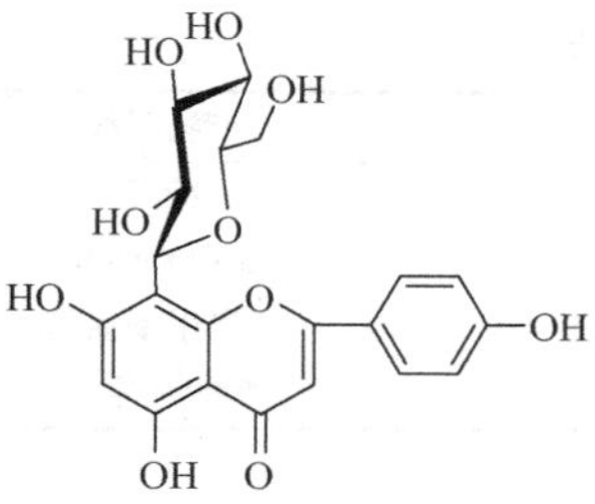

牧荆素 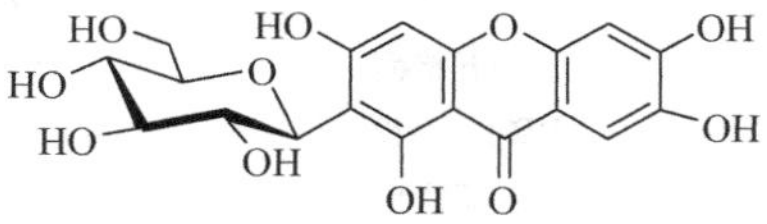　　　　　　　　　芒果苷 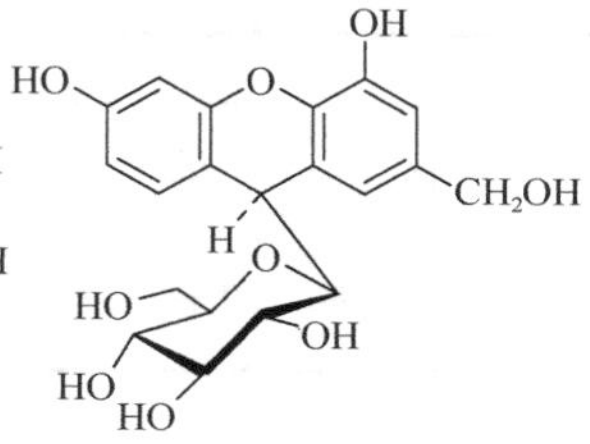　　　　　　　　　芦荟苷

第三节　糖的化学性质

糖的化学性质在有机化学中已有详细的论述。这里着重介绍与糖及苷的分离和结构测定密切相关的化学性质。

一、氧化反应

单糖分子有醛（酮）基、伯醇基、仲醇基和邻二醇基结构单元，通常醛（酮）基最易被氧化，伯醇次之。在控制反应条件的情况下，不同的氧化剂可选择性地氧化某些特定的基团（表 5-3）。

表 5-3　不同的氧化剂选择性地氧化特定基团

糖	氧化剂	产物	备注
醛糖、酮糖	Ag^+、Cu^{2+}	羧基	Tollen 反应、Fechling 反应
醛糖	溴水	羧基	溴水褪色，可用于醛糖、酮糖的鉴别
醛糖	温热的稀硝酸	糖二酸	
酮糖	温热的稀硝酸	小分子醇酸	C_2-C_3 键断裂
邻二羟基	过碘酸、四乙酸铅	（复杂）	过碘酸反应在水溶液中进行；四乙酸铅反应在有机溶剂中进行，作用能力强，立体选择性更高

在糖苷类和多元醇的结构研究中，过碘酸氧化反应是一个常用的反应。该反应可氧化邻二醇等结构（表 5-4）。过碘酸氧化反应几乎是定量进行的，可以滴定测得 HIO_3 的消耗量，推测糖的种类、氧环的大小、糖与糖的连接位置、分子中邻二醇羟基的数目及碳的构型等。

表 5-4　能够被过碘酸氧化的特征基团及对应的产物基团

特征基团名称	特征基团结构	产物基团	消耗过碘酸的摩尔量
邻二醇	—CHOH—CHOH—	—CHO、—CHO	1
邻三醇	—CHOH—CHOH—CHOH—	—CHO、HCOOH、—CHO	2
α-氨基醇	—CHNH_2—CHOH—	—CHO、—CHO、NH_3	1
α-羟基酮	—CHOH—CO—R	—CHO、—COOH	1
α-羟基醛	—CHOH—CHO	—CHO、—COOH	1
α-羟基酸	—CHOH—COOH	—CHO、CO_2	1
邻二酮	—CO—CO—	—COOH、—COOH	1
酮酸	—CO—COOH	—COOH、CO_2	1

二、糠醛形成反应

单糖在浓酸（4～10mol/L）作用下脱去三分子水，生成具有呋喃环结构的糠醛衍生物。表 5-5 中列出不同的糖对应产生不同的糠醛衍生物。常用的酸有无机酸（如硫酸、磷酸）、有机酸（三氯乙酸、邻苯二甲酸、草酸等）。

表 5-5　不同的糖对应产生不同的糠醛衍生物

	单糖	—R	产物名称
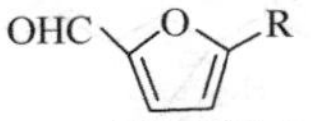 糠醛衍生物	五碳糖	—H	糠醛
	甲基五碳糖	—CH$_3$	5-甲基糠醛
	六碳醛/酮糖	—CH$_2$OH	5-羟甲基糠醛
	六碳糖醛酸	—COOH	5-羧基糠醛

糠醛衍生物可以和许多芳胺（如苯胺、二苯胺、氨基酚、联苯胺等）、酚类（苯酚、间苯二酚、α-萘酚、β-萘酚）及具有活性次甲基基团的化合物（如蒽酮）缩合生成有色的化合物（酚和胺的缩合位置在邻对位）。据此可以对糖进行显色鉴定。例如，常用于糖和苷检测的 Molish 反应的试剂是浓硫酸和 α-萘酚，糖在浓硫酸作用下生成糠醛衍生物，再与 α-萘酚缩合生成紫色产物。邻苯二甲酸和苯胺也是常用的糖类显色剂。

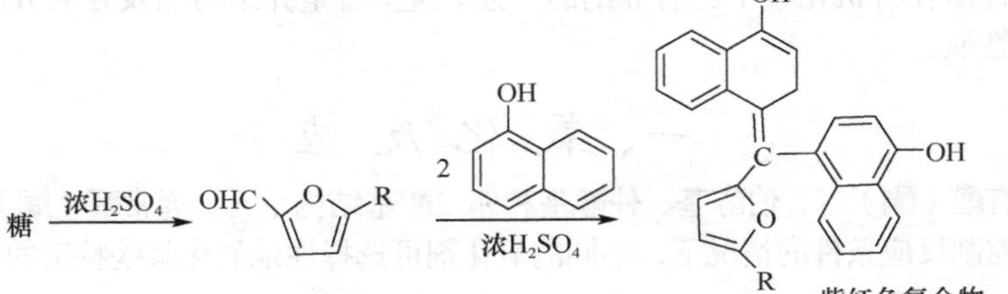

三、羟基反应

糖的羟基反应包括醚化、酯化、缩醛（缩酮）化及与硼酸络合反应等。在糖的羟基中最活泼的是半缩醛羟基（C$_1$—OH），其次是伯醇基（—CH$_2$OH），再次之是 C$_2$—OH。半缩醛羟基和伯醇基处于末端，空间上有利，C$_2$—OH 受羰基诱导效应的影响，酸性有所增强。醚化反应主要用于多糖的结构测定，酯化反应已经较少使用，可借鉴有关的参考书。下面仅就羟基的缩醛（缩酮）化及与硼酸络合反应作一些简单介绍。

（一）缩醛和缩酮化反应

糖及其苷中多存在邻二醇羟基或 1，3-二醇羟基样结构。邻二醇羟基在脱水剂（矿酸、无水氯化锌、无水硫酸铜等）的作用下易与酮生成五元环状缩酮；1，3-二醇羟基样结构易与醛在脱水剂的作用下生成六元环状缩醛。缩醛或缩酮衍生物对碱稳定，对酸不稳定。因此，既可以利用缩醛、缩酮反应作为某些羟基的保护剂，又可以用来推测结构中是否有顺式邻二醇羟基或 1，3-二醇羟基样结构。对于特定的糖，则还可以推测其氧环大小。丙酮与邻二醇羟基反应生成的五元环状缩酮称为异丙叉衍生物，亦称丙酮加成物。

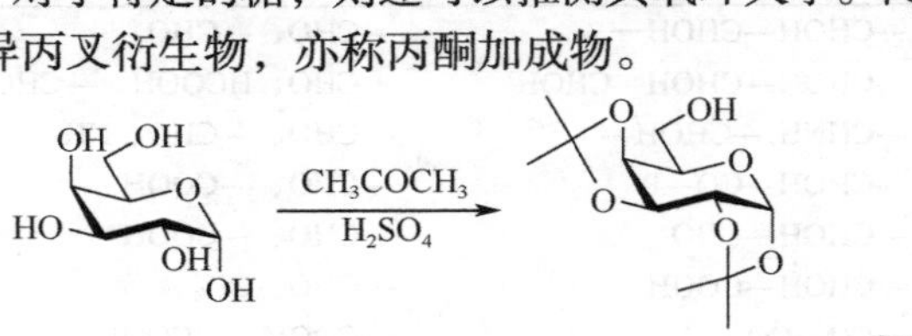

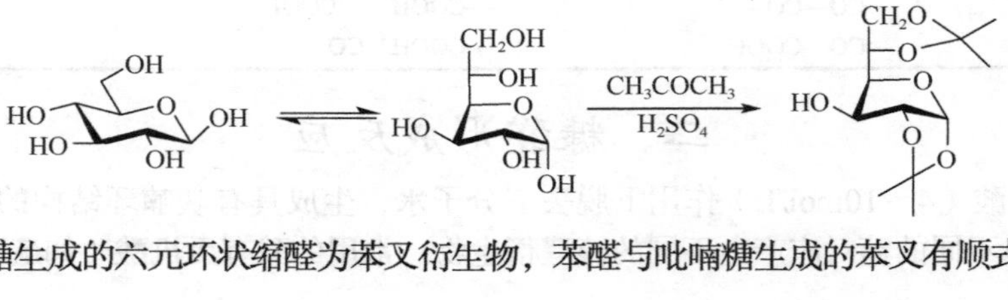

苯甲醛与糖生成的六元环状缩醛为苯叉衍生物，苯醛与吡喃糖生成的苯叉有顺式和反式两种，

其中顺式又有 O-内位和 H-内位两种。前者为 C1 式构象，以 O-内位构象较稳定。在反式苯叉衍生物中，虽然导入了一个手性碳原子，由于较大的取代基必定处于横键上，而且糖的氧环构象也不能发生改变（如改变则羟基和羟甲基将由 e、e 键变为 a、a 键，两环无法骈合），故没有异构体生成。

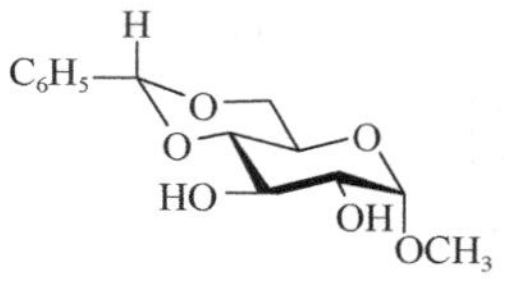

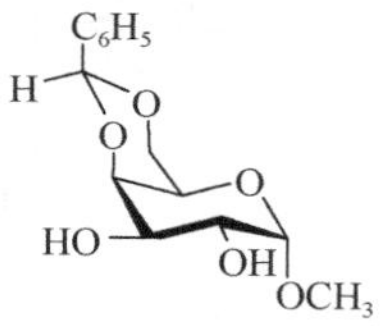

（二）与硼酸的络合反应

许多处于同一平面上的具有邻二羟基的化合物可与硼酸试剂反应生成络合物，据此可用于糖、苷等化合物的分离、鉴定，以及构型的确定。

硼酸络合反应分两步进行，首先硼酸与邻二羟基或 1, 3-二 OH 化合物络合形成 1:1 的络合物（Ⅰ）。Ⅰ不稳定，易脱水形成平面三叉体的中性酯（Ⅱ）。Ⅰ还可以与另一分子络合形成 2:1 的螺环状络合物（Ⅲ）。实际上该三种络合物在硼酸溶液中均存在，彼此间处于平衡状态。其平衡的移动与溶液的 pH、羟基化合物和硼酸的比例及化合物的结构有关，通常当硼酸量大时以Ⅰ式占优势。

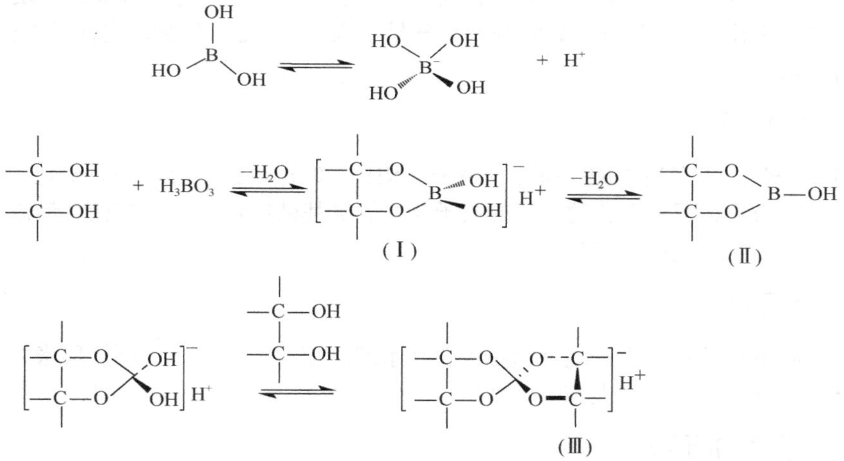

由于羟基所处的位置及空间结构不同，与硼酸形成络合物的能力就不同，故可以通过离子交换、硅胶（在硅胶中掺加硼砂）、电泳等色谱方法进行分离和鉴定。糖自动分析仪（sugar analyzer）就是利用糖的硼酸络合物后的离子交换色谱完成分析的。

第四节　苷键的裂解

一、酸催化水解

苷键为缩醛（酮）结构，对酸不稳定，对碱较稳定，易被酸催化水解。酸催化水解常用的溶剂是水或稀醇，常用的催化剂是稀盐酸、稀硫酸、乙酸或甲酸等。其反应机制是质子进攻苷键原子，使苷键原子质子化，然后苷键断裂形成糖基正离子或半椅式的中间过渡态，再与水结合形成糖，并释放出质子。以葡萄糖氧苷为例，其酸水解的过程如下

从酸催化水解反应机制可看出，凡有利于苷键原子质子化和中间过渡态形成的一切因素均有利于苷键酸水解。通常酸催化苷水解的难易程度有以下几个规律。

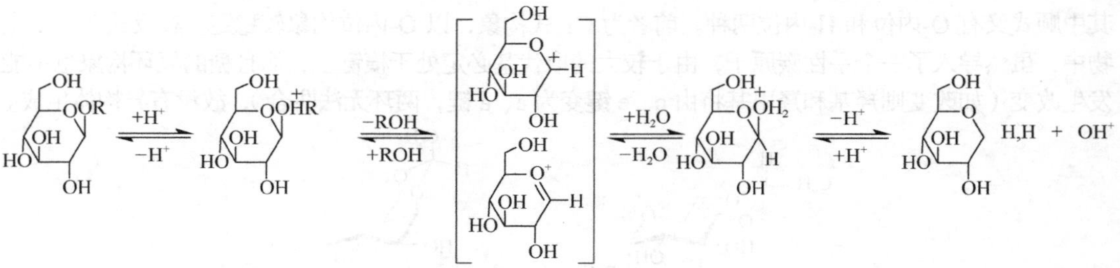

（一）苷键原子

在 N、O、S 和 C 四种苷键原子中，N 原子的碱性最强，最易质子化，而碳原子上无共用电子时，几乎无碱性，最难质子化。故水解难易顺序是 C-苷＞S-苷＞O-苷＞N-苷。应当注意的是，当氮原子在酰胺或嘧啶环上时，由于受到强烈的 p-π 共轭效应和诱导效应的影响，氮原子已几乎没有碱性，则很难水解。例如，朱砂莲（*Aristolochia tuberosa* C.F.Liang et S.M.Huang）块根中的朱砂莲苷（tuberosinone *N-β-D*-glucoside）不能被 10%HCl 水解，经氢化锂铝还原后才能被 1mol/L HCl 水解。

（二）醇苷和酚苷

因 p-π 共轭作用，酚苷及烯醇苷的苷元在苷键原子质子化时，芳环或双键对质子化的苷键原子有一定的稳定作用，故酚苷及烯醇苷比醇苷易于水解。例如，蒽醌苷或香豆素苷等不用酸，只加热就可水解。

（三）取代基

对于氨基糖苷，特别是 2-NH$_2$ 糖苷，由于—NH$_2$ 的碱性更强，会首先质子化。质子化后，形成同电荷排斥效应，不利于苷键原子的质子化。故氨基糖特别是 2-氨基糖苷最难水解。当氨基被乙酰化后，水解又变得较容易了。

（四）糖环大小

由于五元呋喃环的环张力比吡喃糖更大，酸水解时形成的中间体，可使环张力减少，故呋喃糖苷较吡喃糖苷的水解速率大 50～100 倍。

（五）醛糖和酮糖

由于酮糖多数为呋喃糖，而且在端基上又增加了一个—CH$_2$OH 大基团，更增加了呋喃环的环张力，故酮糖较醛糖易水解。

（六）空间位阻

在吡喃糖苷中由于 C$_5$—R 会对质子进攻苷键造成一定的位阻，故 R 越大，则越难水解。其水解由难至易是：糖醛酸＞七碳糖＞六碳糖＞甲基五碳糖＞五碳糖。

（七）苷元分子大小

当苷元为小基团时，由于平伏键上的原子易于质子化，故平伏键的苷键较竖键易水解。当苷元为大基团时，其空间因素占主导地位，苷元的脱去有利于中间体的稳定，故直立键的苷键较平伏键易水解。

对于那些苷元对酸不稳定的苷，为了获得原苷元可采用双相水解的方法，即在水解液中加入与水不互溶的有机溶剂，如苯等，使水解后的苷元立即进入有机相，避免苷元长时间与酸接触。例如，仙客来皂苷（cyclamin）用 10%H$_2$SO$_4$ 加热水解 12h，生成的苷元是裂环产物，当采用双相水解时则可获得原苷元——仙客来皂苷元 A（cyclamiretin A）。

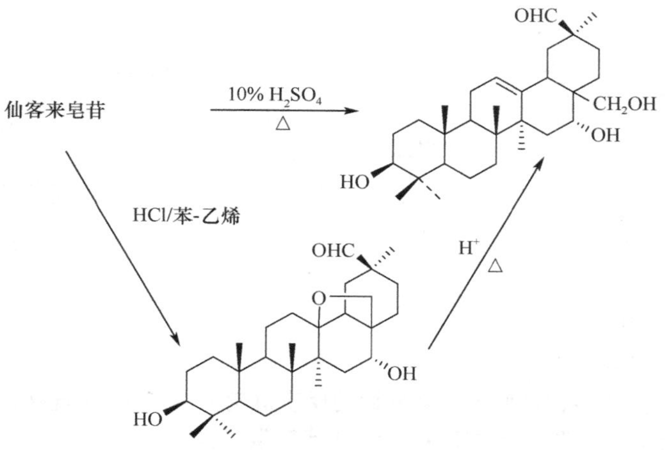

二、乙酰解反应

乙酰解(acetolysis)所用的试剂是乙酸酐和酸,常用的酸有 H_2SO_4、$HClO_4$、CF_3COOH 和 $ZnCl_2$、BF_3(Lewis 酸)等。其反应机制与酸催化水解相似,但进攻的基团是 CH_3CO^+。虽然反应机制相似,在苷键裂解的难易程度上有时却相反。当苷键邻位羟基能乙酰化或苷键邻位有环氧基时,由于强的诱导效应致使苷键裂解反应变慢。从对双糖苷键乙酰解裂解的反应速度研究可知,β-苷键葡萄糖双糖乙酰解难易次序是:$(1\rightarrow2)>(1\rightarrow3)>(1\rightarrow4)\gg(1\rightarrow6)$。

乙酰解具有很多优点,包括反应条件温和,操作简便(通常室温放置数日即可),可开裂部分苷键,所得产物为单糖、低聚糖及苷元的酰化物(脂溶性增加),有利于提纯、精制和鉴定。但应该引起注意的是乙酰解反应有时会使糖的端基发生异构化。此外,对于在 C_2、C_3 有顺邻二羟基的呋喃型糖,其 C_2、C_3 位有时也会发生差向异构化。

三、碱催化水解和 β-消除反应

对于酰苷、酚苷及与羰基共轭的烯醇苷的苷键,不易被酸水解,但可以被碱水解,如 4-羟基香豆素苷(4-hydroxycoumarin)、水杨苷(salicin)、靛苷(indican)和海韭菜苷(triglochinin)等遇碱能够水解。

苷键碱水解时,当糖的 2-OH 与苷键成反式时则较顺式易于水解。反式时获得的是 1,6-糖酐,顺式时则为正常的糖。1,6-糖酐的生成可能是发生了两次 Walden 反转(Walden inversion)所致,据此可以判断苷键的构型。例如,存在于甜叶菊[*Stevia rebaudiana*(Bertoni)Hemsl]中的杜克威 A 用碱水解获得 1,6-葡萄糖酐,由此推定其连接在羟基上的葡萄糖苷键的构型为 β 型。

由于苷键 β 位吸电子基团能使苷元 α-位氢活化,有利于 OH^- 的进攻,故苷键的 β-位有吸电子取代的苷,如蜀黍苷等在碱液中可与苷键发生消除反应而开裂苷键,此反应称为 β-消除反应。由于游离的醛(酮)基能活化邻位的氢,故在 $1\rightarrow3$ 或 $1\rightarrow4$ 连接的聚糖中,碱能使聚糖还原端的单糖逐个剥落(peeling reaction),对非还原端则无影响。$1\rightarrow3$ 连接聚糖还原末端剥落所形成的产物是 3-脱氧糖酸,$1\rightarrow4$ 连接聚糖的产物则是 3-脱氧-2-羟甲基糖酸,两个以上取代的还原糖则很难形成糖酸,因此可根据所形成的产物推断还原糖的取代方式,这在聚糖的结构研究中是

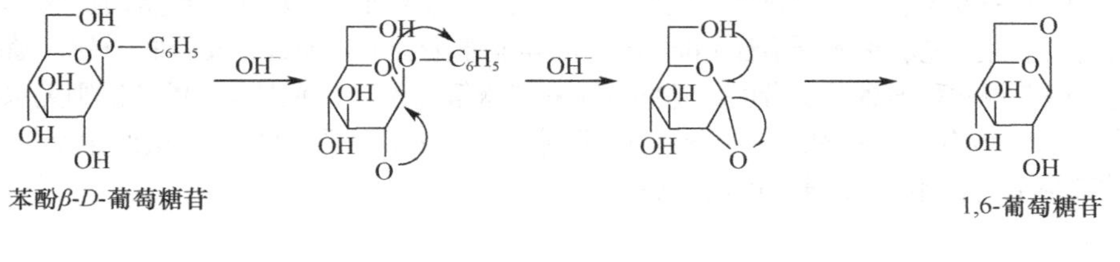

苯酚β-D-葡萄糖苷　　　　　　　　　　　　　　　　　　　　　　1,6-葡萄糖苷

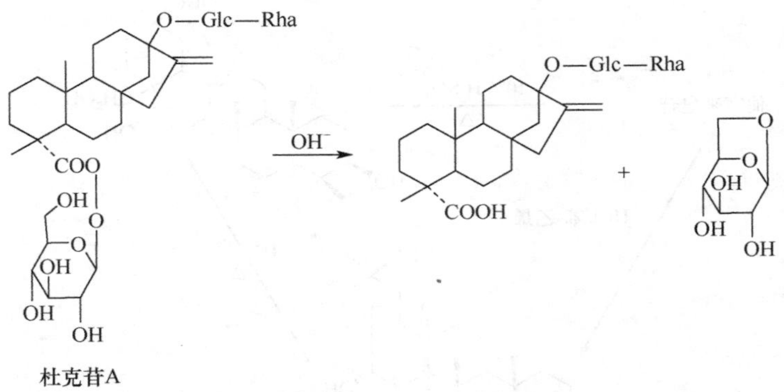

杜克苷A

非常有用的。1→4 连接聚糖还原末端剥落糖的反应机制虽然与 1→3 连接的相似，由于存在 3 位竞争性的脱羟基反应，故其降解速度比 1→3 连接慢得多。

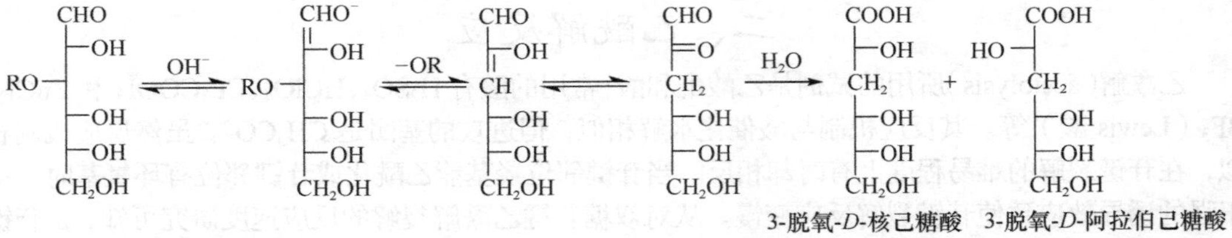

3-脱氧-D-核己糖酸 3-脱氧-D-阿拉伯己糖酸

4，6-去氧六碳糖酮-2 或 4-去氧五碳糖酮-2 的双连苷也可用碱催化水解。例如，存在于卫矛科福木（*Elaeodendron glaucum*）中的福木苷 B（elaeodendroside B），用酸、过碘酸、酶水解均未获得苷元，而在甲苯中加入少量三乙胺、吡啶或 Al_2O_3 后回流就可获得苷元。该苷能被碱水解，可能与 C_4 位上双键，既可以活化 C_3 位上的氢，有利于 OH^- 的进攻，又可以增加 C_3 位脱掉质子后形成的碳负离子的稳定性有关。

四、酶催化水解反应

酶催化水解具有反应条件温和，专属性高的特点。根据所用酶的特点可确定苷键构型，根据获得的次级苷、低聚糖可推测苷元与糖及糖与糖的连接关系，能够获得原苷元。例如，碳苷用其他的方法水解很难获得原苷元，而用人或动物体内某些微生物产生的酶水解则可获得原苷元。

常用于苷键水解的酶有转化糖酶（invertase）、麦芽糖酶（maltase）、杏仁苷酶（emulsin）、纤维素酶（cellulase）、蜗牛酶（snailase）、高峰淀粉酶（Taka-diastase）、橙皮苷酶（hesperidinase）和柑橘苷酶（naringinase）等。大多数酶均为基团特异性酶，即同工酶，不论分子的结构、大小和形状如何，只要存在某种苷键，就可用某种酶来进行酶解。一些酶可以水解某类型的苷键，如蜗牛酶可水解 β-苷键，杏仁苷酶可水解 β-六碳醛糖苷键；另一些酶的专属性更强，只能水解特定的苷键，如转化糖酶只水解 β-果糖苷键，麦芽糖酶只水解 β-D-葡萄糖苷键；纤维素酶只水解 β-D-葡萄糖苷键。还有少数酶的选择性非常强，只能水解某个化合物的某个糖，如 β-D-葡萄糖苷酶（β-D-glucosidase），只能水解毒毛花苷 K 中的末端葡萄糖；而毒毛花双糖酶（strophhus disacchariddase），则只能水解该苷末端的葡萄糖双糖。

实际上，由于酶的分离纯化很困难，目前使用的酶大多为纯度不高的混合酶，随着进一步的分离纯化，酶的专一性会有很大的改变。例如，幼高粱（*Sorghum vulgare*）的粗蛋白提取物具有 β-葡萄糖水解酶的活性，能够水解蜀黍苷（dhurrin）和 4-硝基酚苷（4-nitrophenol）的苷键。随着进一步分离纯化从中获得两种 β-葡萄糖苷酶，这两种酶只能水解蜀黍苷，而对其他的苷键则无水解作用。

苷和能水解该苷的酶往往存在于植物中不同的细胞内，正常情况下无法产生水解。但当植物细胞被破坏后，酶和苷相遇，进而水解苷。

五、过碘酸裂解反应

过碘酸裂解法亦称 Smith 降解法，是一个反应条件温和、易得到原苷元、通过反应产物可以推测糖的种类、糖与糖的连接方式及氧环大小的一种苷键裂解方法。该法特别适合于那些苷元不稳定的苷和碳苷的裂解，但对于那些苷元上有邻二醇羟基或易被氧化的基团的苷则不能应用，因为过碘酸在氧化糖的同时它们也将随之被氧化。

过碘酸裂解法所用的试剂是 $NaIO_4$ 和 $NaBH_4$，首先将样品溶于水或稀醇溶液中，加入 $NaIO_4$，在室温下将糖氧化开裂成二醛，然后用 $NaBH_4$ 将醛还原成伯醇，以防止醛与醇进一步缩合。最后调节 pH 2 左右，室温放置即可将其水解。由于这种醇的中间体具有真正的缩醛结构，故在非常弱的酸性条件下就可水解。

人参皂苷 Rb_1（ginsenoside Rb_1）用各种方法水解均未获得原苷元，在采用 Smith 降解法后才获得原苷元即 20（S）-原人参二醇[20（S）-protopanaxadiol]。碳苷用 Smith 降解法获得的是连有一个醛基的苷元。

六、糖醛酸苷的选择性水解反应

许多苷和聚糖中都含有糖醛酸，特别是在皂苷和生物体内肝脏的代谢产物中，糖醛酸苷更为常见。糖醛酸苷键用普通的裂解方法很难开裂，常需加剧反应条件，其结果是造成糖醛酸和苷元的破坏，故糖醛酸苷键的裂解常需一些特殊的方法，如光解法、四乙酸铅分解法、乙酸酐-吡啶分解法和微生物培养法等。

第五节 糖的提取分离方法

单糖为多羟基化合物，易溶于水，难溶于低极性有机溶剂，低聚糖与单糖的物理性质相似。自然界中游离存在的单糖、低聚糖不多，通常提取单糖、低聚糖及其苷类化合物常用水或稀醇、醇作为提取溶剂，回收溶剂后依次用不同极性的有机溶剂进行萃取。此处主要论述多糖的提取与纯化。

一、多糖的提取

由于各类多糖的性质及来源不同，所以提取方法也各异，主要归纳为以下几类。

（一）碱提醇沉法

对难溶于水，可溶于稀碱液的多糖类，主要是多糖胶类，如木聚糖、半乳聚糖等，可采用本方法。具体操作方法：将原料粉碎后，用 0.5mol/L NaOH 水溶液提取，提取液经中和及浓缩等步骤，最后加入乙醇进行沉淀，离心或过滤，即得粗多糖。

（二）水提醇沉法

对易溶于温水，难溶于冷水的多糖类采用。具体操作方法：可用 70～80℃热水提取，提取液用氯仿-正丁醇（4∶1）除去蛋白质，经透析、浓缩后再加入乙醇进行沉淀，离心或过滤，即得粗多糖。

（三）碱水解法

由于黏多糖多与蛋白质以共价键结合，故提取时需先破坏黏多糖与蛋白质之间的结合键。依据是蛋白聚糖的糖肽键对碱不稳定。原料经预处理后用 0.5mol/L NaOH 溶液 4℃提取，提取液用酸中和后，可用调 pH、加热或用白陶土吸附等方法去除蛋白质。最后以乙醇进行沉淀即可获得多糖。例如，从软骨中提取软骨素即用此法。

（四）蛋白水解酶消化法

黏多糖也可以用蛋白水解酶消化法释放出来。一般应用专一性低的蛋白酶进行酶解。例如，用木瓜蛋白酶进行广泛的蛋白质酶解（常加入链霉素以防变质）。酶解液用 5%三氯乙酸沉淀去除蛋白质后，再进一步用透析法去除小分子的杂质。最后加入乙醇进行沉淀，可得黏多糖。

二、多糖的纯化

多糖的纯化方法很多，需根据条件适当选择。必要时可使用多种方法以达到理想的分离效果。

（一）季铵盐沉淀法

季铵盐及其氢氧化物可与酸性多糖形成不溶性沉淀，常用于酸性多糖的分离。常用的季铵盐有十六烷基三甲基胺的溴化物（CTAB）及其氢氧化物（CTA-OH）和十六烷基吡啶的氢氧化物（CP-OH）。CTA-OH 或 CP-OH 的浓度一般为 1%～10%（W/V），在搅拌下滴加入 0.1%～1%（W/V）的多糖溶液中，酸性多糖可从中性多糖中沉淀出来，所以控制季铵盐的浓度也能分离各种不同的酸性多糖。

（二）分级沉淀或分级溶解法

根据各种多糖在不同浓度的低级醇或丙酮中具有不同溶解度的性质，逐次按比例由小到大加入甲醇或乙醇或丙酮，收集不同浓度下析出的沉淀，经反复溶解与沉淀后，直到测得的物理常数恒定（最常用的是比旋光度测定和电泳检查）。这种方法适用于分离溶解度相差较大的多糖。为了多糖稳定，常在 pH 7 进行。酸性多糖在 pH 7 时，—COOH 是以—COO⁻离子形式存在的，需在 pH 2～4 进行分离，为了防止苷键水解，操作宜迅速。此外，也可将多糖制成各种衍生物，如甲醚化物、乙酰化物等，然后将多糖衍生物溶于醇中，最后加入乙醚等极性更小的溶剂进行分级沉淀分离。

（三）离子交换色谱

根据糖类在纸色谱上具有很好的分离效果这一事实，将纤维素改性，使离子交换与纤维素色谱结合起来制成一系列离子交换纤维素，用于多糖的分离效果良好。常用的阳离子交换纤维素有 CM-cellulose、P-cellulose、SE-cellulose 和 SM-cellulose；阴离子交换纤维素有 DEAE-cellulose、ECTEOLA-cellulose、PAB-cellulose 和 TEAE-cellulose 等。其中阳离子交换纤维素特别适用于分离酸性、中性多糖和黏多糖。交换剂对多糖的吸附力与多糖的结构有关，通常多糖分子中酸性基团增加则吸附力随之增加；对于线性分子，相对分子质量大的较相对分子质量小的易吸附；直链的较分支的易吸附。在 pH 6 时酸性多糖可吸附于交换剂上，中性多糖则不能被吸附。当用硼砂将交换剂预处理后，中性多糖也可以被吸附。分离酸性多糖所用的洗脱剂通常是 pH 相同离子强度不同的缓冲液，分离中性多糖的洗脱剂则多是不同浓度的硼砂溶液。

（四）纤维素柱色谱

纤维素柱色谱对多糖的分离，既有吸附色谱的性质，又具有分配色谱的性质，所用的洗脱剂是水和不同浓度乙醇的水溶液，流出柱的先后顺序通常是水溶性大的先出柱，水溶性差的最后出柱，与分级沉淀正好相反。

（五）凝胶柱色谱

凝胶柱色谱可将多糖按分子大小和形状不同分离出来，常用的有 Sephadex G、Sepharose Bio-gel A 和 Bio-gel P 等，常用的洗脱剂是各种浓度的盐溶液及缓冲液，但它们的离子强度最好不低于 0.02。出柱的顺序是大分子的先出柱，小分子的后出柱。由于糖分子与凝胶间的相互作用，洗脱液的体积与蛋白质的分离有很大差别。在多糖分离时通常是用空隙小的凝胶，如 Sephadex G-25、Sephadex G-50 等先脱去多糖中的无机盐及小分子化合物，然后再用孔隙大的凝胶 Sephadex G-200 等进行分离。凝胶柱色谱不适合于黏多糖的分离。

（六）区带电泳

分子大小、形状及所负电荷不同的多糖其在电场的作用下迁移速率是不同的，故可用电泳的方法将不同的多糖分开，电泳常用的载体是玻璃粉。具体操作是用水将玻璃粉拌成胶状，装柱，用电泳缓冲液（如 0.05mol/L 硼砂水溶液，pH9.3）平衡 3 日，将多糖加入柱上端，接通电源，上端为正极（多糖的电泳方向是向负极的），下端为负极，其单位厘米的电压为 1.2～2V，电流 30～35mA，电泳时间为 5～12h。电泳完毕后将玻璃胶推出柱外，分割后分别洗脱、检测。

（七）亲和色谱法

近年来根据凝集素能够专一地、可逆地与游离和复合糖类中的单糖和寡糖结合的性质，利用固定化凝集素亲和色谱作为分离纯化糖蛋白的手段。这一方法简单易行，在温和条件下进行不破坏糖蛋白的活性。固定化的刀豆凝集素 A（concanavalin A，Con A）是应用最普遍的固定化凝集素。Con A 能专一地与甘露糖基结合，各种酶如 α-和 β-半乳糖苷酶、过氧化氢酶、干扰素等都可用固定化 Con A 纯化。

第六节　糖的 NMR 性质

一、糖的 ^{1}H-NMR 谱

（一）化学位移

糖上的氢核可以分成端基氢、甲基五碳糖的甲基氢、羟基氢核和其他氢核等。

1. 端基氢核（C_1-H）　受到两个氧原子的吸电子影响，通常出现在较其他氢核更低场（$\delta 4.3～6.5$）。

2. 羟基氢核（-OH）　为活泼氢，受多种因素影响，其位置不定，一般可不分析；必要时通常通过重水交换将信号除去。

3. 其他氢核（C_2-H～C_6-H）　均受到一个氧原子的吸电子影响，通常出现在 $\delta 3～4$ 的狭小区间，信号重叠非常严重，不易辨认。

（二）耦合常数

氢核的邻位耦合的大小与二面角有关：二面角为 90°时，耦合常数为 0；当二面角为 90°～180°时，随角度的增大，耦合常数变大；当二面角为 0～90°时，随角度的减小，耦合常数变大。

1. 吡喃糖的端基氢核（C_1-H）　受 C_2-H 的耦合，通常为双峰（d）。C_2-H 处于直立键时，在优势构象为 C1 构象的 β-D 或 α-L 型吡喃糖中，其 C_1-H 和 C_2-H 都处于直立键时，其二面角接近 180°，其耦合常数 J 在 6～8Hz；但是 α-D 或 β-L 型吡喃糖中，C_1-H 处于平伏键，其与 C_2-H 的二面角接近 60°，其耦合常数 J 在 2～4Hz，两者有明显区分，因此可以达到鉴别的目的。在优势构象为 1C 构象的吡喃糖中，则与上述情况相反。

C1式:

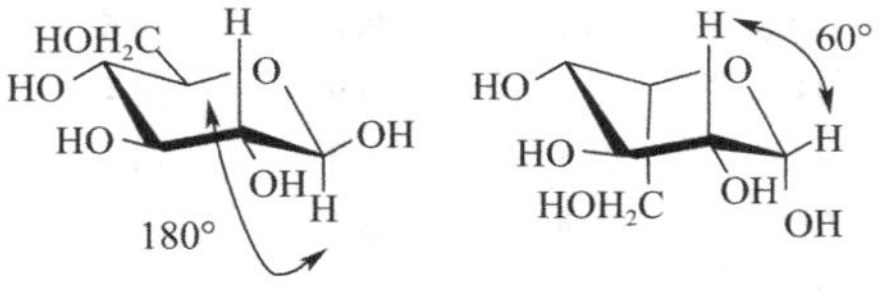

β-D　　　　β-L

1C式：

但是如果 C_2-H 都处于平伏键时，无论 C_1-H 处于直立键或平伏键，两者间的二面角都接近60°，则无法区分其端基构型。

C1式：   1C式：

常见的 *D*-型糖的优势构象式多为 C1 式，而常见的 *L*-型糖的优势构象式多为 1C 式。

2. 呋喃糖的端基氢核 （C_1-H）也受 C_2-H 的耦合，通常为双峰（d），但是由于 C_1-H 与 C_2-H 处于顺式或反式，其耦合常数的变化均不大，为 0～5Hz，故无法用耦合常数进行鉴别。

3. 其他氢核 糖上的其他位置的氢核的耦合情况相对复杂，一般出现双二重峰（dd），其裂分大小也受二面角的影响。

二、糖的 ^{13}C-NMR 谱

（一）化学位移

1. 糖的端基碳（C-1） 受到两个氧原子的吸电子影响，通常出现在较其他碳更低场（$\delta95\sim110$）。在吡喃糖中，当糖的优势构型为 C1 式时，*β-D* 和 *α-L* 型的端基碳（C_1）的化学位移通常大于 $\delta100$，*α-D* 和 *β-L* 型的端基碳（C_1）的化学位移则通常小于 $\delta100$。当糖的优势构型为 1C 式时，*α-D* 和 *β-L* 型的端基碳（C_1）的化学位移通常大于 $\delta100$，*β-D* 和 *α-L* 型的端基碳（C_1）的化学位移则通常小于 $\delta100$。因此，可以通过观察 ^{13}C-NMR 谱中端基碳的数量推测化合物中单糖的个数；并通过端基碳的化学位移值大致推测单糖端基碳的构型。

2. 甲基五碳糖的甲基碳（—CH_3） 一般出现在 ^{13}C-NMR 谱的高场区 $\delta18$。

3. 羟甲基碳（—CH_2OH） 一般出现在 ^{13}C-NMR 谱的高场区 $\delta60\sim65$。

4. 糖中的其他碳 是指—CHOH，一般出现在 ^{13}C-NMR 谱的高场区 $\delta68\sim85$。

一些常见单糖及衍生物的 ^{13}C-NMR 化学位移见表 5-6。

表 5-6　一些常见单糖及衍生物的 ^{13}C-NMR 化学位移（δ，D_2O）

单糖	C_1	C_2	C_3	C_4	C_5	C_6	—OCH_3
α-D-吡喃葡萄糖	92.9	72.5	73.8	70.6	72.3	61.6	
β-D-吡喃葡萄糖	96.7	75.1	76.7	70.6	76.8	61.7	
甲基-*α-D*-吡喃葡萄糖苷	100.0	72.2	74.1	70.6	72.5	61.6	55.9
甲基-*β-D*-吡喃葡萄糖苷	104.0	74.1	76.8	70.6	76.8	61.8	58.1
α-D-吡喃木糖	93.1	72.5	73.9	70.4	61.9	—	
β-D-吡喃木糖	97.5	75.1	76.8	70.2	66.1	—	
α-D-吡喃乳糖	93.2	69.4	70.2	70.3	71.4	62.2	
β-D-吡喃乳糖	97.3	72.9	73.8	69.7	76.0	62.0	

续表

单糖	C₁	C₂	C₃	C₄	C₅	C₆	—OCH₃
α-D-吡喃核糖	94.3	70.8	70.1	68.1	63.8	—	
β-D-吡喃核糖	94.7	71.9	69.7	68.2	63.8	—	
α-D-吡喃果糖	65.9	99.1	70.9	71.3	70.0	61.9	
β-D-吡喃果糖	64.7	99.1	68.4	70.5	70.0	64.1	
α-D-呋喃果糖	63.8	105.5	82.9	77.0	82.2	61.9	
β-D-呋喃果糖	63.6	102.6	76.4	75.4	81.6	63.2	

（二）耦合常数

目前所用的 ^{13}C-NMR 谱均为全去耦谱，并不能获得相关的耦合常数。但是，如果测定非去耦 ^{13}C-NMR，可以获得 CH 间的耦合常数。C-H 间的耦合常数通常比较大，大于 150Hz。比较有意义的是端基 C-H 耦合常数。当吡喃糖的优势构型为 C1 式时，β-D 和 α-L 型的端基 C-H 耦合常数为 160Hz；α-D 和 β-L 型的端基 C-H 耦合常数为 170Hz。

但是，呋喃糖无法用此法鉴别。

（三）苷化位移

苷化位移（glycosidation shift，GS）是指糖和苷元成苷后，苷元的 C-α、C-β 和糖的端基碳的化学位移值发生改变的现象。通常情况下，端基碳和苷元的 C-α 均向低场位移 5~7 个 δ 单位。苷元的 C-α 的苷化位移规律可以概括为"同 5 异 10 其余 7"，即当苷元的 C-α 与端基碳的绝对构型相同时，C-α 向低场位移约 5 个 δ 单位，不同时则位移约 10 个 δ 单位，其余情况位移约 7 个 δ 单位。但成酯苷和酚苷时比较特殊，α-C 向高场位移。苷元的 C-β 的苷化位移规律可以概括为"同小异大"，即当苷元 C-β 的前手性（pro-）和端基碳的绝对构型相同时，C-β 向高场位移约 2 个 δ 单位，不同时则向高场位移约 4 个 δ 单位。

（四）2D-NMR

单糖及其衍生物，以及其他寡糖或糖苷的结构解析往往依赖各种 2D-NMR 技术。HMQC（HSQC）谱可给出直接相连的 ^{13}C-^{1}H 间的相关关系，可找出与端基碳质子相连的碳的信号及糖基上每个所连接的碳的信号。DQF-COSY 给出 ^{1}H-^{1}H 的耦合的相关关系。NOESY 揭示了 ^{1}H-^{1}H 的核 Overhauser 效应关系。HMBC 谱可提供远程 ^{13}C-^{1}H 间的相关关系，可确定糖苷键之间连接位置。

第七节　糖链的结构测定

由于糖类化合物结构的多样性、立体化学的复杂性、天然存在的微观不均一性，以及难以结晶等特点，过去在糖类化合物的结构研究中，多采用化学的方法，现在的研究则更多采用了各种谱学方法并结合化学方法，效率和准确性均得到了极大的提高。随着生物学的研究技术的手段进步，将生物学技术用于糖的研究在今后将发挥越来越重要的作用，如凝集素亲和色谱、糖苷外切酶和内切酶等的应用。

糖类化合物，特别是多糖的结构研究仍然是一项十分复杂而艰巨的工作。本节主要介绍糖链部分的相关测定方法和技术。

一、多糖的结构测定

（一）多糖的纯度测定

多糖属于高分子化合物，其纯度不能按小分子化合物的标准判断。多糖通常是一定相对分子质量范围内的混合物。因此，在结构测定前需要测定多糖的纯度，纯度越纯，则越有利于结构测定。常用于多糖纯度测定的方法有：①密度超离心法；②高压电泳法；③凝胶柱色谱法；④旋光测定法等。

1. 密度超离心法 多糖在溶液中多以微粒状态存在。微粒的密度、大小及形状的不同，在离心场中受到的离心力不同，移动的速度也不同。因此，可利用这点测定多糖的纯度。

2. 高压电泳法 多糖的导电性不佳，一般需要将其制备成硼酸络合物。多糖的相对分子质量不同、组成不同，形成的硼酸络合物则不同，其在电场中的迁移率也不同，故可用此法测定多糖的纯度。

3. 凝胶柱色谱法 又称为分子筛色谱，对不同相对分子质量的多糖可以起到分离和测定纯度的作用。

4. 旋光测定法 一般采用水溶醇沉法，即在对同一多糖样品，分两次进行醇沉，然后比较两次沉淀的比旋度，一致为纯品，不同则为混合物。

（二）多糖的相对分子质量测定

目前用于多糖相对分子质量测定的主要方法是质谱方法。其中 ESI-MS 和 MAIDI-TOF-MS 是最有效的方法。

（三）多糖中组成单糖的鉴定

组成多糖的单糖的鉴定，一般采用全水解的方法，获得单糖，然后再进行分析。

1. 纸色谱或薄层色谱分析 将获得的单糖样品与已知的单糖对照品进行共纸色谱或薄层色谱，鉴定单糖种类。还可以对薄层色谱进行扫描，计算出各单糖的比例。

2. GC 或 GC-MS 分析 将获得的单糖样品与已知的单糖对照品制备成衍生物后，进行 GC 或 GE-MS 分析，获得单糖的种类和数量。

3. 液相色谱分析 由于糖类化合物大都没有强的紫外吸收，需要对样品进行紫外或荧光标记，如把单糖或寡糖制成丹磺酰腙衍生物或 N-（4-硝基苯基）-糖氨衍生物，纳克级的样品就能用紫外检测。样品不进行标记，即可以采用蒸发光散射检测器（ELSD）进行检测。

近年来，用阴离子交换层析联用脉冲安培检测器（HPAEC-PAD）来分离分析糖类化合物的方法也越来越受重用。该方法是利用糖的多羟基性，即糖具有弱酸性，在强碱溶液中可部分或全部离子化。一般使用 NaOH 和 NaOAc 的混合水溶液进行洗脱，离子化程度越小在柱中保留时间越短。PAD 可检测小于 0.1ng 的样品。

（四）单糖绝对构型的测定

同一种单糖的 D-和 L-型为对映异构体，常规的方法无法进行鉴别。因此，对单糖的绝对构型的测定，常采用在分子中引入已知构型的新手性中心，即制备成含有新手性中心的衍生物，这时 D-和 L-型为对映异构体就变成了非对映异构体，可采用常规方法进行分离鉴定。分离鉴定方法主要有 GC 法和 HPLC 法。气相色谱法中常用的试剂为 L-半胱氨酸甲酯盐酸盐。高效液相色谱法中常用的试剂为（S）-（−）-1-苯基已胺[（S）-（−）-1-phenylethylamine]。采用 HPLC 法时，也可以用手性色谱柱进行分离鉴定。

（五）糖连接顺序的测定

1. 部分水解法 是过去常用的方法，其目的是将单糖从糖链中逐个水解下来，达到分析的目的。水解的条件应比较温和。常用的水解方法有稀酸水解、甲醇解、乙酰解或碱水解等。

2. MS 法 测定的是分子离子或碎片离子的荷质比 m/z，因而可以直接给出精确的相对分子质量及寡糖连接顺序的一些信息。串联质谱（tandem mass spectrometry）的应用对糖链的连接顺序的测定很有帮助。例如，断裂一个末端的六碳糖给出[M−162]+的碎片峰，断裂一个五碳糖则给出[M−146]+的碎片峰，断裂一个 N-乙酰氨基六碳糖则给出[M−203]+的碎片峰等。

（六）糖连接位置的确定

糖连接位置的确定，目前主要采用 NMR 技术。

1. 苷化位移 利用糖成苷前后的化学位移效应，比较所分析的单糖和结合糖的化学位移值的变化情况来确定。

2. HMBC 法 可以测定远程 ^{1}H-^{13}C 相关关系，对于糖的连接位置的确定极有帮助。故这是目前普遍采用的方法。

（七）糖的氧环大小和苷键构型的确定

糖的氧环大小的确定主要有 ^{13}C-NMR，甲醇解法和 Smith 降解法等，在前面已经做过介绍。苷键构型的确定也已经进行过介绍，在此不再累述。

从上述糖类化合物的结构测定的各环节的方法中，可以看出 NMR 技术具有重要的作用。现将各种 NMR 技术可提供的结构信息汇总于表 5-7，供参考。

表 5-7　NMR 参数与糖的结构信息

NMR 参数	结构信息
化学位移、NOE、自旋耦合常数（^{13}C-^{1}H）	连接位点
化学位移、自旋耦合常数（^{1}H-^{1}H、^{13}C-^{1}H）	端基碳构型
自旋耦合常数（^{1}H-^{1}H、^{13}C-^{1}H、^{13}C-^{13}C）	单糖残基象
核自旋弛豫（T1、T2）、NOE	糖苷键构象（Φ, ψ）
自旋耦合常数（^{13}C-^{1}H、^{13}C-^{13}C）	
自旋耦合常数（^{1}H-^{1}H、^{13}C-^{1}H）	羟甲基构象（ω）
核自旋弛豫（T1、T2）、NOE	糖链运动和动力学性质

二、多糖研究实例

以宁夏枸杞子（*Lycium bararum*）中糖蛋白 LbGp4 的分离纯化及其糖链的结构分析为例。

（一）提取、分离、纯化

生药枸杞子 500g 粉碎后，在室温下用 3 倍体积水浸泡 24h，双层纱布过滤，残渣再用 1.5 倍体积水浸泡 6h，合并滤液。在<40℃下旋转蒸发浓缩至小体积，离心，上清液中加入 4 倍体积无水乙醇，静置沉淀。滤取沉淀，用少量水溶解，用 1/5 体积 Savage 试剂（CHCl₃-n-BuOH 4：1）去除游离蛋白 7 次后，用水透析 2 日；水溶液冷冻干燥，得粗多糖缀合物 LBP 4.0g。

取 LBP 上 DEAE-纤维素色谱柱分离，依次用水、0.1mol/L、0.25mol/L 和 0.5mol/L NaHCO₃ 溶液洗脱，分步收集洗脱液，取样，硫酸-苯酚法显色后，280nm 和 495nm 测定吸光值，根据吸光值合并相同部分，共得到五个组分 Lbp1～5。其中 Lbp4 再经 2 次 Sephadex G-50 柱色谱纯化（0.1mol/L NaCl 溶液洗脱），得 1.6g 白色疏松固体 LbpG4。

（二）纯度鉴定

1. HPLC 法 凝胶柱 TSK-2000SW，NaH_2PO_4-Na_2HPO_4 缓冲液（50mmol/L，pH=7.0）洗脱，流速 1.0ml/min，紫外 254nm 波长检测。LbGp4 呈单一对称峰流出，示 LbpG4 纯度良好。

2. 毛细管电泳法 以 H_3BO_3-KOH 缓冲液（pH=10）为电泳液，紫外 254nm 波长检测。LbpG4 呈单一对称峰流出，示 LbpG4 纯度良好。

（三）一般性质分析和糖链的释放

LbpG4 的 IR 谱显示 1645cm^{-1}（中）的酰胺键和 1098cm^{-1}（强）的糖环特征吸收。元素分析显示 N 的含量为 1.72%。

取 LbpG4，加入 0.1mol/L NaOH～1mol/L $NaBH_4$，45℃反应72h后，进行凝胶 Sephadex G-100 柱色谱纯化，收集含糖组分，浓缩。用 Sephadex G-25 柱色谱进一步纯化，冷冻干燥，得多糖 LbpG4-OL。经元素分析检测不含 N；经茚三酮检测不含氨基酸。在此碱性条件下蛋白链的消除示糖链为 O-连接糖链。

（四）相对分子质量测定

用凝胶过滤法测定。Sepharose 4B 柱（2 cm×50 cm）用 0.1mol/L KCl 按流速 10mL/h 平衡24h。将相对分子质量为 25 000、80 000、270 000 和 670 000 的葡聚糖标准品分别上柱，硫酸-苯酚法检测，测定洗脱体积 V_e。用蓝色葡聚糖（相对分子质量 200 万）测得外水体积 V_0。用线性回归法得到回归方程。在同样条件下测定 LbpG4 和 LbpG4-OL 的洗脱体积，由回归方程求得 LbpG4 的相对分子质量为 $21.48×10^4$，LbpG4-OL 的相对分子质量为 $18.08×10^4$。

（五）单糖组成

1. HPLC 法 LbpG4（2mg）在 1mol/L H_2SO_4（2ml）中封管 100℃水解 4h，用 $BaCO_3$ 中和。纸色谱（展开剂为 n-BuOH-C_5H_5N-H_2O 6：4：2，显色剂为苯胺-邻苯二甲酸）显示水解完全。HPLC 分析柱为糖基柱（carbohydrate analysis），流动相为乙腈-水（85：15），流速 1.0ml/min，示差检测。

2. GC 法 将水解样品进行 $NaBH_4$ 还原和乙酰化制成糖醇乙酸酯衍生物，用 OV-225 毛细管柱，从 180℃以 2℃/min 程序升温至 200℃，测得样品含 Rha、Ara 和 Gal，物质的量比为 0.05：1.33：1。HPLC 分析结果与此相符。

（六）单糖连接方式

1. 部分酸水解 将 LbpG4-OL（10mg）溶于 0.04mol/L 硫酸（4ml），于 80℃反应 10h（用纸层析检测反应进程）。反应液透析除去小分子，冷冻干燥，得 LbpG4-OL'。对 LbpG4-OL' 的单糖组分分析表明，Ara：Gal=1：74.8，即绝大部分 Ara 已被水解（五碳糖比六碳糖易于水解）。

2. 甲基化分析 将干燥的 LbGp4-OL（7mg）加入 DMSO（2ml）和四甲基脲（2ml），超声 2min 使完全溶解。加入甲基亚磺酰甲基钠（1.5ml），室温搅拌 30min，于冰浴中滴加碘甲烷（1.5ml），室温搅拌 1h，加水（2ml）淬灭反应，透析，冷冻干燥。IR 检测无羟基吸收，表明甲基化完成。完全甲基化样品加入 88%甲酸（3ml），100℃水解 3h，减压抽去甲酸，再加 0.125mol/L 硫酸（4ml），100℃反应 16h。加入 $NaBH_4$（10ml）和浓氨水（10μl），室温搅拌 3h。用 HOAc 中合至无气泡产生，减压抽干。再用甲醇溶解并旋转蒸发，重复六次以充分带走硼酸。样品在 80℃油泵减压干燥后，加吡啶（2ml）和乙酸酐（2ml），密封搅拌过夜。油泵抽干，氯仿溶解后过滤除去不溶盐类，滤液浓缩后作 GC-MS 分析。部分酸水解产物 LbGp4-OL' 用相同方法制备样品进行 GC-MS 分析（表 5-8）。

表 5-8 LbpG4-OL 和 LbpG4-OL'的甲基化分析结果

GC 峰	MS 显示糖醇衍生物	对应单糖	相对物质的量比	
			LbGp4-OL	LbGp4-OL'
1	1，4-Ac$_2$-2，3，5-Me$_3$-Ara	Ara（1→	14	
2	1，5-Ac$_2$-2，3，4-Me$_3$-Rha	Rha（1→	1	
3	1，3，4-Ac$_3$-2，5-Me$_2$-Ara	→3）Ara（1→	6	
4	1，4，5-Ac$_3$-2，3-Me$_2$-Ara	→4 或 5）Ara（1→	10	
5	1，5-Ac$_2$-2，3，4，6-Me$_4$-Gal	Gal（1→	1	5
6	1，3，5-Ac$_3$-2，4-Me$_2$-Ara	→3）Ara$p$（1→	2	
7	1，3，5-Ac$_3$-2，4，6-Me$_3$-Gal	→3）Gal（1→	5	2
8	1，4，5-Ac$_3$-2，3，6-Me$_3$-Gal	→4）Gal（1→	1	12
9	1，5，6-Ac$_3$-2，3，4-Me$_3$-Gal	→4）Gal（1→	1	1
10	1，3，4，5-Ac$_4$-2，6-Me$_2$-Gal	→3，4）Gal（1→	16	4

从表 5-8 可看出，LbpG4-OL 是一个高度分支的多糖，分支点是 →3，4)-Gal-（1→，占所有单糖的 16%。1，4，5-Ac$_3$-2，3-Me$_2$-Ara 可能代表 1→4 连接的阿拉伯吡喃型糖或 1→5 连接的阿拉伯呋喃型糖，尚不得而知。

由 LbpG4-OL'的甲基化分析结果（表 5-8）可推出其中可能的一种结构如下：

→βGalp(1→4)βGalp(1→4)βGalp(1→4)βGalp(1→4)βGalp(1→4)βGalp(1→4)[βGalp(1→4]$_9$$\beta$Galp(1→4)$\beta$Galp(1→

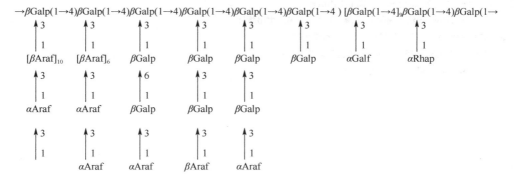

（七）糖基的构型

在 LbpG4-OL 的 ^{1}H-NMR 谱中，δ5.31、5.16 和 5.14 出现三组端基碳质子信号。在 ^{13}C-NMR 中，端基碳信号出现在 δ111.9、110.2、106.3、105.4、104.2、103.5 和 101.4。在部分酸水解的 LbpG4-OL'的 ^{1}H-NMR 谱中，δ5.31、5.16 和 5.14 的信号基本消失；同时在 ^{13}C-NMR 中，δ104.2 和 103.5 的信号基本消失。因此，这些信号由 Ara 残基产生，根据文献可归属为 α-构型的 Ara 呋喃环和吡喃环残基。另外，δ101.2 的信号可归属为 -Rha 的端基碳；δ105～107 的信号可归属为 β-Galp 的端基碳。

综合以上信息，可推导出 LbpG4-OL 的一种可能结构如下：

本 章 小 结

糖类化合物是生命体内重要的一大类化合物，在生命体内不仅具有能量供给、能量储存和结构构成的作用，还参与体内的大部分生理活动，并极可能是承担生命体内信息传递的物质基础，已经成为生命科学研究中的热点。

本章就单糖的立体化学、糖类化合物的分类、糖的化学性质、多糖的提取分离方法、糖的NMR 性质及糖链结构鉴定的程序进行了介绍。

重点：单糖的立体化学，糖类化合物的分类，糖的化学性质，糖的 NMR 性质，苷键裂解方法，以及糖链结构鉴定的程序。

难点：单糖的立体化学，糖的化学性质，苷键裂解方法和糖的 NMR 性质。

思 考 题

1. 决定血型的关键是什么？
2. 血型真与性格有关吗？
3. 糖在生物体内，除了能量供给作用外，还有哪些作用？
4. 芦丁用酸催化水解、碱催化水解、Smith 降解分别得到怎样的裂解产物？
5. 在中性或弱酸性条件下，过碘酸对顺式邻二醇的氧化速度远快于对反式邻二醇的氧化速度，但在弱碱性条件下，顺式和反式邻二醇的反应速度相差不大，请分析原因。

参 考 文 献

保罗·戴维克. 2008. 药用天然产物的生物合成. 北京：化学工业出版社
蔡孟深，李中军. 2006. 糖化学. 北京：化学工业出版社
查锡良. 2011. 生物化学. 7 版. 北京：人民卫生出版社
丁健. 2011. 高等药理学. 北京：科学出版社
方志杰. 2009. 糖类药物合成与制备. 北京：化学工业出版社
黑姆斯（HamesD）. 2010. 生物化学（英文，影印版）. 北京：科学出版社
胡春. 2013. 有机化学. 2 版. 北京：中国医药科技出版社
刘吉成，刘英才. 2008. 多糖药物学. 北京：人民卫生出版社
陆涛. 2011. 有机化学. 7 版. 北京：人民卫生出版社
裴月湖，娄红祥. 2016. 天然产物化学. 7 版. 北京：人民卫生出版社
瓦尔基. 2003. 糖生物学基础. 张树政. 北京：科学出版社
吴梧桐. 2015. 生物化学. 3 版. 北京：中国医药科技出版社
张树政. 2012. 糖生物工程. 北京：化学工业出版社

（刘艳霞）

第六章 苯丙素类化合物

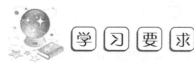

掌握：香豆素的结构类型、理化性质和检识方法、提取分离方法，苯丙素类化合物的结构特点和分类。

熟悉：木脂素的结构和分类、理化性质及鉴别方法，香豆素的波谱特征。

了解：苯丙素类化合物的分布、生物合成途径和生理活性，木脂素的提取分离方法及波谱特征。

第一节 概 述

川芎、当归、秦皮、桂皮、金银花、五味子及八角，都是人们所熟悉的中药或调料，其中都含有比较丰富的一大类成分。这类成分的共同结构特征都是以一个或几个苯丙烷（C_6—C_3）单元为基本母核，因此归为苯丙素类化合物（phenylpropanoids）。

苯丙素类化合物主要由桂皮酸途径（cinnamic acid pathway）生物合成而来，即以莽草酸为起始原料，合成苯丙氨酸，苯丙氨酸在苯丙氨酸脱氨酶的作用下，脱去氨基生成桂皮酸的衍生物，再经羟化、氧化、还原、醚化等反应，生成一系列苯丙素类化合物（图 6-1）。

图 6-1 苯丙素类化合物的生物合成途径

根据结构中含有的苯丙烷（C_6-C_3）单元的数量、是否有内酯环等，可以将苯丙素类化合物分为：简单苯丙素类化合物（含 1 个 C_6-C_3 单元），香豆素类（含 1 个 C_6-C_3 单元，含内酯环）和木脂素类（含 2 分子 C_6-C_3 单元）等。由于结构的不同，导致物理化学性质和生物活性等均有比较大的差异，故以下分别进行介绍。

第二节　简单苯丙素类化合物

简单苯丙素类化合物（simple phenylpropanoid compounds）在植物中分布广泛，几乎所有植物中均含有这类化合物。在植物中有单独存在，也有与不同的醇、氨基酸、糖、有机酸结合成酯的形式存在，甚至作为取代基取代在其他类型的化学结构上。

一、简单苯丙素的结构与分类

简单苯丙素类化合物是指含有 1 个 C_6-C_3 单元的一类化学成分，属于苯丙烷的衍生物。这类成分可根据 C_3 侧链的结构变化，进一步分为苯丙烯、苯丙醇、苯丙醛和苯丙酸类。

（一）苯丙烯类

苯丙烯类（phenylpropenes），顾名思义是指以苯丙烯（C_3 单元为丙烯基）为基本母核的一类成分。这类成分的苯环部分常见有—OH，—OCH_3 等取代基，烯键可以位于丙基的中间位置或末端位置，如丁香属（*Syringa*）植物挥发油中的主要成分丁香酚（eugenol），八角（*Illicium verum* Hook.f.）挥发油的主要成分茴香脑（anethole），以及细辛（*Asarum sieboldi* Miq）、菖蒲（*Acorus calamus* Linn.）及石菖蒲（*A.tatarinowii* Schott）挥发油中的主要成分 α-细辛醚（α-asarone）和 β-细辛醚（β-asarone）。

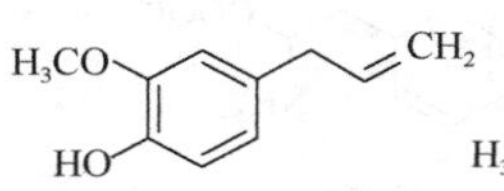

丁香酚 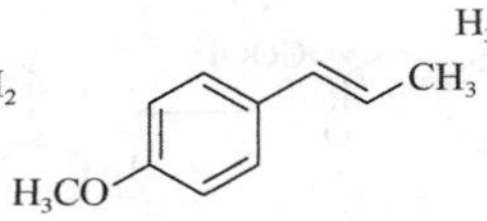　　　　茴香脑　　　　α-细辛醚　　　　β-细辛醚

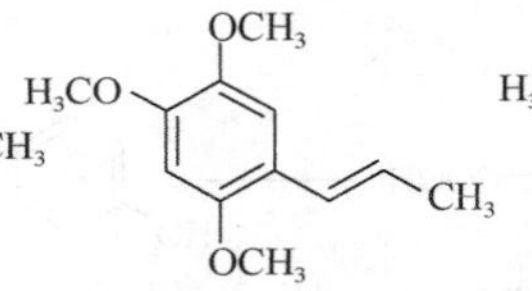

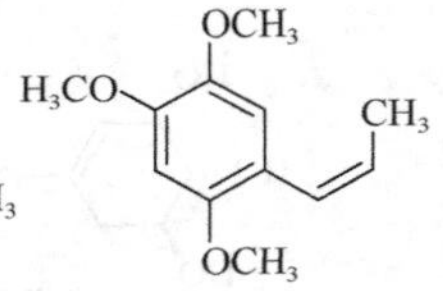

（二）苯丙醇类

苯丙醇类化合物（benzenepropanol compounds）是指含有丙醇基的一类苯丙素类化合物。例如，存在于裸子植物和被子植物中的松柏醇（coniferyl alcohol），是形成木质素的前体之一；来自于欧丁香（*Syringa vulgaris*）树皮和刺五加（*Acanthopanax senticosus*）的根及根茎的紫丁香苷（syringin）。

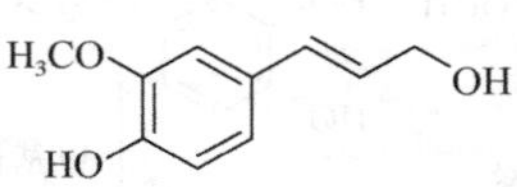

松柏醇 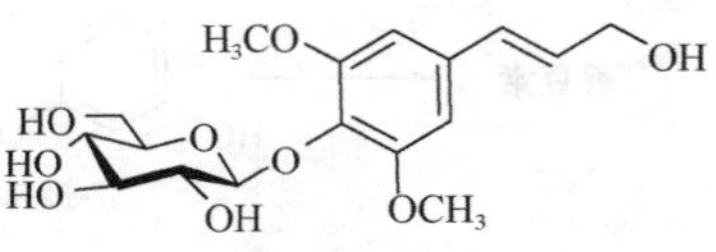　　　　　　　　紫丁香苷

（三）苯丙醛类

苯丙醛类化合物（phenylproanol compounds）是指以苯丙醛为基本骨架结构的一类成分。中药肉桂（*Cinnamomum cassia*）的树皮（桂皮）中含有挥发油的主要成分是桂皮醛（cinnamaldehyde），也是构成桂皮的特殊香味的主要成分。天然存在的桂皮醛均为反式结构，

临床主要用于抗菌、抗肿瘤、镇痛与抗真菌。

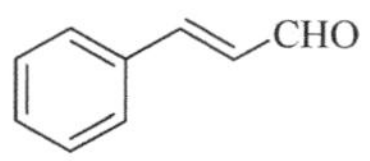

（四）苯丙酸类

桂皮醛

苯丙酸类化合物（styrene acrylic compounds）是指含有苯丙酸为基本骨架结构的一类成分，这类化合物又被称为植物酚酸（phenolic acids）。

例如，从桂皮或安息香（benzoin，安息香科 Styracaceae 植物的树脂）中分离出的桂皮酸（cinnamic acid）；从蒲公英（*Taraxacum mongolicum*）中得到的咖啡酸（caffeic acid），具有广泛的抗菌抗病毒作用；从中药当归（*Angelica sinensis*）、川芎（*Ligusticum chuanxiong*）和酸枣仁（*Ziziphus jujuba* var. *spinosa*）等中得到的阿魏酸（ferulic acid），用于治疗心脑血管疾病及白细胞减少等症，其钠盐的片剂、注射剂作为抗血小板聚集剂已经用于临床。中药黄蒿（*Artemisia scoparia* Watdst ET kit.）和金银花（*Lonicera japonica*）中含量较高的绿原酸（chlorogenic acid），则是咖啡酸与奎宁酸（quinic acid）结合成的酯，具有抗菌、利胆作用。

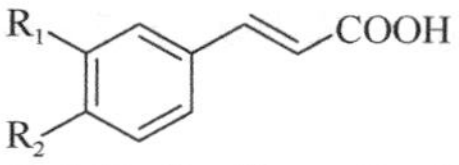

桂皮酸	R_1=H	R_2=H
咖啡酸	R_2=OH	R_2=OH
阿魏酸	R_1=OH	R_2=OCH$_3$

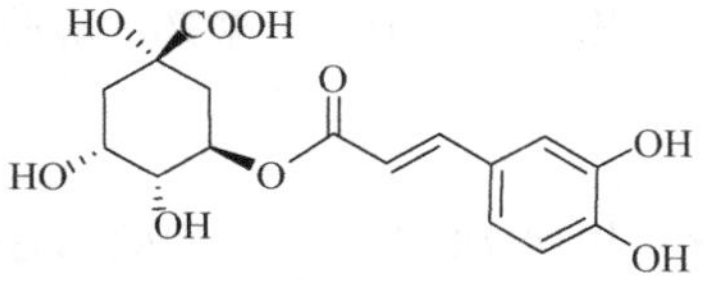

绿原酸

简单苯丙素衍生物还可以通过分子间 C—O 键聚合形成二聚体或三聚体。例如，丹参（*Salvia miltiorrhiza*）中的丹参酸 C（salvianolic acid C）是由两分子丹参酸 A（salvianolic acid A），又称丹参素（danshensu），聚合而成；丹参酸 B（salvianolic acid B）是由 3 分子丹酚酸 A 和 1 分子咖啡酸聚合而成。这些成分表现出耐缺氧、抗冠状动脉硬化、增加冠脉流量、抑制凝血和促进纤溶作用，是丹参治疗冠心病的有效成分。

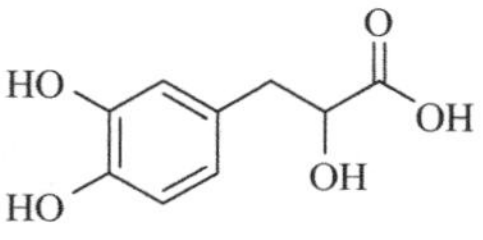

丹参酸A(丹参素) 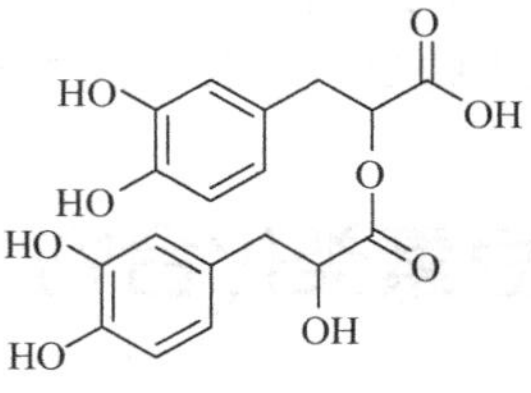　　　　丹参酸C 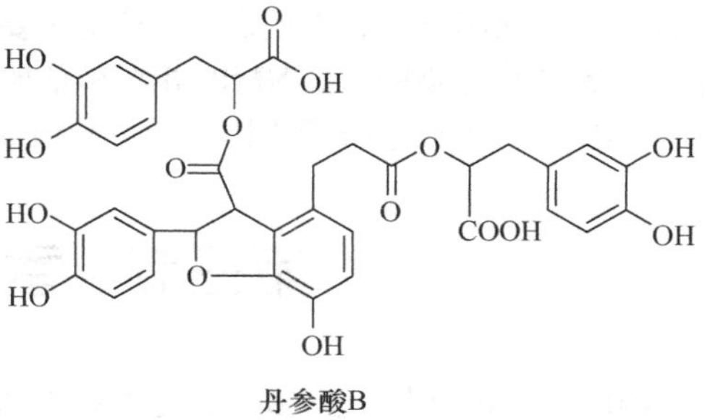　　　　　　　丹参酸B

二、简单苯丙素的理化性质

大多数简单苯丙素化合物为无定形固体，少数能结晶，可溶于水或乙醇，不溶于乙醚和氯仿等脂溶性溶剂。

由于大多数简单苯丙素化合物分子中含有多个酚羟基，故可与多种化学试剂产生颜色反应，这些反应可用于定性和定量分析，也可用于薄层层析与纸层析的显色。

（1）三氯化铁试剂或三氯化铁-铁氰化钾试剂反应：1%～2%的 FeCl$_3$ 甲醇溶液或铁氰化钾-三氯化铁（1:1）试剂，检查酚类、芳香胺类和还原性物质，酚性物质呈蓝色斑点。

（2）Pauly 试剂：重氮化的磺胺酸，检查酚类、芳香胺类及能够耦合的杂环化合物。

（3）Gepfner 试剂：1%亚硝酸钠溶液-10%乙酸（1:1）喷雾，再加 0.5mol/L 苛性碱甲醇液处理。

（4）Millon 试剂：紫外线下为无色或具有蓝色荧光，用氨水处理后呈蓝色或绿色荧光（酚羟基解离）。

三、简单苯丙素的提取与分离

简单苯丙素类化合物及其衍生物的提取方法主要有利用这类化合物简单酯类衍生物多具有挥发性，用水蒸气蒸馏法进行提取；或利用溶解度的差异，采用有机溶剂或水提取法；或利用苯丙酸衍生物具有酸性，采用碱提酸沉提取法。

简单苯丙素类化合物及其衍生物的分离，一般要经纤维素、硅胶、大孔树脂、聚酰胺等色谱方法才能达到分离目的。

四、苯丙素的波谱特征

（一）UV

简单苯丙素类化合物在 UV 中产生苯环的吸收和侧链（苯丙烯或苯丙酸）的吸收。

（二）IR

简单苯丙素类化合物在 IR 中主要产生的 $\upsilon3300\sim3500\text{cm}^{-1}$（—OH）和 $\upsilon1440\sim1650\text{cm}^{-1}$（苯环）的特征吸收。如另有其他取代基则产生相应的吸收。

（三）NMR 谱

简单苯丙素类化合物上的氢核主要可以分成三类：芳氢、烯氢和烷基氢。在 ^{1}H-NMR 谱中，芳氢、烯氢出现在低场的芳香区域（ $\delta6.00\sim7.59$ ），两者之间可以用氢核的耦合常数大小进行区分。化合物的取代状态、连接方式等可以通过分析氢核的耦合状况，以及借助 2D-NMR 谱的技术来判断。

简单苯丙素类化合物上的碳-13 核也主要可以分成四类：芳碳、烯碳、羰基碳和烷基碳。简单苯丙素类化合物的 ^{13}C-NMR 相对简洁明了，分析比较容易。取代基的数量、位置、连接方式等的确定，可通过分析具体化学位移值或借助 2D-NMR 的技术来判断。

第三节　香豆素类化合物

1820 年，Vogel 从圭亚那的零陵香豆（*Melilotus officinalis*）中获得了 1 个成分，因具有香味，同时根据零陵香豆的加勒比语 coumarou，命名为香豆素（coumarin）。

香豆素类化合物广泛分布于高等植物中，尤其在芸香科（Rutaceae）、伞形科（Umbelliferae）、菊科（Compositae）、豆科（Leguminosae）和茄科（Solanaceae）等植物中；只有少数分布于动物和微生物中。被《中华人民共和国药典》（以下简称《中国药典》）收载的富含香豆素成分的中药有秦皮（*Cortex Fraxini*）、白芷[*Angelica dahurica*（Fisch. *ex* Hoffm.）Benth. et Hookf. Franch. et Sav）、前胡（*Peucedanum praeruptorum* Dunn）、补骨脂（*Psoralea corylifolia* Linn.）及黄蒿（*Artemisiae scopariae* Woldst. et Kit.）等。

目前，已经从自然界中分离出 1200 余种这类化合物。在植物体内，香豆素类化合物常以游离状态或与糖结合成糖苷的形式存在，大多存在于植物的花、叶、茎和果中，通常以幼嫩的叶芽中含量较高。

香豆素类的结构骨架为 1 分子 C_6—C_3，且形成内酯环，其基本骨架可以归属于苯骈 α-吡喃酮，也可看作是顺式邻羟基桂皮酸脱水而成的内酯类化合物。

一、香豆素的结构与分类

几乎所有的香豆素都含有 7-氧取代基，因此可以认为伞形花内酯（umbelliferon，7-羟基香豆素）也是香豆素类成分的母体。香豆素母核上常有羟基、烷氧基、苯基和异戊烯基等取代。其中，C_6 和 C_8 上取代的异戊烯基，可与 7-OH 环合构成新的含氧环（呋喃环或吡喃环）结构。

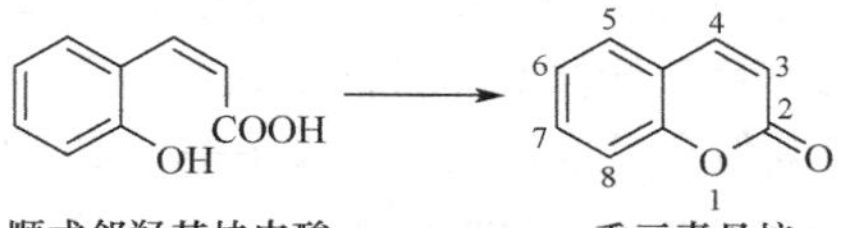

顺式邻羟基桂皮酸　　　　　香豆素母核

根据结构的变化，常把香豆素类化合物进一步分成简单香豆素、呋喃香豆素、吡喃香豆素和其他香豆素等类型。

（一）简单香豆素类

简单香豆素是指无其他环状结构的香豆素类化合物。简单香豆素类成分常见有羟基、甲氧基、亚甲二氧基和异戊烯基等取代基的取代，取代位置常见 C_5，C_6，C_8 位。

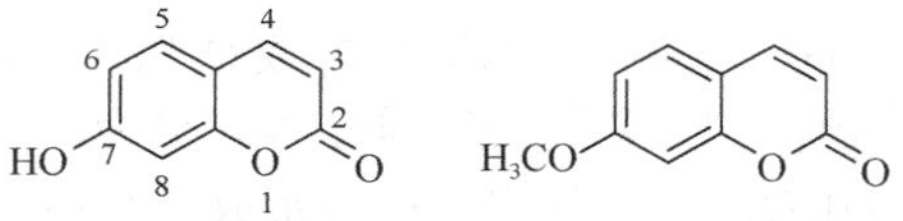

伞形花内酯　　　　　7-甲氧基香豆素

例如，七叶苷（esculin，秦皮甲素）和七叶内酯（esculetin，秦皮乙素），广泛分布于被子植物的芸香科、菊科、茄科、豆科等多种植物中，均具有抗炎、镇痛和抗菌的活性；滨蒿内酯（scoparone，七叶内酯二甲醚），主要存在于菊科植物滨蒿的种子中，具有显著的降压作用及利胆、抗炎、镇痛、降血脂、平喘和抗凝等作用；再如伞形科植物独活中的 α-当归内酯（α-angelicon）及柚（*Citrus grandis*）皮中的 α-葡萄内酯（α-aurapten）等。

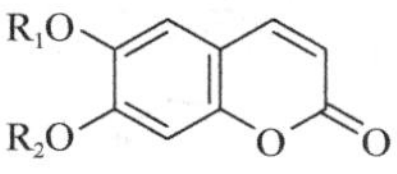

七叶内酯　　　R_1= H　　　R_2= H
七叶内酯苷　　R_1= Glc　　R_2= H　　　　α-当归内酯　　　　　　　α-葡萄内酯
滨蒿内酯　　　R_1= CH$_3$　　R_2= CH$_3$

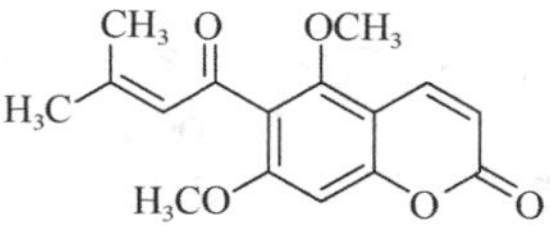

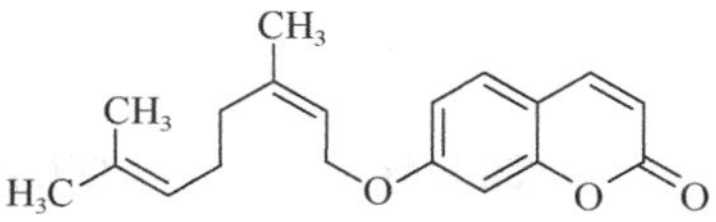

（二）呋喃香豆素类

呋喃香豆素（furocoumarins）是指香豆素母核上 C_6 或 C_8 取代的异戊烯基与 C_7-OH 环合，形成呋喃环的一类香豆素类。通常在环合后还伴随着降解，失去 3 个碳原子（丙基）。根据呋喃环骈合的位置还可分为线型和角型。

1. 线型呋喃香豆素　即 6,7-呋喃骈香豆素。因呋喃环与香豆素母核的两个环在同一直线上，称线型（linear）呋喃香豆素。本型以补骨脂素（psoralen）为代表，故又称补骨脂素型香豆素。

线型呋喃香豆素还常见其含氧取代基或异戊烯基取代，取代位置常见 C_5 和 C_8 位，如佛手苷素（bergapten），花椒毒内酯（xanthotoxin），欧前胡素（imperatorin）和别欧前胡素（alloimperatorin）等。

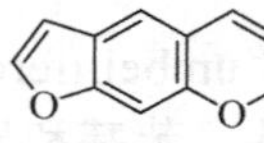

补骨脂素 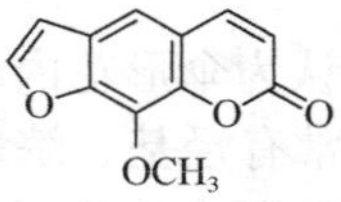　　花椒毒内酯 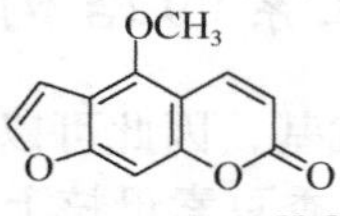　　佛手柑素 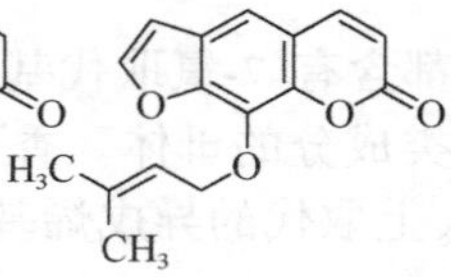　　欧前胡素 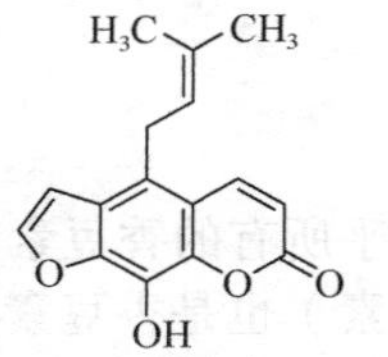　　别欧前胡素

2. 角型呋喃香豆素 即 7，8-呋喃骈香豆素。呋喃环与香豆素母核的两环处在一折角线上，称角型（angular）呋喃香豆素。以异甲氧沙林（angelicin，白芷内酯）为代表，故又称异甲氧沙林型。

角型呋喃香豆素，还常见其他含氧取代基或异戊烯基，取代位置常见 C_5 和 C_6 位，如异佛手柑素（isobergapten）和茴芹素（pimpinellin）等。

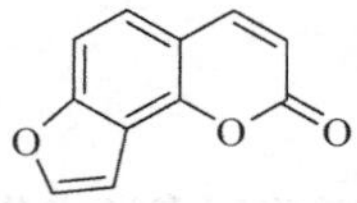

异补骨脂素 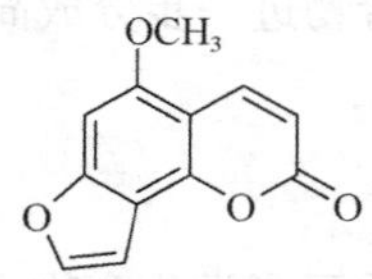　　　　异佛手柑素 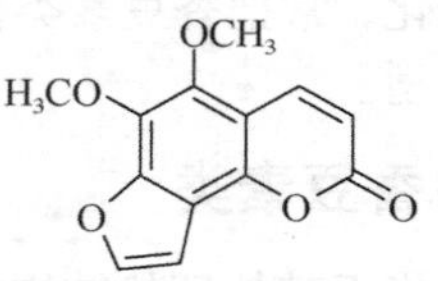　　　　茴芹素

（三）吡喃香豆素类

吡喃香豆素（pyranocoumarins）指香豆素母核上 C_6 或 C_8 取代的异戊烯基与 C_7—OH 环合，形成吡喃环的一类香豆素类化合物。与呋喃香豆素相似，也可分为线型和角型。此外，也有少数在 C_5、C_6 位形成吡喃环，或同时在 C_5，C_6 位和 C_7，C_8 位形成两个吡喃环的双吡喃香豆素。

1. 线型吡喃香豆素 即 6，7-吡喃骈香豆素，如花椒内酯（xanthyletin）。这类化合物在 C_5 和 C_8 位上常见连有含氧基或异戊烯基，如从芸香科柑橘属（*Citrus*）植物美洲花椒（xanthoxylum）树皮、芸香（*Ruta graveolens Linn.*）根、柠檬[*Citrus limon*（L.）Burnn F.]根等中分离得到的花椒内酯（xanthoxyletin）、鲁望橘素（luvangetin）和枸橘素（citrifoliol）等。

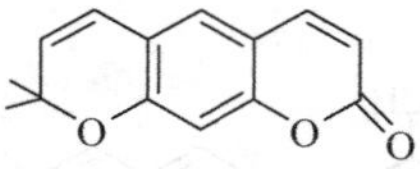

花椒内酯 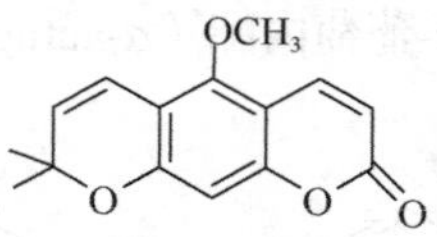　　　　花椒内酯 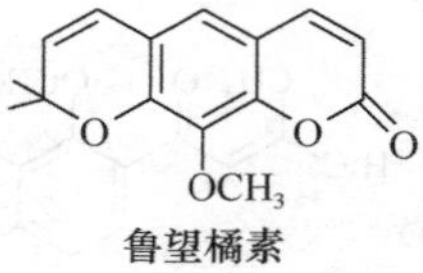　　　　鲁望橘素 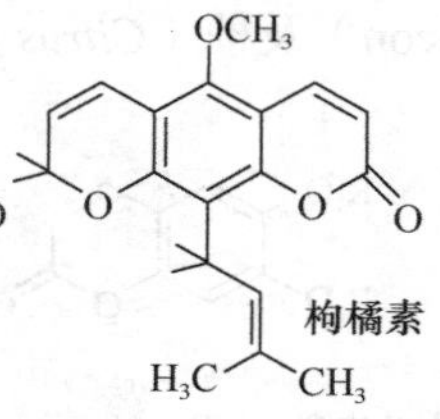　　　　枸橘素

2. 角型吡喃香豆素 即 7，8-吡喃骈香豆素，如邪蒿内酯（seselin）。这类化合物在 C_5 和 C_6 位上常见连有含氧基或异戊烯基。例如，存在于伞形科植物岩风（*libanotis buchtormensis*）根中的黄盏芹素（xanthogalin），能够使高胆固醇引起动脉粥样硬化的家兔的动脉压一时性下降并具有减慢心率、舒张血管及解除外周血管和小肠痉挛的作用。

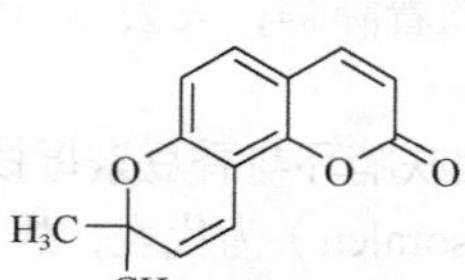

邪蒿内酯 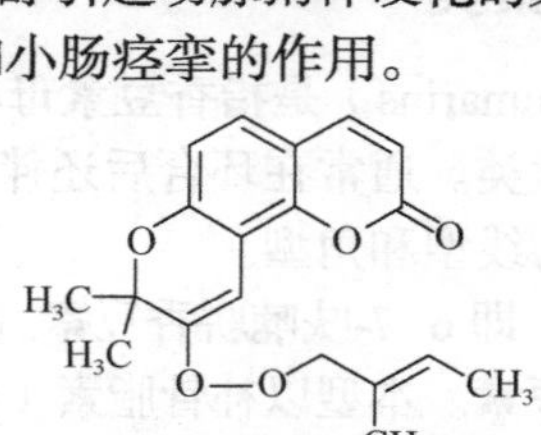　　　　　黄盏芹素

（四）其他香豆素类

不在上述的类别中的香豆素，均归入其他香豆素。其中主要有在 C_3、C_4 上有苯基、羟基

和异戊烯基等取代基的香豆素成分，以及香豆素的二聚体、三聚体等。

1. 4-苯代香豆素 数量较多，如胀果香豆素和近年从 *Calophyllum mucigerum* 中分得的 mucigerin。

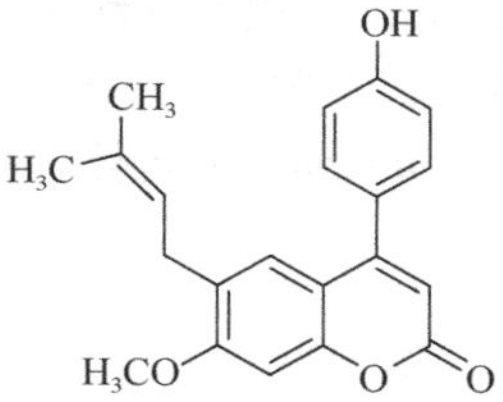

胀果香豆素甲 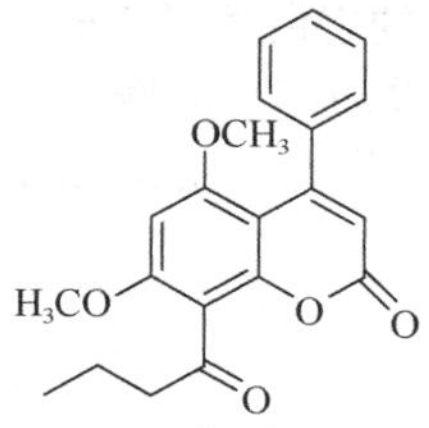 mucigerin 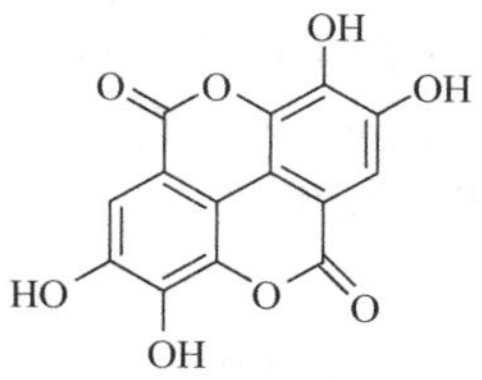 逆没食子酸

除 4-苯代之外，也有 3，4-苯骈香豆素存在，如属于鞣质的逆没食子酸（ellagic acid），又称鞣花酸，是由两分子没食子酸聚合而成，来自大戟科（Euphorbiaceae）、胡桃科（Juglandaceae）和蔷薇科（Rosaceae）等的多种植物，为止血剂，有兴奋子宫的作用，对妊娠 8 日，12 日，16 日天的小鼠，静脉注射 1.2mg/kg 时，可增加流产的发生率。

2. 4-氧代香豆素 常以—OH 或—OCH₃ 取代存在，4-含氧取代可与 3-苯取代同时存在一个结构中，两者构成香豆素醚类化合物，如近年从菊科植物墨旱莲（*Eclipta prostrate* L.）的地上部分得到的蟛蜞菊内酯（wedelolactone）、去甲蟛蜞菊内酯（demethylwedelolactone）和异去甲蟛蜞菊内酯（isodemethylwedelolactone）。4-OH 还可与 3-位的异戊二烯单位形成一类新的异戊二烯基呋喃香豆素型倍半萜衍生物。4-OH 也可在 3，4-位构成一类色原酮香豆素，如远志属植物灌木远志酮中的灌木远志酮 A。

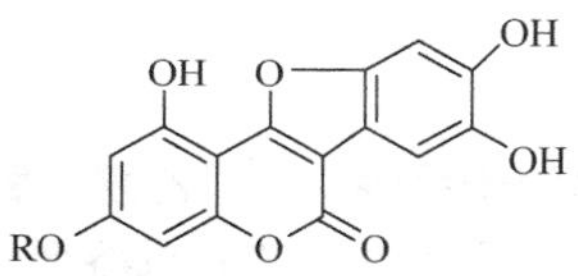

蟛蜞菊内酯 R = CH₃
去甲蟛蜞菊内酯 R = H
异去甲蟛蜞菊内酯 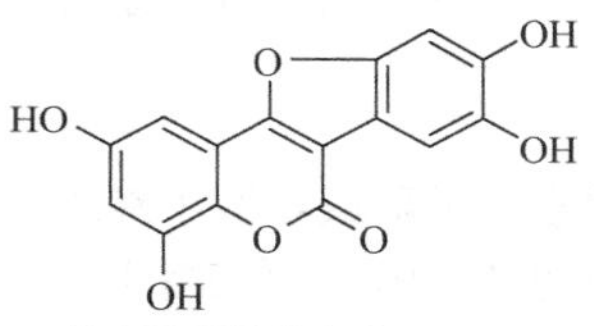
灌木远志酮 A 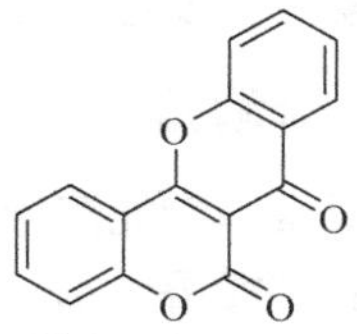

3. 胡桐内酯类香豆素 基本结构为 4-烷基（甲基或丙基）或苯基取代的双吡喃骈香豆素，主要来自藤黄科（Guttiferae）胡桐属（*Calophyllum*）植物，故称为胡桐内酯类香豆素。如 calanolide A、pseudocordatolide C 和海棠果内酯（calophyllolide）。

(+)-calanolide A (+)-pseudocordatolide C 海棠果内酯

4. 二聚体类香豆素 两分子香豆素通过氧、亚甲基或某一结构单位相连的，为二聚体香豆素。大多数是一个香豆素的 C₈ 与另一个香豆素的 C₃、C₅、C₆ 或 C₈ 直接相连，如双七叶内酯（euphorbetin）。还有的是香豆素的三聚体。

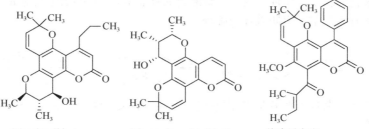

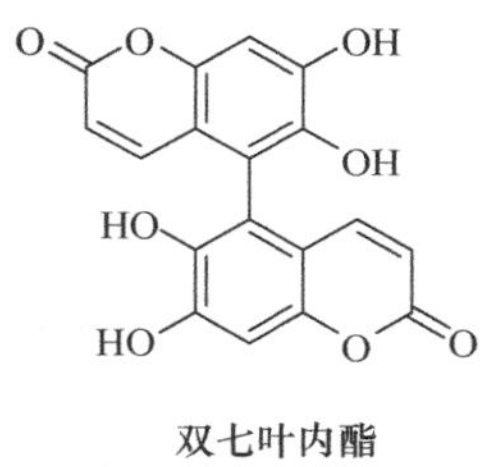

双七叶内酯

5. 异香豆素类（isocoumarin） 是香豆素 1-O 与 C₂=O 位置互换的异构体，结构上还可视为邻羧基苯乙烯醇所形成的酯，主要分布在少数科属植物中，如虎耳草科（Saxifragaceae）、大戟科、金缕梅科

（Hamamelidaceae）和伞形科等少数科属中。例如，从伞形科植物芫荽（*coriandrum sativum* Linn.）中获得的芫荽酮 A 和芫荽酮 B（coriandrones A and coriandrones B），从矮地茶（*Ardisia japanese*）全草中得到的具有镇咳作用的岩白菜素（bergeninum），以及从甜菜（*Beta vulgaris*）中得到的甜味成分甜菜苷（betanin），其甜度是蔗糖的 300 倍。亮菌甲素（armillarisin）得自于白蘑科（Tricholomataceae）真菌假蜜环菌（*Tricholoma mongolicum*）菌丝体，对胆道系统的压力具有良好的调节作用。

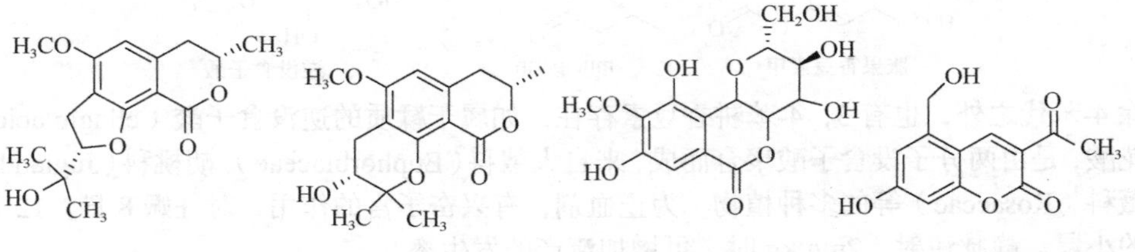

芫荽酮A　　芫荽酮 B　　岩白菜素　　亮菌甲素

二、香豆素的理化性质

（一）性状

游离的香豆素多为结晶形固体，有一定熔点，大多具有香气，具有升华性质，相对分子质量小的香豆素有挥发性，能随水蒸气蒸出。香豆素苷类大多无香味和挥发性，亦不能升华。

（二）溶解度

游离香豆素一般能溶于沸水，不溶或难溶于冷水，易溶于甲醇、苯、乙醚、氯仿等有机溶剂。香豆素苷类能溶于水、甲醇和乙醇，而难溶于乙醚、苯等极性小的有机溶剂。

（三）与碱的作用

香豆素类化合物因结构中具有内酯结构，因此在稀碱液中可逐渐水解开环成黄色溶液，生成顺式邻羟基桂皮酸盐而溶于水，经酸化后又可重新环合成游离香豆素而沉淀析出。但如果长时间在碱溶液中加热放置或经紫外光照射，顺式邻羟基桂皮酸盐则可转变为稳定的反式邻羟基桂皮酸盐，再酸化时就不会闭环。因此用碱液提取香豆素时，必须注意碱液的浓度，并应避免长时间加热或紫外光照射，以防破坏内酯环。

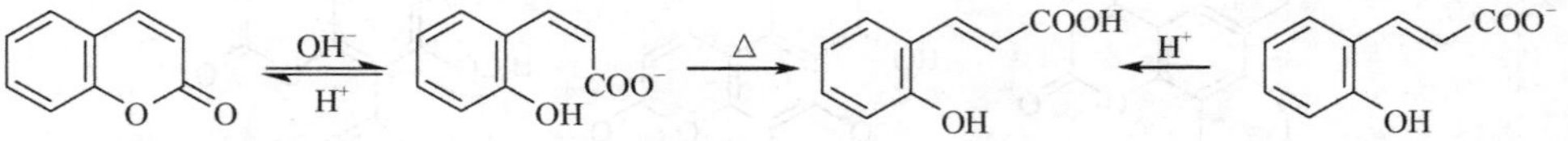

碱水解的速度与芳环上尤其是 C_7 位取代基的性质有关，难易顺序：7-OH 香豆素＜7-OCH$_3$ 香豆素＜香豆素。

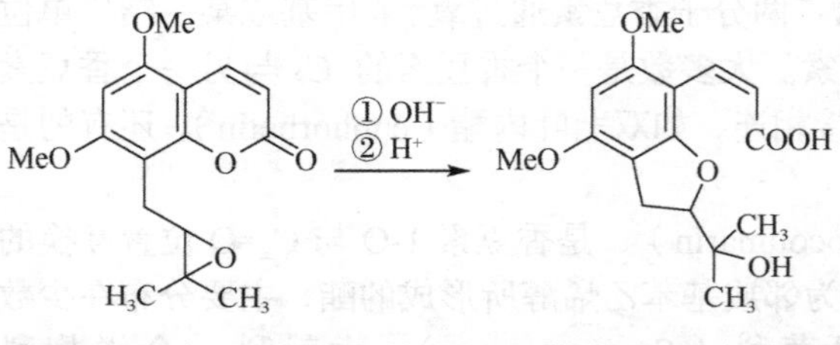

一般顺式邻羟基桂皮酸不稳定，因此不易获得，但某些具有特殊结构的香豆素却能形成

稳定的顺式邻羟基桂皮酸衍生物。如 C_8 取代基的适当位置上有羰基、双键、环氧等结构者，和水解新生成的酚羟基发生缔合、加成等作用，可阻碍内酯的恢复，保留了顺邻羟桂皮酸的结构。

（四）双键加成反应

香豆素分子中的双键可分为 C_3-C_4 间双键、呋喃环或吡喃环中的双键，侧链取代基上的双键等不同情况。其中母核上的双键由于处于共轭体系内，双键性质较弱，不易发生加成反应；当进行氢化时，只有在加压条件下和较强的催化剂作用下才有可能生成二氢香豆素。在控制条件下，一般以侧链上的双键先行氢化，然后是呋喃环或吡喃环上的双键氢化，最后才是 C_3-C_4 双键加成。C_3-C_4 双键可与溴加成生成 3，4-二溴加成衍生物，再经过碱处理脱去 1 分子溴化氢，生成 3-溴香豆素衍生物。

（五）氧化反应

香豆素类成分也能发生氧化反应，用于香豆素的氧化剂常见的有高锰酸钾、铬酸、臭氧、过氧化氢、硝酸、过碘酸等，由于氧化能力不同，香豆素被不同氧化剂所氧化的产物也不同，以往这些反应曾被用于香豆素的结构确定。

1. 高锰酸钾　氧化能力较强，可使 C_3-C_4 双键断裂生成水杨酸的衍生物；若高锰酸钾作用于二氢香豆素，则因 C_3-C_4 间无双键而不易氧化断裂，结果氧化反应发生在香豆素的苯环上，生成丁二酸。具有烃基侧链的香豆素，可以先行氢化再用高锰酸钾氧化，产物除丁二酸外，还可获得具有侧链结构的羧酸。

2. 铬酸　作为氧化剂较为温和，一般只氧化侧链或氧化苯环转变为醌的衍生物，它并不影响 α-吡喃酮环。例如，甲氧基欧芹酚（osthole）用铬酸氧化时，只作用于侧链双键而氧化成羧酸；花椒毒内酯被铬酸氧化成对醌化合物。

3. 臭氧　先作用于香豆素的侧链双键，然后是呋喃环或吡喃环上的双键，最后在剧烈条件下才能作用在 α-吡喃酮环上的双键。呋喃或吡喃香豆素在控制条件下被臭氧氧化的产物都是甲酰香豆素，其中线型结构的甲酰基在 C_6 位上，角型结构的甲酰基在 C_8 位上。若进一步氧化时，α-吡喃酮环也破裂而生成二元醛的衍生物。

4. 过氧化氢　呋喃香豆素类呋喃环上 C_2 位和 C_3 位未被取代时，用碱性过氧化氢氧化，可生成 2，3-呋喃二羧酸。

（六）与酸的反应

1. 环合反应　异戊烯基易与邻酚羟基环合，由此可以决定酚羟基和异戊烯基间的相互位置。香豆素分子中若酚羟基的邻位有不饱和侧链（如异戊烯基）时，常能相互作用环合成含氧的杂环结构，生成呋喃或吡喃香豆素类。

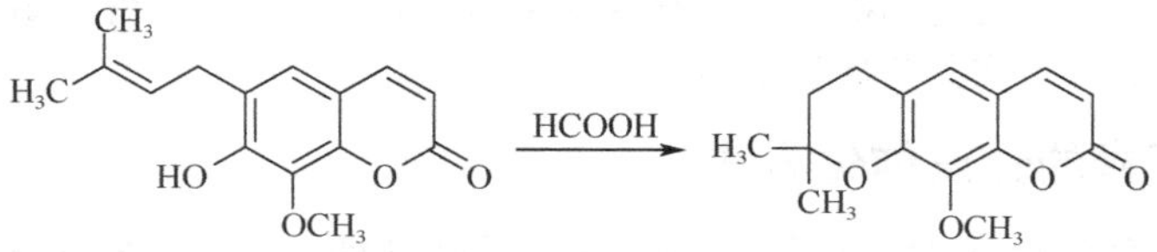

2. 烯丙基醚键的开裂　香豆素常含有异戊烯基等成醚结构，其中存在烯丙基醚部分，在温和的酸性条件下，短时间加热，就能水解成酚羟基。

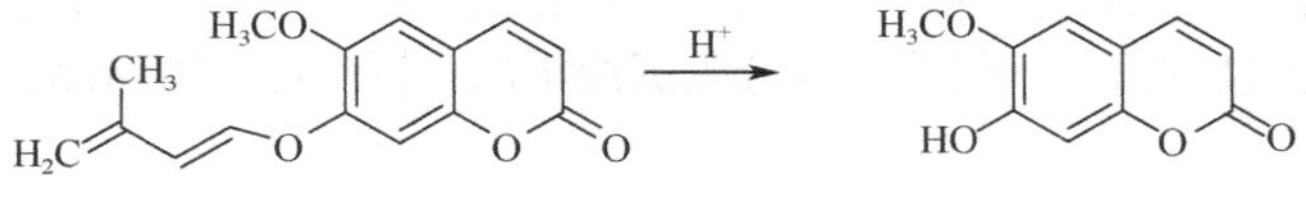

3. 烯键水合反应 在酸性条件下，香豆素分子中侧链中的双键可被水合，导入羟基。例如，高毒性的黄曲霉素 B_1（aflatoxin B_1），经酸催化后加水可生成低毒性的黄曲霉素 B_{2a}（aflatoxin B_{2a}）。这一反应提示酸处理可能是被污染食品去毒的一种方法。

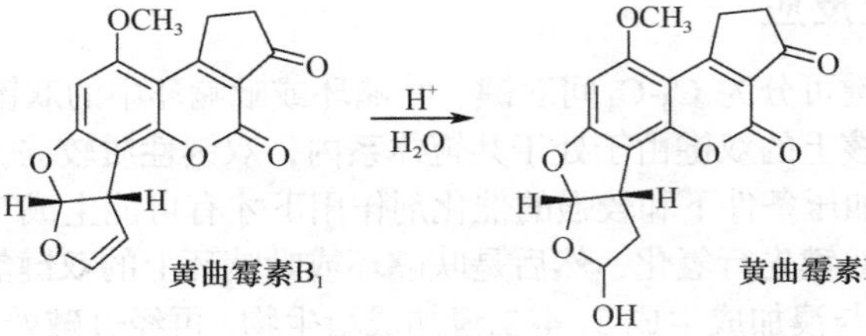

黄曲霉素B_1 黄曲霉素B_{2a}

三、香豆素的提取分离

（一）香豆素的提取方法

一般利用香豆素的溶解性、挥发性及具有内酯结构的性质进行提取分离。香豆素类成分多以亲脂性的游离形式存在于植物中，一般可用甲醇或乙醇从植物中提取，然后用石油醚、乙醚、丙酮、甲醇等溶剂依次提取浸膏，分成极性不同的部位，有时在溶剂提取物中就可获得结晶或混合结晶。多数需要进一步分离，香豆素的提取分离方法大致可以归纳为以下几种。

1. 水蒸气蒸馏法 小分子的香豆素类成分因具有挥发性，可采用水蒸气蒸馏法进行提取。本法适应面较窄，温度高受热时间长，有时会引起结构发生变化，现在已经很少应用。

2. 碱提酸沉法 香豆素类化合物多呈中性或弱酸性，所以常与中性、弱酸性杂质混在一起。可利用内酯遇碱能开环溶解，加酸又环合沉淀的特性加以分离。

利用香豆素类可溶于热碱液中，加酸又析出的性质，用 0.5%氢氧化钠水溶液（或醇溶液）加热提取，提取液冷却后再用乙醚除去杂质，然后加酸调节 pH 至中性，适当浓缩，再酸化，则香豆素类或其苷即可沉淀析出。但必须注意对酸碱敏感的香豆素类成分不能用碱提酸沉法进行提取，如 C_8 位具有酰基则碱开环后不能酸化闭环，具有侧链酯基则会碱水解，具有烯丙醚或邻二醇结构的会在酸作用下水解或发生结构重排。所使用碱、酸的浓度不能太高，并应避免长时间加热，以防破坏香豆素的内酯环结构。

3. 系统溶剂法 游离香豆素大多是低极性和亲脂性的，一部分与糖结合的极性较大，故开始提取时先用系统溶剂法较好，即用石油醚（乙醚）、乙酸乙酯和正丁醇顺次萃取。有时从提取物中可直接获得结晶或混合结晶（图 6-2）。

过去认为香豆素分子较稳定，因此利用它的内酯性质以酸碱处理，或利用它的挥发性以真空升华或水蒸气蒸馏的方法来分离纯化。现在渐渐发现香豆素并不稳定，遇酸、碱、热、层析时的吸附剂，甚至重结晶的溶剂都有使之发生变化的可能，由此所获得的物质，过去被认为是新发现的香豆素，后来证实只是次生物质。

（二）香豆素的分离纯化方法

在获得了富含香豆素的提取物后，目前一般是采用各种色谱方法进行分离，再结合下述方法进一步分离单体。

1. 分步结晶法 在色谱技术发展以前，分步结晶法是香豆素分离的常用方法之一，主要是利用香豆素的溶解性及容易结晶的性质达到分离的目的，有时与分步沉淀法结合使用。即在溶液中逐步加入更低极性的溶剂，使香豆素分级沉淀析出，析出物再重结晶，即可获得比较单一的香豆素。

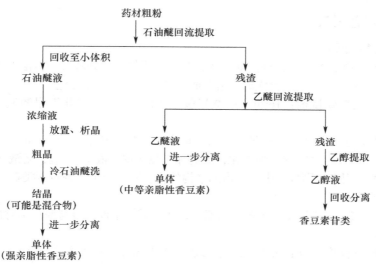

图 6-2　香豆素类化合物的分离流程图

2. 酸碱分离法　利用香豆素内酯加碱皂化，加酸恢复的性质进行分离。乙醚萃取液先以 $NaHCO_3$ 去除酸性成分，再以稀 NaOH 抽出酚性成分（包括酚性香豆素），剩余中性部分碱水解后，以乙醚抽去不水解的中性成分，碱液中和，再以乙醚抽出香豆素内酯成分。应注意此法不适宜于对酸碱敏感的香豆素。

3. 色谱法　是最主要和有效的分离方法。柱色谱的吸附剂可用中性和酸性氧化铝以及硅胶，碱性氧化铝应慎用。洗脱溶剂常用己烷与乙醚，己烷与乙酸乙酯，二氯甲烷或四氯化碳与乙酸乙酯等混合溶剂洗脱。其他吸附剂有用混以甲酰胺或乙二醇的纤维素来分离呋喃香豆素或酯类香豆素，用活性炭-硅藻土混合物分离香豆素苷类的。

氧化铝层析的吸附剂常用酸性氧化铝及中性氧化铝，不同比例的石油醚-乙酸乙酯，石油醚-乙醚及乙醚等作为洗脱剂。硅胶是目前最常用的吸附剂，洗脱溶剂为己烷与乙醚，己烷与乙酸乙酯，二氯甲烷与乙酸乙酯等。大孔树脂在水溶液中吸附力较强且有良好的选择性，可用于非极性或低极性香豆素类化合物的分离。例如，利用大孔吸附树脂 D101 从茵陈蒿汤中富集分离蒿属香豆素，其工艺过程可为：提取液用大孔吸附树脂吸附 30min，以 5 倍树脂量的蒸馏水洗去杂质，再以 3~4 倍树脂量的 70%乙醇溶液洗脱蒿属香豆素。

四、香豆素的检识

（一）荧光性质

香豆素母体本身无荧光，而羟基香豆类在紫外光下多显出蓝色或紫色荧光，有些香豆素在遇到浓硫酸时也能产生特征的蓝色荧光。香豆素荧光的强弱与分子中取代基的种类和位置有一定关系。

C_7 位基团的供电子能力，以及 C_3、C_4 位双键的电荷密度大小对于化合物的发光能力影响较大。故在 C_7 位引入羟基即有强烈的蓝色荧光，甚至在可见光下也可辨认。在碱溶液中荧光更为显著，有的试剂可使荧光变色，如 7-OH 香豆素加碱后，荧光可从蓝色变为绿色。一般非羟基取代或羟基醚化后可使荧光减弱，并变为紫色。呋喃香豆素的荧光一般较弱，多显蓝色或褐色荧光，有时难以辨认。香豆素类化合物的荧光性质在薄层色谱检识中可以显示香豆素类化合物的存在，易辨认，实用性较强。

（二）显色反应

1. 异羟肟酸铁反应

（1）原理：由于香豆素具有内酯结构，在碱性条件下可开环，与盐酸羟胺缩合成异羟肟酸，然后再于酸性条件下与三价铁离子络合成异羟肟酸铁盐而显红色。

（2）异羟戊酸铁试剂：1mol/L 盐酸羟胺甲醇液 ＋ 1%氢氧化钾甲醇液 ＋ 1%三氯化铁甲醇液。

（3）操作方法：取样品乙醇液 1ml，加新鲜的盐酸羟胺甲醇液 0.5ml、氢氧化钾甲醇液 0.2ml，加热至沸，冷后加 5%盐酸酸化，最后加三氯化铁溶液 1、2 滴，溶液显紫红色。

（4）应用：用于鉴别分子中具有内酯结构的化合物（酯类、香豆素类等）。

2. Gibb's 反应

（1）原理：2，6-二氯（溴）苯醌氯亚胺，在弱碱性条件下可与酚羟基对位的活泼氢缩合成蓝色化合物。

（2）Gibb's 反应试剂：0.5% 2，6-二氯（溴）苯醌氯亚胺的乙醇液 ＋ 1%氢氧化钾乙醇液。

（3）操作方法：取 1ml 样品的乙醇溶液，滴加 0.5%的 2，6-二氯（溴）苯醌氯亚胺的乙醇液溶液，使 pH 9～10，再加入 1、2 滴 1%氢氧化钾乙醇溶液，显深蓝色为阳性反应。

3. Emerson 反应

（1）原理：氨基安替比林和铁氰化钾，可与酚羟基对位的活泼氢生成红色缩合物。

（2）Emerson 反应试剂：2% 4-氨基安替比林乙醇液 ＋8%铁氰化钾水液。

（3）操作方法：取 1ml 样品的乙醇溶液，滴加 4-氨基安替比林乙醇液，再加入铁氰化钾水液，显红色为阳性反应。

Gibb's 反应和 Emerson 反应都要求香豆素分子中必须有游离的酚羟基，且酚羟基的对位未被取代，或 6-位上没有取代，其内酯环碱化开环后，可与 Gibb's 试剂或 Emerson 试剂反应呈阳性，如 6、7-羟基香豆素就呈阴性反应。判断香豆素的 C_6 位是否有取代基的存在，可先水解，使其内酯环打开生成一个新的酚羟基，然后再用 Gibb's 或 Emerson 反应加以鉴别，如为阳性反应表示 C_6 位无取代。

以上荧光及各种显色反应用于检识香豆素的存在和识别某位有取代的香豆素。

（三）色谱检识

1. 纸色谱　由于香豆素分子中多含有酚羟基显弱酸性，故其在进行纸色谱时，在碱性溶剂系统中的 R_f 相对较大，在中性溶剂系统中则易产生拖尾现象。

常用的溶剂系统为含水有机溶剂系统，色谱后的滤纸可先在紫外灯下观察香豆素特有的荧光，再喷以 10%氢氧化钾醇溶液或 20%三氯化锑的氯仿溶液显色。

2. 薄层色谱　香豆素化合物多具有酚羟基结构，在薄层色谱中多选硅胶作吸附剂，并用一定 pH 的缓冲溶液处理，可以得到较好的分离效果。酸性氧化铝也可选作吸附剂用。展开后的斑点除在紫外灯下观察荧光外，还可喷三氯化锑等显色剂。

五、香豆素的波谱特征

（一）UV

1. 简单香豆素的 UV　无含氧官能团取代的香豆素：这类主要在 UV 下显示两种吸收峰，即苯环及 α-吡喃酮环的吸收峰：λ_{max} 274nm（lg ε 4.03）和 λ_{max} 311nm（lg ε 3.72）。

具有含氧官能团取代的香豆素：香豆素母核上的含氧取代主要在苯环上，对苯环的最大吸收影响较大。C_7—OH 是最常见的取代，如伞形花内酯除了在 λ_{max} 217 nm 和 λ_{max} 315～330nm（lg ε 4.20）处有两个强吸收外，还同时在 λ_{max} 240nm 和 λ_{max} 255nm（lg ε 3.50）处出现两个弱峰。

2. 呋喃香豆素和吡喃香豆素的 UV　呋喃香豆素的主要吸收峰为 λ_{max} 245nm，在 λ_{max} 290nm 及 320nm 处有两个弱峰。

吡喃香豆素主要吸收峰为 λ_{max} 265～280 nm，并在 λ_{max} 220～230 nm 及 λ_{max} 330～340 nm 处有两个吸收峰。

（二）IR

香豆素的结构中存在几种主要的特征官能团，故其 IR 的特征吸收峰如下所示。

（1）＝C—H 伸缩振动吸收：$\bar{\upsilon}$ 3025～3175 cm^{-1} 区内，可见两个或三个弱至中等强度的吸收带。

（2）C＝O 伸缩振动吸收：$\bar{\upsilon}$ 1700～1750 cm^{-1}。

（3）芳环骨架振动吸收：$\bar{\upsilon}$ 1600～1660 cm^{-1} 区域有三个强吸收带。

（三）^{1}H-NMR 谱

香豆素的结构中氢核主要有芳氢、烯氢和取代基上的氢三大类。

（1）烯氢：3-H 为 δ 6.10～6.40（1H，d，$J=9.5$Hz）；

4-H 为 δ 7.50～8.30（1H，d，$J=9.5$Hz）。与其他芳氢的化学位移值的值相比，3-H 处于最高场，而 4-H 处于最低场。

（2）芳氢：由于已知的香豆素均为 7-取代香豆素，故在此仅讨论 5-H、6-H 和 8-H 的化学位移值和耦合情况。

1）7-取代香豆素：5-H 为 δ 6.70～8.00（1H，d，$J=8.0$Hz）；6-H 为 δ 6.70～8.00（1H，dd，$J=8.0$，2.0Hz）；5-H 与 6-H 的信号常常重叠，5-H 相对更低场。8-H 为 δ 6.20～6.70（1H，d，$J=2.0$Hz）

2）6，7-二取代香豆素　5-H 为 $\delta\approx7.20$（1H，s）；8-H 为 $\delta\approx6.70$（1H，s）；

3）7，8-二取代香豆素　5-H 为 $\delta\approx7.00$（1H，d，$J=8.0$Hz）；8-H 为 $\delta\approx6.80$（1H，d，$J=8.0$Hz）

（3）取代基：最常见的取代基有甲基、甲氧基和羟基等。—CH$_3$ 为 δ 2.45～2.75（3H，s）；—OCH$_3$ 为 δ 3.80～4.40（3H，s）。

（四）^{13}C-NMR

香豆素的结构中碳主要分为芳（烯）碳和羰基碳两类。

（1）芳（烯）碳：δ 100.0～160.0。苯环 H 被—OH 或—OCH$_3$ 取代后，新形成的季碳信号将向低场位移约 30.0 化学位移值单位，而其邻位和对位碳信号则分别向高场位移约 13.0 和 8.0 化学位移值单位。

（2）羰基碳：δ 160.0，比较恒定，不太受取代基的影响。

（五）MS

香豆素类化合物，由于具有共轭体系，故在 MS 分析中常常得到稳定的分子离子峰（常为基峰）。其他特征性的碎片峰主要有[M-CO]$^+$峰、[M-2CO]$^+$峰或[M-3CO]$^+$峰；甲氧基取代香豆素，形成[M-CO-CH$_3$]$^+$峰。

六、香豆素的生物活性

香豆素类化合物在自然界广泛存在，其抗肿瘤、抗病毒、抗骨质疏松和抗凝血等生物活性较强，因此近些年成为新药研究开发的热点之一。

（一）肝毒性

长期以来，因为香豆素类化合物具有芳甜的气味，广泛用于食品和药品的原料，但是它对于肝脏的毒性作用，应该引起足够的重视。例如，黄曲霉素（aflatoxins）在极低浓度就能引起动物肝脏的损害并导致癌变。其中黄曲霉素 B_1（aflatoxin B_1）的毒性最强，其结构中的不饱和内酯环和呋喃环上的双键是其毒性产生的必需结构基团，如果内酯环开环或是双键饱和，其毒性会显著降低。

（二）抗肿瘤活性

邪蒿内酯和花椒内酯具有抗癌活性。从当归中分离得到的紫花前胡素（decursin）可以显著的阻断顺铂诱导的对 HRCs 的细胞毒性。紫花前胡素和紫花前胡醇（nodakenin）在体外可以抑制 VEGF 诱导的血管生成进程，在体内可以显著抑制绒毛膜尿囊膜中的新生血管形成和小鼠模型中肿瘤的生长。从蛇床子[Cnidium monnieri（L.）Cuss.]中分离得 3 种逆转肿瘤细胞多药耐药活性香豆素化合物，分别为欧芹属素乙（imperatorin），爱得尔庭（edultin）和 9-异丁酰氧基-0-异酰基哥伦比亚苷元（columbianetin）。体外试验表明这 3 种化合物对耐药的肿瘤细胞 KBV200 具有明显的逆转作用。从缅甸植物 Kayea ossamica（Clusiaceae）的树皮中分得 4 种新的香豆素，其中 theraphine A、theraphine B 和 theraphine C 显示出很好的抗 Co12，KB 和 LNcaP 人肿瘤细胞的细胞毒活性，而 theraphin D 只对 KB 细胞显示出较弱的细胞毒活性。

（三）抗骨质疏松

蛇床定（cnidiadin）能明显提高血清 BGP 水平，表明蛇床子素有类 1，25-二羟基维生素 D_3[1，25-（OH）$_2$-dihydroxyvitamin D_3]作用或直接提高 1，25-二羟基维生素 D_3 水平，从而促进成骨细胞合成和分泌 BGP，促进成骨。蛇床子总香豆素还可降低维 A 酸（tretinoin）所致实验性骨质疏松大鼠的血清碱性磷酸酶活性，升高骨生物动力学参数，对维 A 酸所致大鼠骨质疏松具有防治作用。蛇床子素、蛇床子总香豆素的抗骨质疏松作用还与其抑制成骨细胞产生 NO、IL-1 及 IL-6 的分泌而调节成骨细胞的功能有关。

（四）抗菌、抗病毒作用

秦皮中有效成分为香豆素类，其中七叶内酯和七叶苷是抗细菌性痢疾杆菌的有效成分。蛇床子中的奥斯脑（osthole）可抑制乙肝表面抗原。蛇床子和毛当归（Angelica pubescens Maxim.）根中的奥斯脑可抑制乙型肝炎表面抗原（HBsAg），机制是增加乙型肝炎表面抗原的糖基化和在体外抑制乙型肝炎病毒的分泌。

（五）光敏作用

许多香豆素的衍生物具有光敏作用。补骨脂素（psoralen）与长波紫外线联合使用治疗银屑病和白癜风等皮肤病已经有很长的历史。杭白芷[Angelica dahurica（Fisch. ex Hoffn.）Benth. et Hook. f. ex Franch. et Sav.var. daharica CV. Hangbajzhi Yuan et shan]总香豆素类化合物可以提高皮肤对于紫外线的敏感性，产生较多的黑色素，也可以用来治疗银屑病等皮肤病。

（六）心血管系统作用

白花前胡丙素（praeruptorin C）是从中药白花前胡中分离得到的角型吡喃骈香豆素类化合物。近年来发现白花前胡丙素具有突出的降低血压和舒张冠状动脉血管的作用，其作用机制是钙离子拮抗作用。白花前胡丙素在心血管方面的显著活性受到了国内外学者的关注。

（七）抗凝血作用

海棠果内酯具有很强的抗凝血作用。但是香豆素在体内吸收快，不经过尿排出，长期使用要防止其蓄积性毒性的现象发生。两分子的 4-羟基香豆素和一分子甲醛缩合成的双香豆素（dicoumarol）存在于腐败的牧草中，牛羊食后可因出血而致死。

第四节　木脂素类化合物

木脂素类化合物（lignan compounds），又称木脂体，是一类由两分子苯丙素衍生物（C_6-C_3 单体）聚合而成的天然化合物，因最早从植物的木质部和树脂中被发现而得名。木脂素在自然界中分布较广，近年来已发现木脂素的三聚物和四聚物，聚合而成的天然化合物多数呈游离状态，少数与糖结合成苷的形式存在。木脂素曾是天然产物化学领域中研究较少的一类物质，但是近 30 年来成为较为活泼的研究领域。尤其是最近 10 年，有关化学与生物活性的报道相继问世，原因就在于具有重要生物活性化合物的发现。木脂体化合物具有广泛的生物活性：抗癌、抗病毒、抗氧化、保肝、降低应激反应和对中枢神经系统的作用等。组成木脂素的苯丙素单元分子已发现有多种类型，但常见的单体主要有四种：桂皮酸（cinnamic acid）[偶有桂皮醛（cinnamaldehyde）]，桂皮醇（cinnamyl alcohol）及丙烯苯（propenyl benzene）和烯丙苯（allylbenzene）。前两种单体的侧链 γ-碳原子是氧化型的，而后两种单体的 γ-碳原子是非氧化型的。木脂素通常由两种类型单体缩合形成各种类型的木脂素类，少数为三聚体和四聚体。

一、木脂素的主要结构类型

构成木脂素的苯丙素分子之间缩合的位置不同及其侧链 γ-碳原子上的含氧基团相互脱水缩合等反应，可形成不同的结构骨架。最早 Haworth 把 C_6-C_3 单元侧链通过 β-碳原子（C_8-$C_{8'}$）聚合而成的化合物称为木脂素类，后来 Gottlich 把新发现的由其他位置（如 C_8-$C_{3'}$，C_3-$C_{3'}$）连接生成的化合物称为新木脂素（neolignan）。近年来出现的另一种分类法是将由 γ-氧化型苯丙素生成的木脂素称为木脂素类，而由 γ-非氧化型苯丙素生成的木脂素称为新木脂素类。

木脂素由双分子苯丙素缩合形成各种碳架后，侧链 γ 碳原子上的含氧官能团，如羟基、羰基、羧基等相互脱水缩合，形成半缩醛、内酯、四氢呋喃等环状结构，使得木脂素的结构类型更加多样化。除上述两大类型外，还有一些其他类型的木脂素，分别为苯丙素的三聚体，常被称为倍半木脂素（sesquilignan）；苯丙素的四聚体称为二木脂素；杂木脂素（hybrid lignan）是由一分子苯丙素与黄酮、香豆素或萜类等结合而成的天然化合物，如黄酮木脂素（flavonolignan）、香豆素木脂素（coumarinolignan）和萜木脂素（terpene lignan）等。降木脂素（norlignan），基本母核只有 16～17 个碳原子，比一般的木脂素少 1～2 个碳。

（一）木脂素类

木脂素类是指两个苯丙素分子以 C_8-$C_{8'}$连接形成的二聚体，此类化合物又可派生出多种类型。

1. 二苯基丁烷木脂素（dibenzylbutane lignans）　是由两分子的苯丙素通过 C_8-$C_{8'}$连接形成的最简单的木脂素，它是其他类型木脂素的生源前体。这类木脂素的两个苯环可见羟基、甲氧基、亚甲二氧基或糖基等取代。例如，从蒺藜科（Zygophyllaceae）植物查帕拉尔橡树（*Larrea divaricata*）中得到的具有抗氧化作用的内消旋化合物去甲二氢愈创木脂酸（nordilydro guaiaretic acid，NDGA）和由大戟科植物珠子草（*Phyllanthus niruri*）中分离得到的叶下珠脂素（phyllanthin）等。

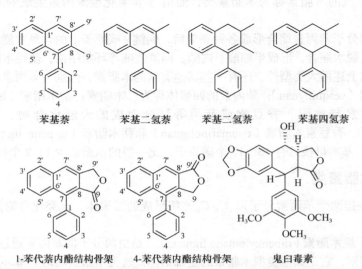

去甲二氢愈创木脂酸　　　叶下珠脂素

2. 二苯基丁内酯木脂素（dibenzyltyrolactone lignans）　又称木脂素内酯（dibenzyltyrolactones），是由侧链 C_9 氧化成羧基与 C_9 羟基缩合形成的 γ-内酯化合物，是生物体内苯基萘内酯类木脂素的前体。例如，从牛蒡子（*Fructus Arctii*）中得到的牛蒡子素（arctigenin），柴胡属植物（*Bupleurum salicifolium*）分离得到的 guamarol 及台湾杉木（*Caninghamia Konishij* Hoyata）分离得到的台湾脂素 A 和台湾脂素 B（taiwanins A and taiwanins B）等。

牛蒡子素　　　　　guamarol　　　　　台湾脂素 A　　　　　台湾脂素 B

3. 苯基萘木脂素类（arylnaphthalene lignans）　是 C_7，C_8、$C_{7'}$，$C_{8'}$ 构成一个萘环的木脂素，其分布较广，数量多。其类型有苯基萘、苯基二氢萘和苯基四氢萘三种基本骨架结构。由于该类木脂素中 C_9，$C_{9'}$ 通常构成一个 γ-内酯环，故又称环木脂素内酯（cyclolignolide），通常将内酯环羰基在上面的称为正式（normal），在下面的称为反式（retro），如从鬼臼属（*Podophyllum*）植物分出具有很强的抗肿瘤活性的鬼臼毒素（podophyllotoxin）。

苯基萘　　　　　苯基二氢萘　　　　　苯基二氢萘　　　　　苯基四氢萘

1-苯代萘内酯结构骨架　　　4-苯代萘内酯结构骨架　　　鬼臼毒素

4. 四氢呋喃木脂素类（tetrahydrofuran lignans）　也是木脂素中比较丰富的一类，木脂素烃基上不同位置氧取代基的缩合形成了四氢呋喃型木脂素。因氧原子连接位置的不同，其结构

骨架可形成 C_7-O-C_7型、C_7-O-C_9型和 C_9-O-C_9型三种四氢呋喃结构。这类化合物通常也被称为二芳基四氢呋喃衍生物。从荜澄茄(*Piper cubeba*)果实中得到的荜澄茄脂素(cubebin)为 C_9-O-C_9型四氢呋喃环。从 *Olea europaea* 树脂中分离得到的橄榄脂素(olivil)为 C_7-O-C_9型四氢呋喃木脂素。

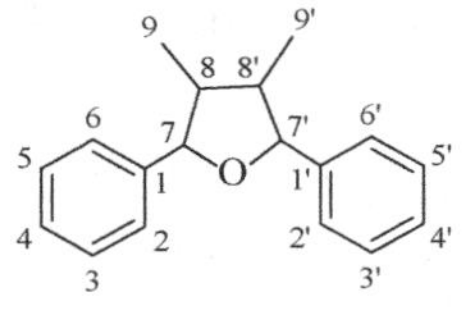

C₇-O-C₇   橄榄脂素(C₇-O-C₉)   荜澄茄脂素(C₉-O-C₉)

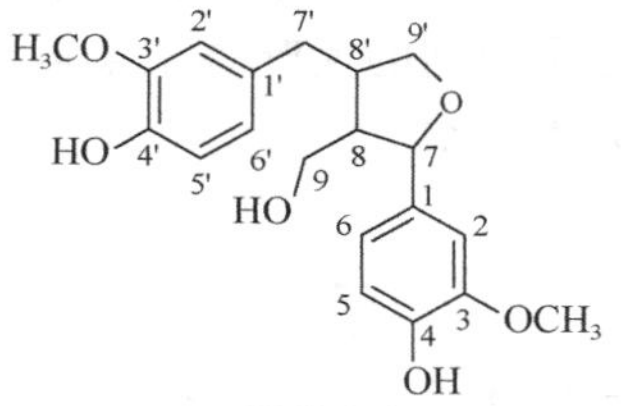

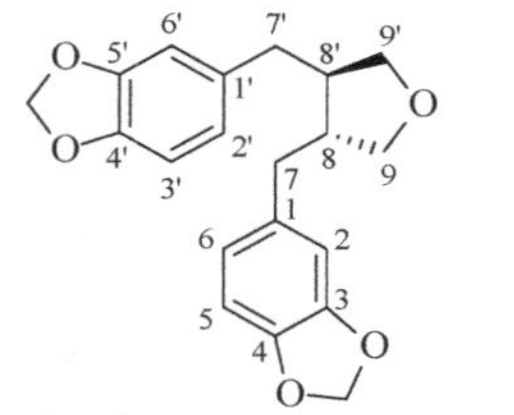

5. 双四氢呋喃木脂素类(furofuran lignans) 又称双环氧木脂素(bisepoxy lignan),是由二个取代四氢呋喃单元形成四氢呋喃骈四氢呋喃结构,也是木脂素中比较丰富的一类,如芝麻脂素(sesamin)和细辛脂素(asarinin)。

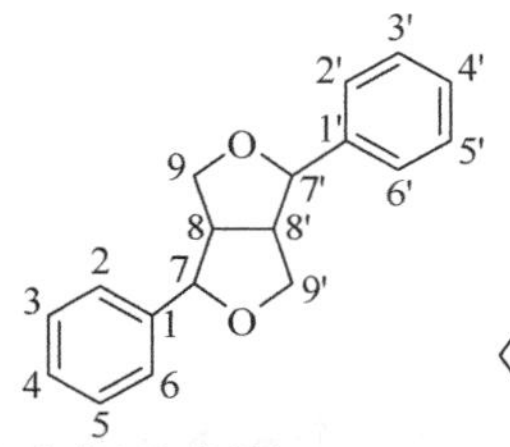

双四氢呋喃木脂素骨架 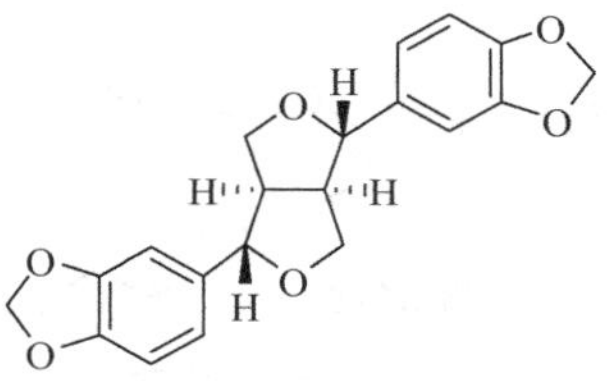   (+)芝麻脂素 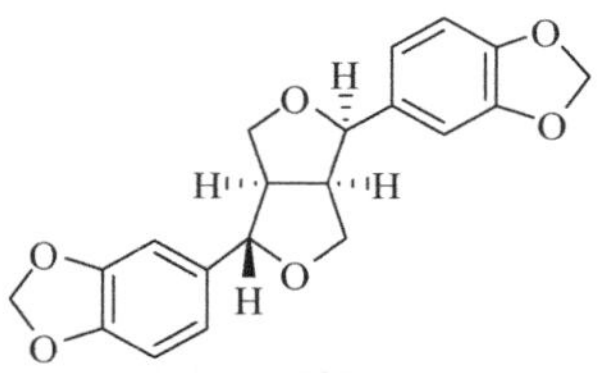   (+)细辛脂素

6. 联苯环辛烯木脂素类(dibencyclooctene lignans) 具有联苯骈环辛二烯结构,除了经典木脂素 C_8-C_8相连,两个苯丙素单元中的苯基的 C_2-C_2同时相连。集中分布于五味子属[*Schizandra Chinensis*(Turcz.)Bail.]和南五味子属(*Kadsura*)植物中,如五味子(*Schizandra chinensis*)果实中的五味子甲素[(+)-deoxyschizandrin]、五味子乙素(γ-schizandrin)和五味子丙素(schizandrin c)。华中五味子(*Schizandra sphenanthera* Rehd. et Wils.)果实中的五味子酯甲(schisantherin A),则是成酯的状态。

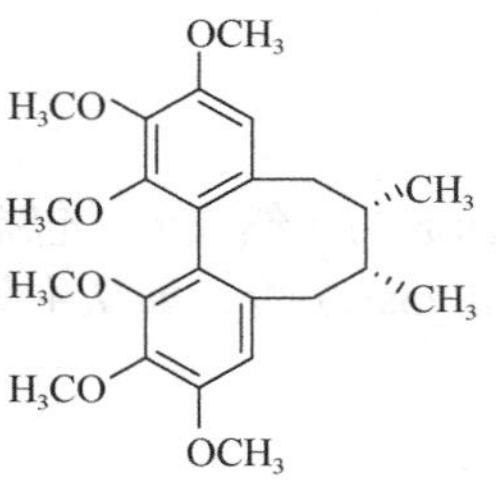

五味子甲素 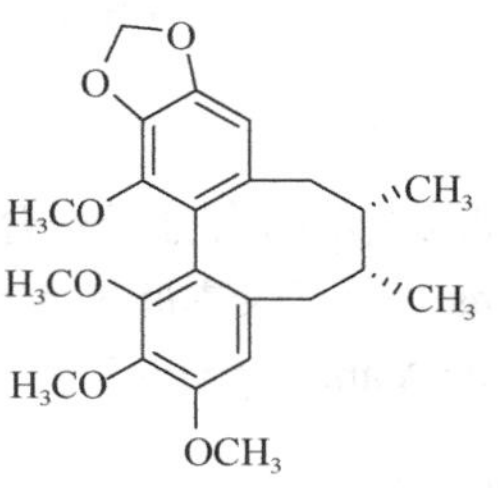   五味子乙素 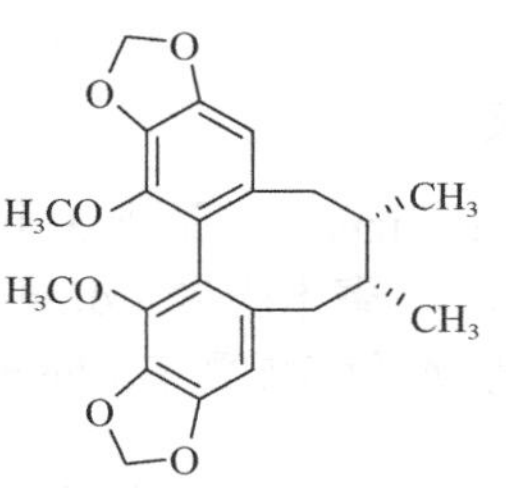   五味子丙素 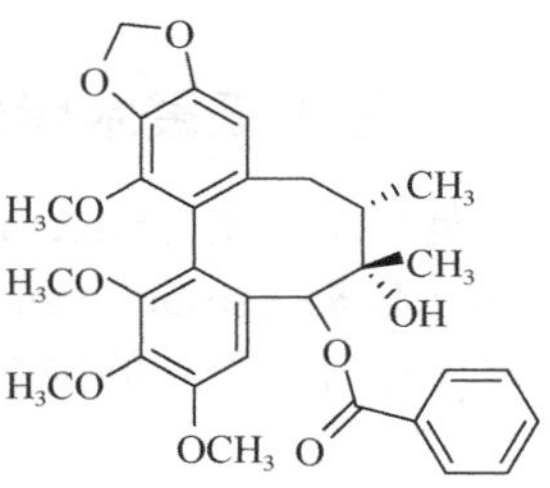   五味子酯甲

(二)新木脂素类

新木脂素类(neolignans)是指两个苯丙素分子非 C_8-C_8连接的二聚体。其派生出的类型主要有如下几种。

1. 苯骈呋喃木脂素类(benzofuran lignans) 是其中一个 C_6-C_3 单元的 C_3 部分与另一个单元的苯环相连,形成一个呋喃环。包括苯骈呋喃及其二氢、四氢和六氢衍生物,如从胡椒科(Piperaceae)植物风藤(*Piper kadsura*)中得到的海风藤酮(kadsurenone)等。

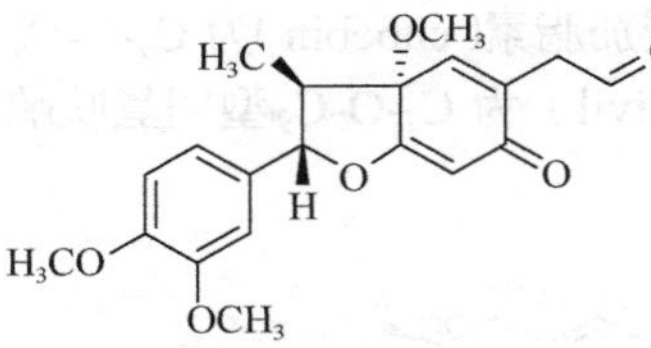

2. 双环辛烷木脂素类（bicyclooctane lignans） 结构中有两个脂环，可看成木脂素中一个 C_6-C_3 单元的芳环被部分氧化，而另一个 C_6-C_3 单元的 C_3 部分连接在被氧化的芳环上，如从愈创木（*Guaiacum officinale*）的树皮中分离得到的 guaianin，从毛叶香茶菜（*Rabdosia japonica*）的叶子中分离得到的大叶香茶菜素（macrophyllin）都属于双环辛烷类木脂素。

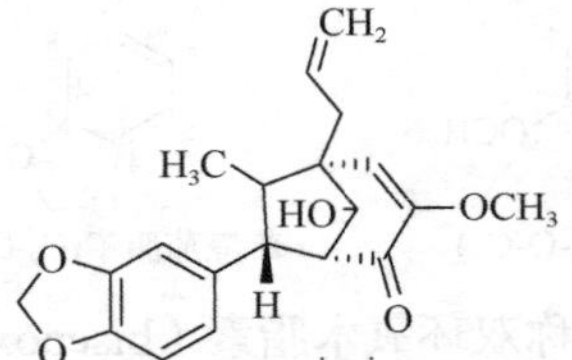

海风藤酮

guaianin 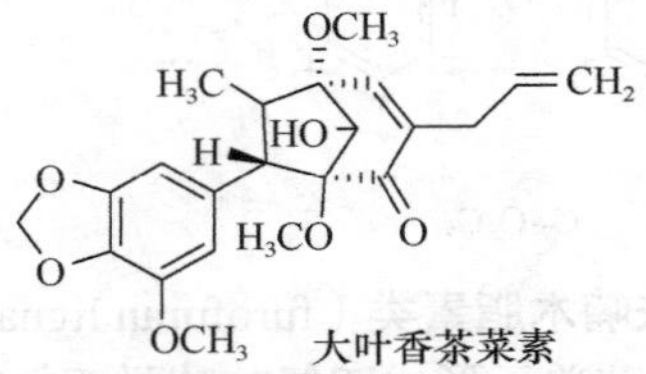 大叶香茶菜素

3. 苯骈二氧六环木脂素类（benzodioxane lignans） 结构中的两分子苯丙素通过氧桥连接，形成二氧六环结构，如从猫眼草（*Euphorbia esula*）的种子中得到的猫眼草素（maoyancaosu）。

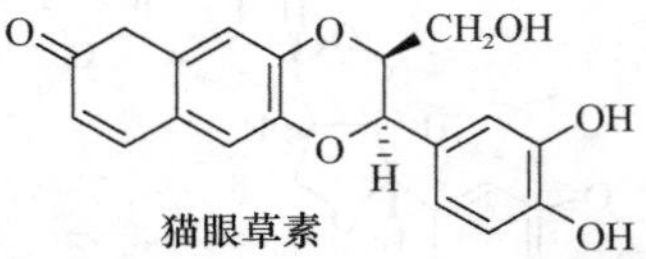

猫眼草素

4. 联苯木脂素类（biphenylene lignans） 是两分子苯丙素的两个苯环直接连接而成，多为通过 C_3-C_3 位连接，如从厚朴（*Magnolia officinalis*）树皮中得到的一对异构体厚朴酚（magnolol）与和厚朴酚（honokiol）。

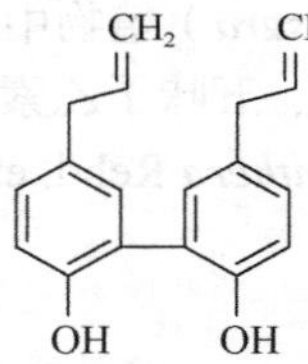

厚朴酚 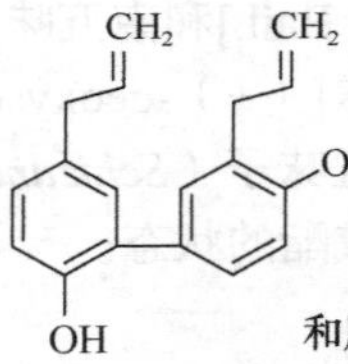 和厚朴酚

（三）低聚木脂素

低聚木脂素（oligomeric lignans）是指 3 个或以上苯丙素分子聚合而成的天然成分，包括倍半木脂素（sesquilignans）、二聚木脂素（dilignans）和三聚木脂素（trilignan）等，如从牛蒡子种子中分离得到的拉帕酚 A 和拉帕酚 F（lappaols A and lappads F）。

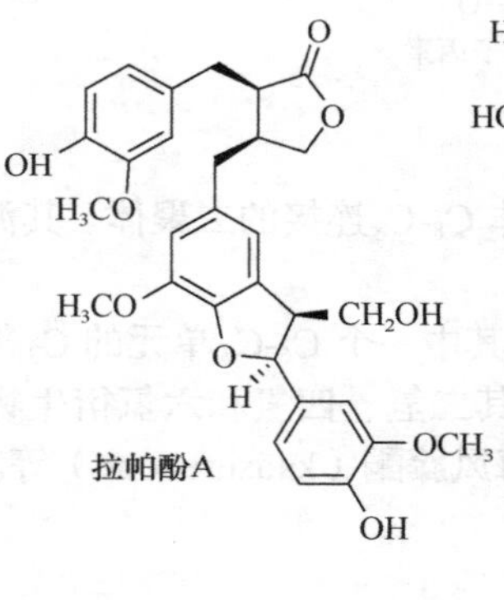

拉帕酚A 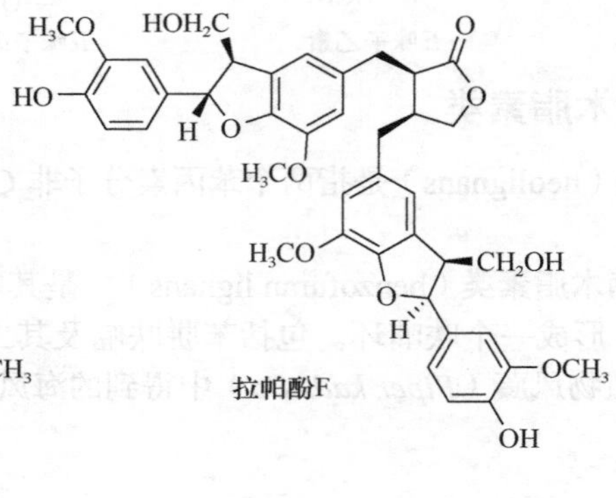 拉帕酚F

（四）其他木脂素类型

除上述木脂素类型外，还有一些因苯丙素单元分子间连接发生较大变异或与其他天然成分相连形成的木脂素类型，其中包括杂木脂素（hybrid lignan）、降木脂素（norlignan）、螺二烯酮（spirodienones）等。

杂木质素是由一分子苯丙素与黄酮、香豆素或萜类等结合而成的天然化合物，根据结合分子的不同可分为黄酮木脂素（flavonolignan）、香豆素木脂素（coumarinolignan）等。

降木脂素是指木脂素结构中某侧链部分失去 1、2 个碳原子的化合物。

螺二烯酮类木脂素主要来源于胡椒科胡椒属植物，从风藤[*Piper kadsura*（Choisy）Ohwi]茎叶中分离得到的呋胡椒脂酮（futoenone）。

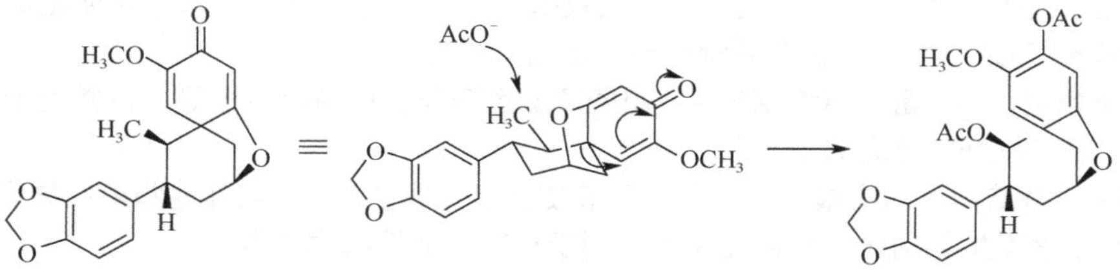

二、木脂素的理化性质

（一）性状

木脂素多数为无色结晶，但新木脂素较难结晶，只有少数木脂素在常压下能因加热而升华，如去甲二氢愈创木脂酸。一般无挥发性，不能随水蒸气蒸馏。木脂素多数以游离形式存在于植物体内，少数与糖结合成苷的形式存在。

（二）溶解度

游离木脂素具有亲脂性，能溶于苯、乙酸乙酯、乙醚、乙醇等溶剂，一般难溶于水；具有酚羟基的木脂素可溶于碱性水溶液中。木脂素与糖结合成苷后，水溶性即增加，并易被酶或酸水解。

（三）光学活性

木脂素分子中常具有多个手性碳原子或手性中心结构，所以大部分都有光学活性。遇酸易异构化，矿物酸可使木脂素发生碳架重排，使其构型发生变化，旋光性质改变，生物活性亦发生改变。木脂素的生理活性常与手性碳的构型有关，因此，在提取过程中应注意操作条件，以避免提取的成分发生结构改变，使其活性变弱或消失。

（四）酸碱异构化作用

许多木脂素类成分，由于饱和的环状结构部分可能有立体异构存在，在受到酸碱作用后，很容易发生异构化转变成立体异构体。此外双环氧木脂素类常具有对称结构，在酸的作用下，呋喃环上的氧原子与苄基碳原子之间的键易于开裂，在重新闭环时构型即发生了变化。某些木脂素类遇到酸后还能引起结构的重排。

三、木脂素的提取分离

（一）提取

大多数木脂素以游离态存在，少数以糖苷的形式存在。常与大量树脂状物共存于植物体中，本身在溶剂处理过程中也容易树脂化，这给木脂素的提取分离造成了一定的困难。游离木脂素为亲脂性，易溶于氯仿和乙醚，但在石油醚中溶解度较小。一般实验中往往先用乙醇或丙酮等亲水溶剂提取，提取液浓缩后，再用乙醚或氯仿等依次萃取，回收溶剂后即得粗的游离总木脂素。

（二）分离

得到的粗木脂素，还需进一步进行分离纯化才能获得纯品。进一步分离主要依靠色谱分离法，吸附柱色谱及分配柱色谱在木脂素的分离中都有广泛的应用。

1. 吸附柱色谱 是最常用的方法。吸附剂常用硅胶或中性氧化铝柱，洗脱剂常用石油醚-乙酸乙酯、石油醚-丙酮、石油醚-乙醚、苯-乙酸乙酯、氯仿-甲醇等做洗脱剂进行梯度洗脱，尤其采用氯仿-甲醇系统可以获得较好的分离效果。中性氧化铝也常用来分离纯化木脂素，洗脱剂通常用苯-乙醚、乙醚-氯仿等系统进行逐步增大极性洗脱。

2. 分配色谱、半制备高压液相色谱、制备薄层色谱及高速逆流色谱等 也常用于木脂素的分离，也可获得较好的分离效果。

3. 具有内酯结构的木脂素 可以利用碱液使其皂化成钠盐后，与其他脂溶性物质分离，但碱液易使木脂素发生异构化，所以此法不宜用于有旋光活性的木脂素。

4. 其他适于酚苷的分离方法 同样可以用于木脂素苷类化合物的分离。

四、木脂素的检识

（一）理化检识

木脂素分子中常有一些功能团，如醇羟基、酚羟基、甲氧基、亚甲二氧基、羧基及内酯等基团，因而也具有这些功能团的性质和反应。例如，用三氯化铁或重氮化试剂可用于酚羟基的检查，Labat 试剂（没食子酸浓硫酸试剂）或 Ecgrine 试剂（变色酸浓硫酸试剂）可用于亚甲二氧基的检查。

1. Labat 反应 具有亚甲二氧基的木脂素加浓硫酸后，再加没食子酸，可产生蓝绿色。

2. Ecgrine 反应 用变色酸代替没食子酸，保持温度在 70~80℃、20min，可产生蓝紫色，此反应称为 Ecgrine 反应，反应原理和 Labat 反应相同。

（二）色谱检识

木脂素类成分一般具有较强的亲脂性，在色谱检识中多采用吸附色谱法可获得较好的分离效果。常用硅胶薄层色谱，展开剂一般以亲脂性的溶剂如苯、氯仿、氯仿-甲醇（9:1）、氯仿-二氯甲烷（1:1）、氯仿-乙酸乙酯（9:1）和乙酸乙酯-甲醇（95:5）等展开系统。

木脂素类化合物从结构类型来看，没有共同的特征反应。一些通用显色剂，如 5%或 10%磷钼酸乙醇溶液、10%硫酸乙醇溶液、茴香醛硫酸试剂等，喷洒后于 100~120℃加热数分钟，各类木脂素可表现出不同颜色。

常用非特征性的显色剂有如下几种。

1. 茴香醛浓硫酸试剂 100~120℃，加热 5min，各类木脂素可表现出不同颜色。

2. 5%或 10%磷钼酸乙醇溶液 120℃，加热至斑点明显出现。

3. 10%硫酸乙醇液 110℃加热 5min，各类木脂素可表现出不同颜色。

4. 三氯化锑试剂 100℃加热 10min，在紫外光下观察颜色。

5. 2.5%硫酸铈铵的 20%硝酸溶液显色 120℃加热 15 min，氨气薰数分钟后均显棕色斑点。

芳基萘内酯木脂素类，由于 B 环芳香化，所以无旋光活性。例如，台湾脂素 C，常呈浅黄色，紫外光下有蓝色荧光，可与苯代四氢萘类木脂素区别。

五、木脂素的波谱特征

（一）UV

一般木脂素类化合物的两个苯环为孤立发色基团，呈现相应氧代苯吸收。一般在 λ_{max} 220～240 nm（$\lg \varepsilon > 4.0$）和 280～290nm（$\lg \varepsilon$ 3.5～4.0）出现两个吸收峰。4-苯基萘类化合物在 λ_{max} 260nm 处显示最强峰（$\lg \varepsilon > 4.5$），并在 λ_{max} 225、290、310、355nm 显示强吸收峰，成为此类化合物的显著特征。

（二）IR

木脂素的红外光谱中显示出芳碳氢吸收峰 $\bar{v}$ 3000～3100cm^{-1}，苯环特征吸收峰 $\bar{v}$ 1500～1600 cm^{-1} 或羰基吸收峰 $\bar{v}$ 1670～1780cm^{-1}。

（三）NMR

^{1}H-NMR 谱是研究木脂素结构的主要技术手段之一。木脂素多数是两个 C_6-C_3 单元构成的，因此，其氢谱中可显示两组芳氢（C_6）和两组脂肪氢（C_3）两大类信号；如果分子具有不对称性，则这两组信号常常成对出现；如果分子具有对称性，则这两组氢核信号会重叠。由于木脂素的结构类型较多，无法在此一一介绍，可参考专业书籍或文献。

^{13}C-NMR 谱信号对于判断木脂素的结构类型具有重要意义。同 ^{1}H-NMR 谱一样，^{13}C-NMR 谱信号也可以分为芳碳（C_6）和脂肪碳（C_3）两大类。

在 ^{1}H-NMR 谱和 ^{13}C-NMR 的基础上，2D-NMR 技术（^{1}H-^{1}H COSY、HMQC、HSQC、HMBC、NOESY）的应用，更为研究木脂素的平面和立体结构具有重要作用。

六、木脂素的生物活性

（一）抗肿瘤作用

小檗科鬼臼属及其近缘植物中，普遍存在含量较高的各种鬼臼毒素类木脂素，属于芳基萘类木脂素，均显示强的细胞毒活性，能显著抑制癌细胞的增殖。现已开发的化学半合成药物依托泊苷被证明是一个有效的抗癌制剂，它用于治疗小细胞肺癌、睾丸癌、淋巴癌；另一个半合成药物替尼泊苷具有相似的抗肿瘤性质，还可以用于治疗小儿神经母细胞瘤。

（二）肝保护和抗氧化作用

五味子和华中五味子果实中的各种联苯环辛烯类木脂素，均有降低血清谷丙转氨酶作用和清除氧自由基作用，酚羟基的存在可使其抗氧化活性大大增强。五味子酯甲、五味子酯乙、五味子酯丙和五味子酯丁（schisantherin A，schisantherin B，schisantherin C，and schisantherin D）能保护肝脏并降低血清 GPT 水平。五味子酯甲及其类似物在我国早已成为保肝、降低血清谷丙转氨酶和治疗慢性肝炎的药物。北五味子总木脂素对高脂血症大鼠心肌缺血再灌注损伤有一定的保护作用，其机制可能与抑制中性粒细胞浸润，影响血脂代谢有关。五味子甲素和酯甲对四氯化碳所致的肝损伤也有一定的保护作用，两者作用效果无显著差异。五味子酯乙对丙酸肝菌和脂多糖（LPS）内毒素、半乳糖胺或醇引起的小鼠肝损伤，对免疫诱导豚鼠急性肝损伤和脂多糖引发的大鼠急性肝损伤均有抑制作用，还可以显著拮抗对乙酰氨基酚对肝细胞的毒性。

（三）抗人类免疫缺陷病毒作用

鬼臼毒素类木脂素对麻疹和 I 型单纯疱疹有对抗作用。桦褐孔菌（inonotus obliquus）的水提物中含有一种水溶性的高分子的木脂素类衍生物，可抑制人类免疫缺陷病毒（human immunodeficiency virus，HIV）的蛋白酶。研究发现桦褐孔菌的水提液可使乳酸脱氢酶（LDH）、α-羟丁酸脱氢酶（HBDH）和苹果酸脱氢酶（MDH）的活性降低，过氧化氢酶（CAT）的活性增强，可清除体内的自由基、保护细胞、延长传代细胞的分裂代数，增加小鼠腹腔巨噬细胞的吞噬功能，增强人体的免疫力。

（四）中枢神经系统作用

一些木脂素对中枢神经系统（CNS）既有抑制又有兴奋作用。五味子素木脂素类具有明显的中枢安定作用，其机制可能是通过增加大脑纹状体和下丘脑的多巴胺含量。厚朴的镇静和肌肉松弛作用也与其含有的新木脂素厚朴酚有关。

（五）血小板活化因子拮抗活性

风藤中获得的新木脂素类成分对血小板活化因子（platelet activating factor，PAF）受体结合有明显抑制作用，其中海风藤酮（kadsurenone）活性最强。

（六）平滑肌解痉作用

五味子果实中的木脂素类成分对由 $PGF_{2\alpha}$ 和 $CaCl_2$ 引起的离体犬肠系膜动脉收缩具有抑制作用，显示钙拮抗活性。

（七）毒鱼作用

爵床属（*Rostellularia*）植物中的爵床脂素 A 和爵床脂素 B（justicidins A and justicidins B）和山荷叶素（diphyllin）均有毒鱼作用，其毒性强度与鱼藤酮（rotenone）相当，对昆虫和高级动物则毒性较小。

（八）杀虫作用

透骨草[*Phryma leptostachya* L. subsp. *asiatica*（Hara）Kitamura]中的乙酰透骨草木脂素（leptostachyol acetate）具有胃毒作用，是杀蝇成分。芝麻素（sesamin）、细辛素（asarinin）、罗汉松脂素（matairesinol）本身虽无杀虫作用，但对其他杀虫剂有增效作用。

（九）雌激素样作用

由一些木脂素转化的肠内脂（enterolactone）的化学结构与合成雌激素乙烯雌酚非常相似，具有雌激素样作用。

（十）降血糖作用

俄罗斯堪索莫乐斯基（Komsomlski）制药公司生产的桦褐孔菌（inonotus obliquus）的水溶性和非水溶性多糖对糖尿病小鼠都有降血糖作用，可以维持 3～48h；桦褐孔菌的水提物中的栓菌酸对非胰岛素依赖型糖尿病有效。杜仲木脂素（lignans of *Eucommia ulmoides*）对自发性高血压大鼠醛糖还原酶的活性具有抑制作用。醛糖还原酶（aldose）属于还原性辅酶Ⅱ依赖性醛-酮还原酶族，以醛糖还原酶为靶点的醛糖还原酶抑制剂已成为临床上防治糖尿病并发症的有效药物。

本 章 小 结

苯丙素类化合物是天然界普遍存在的，具有良好生物活性的一类天然产物，也是发现创新药物的重要来源。本章讲述了苯丙素类、香豆素类和木脂素类化合物的结构特征、结构分类、理化性质、提取分离方法、结构鉴别方法和生物活性。

　　重点：香豆素类化合物的结构类型、理化性质、提取分离方法及波谱特征。

　　难点：香豆素类化合物的波谱特征，木脂素类化合物的结构分类。

思　考　题

　　1. 写出下列化合物结构式：阿魏酸、丹参素、七叶内酯、七叶苷、补骨脂素。

　　2. 苯丙素类化合物包括哪些类别？

　　3. 苯丙素的母核结构特征是什么？常见的香豆素结构类型有哪些？

　　4. 常用于鉴别香豆素类化合物的试剂有哪些？

　　5. 香豆素的内酯结构、Labat 反应、Gibb's 反应、Emerson 反应、异羟肟酸铁反应在香豆素类化合物的检识与结构信息中的意义如何？

　　6. 如何用化学方法鉴别 6，7-二羟基香豆素和 7-羟基-8-甲氧基香豆素？

　　7. 香豆素的紫外特征是什么？

　　8. 木脂素的结构特点是什么？

　　9. 说出秦皮、补骨脂、白芷中的香豆素成分及五味子中的木脂素成分。

　　10. 木脂素类化合物常用的薄层显色剂有哪些？

参 考 文 献

何兰，姜志宏. 2008. 天然产物资源化学. 北京：科学出版社

孔令义. 2008. 香豆素化学. 北京：化学工业出版社

刘冬. 2004. 香豆素类化合物的合成研究. 兰州：兰州大学

裴月湖，娄红祥. 2016. 天然药物化学. 7 版. 北京：人民卫生出版社

邱峰. 2013. 天然药物化学. 北京：清华大学出版社

阮汉利，张宇. 2016. 天然药物化学. 2 版. 北京：中国医药科技出版社

石建功. 2010. 木脂素化学. 北京：化学工业出版社

徐任生. 2006. 天然产物化学导论. 北京：科学出版社

于德全，吴毓林. 2005. 天然产物化学进展. 北京：化学工业出版社

（陈韩英）

第七章 黄酮类化合物

掌握：黄酮类化合物的结构与分类，理化性质，常用提取分离方法。
熟悉：黄酮类化合物结构解析中常用理化鉴别和波谱学特征。
了解：黄酮类化合物的生物活性。

第一节 黄酮类化合物的结构与分类

人们日常生活中的粮食、蔬菜及水果，如苦荞、芹菜、柚子等都富含一类成分，由于最早发现的黄酮类化合物都具有一个酮式羰基结构，而且大多呈黄色或淡黄色，故将这类化合物称为黄酮类化合物（flavonoids）。

黄酮类化合物在植物界分布广泛，常见分布在高等植物中，对植物的生长、发育、开花、结果及防治病虫害等多方面起着重要作用。但在藻类、菌类中却很少发现，仅个别种中发现含有黄酮类类似物。黄酮类化合物是天然产物化学领域中研究较多的一类成分。越来越多的研究结果表明，黄酮类化合物具有显著的生物活性，是发现新药的重要天然来源类别成分之一。

黄酮类化合物是泛指具有 1，2-二苯基丙烷或 1，3-二苯基丙烷骨架（C_6-C_3-C_6）的一系列化合物的总称。可根据中间三碳链（丙烷，C_3）的氧化程度，是否构成环状结构，3 位是否有羟基取代，以及 B 环（苯基）连接的位置（2 或 3 位）等特点可进一步进行结构分类（主要的天然黄酮类化合物的分类如表 7-1 所示）。对于中间三碳链成环的黄酮类化合物，从化学角度，可以视为 2-苯基色原酮（2-phenyl chromone）或 2-苯基色满酮（2-phenyl chroman）的衍生物。

在已发现的各类黄酮类化合物中，黄酮醇类最为常见，其次是黄酮类。黄酮类化合物在植物体内的存在形式既有游离的形式，又有与糖结合成苷的形式。

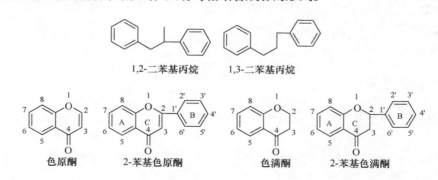

1,2-二苯基丙烷　　1,3-二苯基丙烷

色原酮　　2-苯基色原酮　　色满酮　　2-苯基色满酮

表 7-1 黄酮类化合物的主要结构类型

名称	基本骨架结构	名称	基本骨架结构
黄酮类 （flavones）	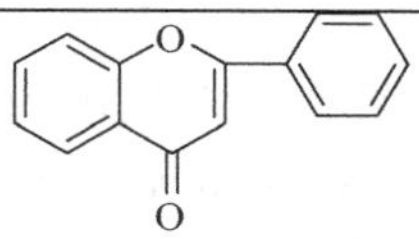	查耳酮类 （chalcones）	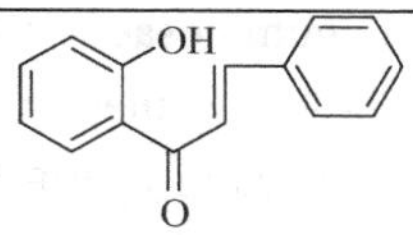
黄酮醇类 （flavonols）	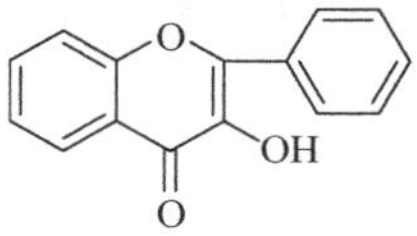	二氢查耳酮类 （dihydrochalcones）	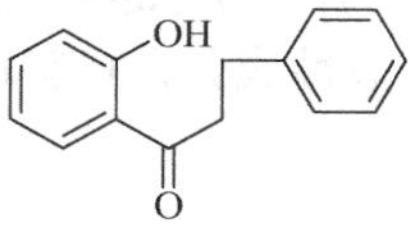
二氢黄酮类 （flavanones）	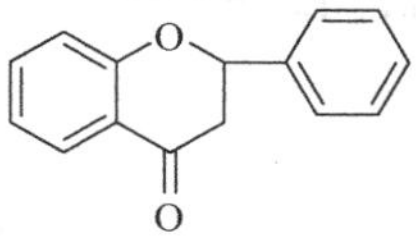	双黄酮类 （biflavones）	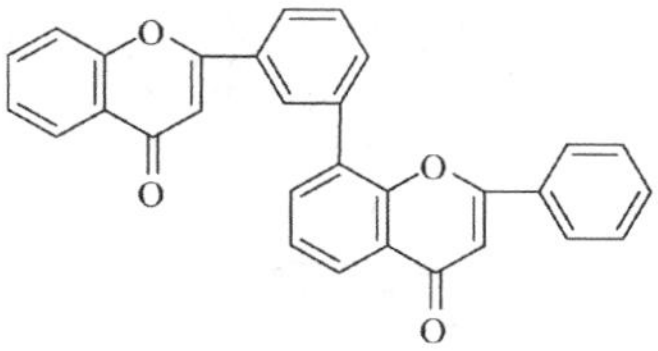
二氢黄酮醇类 （flavanonols）	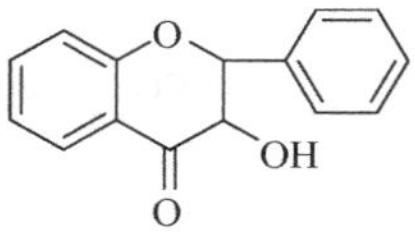	橙酮类 （aurones）	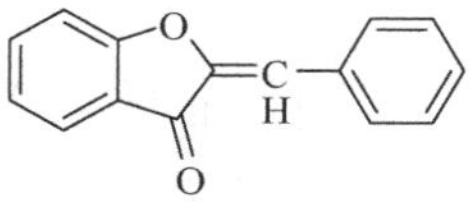
异黄酮类 （isoflavones）	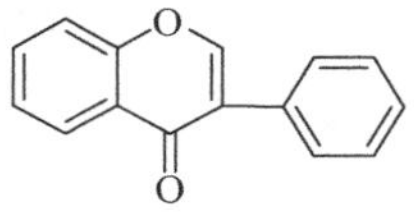	花色素类 （anthocyanidines）	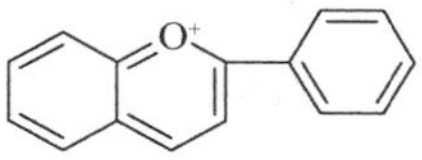
二氢异黄酮类 （isoflavanones）	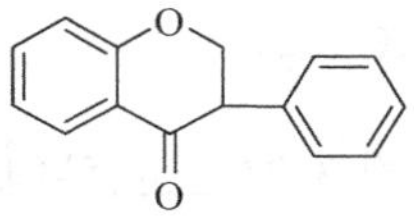	黄烷类 （flavanes）	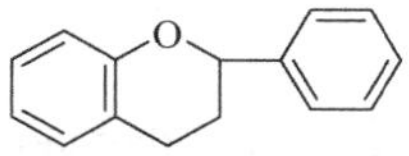
高异黄酮类 （homoisoflavones）	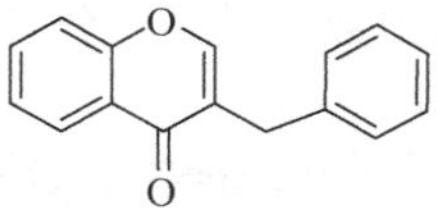	双苯吡酮类 （xanthones）	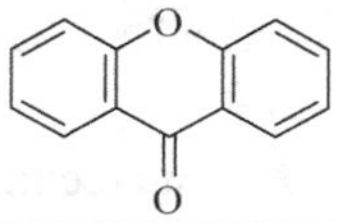

黄酮类化合物的母体结构中常见的取代基有羟基、甲氧基、次甲二氧基及异戊烯基等。另外，多数黄酮类化合物是以糖苷的形式存在。黄酮苷元与糖的连接形式主要为 O-糖苷，也有部分是 C-糖苷，如牡荆素（vitexin）和葛根素（puerarin）等。截止到 2006 年的统计，黄酮类化合物总数已超过 9000 个。

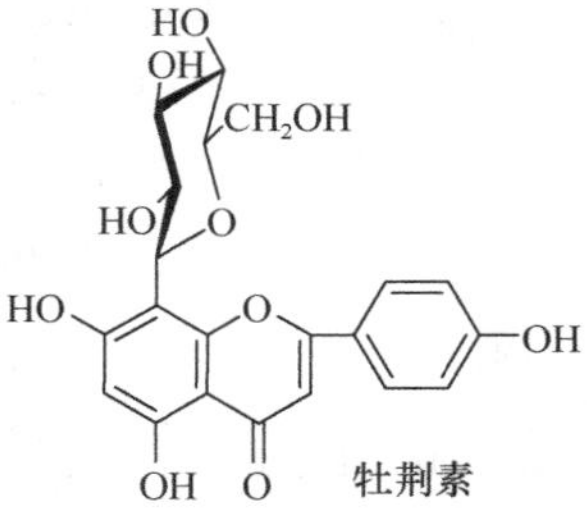

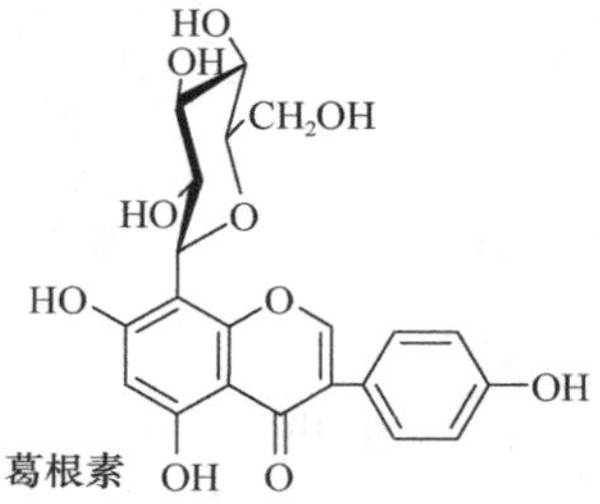

一、黄 酮 类

黄酮类（flavones）化合物是指具有 2-苯基色原酮母体结构，且 3-位上无含氧基团取代的一类化合物。已发现此类化合物约有 850 种，其中苷元约 350 种，苷约有 500 种。其特征是 A 环、B 环上常有多种取代基，C 环无含氧取代基。

本类型化合物主要分布在被子植物中，其中以芸香科（Rutaceae）、菊科（Compositae）、玄参科（Scrophulariaceae）、唇形科（Labiatae）、伞形科（Umbelliferae）、爵床科（Acanthaceae）、豆科（Leguminosae）等植物中分布较多。

木樨草素（luteolin）是最常见的黄酮类化合物，具有抗菌作用，在多种植物中均有发现；黄芩苷（baicalin）和黄芩素（baicalein）是中药黄芩（*Scutellaria baicalensis Georgi*）中的代表性成分；芹菜素（apigenin）和芫花素（genkwanin）则是中药芫花（*Daphne genkwa* Sieb. et Zucc.）中的代表性成分，具有止咳祛痰作用。

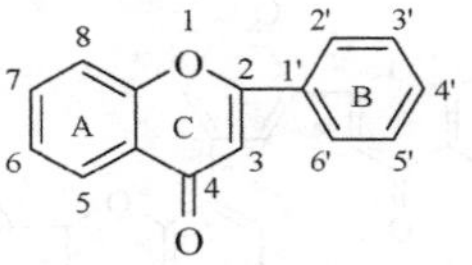

2-苯基色原酮 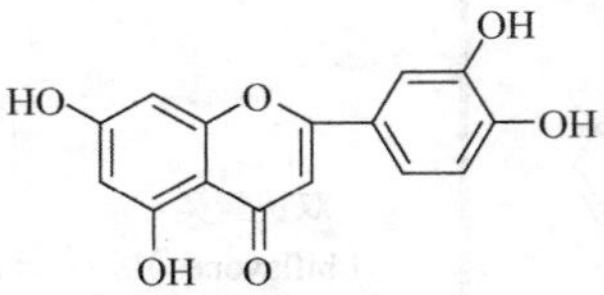　　　　　木犀草素 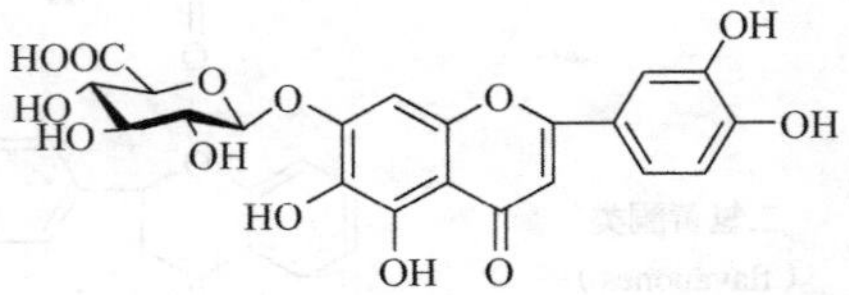　　　　　黄芩苷

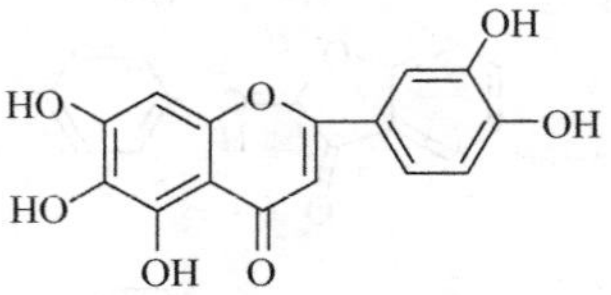

黄芩素 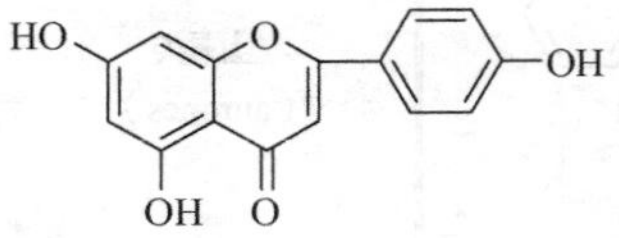　　　　　芹菜素 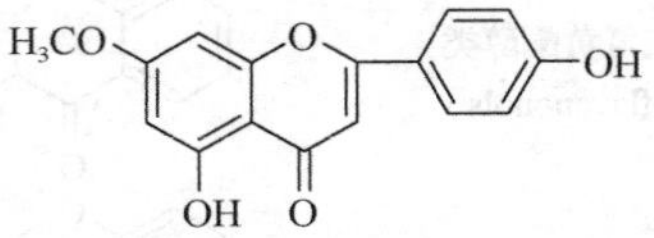　　　　　芫花素

二、黄酮醇类

黄酮醇类（flavonols）化合物是在黄酮基本母核的 3 位上连有羟基或其他含氧基团（2-苯基-3-羟基-色原酮）的一类成分，是各类黄酮化合物中数量最多、分布最广泛的一类，已发现有 1700 多种。

槲皮素（quercetin）则是植物界分布最广、最常见的黄酮醇类化合物；chlorflavanin 是唯一一个分子中含有氯原子取代的黄酮醇化合物，具有抗真菌活性；digicitrin 则是含氧取代最多的黄酮醇化合物。

芦丁（rutin）是最常见的黄酮醇苷化合物，6-C-β-D-葡萄糖槲皮素苷（6-C-β-D-glucosyl-quercetin）则是已发现的为数不多的黄酮醇 C 苷之一。

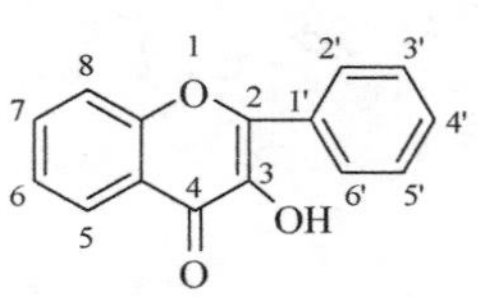

2-苯基-3-羟基-色原酮 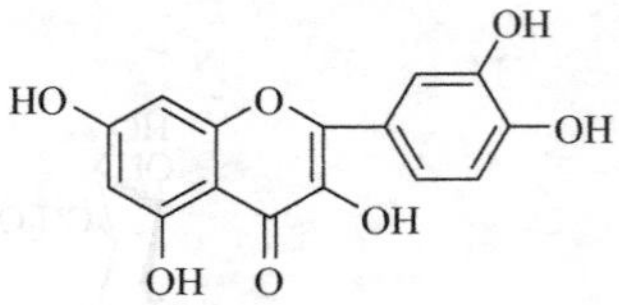　　　　　槲皮素 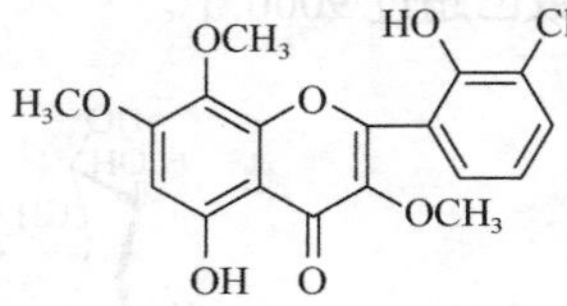　　　　　chlorflavanin

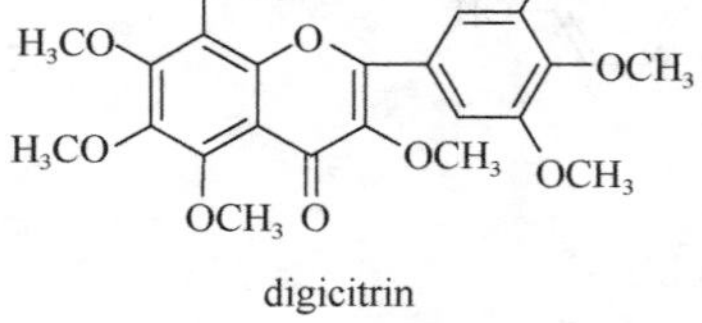

digicitrin 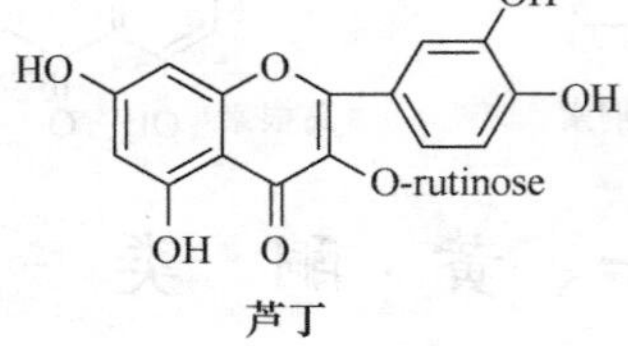　　　　　芦丁 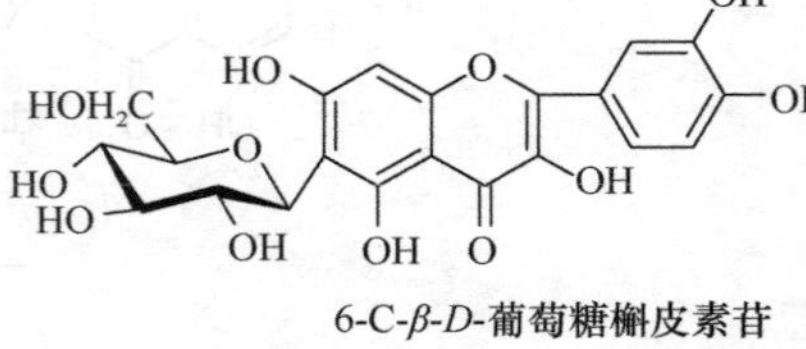　　　　　6-C-β-D-葡萄糖槲皮素苷

三、二氢黄酮类

二氢黄酮类（dihydrochalcones）化合物可视为黄酮基本母核的 2，3 位双键被氢化（2-苯基色满酮）的一类成分；已发现约 450 个化合物，其中苷元 314 个，苷约 136 个；主要来源于芸香科、姜科（Zingiberaceae）、菊科、杜鹃花科（Ericaceae）、伞形科、豆科等植物。

7-羟基二氢黄酮（7-hydroxyflavanone）是取代最少的二氢黄酮，5，6，7，8，3'，4'-六甲氧基二氢黄酮（5，6，7，8，3'，4'-hexamethoxy-flavanone）则是取代最多的二氢黄酮。2β，5，7-三羟基二氢黄酮（2β，5，7-trihydroxyflavanone）是仅发现的 2 个 2-位有羟基取代的二氢黄酮之一。甘草素（liquiritigenin）为中药甘草（*Glycyrrhiza uralensis* Fisch）中发现的二氢黄酮，对溃疡有抑制作用。橙皮苷（hesperidin）是中药酸橙（*Citrus aurantium* L.）中发现的二氢黄酮苷，具有 Vpp（烟酸）样作用。

二氢黄酮类化合物的 C_2 为骨架结构中唯一的手性碳。天然来源的二氢黄酮中绝大部分为 *S* 构型。

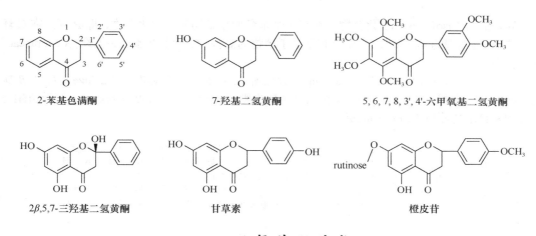

2-苯基色满酮

7-羟基二氢黄酮

5, 6, 7, 8, 3', 4'-六甲氧基二氢黄酮

2β,5,7-三羟基二氢黄酮

甘草素

橙皮苷

四、二氢黄酮醇类

二氢黄酮醇类（flavanonols）化合物可视为黄酮醇基本母核的 2，3 位双键被氢化（2-苯基-3-羟基-色满酮）的一类化合物，已发现 218 个化合物，其中苷元 151 个，苷 67 个；主要来源于豆科、菊科、芸香科、唇形科、姜科、杨柳科（Salicaceae）、悬铃木科（Platanaceae）和蔷薇科（Rosaceae）等植物。

二氢黄酮醇类化合物的骨架中有 2 个手性中心。在已经确定构型的 194 个天然化合物中，175 个化合物的绝对构型为 2*R*，3*R*，如（2*R*，3*R*）-fustin；7 个化合物为 2*S*，3*S*，如（2*S*，3*S*）-fustin；9 个化合物为 2*R*，3*S*，如 epipadmatin；以及 3 个化合物为 2*S*，3*R*，如 shuterone。

水飞蓟素（silybin）是原产于欧洲，民间用于治疗肝炎的植物药水飞蓟[*Silybum marianum*（L.）Gaertn.]中的代表成分。

2, 3-二氢-2-苯基-3-羟基色原酮

(2*R*, 3*R*)-fustin

(2*S*, 3*S*)-fustin

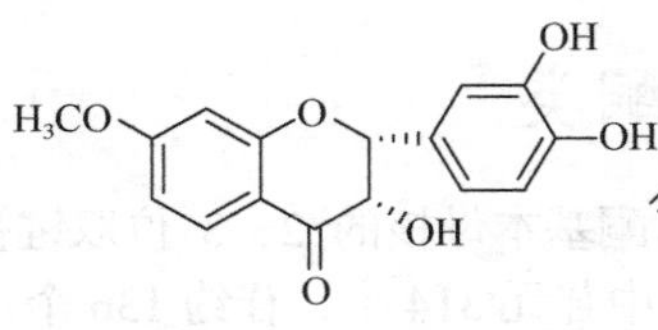

(2R, 3S)-epipadmatin   (2S, 3R)-shuterone

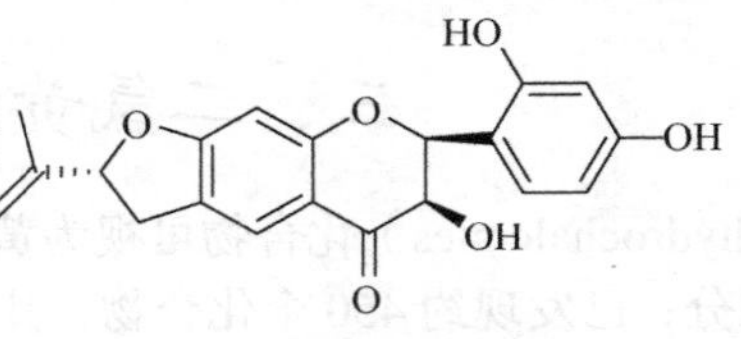

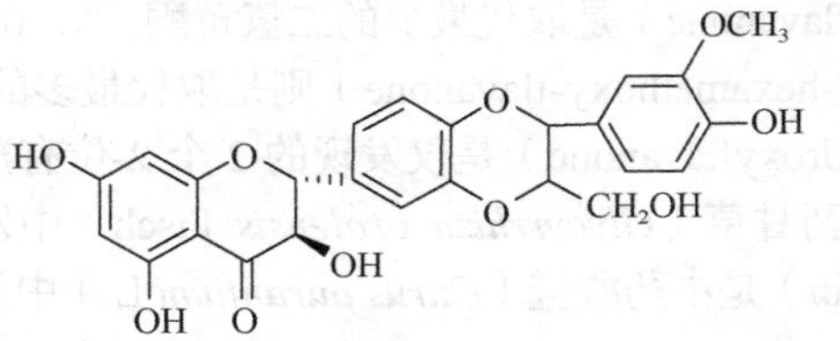

水飞蓟素

五、异黄酮类

异黄酮类（isoflavones）化合物是具有 3-苯基色原酮结构的一类化合物，即 B 环连在 C 环的 3 位上；已发现约 420 多种，主要分布于被子植物的豆科、鸢尾科（Iridaceae）、桑科（Moraceae）等植物中。

大豆素（daidzein）、大豆苷（daidzin）、大豆素-7，4′-β-D-二葡萄糖苷（daidzein 7，4′-β-D-diglucoside）、葛根素（puerarin）、葛根素-7-β-D-木糖苷（puerarin 7-β-D-xyloside）等异黄酮类化合物来自中药葛根（Pueraria lobata）。

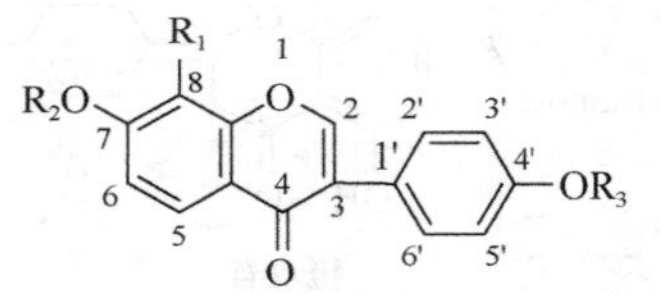

大豆素：	$R_1 = H$	$R_2 = H$	$R_3 = H$
大豆苷：	$R_1 = H$	$R_2 = Glc$	$R_3 = H$
大豆素-7, 4′-二葡萄糖苷：	$R_1 = H$	$R_2 = Glc$	$R_3 = Glc$
葛根素：	$R_1 = Glc$	$R_2 = H$	$R_3 = H$
葛根素-7-木糖苷：	$R_1 = Glc$	$R_2 = Xyl$	$R_3 = H$

六、二氢异黄酮类

二氢异黄酮类（isoflavanones）化合物具有异黄酮的 2、3 位被氢化的母核，已发现约 420 多种。

紫檀素（pterocarpin）、三叶紫檀素（trifolirhizin）和山槐素（maackiain）是在中药山豆根（Euchresta japonica Hoot. f ex Regel）中发现的二氢异黄酮成分，均有抗癌活性。鱼藤酮（rotenone）是我国南方广泛栽种的植物毛鱼藤（Derris elliptica）所含的主要成分，具有较强的杀虫和毒鱼作用，当水中鱼藤酮的浓度为 1：13 000 000 时，已足以使鱼类昏迷或死亡。对蚜虫的毒性比烟碱强 10～15 倍，对苍蝇的毒性比除虫菊素（pyrethrins）强 6 倍，而且对人畜无害，可做农业杀虫剂。

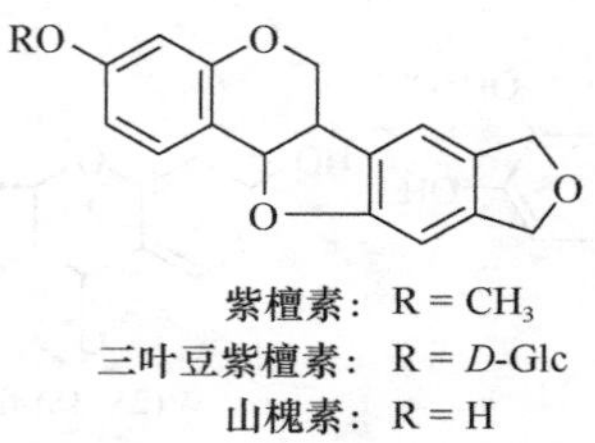

紫檀素：R = CH_3
三叶豆紫檀素：R = D-Glc
山槐素：R = H

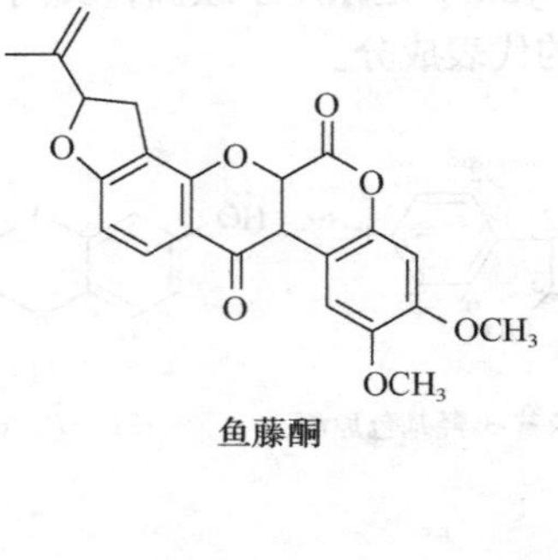

鱼藤酮

七、高异黄酮类

高异黄酮类（homoisoflavanones）化合物是黄酮类化合物中比较特殊的一类，其母核结构中比异黄酮多一个碳原子。这类化合物在植物中分布较少，主要分布在百合科植物中，豆科植物中也有少量发现。已发现约 110 个化合物。2，5，7-三羟基-6-醛基-8-甲基-3-（4'-甲氧基苄基）-色原酮[2，5，7-trihydroxy-6-aldehydro-8-methyl-3-（4'-methoxybenzyl）-chromanone]是在中药麦冬（*Ophiopogon japonicus*）中发现的。

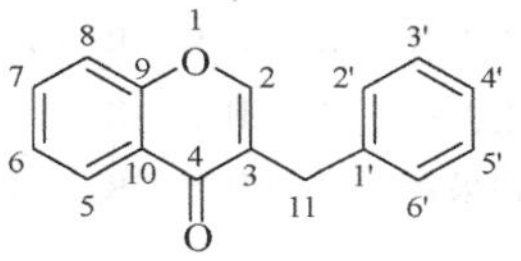

高异黄酮 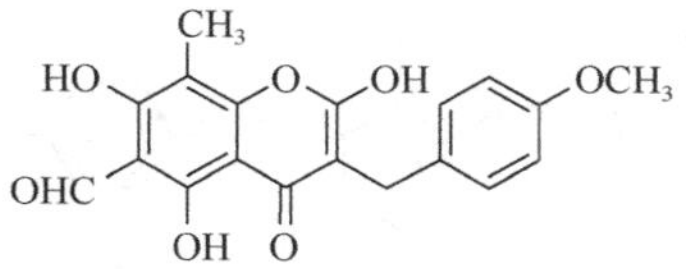　　　　　　　　2,5,7-三羟基-6-醛基-8-甲基-3-(4'-甲氧基苄基)-色原酮

八、查耳酮类

查耳酮类（chalcones）是二氢黄酮 C 环开环形成的，属于 α，β-不饱和酮的一类化合物。已发现约 360 多种查耳酮类化合物。查耳酮类化合物的碳原子编号与其他黄酮类化合物不同。

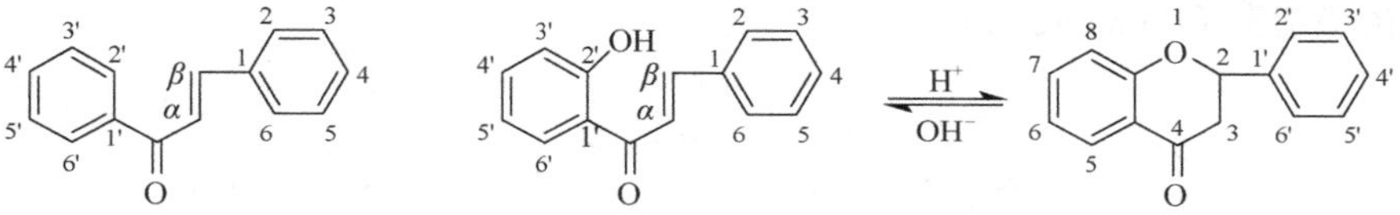

查耳酮　　　　　　　　2'-羟基查耳酮　　　　　　　　二氢黄酮

其邻羟基查耳酮可视为二氢黄酮的异构体，两者可以相互转化。例如，新红花苷（neocarthamin）是红花（*Carthamus tinctorius*）开花初期的主要成分，使花冠呈淡红色；至开花中期，新红花苷则转化成红花苷（carthamin），使花冠为深黄色；至开花后期，或在采收干燥过程中，红花苷被氧化成醌式红花苷（carthamone），花冠颜色则变为红色或深红色。

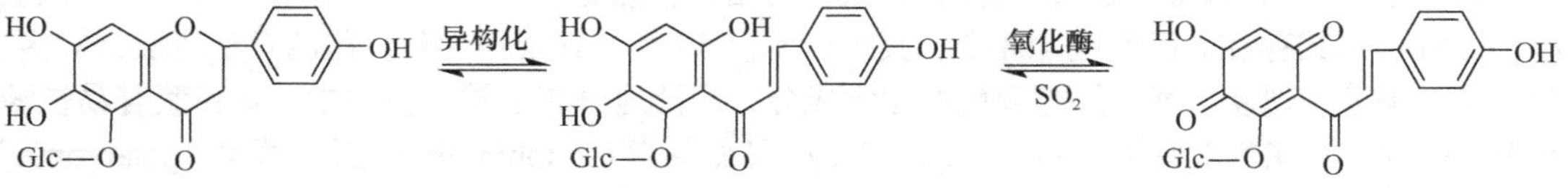

新红花苷(无色)　　　　　　　红花苷(黄色)　　　　　　　醌式红花苷(红色)

九、二氢查耳酮类

二氢查耳酮类（dihydrochalcones）为查耳酮 α、β 位双键氢化的一类化合物。已发现 160 多种，如 phloretin 和 uvangoletin。

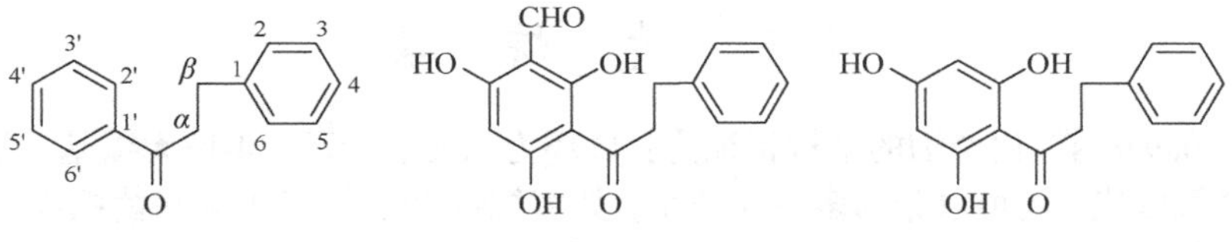

二氢查耳酮　　　　　　　phloretin　　　　　　　uvangoletin

十、双 黄 酮 类

双黄酮类（biflavones）是由两分子黄酮，或两分子二氢黄酮，或一分子黄酮和一分子二氢黄酮以 C-C 或 C-O-C 方式连接而成的一类化合物。双黄酮类多分布于裸子植物。

银杏素（ginkgetin）、异银杏素（isoginkgetin）及白果素（bilobetin）是从银杏（*Ginkgo biloba* L.）叶中分离得到的，具有解痉、降压和扩张冠状动脉血管作用的双黄酮类化合物。

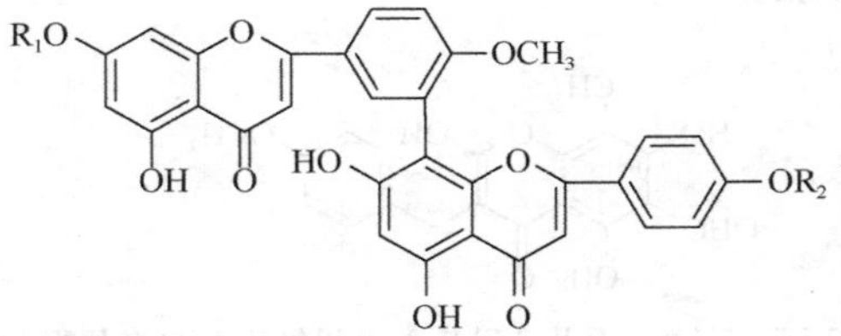

银杏素： R_1 = CH_3 R_2 = H

异银杏素： R_1 = H R_2 = CH_3

白果素： R_1 = H R_2 = H

十一、橙 酮 类

橙酮类（aurones）的结构特点是 C 环为五元氧杂环。该类化合物的结构编号不同于其他黄酮类化合物。该类成分比较少见，目前仅发现 55 个。较多分布于玄参科、菊科、苦苣苔科（Gesneriaceae）以及单子叶植物莎草科（Cyperaceae）中，如秋英（*Cosmos bipinnata* Cav.）花中含有的硫磺菊素（Sulphuretin）。

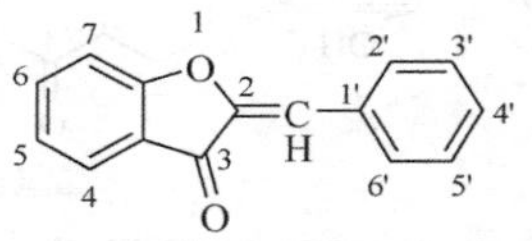

橙酮母核 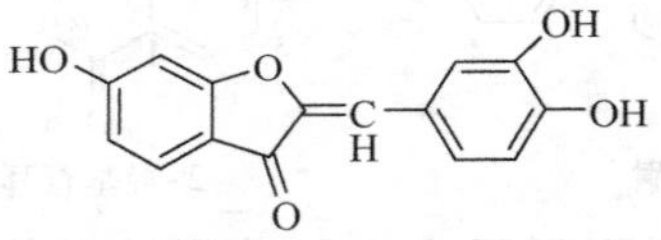   硫磺菊素

十二、花 色 素 类

花色素（anthocyanidines），又称花青素，其结构特点是基本母核的 C 环上无羰基，1 位氧原子以锌盐形式存在。已发现 464 个，其中苷元仅 19 个，其余均为苷。花色素是使植物的茎、叶、花、果等呈现蓝、紫、红等颜色的化学成分，广泛地分布于被子植物中。花色素苷易被酸水解。最常见的花色素有矢车菊素（cyanidin）、飞燕草素（delphinidin）、天竺葵素（pelargonin）和锦葵花素（malvidin）等。

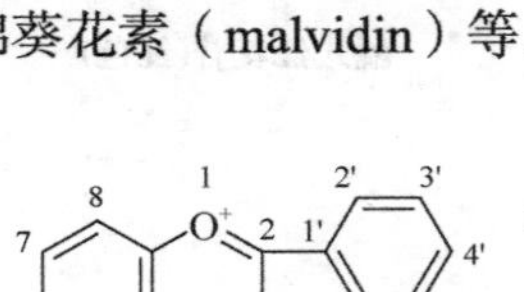

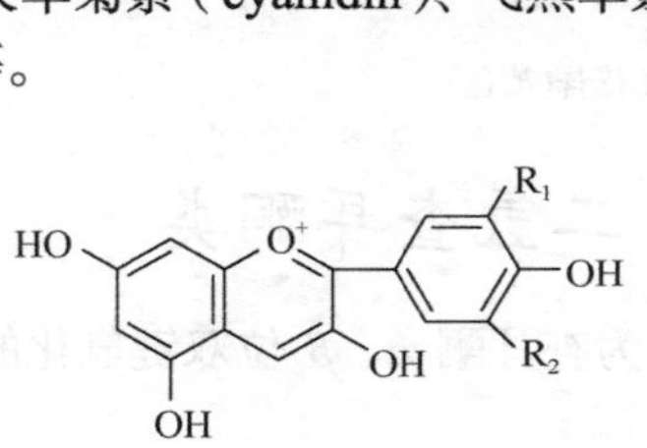

矢车菊素： R_1 = OH R_2 = H

飞燕草素： R_1 = OH R_2 = OH

天竺葵素： R_1 = H R_2 = H

锦葵花素： R_1 = OCH_3 R_2 = OCH_3

花色素

十三、黄 烷 类

黄烷类（flavanes）化合物的结构特征为：C 环为六元氧杂环，4-位无羰基。根据 C 环 3，4-位是否有含氧取代，还可以分为多种亚类型，如黄烷-3-醇、黄烷-4-醇和黄烷-3，4-二醇类等。此类化合物是构成鞣质的基本单元。已发现的本类型化合物约有 300 种（不包括鞣质）。

儿茶素（catechin），具有一定的抗癌活性，是中药儿茶[*Acacia catechu*（L. f.）Willd.]中的

主要成分。儿茶素共有四种光学异构体，但在植物中存在的主要异构体为（＋）-儿茶素[（＋）-catechins]和（－）-表儿茶素[（－）-epicatechins]。麻黄宁 A 和麻黄宁 B（epinine A and epinine B）是草麻黄（*Ephedre sinica*）根中的黄烷-3-醇类的双聚物，均具有抗癌活性，两者的差异仅在于 C_2、C_3、C_4 的构型不同。

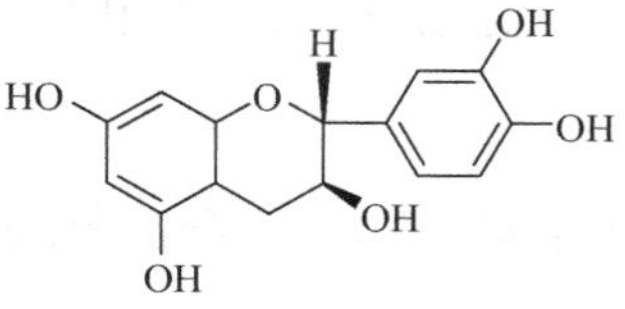

(+)-儿茶素 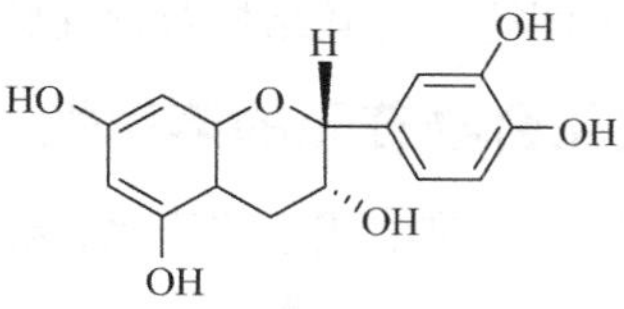　　　　　　　(−)-表儿茶素

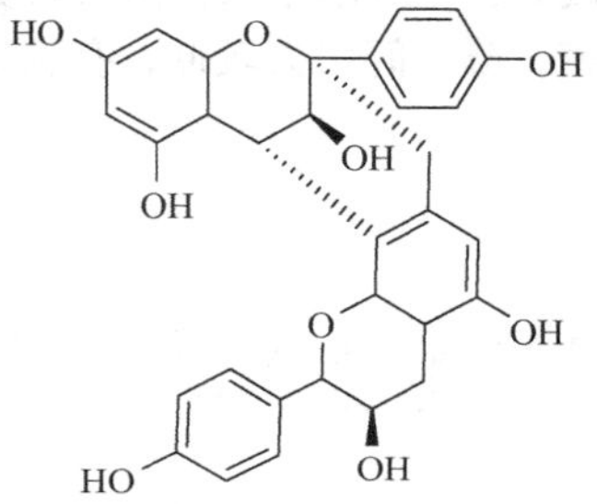

麻黄宁A 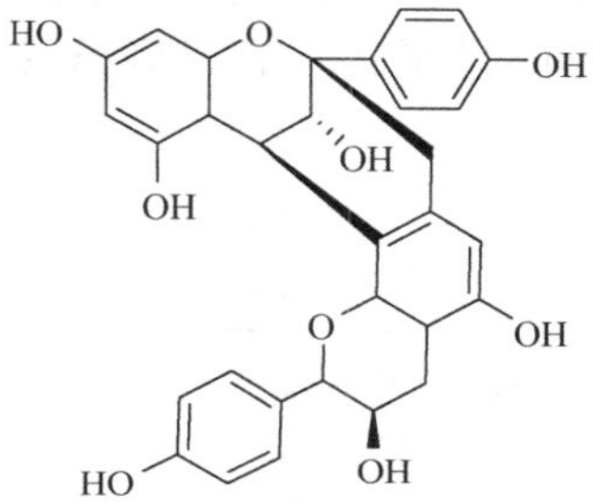　　　　　　麻黄宁B

十四、苯骈色原酮类

苯骈色原酮（xanthone）是一类特殊的黄酮类化合物。常存在于龙胆科（Gentianaceae）、藤黄科（Guttiferae）植物中，在百合科（Liliaceae）植物中也有分布，如杧果（*Mangifera indica* Linn.）叶和知母（*Anermarrhena asphodeloides* Bge.）叶中具有止咳祛痰的作用的异芒果苷（isomangiferin）。

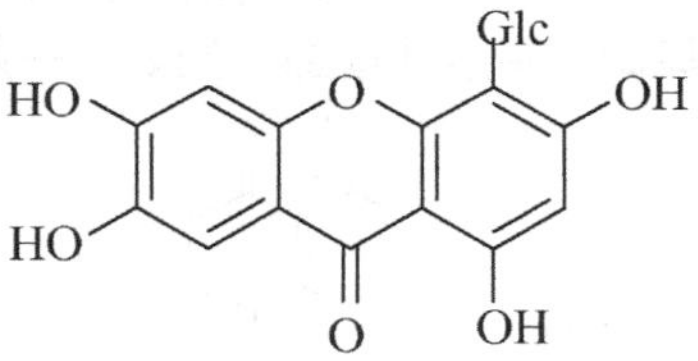

异芒果苷

第二节　黄酮类化合物的理化性质

一、性　状

游离黄酮类化合物大多为结晶性固体，黄酮苷类多为无定形粉末。

各种游离黄酮类中，二氢黄酮、二氢黄酮醇、黄烷及黄烷醇因含有手性碳而具有旋光性，其余各类游离黄酮类则无光学活性。黄酮苷类化合物，由于结构中引入了糖基，故均有旋光性，且多为左旋。

黄酮类化合物大多具有颜色，少数为无色。黄酮类化合物是否有颜色及颜色的深浅与其分子结构中是否存在交叉共轭体系、助色团（—OH、—OCH₃ 等）的种类、数目及连接位置有关。一般情况下，黄酮、黄酮醇及其苷类多显灰黄～黄色，查耳酮类为黄～橙黄色，异黄酮类微显黄色；而二氢黄酮、二氢黄酮醇因不具有交叉共轭体系或共轭链短，故不显色。花色素及其苷元的颜色随 pH 不同而改变，一般显红（pH≤7）、紫（pH＝8.5）或蓝（pH＞8.5）等颜色。黄酮、黄酮醇分子中，如在 7-位及 4′-位引入—OH 或—OCH$_3$ 等助色团后，可产生电子移位、重排，使化合物的颜色加深。但在其他位置引入—OH 或—OCH$_3$ 则影响较小。

二、溶 解 性

黄酮类化合物的溶解行为与其结构及存在状态（苷元或糖苷等）有很大关系。

（一）黄酮类化合物苷元的溶解性

一般黄酮类化合物苷元难溶或不溶于水，易溶于甲醇、乙醇、乙酸乙酯、乙醚等有机溶剂。有游离—OH 的化合物还可溶于稀碱水溶液中。

黄酮类化合物苷元的水溶性均较差。但相比之下，黄酮、黄酮醇、查耳酮等化合物的分子结构平面性较强，分子排列紧密，分子间引力较大，更难溶于水；而二氢黄酮及二氢黄酮醇等化合物的分子结构为非平面，分子排列不太紧密，分子间引力较低，有利于水分子的进入，故水溶度相对较大。

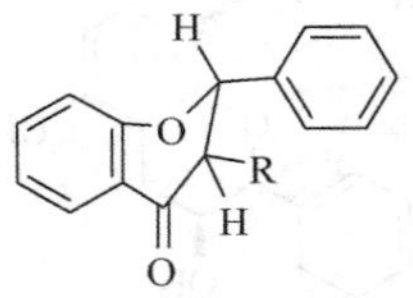

二氢黄酮：R = H
二氢黄酮醇：R = OH

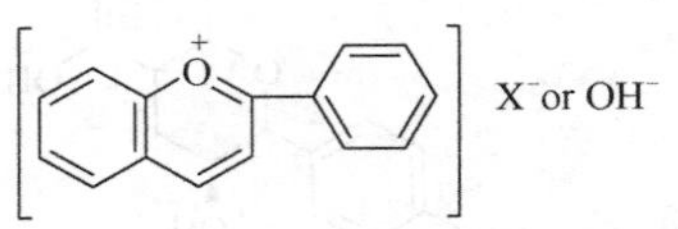

花色素

虽然花色素类化合物的苷元也具有平面性结构，但因其以离子形式存在，具有盐的通性，故亲水性较强，水溶度较大。

当黄酮类化合物的苷元分子中引入羟基，将增加其水溶度；而羟基经甲基化后，则水溶性降低，脂溶性增加。例如，一般黄酮类化合物不溶于石油醚中，但川陈皮素却可溶于石油醚。

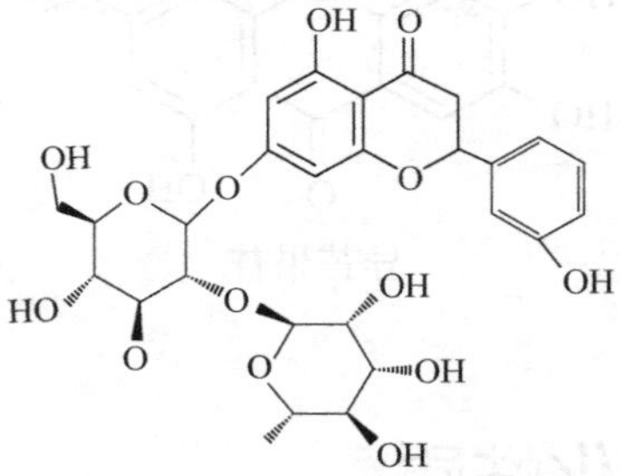

川陈皮素

（二）黄酮苷类化合物的溶解性

黄酮苷类化合物一般易溶于水、甲醇、乙醇等强极性溶剂中，而难溶或不溶于石油醚、乙醚、三氯甲烷等有机溶剂中。其水溶性与连接的糖基数目有关，糖基的数目越多，糖链越长则水溶度越大。

当分子中连接的糖基数目相同时，糖基与苷元的结合位置对苷的水溶度也有一定影响。以 3，5，7，8，3′，4′-六羟基黄酮为例，其 3-O-葡萄糖苷的水溶度大于 7-O-葡萄糖苷。

三、酸碱性与结构的关系

（一）酸性

黄酮类化合物因结构上常有酚羟基取代，故呈酸性，可溶于碱水液或碱性溶剂，如吡啶、甲酰胺及二甲基甲酰胺中。

黄酮类化合物的酸性强弱与结构中所含酚羟基的数目和位置有关。以黄酮为例，其酚羟基酸性强弱顺序依次为：7，4′-OH ＞7-或 4′-OH＞一般酚 OH＞5-OH。

黄酮类化合物酸性强弱的差异可用于提取、分离及鉴定工作。例如，C$_7$-OH 因为处于羰基（C$_4$＝O）的对位，在 p-π 共轭效应的影响下，酸性较强，可溶于碳酸钠水溶液中，据此可用以鉴别。

（二）碱性

黄酮类化合物 γ-吡喃环（C-环）1-位的氧原子上因存在未共用的孤电子对，故表现出微弱的碱性，可与强无机酸，如浓硫酸、盐酸等生成锌盐。但所生成的锌盐极不稳定，遇水即可分解。

黄酮类化合物溶于浓硫酸中生成的锌盐，常显示出特殊的颜色，可用于鉴别。此外一些甲氧基黄酮可溶于浓盐酸中显深黄色，且可与生物碱沉淀试剂生成沉淀。

四、显色反应

黄酮类化合物的显色反应多与分子中的酚羟基及 γ-吡喃酮环有关。

（一）还原反应

1. 盐酸-镁粉（锌粉）（HCl-Mg，HCl-Zn）反应　是鉴定黄酮类化合物最常用的颜色反应之一。多数黄酮、黄酮醇、二氢黄酮及二氢黄酮醇类化合物的盐酸-镁粉反应呈现橙红-紫红色，少数呈现紫-蓝色的颜色变化；当这些化合物的B-环上有—OH或—OCH$_3$取代基存在时，反应的颜色会随之加深。异黄酮类化合物除少数例外，多数不显色。查耳酮、橙酮、儿茶素类则无该显色反应。

盐酸-镁粉反应的试验方法：将试样溶于1.0ml甲醇或乙醇中，加入少许镁粉振摇后，滴加几滴浓盐酸，1～2min内（必要时微热），观察溶液的颜色变化（也可观察气泡的颜色）。

由于花色素及部分橙酮、查耳酮等在单纯浓盐酸酸性下也会发生色变，故须预先做空白对照实验（在供试液中仅加入浓盐酸进行观察）。

该方法也是试验植物中是否含有黄酮类化合物常用的显色反应之一。在用植物粗提取液进行试验时，提取液本身颜色可能干扰观察，此时可仔细观察加入浓盐酸后反应产生泡沫的颜色，如泡沫为红色，即示阳性。

盐酸-镁粉反应的机制尚不清楚，现在认为是反应产生了阳碳离子之故。

2. 四氢硼钠（钾）（NaBH$_4$，KBH$_4$）　是对二氢黄酮类化合物专属性较高的一种还原剂。与二氢黄酮类化合物反应产生红～紫色。其他黄酮类化合物均不显色，故可与之区别。

具体试验方法：在试管中加入0.1ml含有试样的乙醇溶液，再加入等量2% NaBH$_4$（KBH$_4$）的甲醇液，1min后加入数滴浓盐酸或浓硫酸，观察溶液应呈现红～紫色。

二氢黄酮可与磷钼酸试剂反应呈棕褐色，也可作为二氢黄酮类化合物特征鉴别反应。

（二）与金属盐类试剂的络合反应

黄酮类化合物分子中常含有下列结构单元，可与铝盐、铅盐、锆盐、镁盐等试剂反应，生成有色络合物。

可与金属盐类反应的黄酮类化合物结构片段

1. 与铝盐的络合反应　试剂为1%三氯化铝或1%硝酸铝溶液。黄酮类化合物反应生成的铝盐络合物多为黄色（$\lambda_{max} = 415nm$），并有荧光，可用于定性及定量分析。

2. 与铅盐的络合反应　试剂为1%乙酸铅或1%碱式乙酸铅水溶液。黄酮类化合物反应生成的铅盐络合物为黄～红色沉淀。

黄酮类化合物与铅盐反应生成沉淀的色泽，因羟基数目及位置不同而有所差异。

乙酸铅及碱式乙酸铅的反应能力不同，乙酸铅只能与分子中具有邻二酚羟基或兼有 C$_3$—OH、C$_4$＝O 或 C$_5$—OH、C$_4$＝O 结构的化合物反应生成沉淀，而碱式乙酸铅的沉淀能力要大得多，一般酚类化合物均可使之沉淀。这点不仅可以用于鉴定，也可用于提取分离工作。

3. 与锆盐的络合反应　试剂为2%二氯氧化锆（ZrOCl$_2$）甲醇溶液。当黄酮类化合物分子

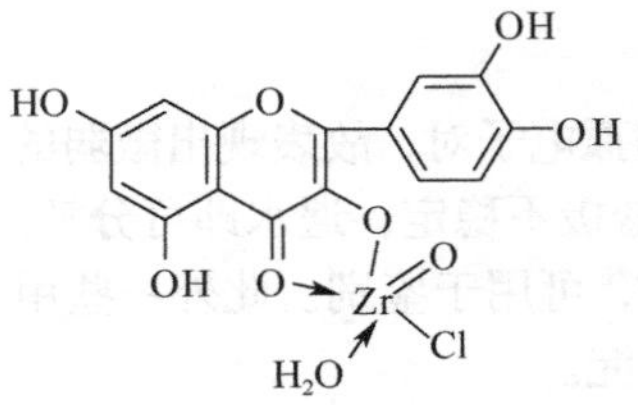

中有游离 C_3—OH 或 C_5—OH 存在时,均可与该试剂反应生成黄色的络合物。

但两种络合物对酸的稳定性不同:具有 C_3—OH、C_4=O 结构片段所生成的锆络合物遇酸稳定不褪色,而具有 C_5—OH、C_4=O 结构片段生成的锆络合物遇酸不稳定而褪色。因此,此方法可用于鉴别黄酮化合物结构中是否含有 C_3—OH 或 C_5—OH。

试验方法:取试样 0.5～1.0mg,用 10ml 甲醇加热溶解,加入 2% $ZrOCl_2$ 甲醇液 1ml,待溶液呈现黄色后,再加入 2%柠檬酸甲醇溶液,观察颜色变化。此反应也可在滤纸上进行,得到的锆盐络合物多呈黄绿色并有荧光。

4. 与镁盐的络合反应　试剂为 1%醋酸镁甲醇溶液。二氢黄酮、二氢黄酮醇类显天蓝色荧光,若具有 C_5—OH,色泽更为明显。而黄酮、黄酮醇及异黄酮类等则显黄～橙黄～褐色。此反应可在滤纸上进行:在滤纸上滴加一滴供试液,喷以乙酸镁的甲醇溶液,加热干燥,在紫外光下观察。

5. 与锶盐的络合反应　试剂为 0.01mol/L 的氯化锶甲醇溶液。在氨性甲醇溶液中,氯化锶可与具有邻二酚羟基结构的黄酮类化合物生成绿～棕色乃至黑色沉淀。

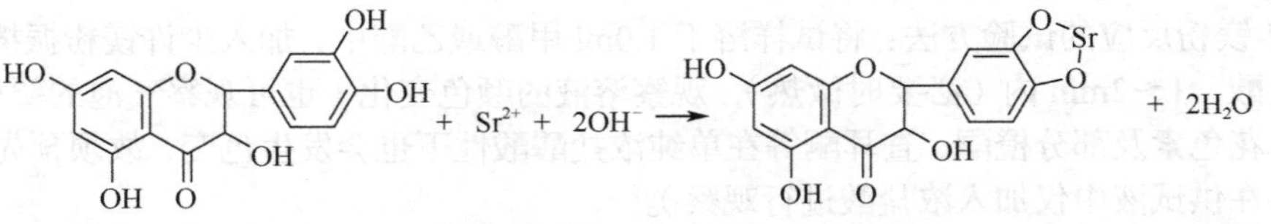

方法是取约 1mg 试样,溶解于 1ml 甲醇中(必要时可在水浴上加热),加入 3 滴 0.01 mol/L 氯化锶甲醇液,观察有无沉淀生成。

6. 与铁盐的络合反应　试剂为 1%三氯化铁水溶液或醇溶液。三氯化铁反应为常用的酚类显色剂。多数黄酮类化合物因分子中含有酚羟基,故可产生阳性反应,但一般仅在含有氢键缔合的酚羟基时,才呈更明显的颜色。

(三)硼酸显色反应

黄酮类化合物分子中有下列结构时,在无机酸或有机酸存在条件下,可与硼酸反应,生成亮黄色。显然,5-羟基黄酮及 2′-羟基查耳酮类结构可满足上述要求,故可与其他类型区别。一般在草酸存在下显黄色并有绿色荧光,但在柠檬酸丙酮存在的条件下,则只显黄色而无荧光。

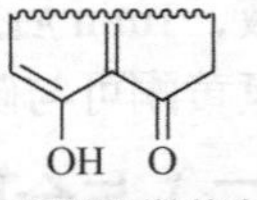

5-羟基黄酮(2′-羟基查耳酮)片段

(四)碱性试剂显色反应

黄酮类化合物在碱性试剂(常用氨气或碳酸钠水溶液)作用下,可产生结构的转化或共轭体系变化,而在日光及紫外光下呈现颜色,这对于鉴别黄酮类化合物有一定意义。该反应可在纸片上进行,其中,用氨气处理后呈现的颜色变化置空气中会逐渐褪去,但经碳酸钠水溶液处理而呈现的颜色置空气中却不褪色。

1. 二氢黄酮类化合物　易在碱液中开环,转变成查耳酮类化合物,呈橙色至黄色。

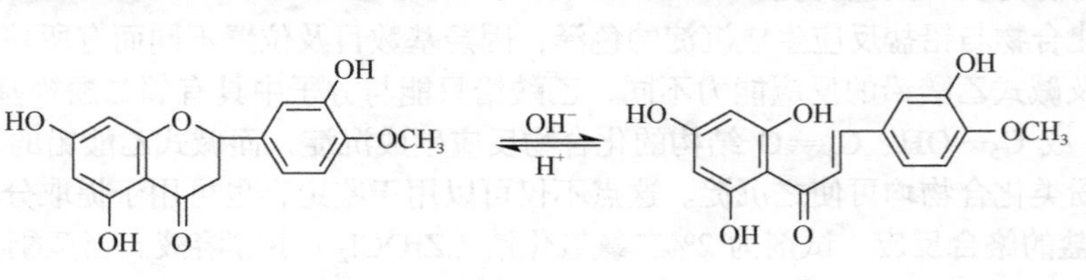

2. 黄酮醇类化合物　在碱液中先呈黄色，通入空气后变为棕色，可与其他黄酮类区别。

3. 黄酮类化合物　当分子中有邻二酚羟基取代或3，4′-二羟基取代时，在碱液中不稳定，易被氧化，产生黄色→深红色→绿棕色的沉淀。

第三节　黄酮类化合物的提取和分离

一、提取方法

设计提取黄酮类化合物方法之前，首先需要考虑原料情况，如植物的具体部位，如花、果、叶、根茎等；其次需要考虑黄酮类化合物在原料中的存在形式，如在植物的花、叶、果等部位，多以苷的形式存在，而在坚硬的木质部，则多以苷元的形式存在；再次需要确定提取对象，如为黄酮苷、苷元或总黄酮，最后针对上述考虑并结合杂质的情况，选择最佳的提取方案。

（一）溶剂提取法

1. 黄酮苷类　如果提取对象是黄酮苷类化合物，一般可用乙酸乙酯、丙酮、乙醇、甲醇、水或某些极性较大的混合溶剂进行提取，其中最常用的溶剂是甲醇-水（1：1）、甲醇、乙醇-水、乙醇。一些多糖苷类还可以用沸水提取。以水为溶剂提取时，为避免在提取过程中黄酮苷发生水解，需要按一般提取苷的方法破坏酶的活性。提取花色素类化合物时，可在溶剂中加入少量酸（如0.1%盐酸）。

2. 黄酮苷元类　宜用极性较小的溶剂，如用氯仿、乙醚、乙酸乙酯等作为溶剂，而对多甲氧基黄酮的游离苷元，甚至可以用更小极性的有机溶剂，如苯、石油醚等进行提取。

3. 黄酮苷和黄酮苷元　当植物原料中既有黄酮苷又有黄酮苷元时，一般采用醇提法进行提取，即采用95%乙醇或甲醇为溶剂进行回流提取。

（二）碱提酸沉法

黄酮类化合物多数含有酚羟基，具有一定酸性，更易溶于碱水，而较难溶于酸水，可利用此性质，采用碱提酸沉法进行提取。一般先用碱水提取，再将提取液酸化，即可析出黄酮苷类化合物沉淀。此法简便易行，但应注意既不宜碱度过高，以免在强碱性条件下加热时破坏黄酮母核，也不宜在酸化时酸性过强，以免生成𬭼盐，致使析出的黄酮类化合物又重新溶解，降低产品收率。

当药材中含有大量果胶、黏液质等水溶性杂质时，如花、果类药材，可用石灰乳或石灰水作为碱性水液进行提取，让上述含羧基的杂质生成钙盐沉淀，不被提出。

对于一些黄酮类化合物含量特别高的植物，甚至可以直接应用碱提酸沉法获得较纯的单一成分。工业上生产芦丁、橙皮苷、黄芩苷的提取工艺中就是采用了本方法。例如，槐米（槐树 *Sophora japonica* L.的花蕾）中芦丁的提取工艺：槐米加约6倍量水，煮沸，在搅拌下缓缓加入石灰乳至pH 8~9，微沸20~30min（保持pH），趁热抽滤，残渣再加4倍量水煎一次，趁热抽滤。合并滤液，在60~70℃的条件下，浓盐酸调滤液pH至5，搅匀后静置24h，抽滤，沉淀物水洗至中性，60℃干燥得芦丁粗品，用沸水重结晶，70~80℃干燥后得芦丁纯品。

二、提取物的纯化方法

采用上述方法提取得到的粗提取物中，常含有大量的杂质，需要作进一步纯化，常用的方法有以下几种。

（一）溶剂萃取法

根据植物原料所含杂质情况及提取溶剂对杂质的溶解情况，可选用不同溶剂进行萃取达到除去杂质的目的。例如，植物叶的乙醇提取液中，常含有大量的叶绿素、胡萝卜素等脂溶性杂质。一般可将乙醇提取液减压浓缩，除去乙醇后，用石油醚进行萃取，以除去叶绿素、胡萝卜素等脂溶性杂质。而植物果实的水提取液中，常含有大量的蛋白质、多糖等水溶性杂质，可将水提取液浓缩至小体积后，加入乙醇至含醇量达到一定比例（通常至含醇量50%～70%）后放置，将蛋白质、多糖类等水溶性杂质沉淀滤除；此外，也可通过正丁醇萃取的方法，除去蛋白质和多糖类等水溶性杂质。

（二）活性炭吸附法

活性炭吸附法主要是利用活性炭对黄酮苷类有比较强的吸附能力的一种方法。但该方法适合于黄酮苷类化合物含量较高的对象。

三、分 离 方 法

黄酮类化合物经过上述方法提取和初步处理后，得到的是总黄酮。还需要利用分离技术将化合物一一分离。常用的分离方法有以下几种。

（一）柱色谱法

用于分离黄酮类化合物的常用柱色谱载体有大孔吸附树脂、硅胶、反相硅胶、聚酰胺及羟丙基葡聚糖凝胶及硅藻土等。

1. 大孔树脂吸附柱色谱 大孔吸附树脂是一类有机高分子聚合物吸附剂，具有物理化学稳定性高、吸附选择性独特、不受无机物存在的影响、再生简便、解吸条件温和、使用周期长、节省费用等优点，适合工业化生产，目前已较多地用于黄酮类化合物的分离富集。常用的大孔吸附树脂型号有 D101、D301 和 AB-8 型等。树脂的种类、样品液浓度、pH、流速、洗脱剂种类和用量等因素均对分离效果有影响。

2. 硅胶柱色谱 应用范围最普通。黄酮、黄酮醇、异黄酮、二氢黄酮、二氢黄酮醇等均可用此法。对于多羟基黄酮、黄酮醇及糖苷类的分离，可事先在硅胶中加少量水去活化后用。

3. 聚酰胺柱色谱 聚酰胺是分离黄酮类化合物较为理想的吸附剂。聚酰胺对黄酮类化合物的吸附强弱与黄酮类化合物分子中羟基的数目和位置，以及溶剂与聚酰胺、溶剂与黄酮类化合物之间形成氢键缔合能力的大小有关。

黄酮类化合物从聚酰胺柱上洗脱时大体有以下规律。

（1）母核相同，游离羟基少者先被洗脱，羟基多者后被洗脱。

（2）分子中羟基数目相同时，羰基邻位有羟基者先被洗脱，羰基间位或对位有羟基者后被洗脱。

（3）苷元相同，所含糖的数量不同时，被洗脱先后顺序一般是叁糖苷＞双糖苷＞糖苷＞苷元。

（4）不同类型黄酮化合物，一般被洗脱的先后顺序是异黄酮、二氢黄酮、黄酮、黄酮醇。

（5）分子中芳香核、共轭双键多者易被吸附，故查耳酮往往比相应的二氢黄酮难于被洗脱。

聚酰胺柱色谱可用于分离各种类型的黄酮类化合物，包括苷及苷元、查耳酮与二氢黄酮。上述规律也适用于黄酮类化合物在聚酰胺薄层色谱上的行为。

4. Sephadex LH-20 柱色谱 sephadex LH-20 分离黄酮类化合物的苷元和苷的机制有所不同。分离苷元时，主要靠吸附作用，吸附程度取决于游离酚羟基的数目；而分离苷类时，则分子筛的性质起主导作用，大体上是按相对分子质量从大到小的顺序流出（表7-2）。

表 7-2　黄酮类化合物在 Sephadex LH-20（甲醇）上的 V_e/V_o 及洗脱顺序

黄酮类化合物	取代状况	V_e/V_o	洗脱顺序
山奈酚-3-半乳糖鼠李糖-7-鼠李糖苷	三糖苷	3.3	1
槲皮素-3-芸香糖苷	双糖苷	4.0	2
槲皮素-3-鼠李糖苷	单糖苷	4.9	3
芹菜素	5，7，4'-三羟基	5.3	4
木犀草素	5，7，3'，4'-四羟基	6.3	5
槲皮素	3，5，7，3'，4'-五羟基	8.3	6
杨梅素	3，5，7，3'，4'，5'-六羟基	9.2	7

注：V_e 为洗脱试样时需要的溶剂总量或洗脱体积；V_o 为柱子的空体积；V_e/V_o 越小说明化合物越容易被洗脱下来

羟丙基葡聚糖凝胶柱色谱分离黄酮类化合物常用的洗脱剂有：碱性水溶液（如 0.1mol/L NH_4OH）或盐水液（0.5mol/L NaCl 等）；醇及含水醇，如甲醇、甲醇-水（不同比例）、t-丁醇-甲醇（3:1）、乙醇等；含水丙酮、三氯甲烷-甲醇等。

（二）梯度 pH 萃取法

黄酮苷元结构中酚羟基的数目和位置不同，其酸性强弱也不同。因此可采用溶剂萃取法进行分离。一般的操作方法是将黄酮苷元混合物溶于有机溶剂（如乙醚）中，依次用 5% $NaHCO_3$、5% Na_2CO_3、0.2% NaOH 及 4% NaOH 溶液萃取，即可达到分离的目的，其规律大致如下：

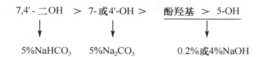

（三）反相柱色谱及反相高效液相色谱法

由于黄酮类化合物大多具有多个羟基，黄酮苷含有糖基，花色素类为离子型化合物，故常采用反相柱色谱或反相高效液相色谱分离。例如，C_{18}、C_8 柱，常用含一定比例甲酸、乙酸或磷酸的甲醇-水或乙腈-水溶液为流动相，根据保留时间进行收集。例如，采用半制备型反相高效液相色谱，在 Shimpack PREP C_8 柱上，以 23%乙腈-水溶液为流动相，从箭叶淫羊藿（*Epimedium saglttatum*）提取液中分离制备 hexandraside F、朝藿定 A、朝藿定 B 和朝藿定 C（epimedins A，epimedins B and epimedins C）及淫羊藿苷等 5 个黄酮苷类化合物。

第四节　黄酮类化合物的检识与结构测定

黄酮类化合物的检识多采用理化鉴别法和色谱方法，结构测定则主要依靠波谱学技术进行综合分析，呈色反应、溶解行为等理化性质，对于黄酮类化合物的检识和结构测定均有一定的辅助作用。

一、色谱法在结构鉴定中的应用

（一）硅胶薄层色谱

硅胶薄层色谱是常用的黄酮类化合物定性鉴定方法。对于黄酮苷元或其衍生物（甲醚或乙酰化合物），常采用极性较小的展开剂，如苯-甲醇或苯-丙酮系统等；如果黄酮苷元上酚羟基较多，酸性较强时，则常需要在展开剂中加入一定量的酸，如甲苯-甲酸甲酯-甲酸（5：4：1）系统等，并可以根据待分离成分极性的大小适当地调整甲苯与甲酸的比例。

（二）聚酰胺薄层色谱

聚酰胺薄层色谱特别适合于含游离酚羟基的黄酮及其苷类的分析。由于聚酰胺对黄酮类化合物吸附能力较强，因而展开剂需要较强的极性。在大多数展开剂中含有醇、酸或水。常用的展开剂有乙醇-水系统等。

（三）纸色谱

纸色谱（PC）适用于各种黄酮类化合物及其苷类的分析。黄酮类化合物苷元一般宜用醇性溶剂或用苯-乙酸-水系统等为展开剂。对一些分离困难的样品，常采用双向色谱法。以黄酮苷类的分离为例说明，一般第一向展开采用某种醇性溶剂，如 *n*-BuOH-HOAc-H$_2$O（4：1：5 上层，BAW）、*t*-BuOH-HOAc-H$_2$O（3：1：1，TBA）或水饱和 *n*-BuOH 等。第二向展开剂则用水或下列水溶液，如 2%～6%HOAc、3%NaCl 及 HOAc-浓 HCl-H$_2$O（30：3：10）等。花色苷及花色苷元，则可用含 HCl 或 HOAc 的溶液作为展开剂。

（四）色谱的检识

黄酮类化合物的检识可利用紫外光灯，多数黄酮类化合物在紫外光灯下可观察到荧光斑点。用氨蒸气处理后斑点会产生明显的颜色变化，此外还可喷以 2%AlCl$_3$ 甲醇溶液后，在紫外光灯下观察或喷以 1%FeCl$_3$-1%K$_3$Fe（CN）$_6$（1：1）水溶液等显色剂显色。

二、波谱法在黄酮类化合物结构测定中的应用

（一）UV

UV 曾经是鉴定黄酮类化合物结构的一种重要手段。但随着其他谱学技术的飞速进步，紫外光谱用于结构鉴定的作用已退居次要地位。

黄酮类化合物苷元结构中有 B-环桂皮酰基（cinnamyl）及 A-环苯甲酰基（benzoyl）两个 p-π 共轭体系，且两者交叉共轭，故在 200～400nm 存在两个紫外吸收带，即由 B-环桂皮酰基产生的吸收带 I 和由 A-环苯甲酰基产生的吸收带 II。

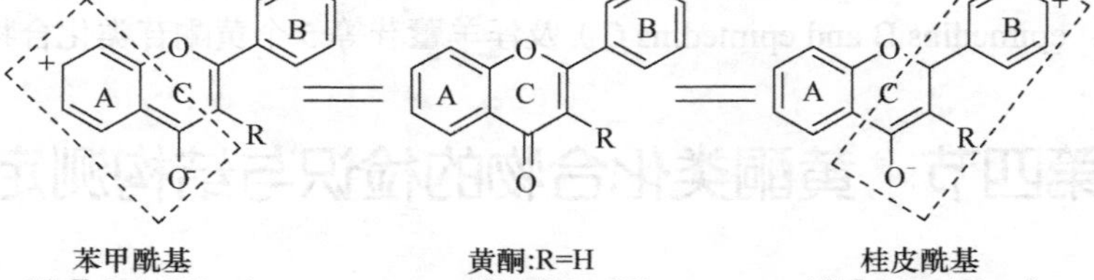

苯甲酰基
（带 II：220~280nm）

黄酮：R=H
黄酮醇：R=OH

桂皮酰基
（带 I，300~400nm）

1. 各种黄酮类化合物的 UV 光谱特征

（1）黄酮（醇）类化合物：带 I 处于波长较长的区域（300～400nm），带 II 处于波长较短的区域（220～280nm），且两峰的强度差异不大。黄酮及黄酮醇类的 UV 谱形相似，但带 I 位置不同，可据此进行区分。

（2）查耳酮及橙酮类化合物：两类化合物的共同特征是带 I 很强，为主峰；而带 II 则较弱，为次强峰。

（3）异黄酮、二氢黄酮及二氢黄酮醇类化合物：这三类化合物的特征是 A-环苯甲酰系统引起的带 Ⅱ 吸收很强（主峰），而 B-环不与吡喃酮环上的羰基共轭（或共轭很弱），故带 Ⅰ 很弱，常表现为带 Ⅱ（主峰）长波方向的一肩峰。

2. 诊断试剂在结构测定中的意义 利用 UV 光谱进行黄酮类化合物的结构测定时，除直接测定相应的谱图外，还常加入一些化学试剂后，再次测定图谱，并比较加入化学试剂前后图谱的变化情况，以帮助判断的黄酮类化合物的结构。这些被加入的化学试剂称为诊断试剂。常用的诊断试剂有甲醇钠（CH_3ONa），乙酸钠（CH_3COONa），乙酸钠/硼酸（CH_3COONa/H_3BO_3）、三氯化铝（$AlCl_3$）及三氯化铝/盐酸（$AlCl_3/HCl$）等。这些诊断试剂主要可以与黄酮类化合物上的游离羟基形成盐或络合物，从而影响其紫外吸收。

（二）^{1}H-NMR 谱

^{1}H-NMR 谱是黄酮类化合物结构鉴定的重要技术之一，可以提供比较丰富的结构信息。现将黄酮类化合物结构中比较典型的 ^{1}H-NMR 谱特征介绍如下。

1. A 环芳氢 7-取代和 5，7-二取代是黄酮类化合物的 A 环上最常见的两种取代模式。在这两种取代模式下，A 环质子的 ^{1}H-NMR 有如下特征。

（1）7-取代：A 环上有 5-H、6-H 和 8-H 三个芳氢。

1）5-H：δ 7.7～8.2（1H，d，$J = 8.5Hz$），受 C_4=O 强烈去屏蔽效应的影响及 6-H 邻位耦合。

2）6-H：δ 6.4～7.1（1H，dd，$J = 8.5$，2.0Hz），受 5-H 的邻位和 8-H 的间位耦合。

3）8-H：δ 6.7～7.5（1H，d，$J = 2.0Hz$），受 6-H 的间位耦合。

6-H 和 8-H 的信号比较接近，但一般情况下 6-H 信号总是比 8-H 信号更高场。

（2）5，7-二取代：A 环上有 6-H 和 8-H 两个芳氢。

1）6-H：δ 5.7～6.4（1H，d，$J = 2.0Hz$），受 8-H 的间位耦合。

2）8-H：δ 5.9～6.9（1H，d，$J = 2.0Hz$），受 6-H 的间位耦合。

6-H 和 8-H 的信号比较接近，但一般情况下 6-H 信号总是比 8-H 信号更高场。可根据 A 环质子的 ^{1}H-NMR 特征推断 A 环取代模式。

2. B 环芳氢 4′-氧取代和 3′，4′-二氧取代是黄酮类化合物的 B 环上常见的两种取代模式。在这两种取代模式下，B 环质子的 ^{1}H-NMR 有如下特征。

（1）4′-氧取代：B 环有 2′-H、3′-H、5′-H 和 6′-H 四个芳氢，由于具有对称性，2′-H 与 6′-H，3′-H 与 5′-H 可构成 AA′BB′耦合系统，可粗略看成 A_2B_2 耦合系统（$J = 8.5Hz$）。

1）2′-H 与 6′-H：δ 7.1～8.1（2H，d，$J = 8.5Hz$）。

2）3′-H 与 5′-H：δ 6.5～7.1（2H，d，$J = 8.5Hz$）。

3′-H 与 5′-H 的化学位移值总是比 2′-H 与 6′-H 更高场。

（2）3′，4′-二氧取代：B 环有 H-2′、5′-H 和 6′-H 三个芳氢，构成 ABX 耦合系统。

1）2′-H：δ 7.20～7.90（1H，d，$J = 2.0Hz$），受 6′-H 的间位耦合。

2）5′-H：δ 6.70～7.10（1H，d，$J = 8.5Hz$），受 6′-H 的邻位耦合。

3）6′-H：δ 7.20～7.90（1H，dd，$J = 8.5$，2.0Hz），受 5′-H 的邻位耦合和 2′-H 的间位耦合。

2′-H 与 6′-H 的信号有时会相互重叠不好分辨。一般情况下，6′-H 比 2′-H 处于更高场，但 3′-OMe，4′-OH 取代的黄酮醇，则 2′-H 比 6′-H 更高场。

可根据 B 环质子的 ^{1}H-NMR 特征推断 B 环取代模式。

3. C 环氢 较特征，是用 ^{1}H-NMR 谱鉴别各类型黄酮类化合物的主要依据。

（1）黄酮和黄酮醇类：黄酮类 3-H 常以一个尖锐的单峰出现在 δ 6.30 附近。它可能会与 5，6，7-或 5，7，8-三氧取代黄酮中的 8-H 或 6-H 信号相混淆，应注意区别。而黄酮醇类的 3 位有含氧取代基，故在 ^{1}H-NMR 谱上无 C 环氢信号。

3-H: δ 6.30（1H，s）

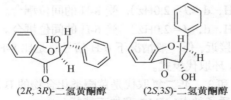

（2）异黄酮：2-H 因受到 1-位氧原子和 4-位羰基影响，以 1 个尖锐的单峰出现在 δ 7.60～7.80，比一般芳香质子位于较低的磁场。

2-H：δ 7.60～7.80（1H，s）。

（3）二氢黄酮：2-H 因受 2 个不等价的 3-H 耦合，故被裂分为 1 个双二重峰(J_{trans} = ca 11.0Hz，J_{cis} = ca 5.0Hz），中心位于约 δ 5.20。两个 3-H 各因偕耦（J = 17.0Hz）和与 2-H 的邻耦也被分别裂分成 1 个双二重峰（J_{trans} = 11.0Hz，J_{cis} = 5.0Hz），中心位于 δ 2.80 处，但往往相互重叠。

1）2-H：δ 5.2（1H，dd，J = 11.0，5.0Hz）。

2）3-Ha：δ 2.80（1H，dd，J = 17.0，11.0Hz）。

3）3-Hb：δ 2.80（1H，dd，J = 17.0，5.0Hz）。

（4）二氢黄酮醇：2-H 和 3-H 为反式二直立键，故分别以二重峰出现（J_{aa} = 11.0 Hz），2-H 位于 δ 4.80～5.00 处，3-H 位于 δ 4.10～4.30 处。当 3-OH 成苷后，则使 2-H 和 3-H 信号均向低磁场方向位移，2-H 位于 δ 5.00～5.60，3-H 位于 δ 4.30～4.60。

1）2-H：δ 4.80（1H，d，J = 11.0Hz）。

2）3-H：δ 4.20（1H，d，J = 11.0Hz）。

二氢黄酮醇的绝对构型的确定需要借助其他技术手段，如 CD 谱予以确定。

(2R, 3R)-二氢黄酮醇　　　(2S,3S)-二氢黄酮醇

（5）查耳酮：C 环为 α，β-不饱和酮，有两个烯氢。α-H 以及 β-H 分别作为二重峰（J = 17.0Hz）形式出现：

1）α-H：δ 6.70～7.40（1H，d，J = 17.0Hz）。

2）β-H：δ 7.30～7.70（1H，d，J = 17.0Hz）。

（6）橙酮：C 环部分构成了特殊的五元环，仅有一个苄基氢。

H：δ 6.50～6.70（1H，s）。如以 DMSO-d$_6$ 作溶剂，则该信号将移至 δ 6.37～6.94。

查耳酮　　　　　　橙酮

4. 黄酮类化合物的 6-CH$_3$ 及 8-CH$_3$　黄酮类化合物结构中，比较常见有 6-CH$_3$ 或 8-CH$_3$ 取代。6-CH$_3$ 和 8-CH$_3$ 的氢信号出现在 ^{1}H-NMR 的高场区。6-CH$_3$ 氢信号总是出现在比 8-CH$_3$ 氢信号小约 0.2 化学位移单位的高场。

5. 乙酰氧基氢　黄酮类化合物有时可见乙酰基（—CO—CH$_3$）取代，或者将黄酮类化合物制备成乙酰化物后进行测定。因此，乙酰基通常可分为脂肪族和芳香族乙酰基两类，两者峰

位不同，很容易区别。

（1）脂肪族—CO—CH$_3$：δ 1.65～2.10（3H，s）。

（2）芳香族—CO—CH$_3$：δ 2.30～2.50（3H，s）。

对于黄酮类化合物的乙酰化衍生物，可根据脂肪族—CO—CH$_3$ 数量判断结合单糖的数目；也可根据芳香族—CO—CH$_3$ 数量，判断苷元上的酚羟基数目。

6. 甲氧基氢 黄酮类化合物的芳环上常见甲氧基（—OCH$_3$）取代。利用 NOE 技术及 2D-NMR 技术可确定其取代位置。

—OCH$_3$：δ 3.50～4.10（3H，s）。

7. 糖上的氢 由于糖的端基氢比糖的其他碳上的氢处于较低场，易于辨认，常可用于确定苷中单糖基的数目及苷键构型（第五章），这是应用 ^{1}H-NMR 谱分析糖基的重点。如需要全面分析糖，则需要借助 ^{13}C-NMR 及 2D-NMR 技术。

黄酮苷类化合物中，糖的端基氢的化学位移值与糖的种类、苷元类型及成苷位置有密切关系。

对于黄酮单糖苷，成苷位置对糖的端基氢的化学位移值有比较明显的影响。例如，对葡萄糖苷来说，葡萄糖的端基质子，其成苷位置在苷元的 3-OH 时，比在苷元的其他位置，如 4'-OH、5-OH 或 7-OH 时位于更低场。

对于黄酮类化合物的双糖苷及多糖苷，与苷元直接相连的糖的端基氢，比未与苷元直接相连的糖的端基氢处于更低场，这是由于后者远离黄酮母核，受其负屏蔽影响相对较小的缘故。

（三）^{13}C-NMR 谱

黄酮类化合物苷元的 ^{13}C-NMR 信号一般为 δ 40～200。根据苷元碳的类型，可分为以下三个化学位移值区间。

（1）δ 40～85：烷基碳信号，如二氢黄酮（醇）和二氢异黄酮（醇）的 C$_2$ 和 C$_3$，二氢查耳酮的 C-α 和 C-β。

（2）δ 90～170：芳碳信号，如各类黄酮的 A-环，B-环的碳信号。

（3）δ 168～200：羰基碳信号。

1. 黄酮类化合物骨架类型的确定 主要是根据丙烷（C$_3$）的状态进行分类的。因此，可根据各类黄酮中央三碳的磁共振信号，判断黄酮类化合物的骨架类型。表 7-3 所示各类黄酮类化合物中央三碳核的化学位移范围。

表 7-3 各类黄酮类化合物 C-环三碳核的 ^{13}C-NMR 信号

类型	C$_4$＝O	C$_2$（or C-α）	C$_3$（or C-β）
黄酮类	174.5～188.0	160.5～163.2	104.7～111.8
黄酮醇类		～147.9	～136.0
异黄酮类		149.8～155.4	122.3～125.9
二氢黄酮类	188.0～197.0	75.0～80.3	42.8～44.6
二氢黄酮醇类		～82.7	～71.2
查耳酮类		136.9～145.4	116.6～128.1
橙酮类	182.5～182.7	146.1～147.7	111.6～111.9
异橙酮类	168.8～169.8	137.8～140.7	122.1～122.3

双黄酮类化合物中，如果两部分黄酮分子的取代状况不一致时，则会出现两个 C$_4$＝O 峰，如 volkensiflavone 由黄酮及二氢黄酮两部分组成，故在 δ 181.6 及 196.0 出现两个 C＝O 信号。

2. 黄酮类化合物取代位置的确定 主要是 A、B 两个芳环上，具体的取代位置的判断，一般采用比较取代前和取代后的 ^{13}C-NMR 数据，根据各碳的位移值变化来判断的方法。

判断取代位置的依据则是利用了 ^{13}C-NMR 取代位移效应：即取代位置的碳信号大幅度向低场位移，间位碳信号小幅度向低场位移，而邻、对位碳信号则向高场位移。若同一个环上同时引入几个取代基时，其位移效应将呈现加和性。

黄酮母核上引入 5-OH 时，不仅影响 A-环碳的化学位移产生影响，由于 5-OH 与 C_4═O 可形成分子内氢键，对 C-环碳的化学位移也将产生影响。一般可使 C_4 低场位移 4.5 化学位移值单位，使 C_3 信号向高场位移。

大多数 5，7-二羟基黄酮类中 C_6，C_8 信号出现在 δ 90.0～100.0，且 C_6 信号总是比 C_8 信号低场。例如，生松素（pinocembrin）的 C_6 信号出现在 δ 96.1，C_8 信号出现在 δ 95.1；6-C-甲基生松素的 C_6 信号出现在 δ 102.1，C-8 信号出现在 δ 94.7；而 8-C-甲基生松素的 C_6 信号出现在 δ 95.7，C_8 信号出现在 δ 101.9。

3. 黄酮类化合物 O-糖苷中糖的连接位置的确定 黄酮苷元上的酚羟基与糖形成 O-糖苷后，将导致苷元成苷位置及糖的端基碳信号发生化学位移变化，即苷化位移。因此可以用苷化位移来确定糖在苷元上的结合位置。现在则多采用 2D-NMR 技术的氢 HMBC 来进行确定。

4. 双糖苷及低聚糖苷中单糖间连接位置和连接顺序的确定 黄酮苷类化合物结构中的糖的数量是两个或以上，则涉及糖与苷元，糖与糖的连接位置和连接顺序确定的问题。苷化位移效应在这里同样有效。

例如，芦丁（槲皮素 3-O-α-L-鼠李糖-（1→6）-β-D-葡萄糖苷）中的葡萄糖基的 C_6 信号比未苷化的葡萄糖基 C_6 信号，向低场位移了 5.8 化学位移单位，但 C_5 则向高场位移约 1.4 化学位移单位。再如新橙皮糖苷（橙皮素 3-O-α-L-鼠李糖-（1→2）-β-D-葡萄糖苷）中的葡萄糖的 C_2 信号，向低场位移了 3.9 化学位移单位，但 C_1 却向高场位移约 2.1 化学位移单位。

由于苷化位移效应需要有相应的未取代化合物的 ^{13}C-NMR 数据，才能进行比较分析。而现实研究中，有时并不具备这样的条件。因此，双糖苷及低聚糖苷中糖的连接顺序的确定，目前最可靠的方法是采用 2D-NMR 技术的 HMBC 进行确定。

（四）MS

多数黄酮类化合物苷元在电子轰击质谱（EI-MS）中因分子离子峰较强，往往成为基峰，故无须做成衍生物即可进行测定。但是黄酮苷类化合物由于极性较强，且难以气化，在 EI-MS 谱中将看不到分子离子峰。

1. 游离黄酮类化合物的电子轰击质谱 除分子离子峰外[M]$^+$外，在高质量区常可见 [M-H]$^+$、[M-CH$_3$]$^+$（含有甲氧基）和 [M-CO]$^+$等碎片离子峰出现。对鉴定黄酮类化合物最有用的离子，是含有完整 A-环和 B-环的碎片离子。这些离子分别用 A_1^+、A_2^+…和 B_1^+、B_2^+…表示。且碎片 A_1^+ 与相应的 B_1^+ 的质荷比之和等于分子离子[M]$^+$的质荷比，因此这两个碎片离子在结构鉴定中有重要意义。

黄酮类化合物主要有下列两种基本的裂解途径。

裂解途径 I （RDA 裂解）：

M$^+$ (m/z 222)　　　　A$_1^+$ (m/z 120)　　　B$_1^+$ (m/z 102)

裂解途径Ⅱ：

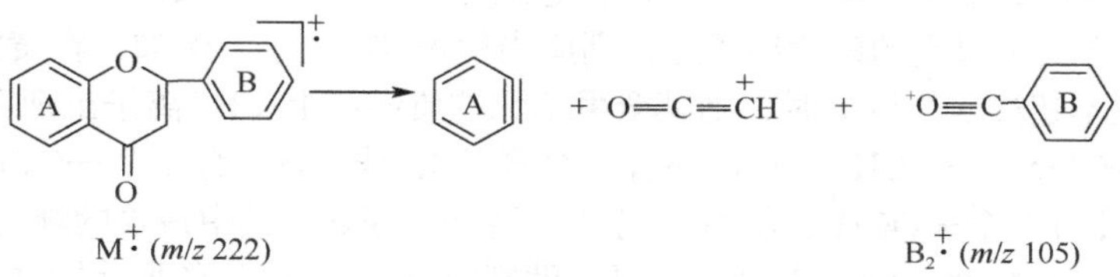

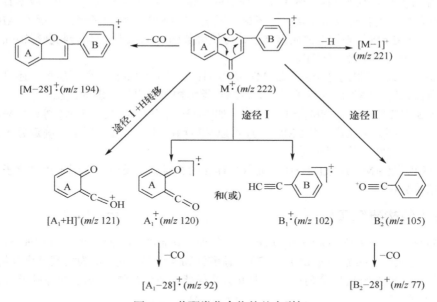

M⁺·(*m/z* 222) B₂⁺(*m/z* 105)

这两种裂解方式是相互竞争、相互制约的，并且B₂⁺及[B₂–CO]⁺离子强度几乎与A₁⁺和B₁⁺离子及其裂解产生的一系列离子（如[A₁–CO]⁺、[A₁–CH₃]⁺…）的总强度呈反比。

（1）黄酮类基本裂解方式途径：如图 7-1 所示，其中，多数黄酮苷元分子离子峰[M]⁺很强。但是[M–28]⁺及由裂解Ⅰ得到的A₁⁺及B₁⁺峰也很突出。

A 环上的取代图式可通过测定A₁⁺的 *m/z* 的值进行确定。例如，5，7-二羟基黄酮的质谱中有与黄酮相同的B₁⁺碎片（*m/z* 102），但是，它的A₁⁺比后者高了32 质量单位，即 *m/z* 152 代替了 *m/z* 120，说明 A 环有两个羟基取代。同理，B 环的取代情况可根据B₁⁺碎片确定。例如，芹菜素（5，7，4′-三羟基黄酮）和刺槐素（5，7-二羟基-4′-甲氧基黄酮）有相同的A₁⁺（*m/z* 152），但是刺槐素的B₁⁺比芹菜素高了14 质量单位，说明刺槐素在 B 环上有 1 个甲氧基。

（2）黄酮醇类的基本裂解方式：多数游离黄酮醇类的分子离子峰是基峰，裂解时主要按裂解方式Ⅱ（图 7-2）进行，得到的B₂⁺离子及其失去 CO 而形成的[B₂–CO]⁺离子是具有重要诊断价值的碎片离子。

图 7-1 黄酮类化合物的基本裂解

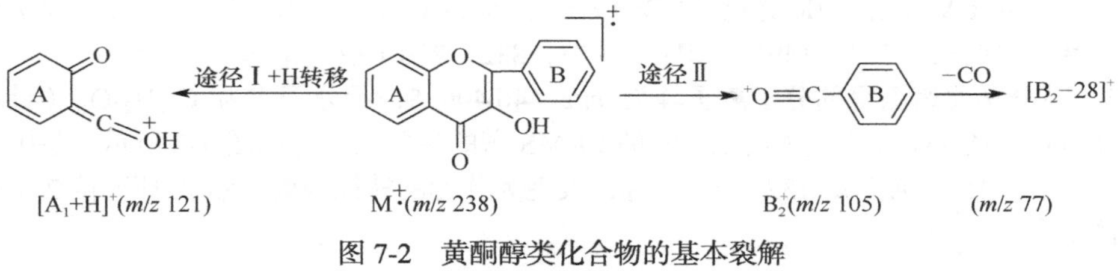

图 7-2 黄酮醇类化合物的基本裂解

在黄酮类化合物质谱上，通常由裂解方式Ⅰ中得到的碎片离子（包括子离子）的丰度与裂解方式Ⅱ得到的碎片离子（包括子离子）的丰度成反比，因此，如果在一个黄酮或黄酮醇质谱中看不到由裂解方式Ⅰ得到的碎片离子时，则应当检查 B_2^+ 离子。例如，在黄酮醇分子中，如果 B 环上羟基数不超过 3 个以上时，则其全甲基化的质谱图上，B_2^+ 离子出现在 m/z 105（B 环无羟基取代），或 135（—OCH_3，示 B 环有 1 个羟基），或 165（有 2 个—OCH_3，示 B 环有 2 个羟基）或 195（有 3 个—OCH_3，示 B 环有 3 个羟基）等处，其中最强的峰为 B_2^+。通过考察 B_2^+ 离子与分子离子[M]$^+$间的 m/z 差别，可以帮助判断 A-环及 C-环的取代图式。

在黄酮醇苷元质谱上，除了上述[M]$^+$、B_2^+、A_1^+、[A_1+H]$^+$离子外，还可看到[M-1]$^+$（M-H）、[M-15]$^+$（M-CH_3）、[M-43]$^+$（M-CH_3-CO）等碎片离子，可以为结构分析提供重要信息。

2′-羟基或 2′-甲氧基黄酮醇有特有的裂解方式，即容易失去该羟基或甲氧基形成新的稳定的五元杂环。

$M^{\dot+}$ (m/z 254, R=H)
          (m/z 268, R=CH_3)
       (m/z 237)   [M-17]$^+$ (R=H)
                       [M-31]$^+$ (R=CH_3)

2. 黄酮苷类化合物的 MS 既不显示分子离子峰，又不显示糖基的碎片，故不宜用 EI-MS 测定。目前黄酮苷类化合物可直接采用场解析质谱（FD-MS）、快原子轰击质谱（FAB-MS）及电喷雾质谱（ESI-MS）等软电离质谱技术，可使得黄酮类 O-糖苷类化合物获得很强的分子离子峰[M]$^+$或准分子离子峰[M+H]$^+$。

FD-MS 可形成很强的分子离子峰[M]$^+$及[M+H]$^+$，直接测得相对分子质量，还可以通过调节发射丝电流强度，得到碎片离子峰，为黄酮苷类结构研究提供更多的信息。

FAB-MS 主要形成很强的准分子离子峰，如[M+H]$^+$、[M+Na]$^+$、[M+K]$^+$等，容易测得相对分子质量，通过高分辨质谱（HR-MS），还可以测得精确的相对分子质量，确定分子式，这是研究黄酮苷类结构常用的重要手段。

ESI-MS 可提供[M+H]$^+$或[M-H]$^+$，而获得样品的相对分子质量，常用于相对分子质量大的黄酮苷类结构分析。

（五）结构研究实例

从贡菊花（*Chrysanthemum morifolium*）中分得一化合物 F_1，结构解析过程如下所示。

（1）F_1 为淡黄色结晶，mp 260～262℃，盐酸镁粉反应显红色，示为黄酮类化合物。Molish 反应为紫红色，酸水解检出葡萄糖，示为黄酮葡萄糖苷类化合物。锆盐-柠檬酸反应，黄色减退，示 5-OH 存在。

（2）F_1 在甲醇中测得的 UV 光谱，λ_{max} 为 267nm（带Ⅱ）和 324nm（带Ⅰ），为典型的黄酮类化合物的 UV 谱图。IR 光谱（KBr）cm^{-1}：3428（OH），3102（＝CH），1657（α，β-不饱和羰基），1616，1584，1496（苯环），975，832，770（取代苯）。

（3）高分辨质谱测得的分子离子峰为 m/z 446.406 5，示分子式为 $C_{22}H_{22}O_{10}$（计算值：446.405 8 for $C_{22}H_{22}O_{10}$），不饱和度 12。F_1 的 EI-MS 谱的主要离子峰如图 7-3 所示。其中 m/z 284（100，苷元），152（A_1^+），132（B_1^+）等，表现为苷元的特征裂解，示 A 环连接 2 个—OH，B 环连接 1 个—OCH_3。

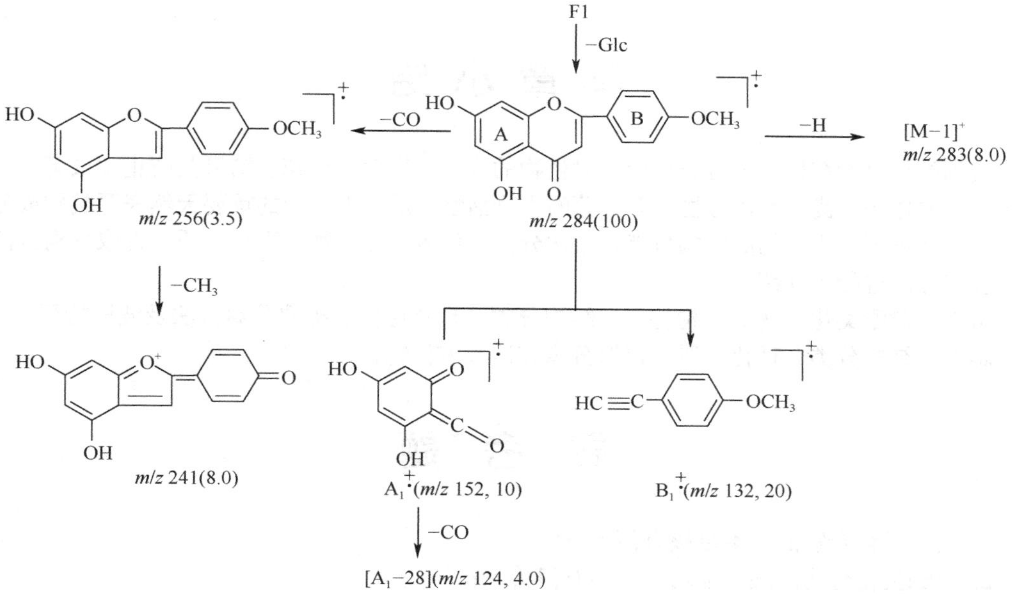

图 7-3　化合物 F_1 的 EI-MS 裂解途径

（4）F_1 的 ^{1}H-NMR 谱（DMSO-d_6）数据如表 7-4 所示。δ 12.92（1H，s）处的信号为 5-位羟基的质子信号，因其与 C_4＝O 形成分子内氢键而大幅度移向低场，且在加入 D_2O 或乙酰化后，该信号消失。δ 6.95（1H，s）的单峰信号被归属为 3-H，此信号亦进一步证明 F_1 苷元的基本母核为黄酮类化合物。δ 8.05 和 7.14（each 2H，d，J=8.9Hz）处的二组双峰是典型的 4'-氧取代黄酮类化合物 B 环上的 2'、6'和 3'、5'-H 信号。δ 3.87（3H，s）为一个甲氧基的信号，结合 EI-MS 的结果可推断该甲氧基处于 B 环的 4'位。δ 6.86 和 6.46（each 1H，d，J=1.8Hz）的二组双峰可归属为苷元 A 环的 8-H 和 6-H，示 A 环为 5，7-二氧取代。由于存在 5-OH，故 7 位一定存在 O-葡萄糖基。F_1 的 ^{1}H-NMR 谱在 δ 5.08（1H，d，J=7.4Hz）处显示一个葡萄糖的端基质子信号，据其耦合常数可知葡萄糖苷键为 β-构型。

（5）F_1 的 ^{13}C-NMR（DMSO-d_6）数据如表 7-4 所示。δ 182.2（C_4＝O），164.0（C_2），103.9（C_3），为典型的黄酮类骨架类型。同时也可观察到一组葡萄糖基的碳信号。

综合上述各种分析，鉴定 F_1 为刺槐素-7-O-β-D-葡萄糖苷。

表 7-4　化合物 F_1 的 ^{1}H-NMR 和 ^{13}C-NMR 数据（DMSO-d_6）

r	δ_C	δ_H	No.	δ_C	δ_H
2	164.0		1'	122.8	
3	103.9	6.95（1H，s）	2'，6'	128.5	8.05（2H，d，J=8.9Hz）
4	182.2		3'，5'	114.7	7.14（2H，d，J=8.9Hz）
5	162.6		4'	161.3	
6	99.7	6.46（1H，d，J=1.8Hz）	1"	100.1	5.08（1H，d，J7.4Hz）
7	163.2		2"	73.3	
8	95.1		3"	76.6	3.18~3.73（6H，m）
9	157.1	3.87（3H，s）	4"	69.7	（糖上其余 6 个质子）
10	105.6		5"	77.3	4.60~41（4H，m）
—OCH$_3$	55.7		6"	60.8	（糖上 4 个—OH 质子，加 D_2O 后消失）
C_5—OH		12.92（1H，s）加 D_2O 或乙酰化后消失			

本 章 小 结

黄酮类化合物在植物界分布广泛，对植物的生长、发育、开花、结果及防止病虫害等多方面起着重要作用。黄酮类化合物具有显著的生物活性，是发现新药的重要天然来源类别成分之一。本章就黄酮类化合物的结构特点、结构分类、代表性化合物、理化性质、提取分离方法和结构鉴定方法进行了介绍。

重点：黄酮类化合物的结构特点、结构分类、理化性质、提取分离方法及波谱特征。

难点：结构分类、理化性质、提取分离方法及波谱特征。

思 考 题

1. 黄酮类化合物的基本母核有何特点？
2. 黄酮类化合物的酸性强弱与结构有何关系？
3. 黄酮类化合物显色反应有哪些？有何实用意义？
4. 黄酮类化合物有哪些提取分离方法？其原理是什么？
5. 聚酰胺分离黄酮类化合物有何特点？吸附大小与哪些因素有关？
6. 黄酮类化合物的质子核磁共振谱，有哪些重要规律？

参 考 文 献

方从兵，宛晓春，江昌俊. 2005. 黄酮类化合物生物合成的研究进展. 安徽农业大学学报，32（4）：498-504

孔令义. 2015. 天然药物化学. 2 版. 北京：中国医药科技出版社

裴月湖，娄红祥. 2016. 天然药物化学. 7 版. 北京：人民卫生出版社

徐任生. 2006. 天然产物化学导论. 北京：科学出版社

Harborne J B，Baxter H. 1999. The Handbook of Natural Flavonoids. United Kingdom：Willy

Oliver Y，Brian M G. 2005. Metabolic Engineering of Isoflavone Biosynthesis. Advances in Agronomy，86（5）：147-190

（袁叶飞）

第八章 醌类化合物

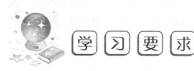

掌握：醌类化合物的结构特征、分类、理化性质，以及常用的物理化学检测方法和常用提取分离方法。

熟悉：醌类化合物结构解析常用化学方法及波谱学特征。

了解：醌类化合物的生物活性及研究进展。

第一节 醌类化合物的结构类型

鲜花呈现出艳丽的色彩，为人们提供了美丽的多彩世界。构成植物色彩的物质基础大部分属于醌类化合物，故醌类化合物也被称为动植物色素。

醌类化合物不仅构成色彩，还表现出抗菌、抗氧化及抗肿瘤等多种生物活性。例如，大黄（*Rheum palmatum*）能增加肠蠕动，抑制肠内水分吸收，促进排便；大黄还有抗菌抗感染作用，对多种革兰阳性和革兰阴性细菌均有抑制作用。紫草（*Lithospermum erythrorhizon* Sieb. et Zucc.）的煎剂对金黄色葡萄球菌、大肠埃希菌、枯草杆菌等具有抑制作用。大芦荟（*Aloe arborescens Mill. Var. natalensis* Berg.）具有抗炎、免疫、再生、防晒和健胃下泄等作用。大黄、紫草、大芦荟中的有效成分均为醌类化合物。

醌类化合物是指分子内具有不饱和环二酮结构（醌式结构）或容易转变成这样结构的一类比较重要的天然有机化合物。醌类化合物主要根据环的数量及酮基的位置不同，分为苯醌（benzoquinones）、萘醌（naphthoquinones）、菲醌（phenanthraguinone）和蒽醌（anthraguinones）四种类型。

一、苯 醌 类

苯醌类（benzoquinones）化合物从结构上分为邻苯醌和对苯醌两大类。邻苯醌结构不稳定，故天然存在的苯醌化合物大多数为对苯醌的衍生物。常见的取代基有—OH、—OCH₃、—CH₃或其他烃基侧链。

苯醌类化合物主要分布在高等植物中（已在 27 科植物中发现），少数分布在低等植物中，如在棕色海藻中也发现苯醌类化合物。

天然苯醌类化合物多为黄色或橙色的结晶体。例如，2,6-二甲氧基对苯醌（2,6-dimethoxy-1,4-benzoquinone），为黄色结晶，存在于中药凤眼草（*Ailanthus altissima*）的果实中，具有较强的抗菌作用。来自白花酸藤（*Embelia ribes*）果实及多脉酸藤子（*E. oblongifolia* Hemsl.）果实的信筒子醌（embelin），具有驱绦虫作用。

辅酶 Q（coenzymes Q，简称 CoQ 或 CoQn）类，是一类重要的辅酶；在细胞线粒体的呼吸链系统中起电子传递作用，并能清除自由基，保护细胞膜蛋白和脂质。辅酶 Q 类化合物具有许多重要的生理功能，其中辅酶 Q_{10} 已用于治疗心脏病、高血压及癌症。arnebinone 和 arnebifuranone 是从中药新疆紫草[*Arnebia euchroma*（Royle）Johnst.]根中分得的对前列腺素 PGE_2 生物合成具有抑制作用的活性成分。

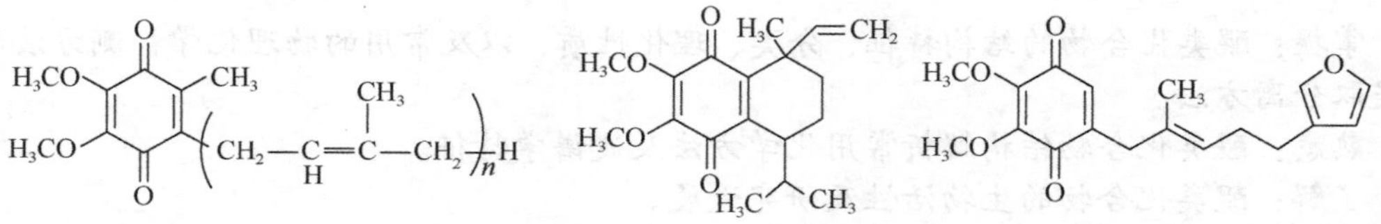

辅酶Q_{10}(n=10)   arnebinone   arnebifuranone

二、萘 醌 类

萘醌类（naphthoquinones）化合物从结构上考虑可以有 α-（1，4）、β-（1，2）及 amphi-（2，6）三种类型。但至今实际上从自然界得到的绝大多数为 α-萘醌类。

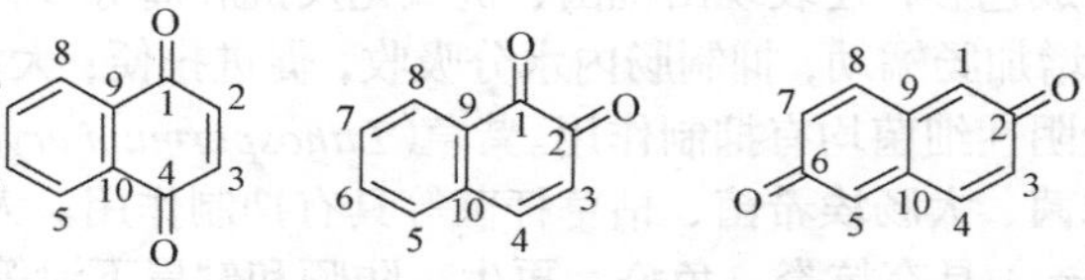

α-(1,4)萘醌   β-(1,2)萘醌   amphi-(2,6)萘醌

萘醌类化合物主要分布高等植物中，其中含量丰富的有紫草科（Boraginaceae）、柿科（Ebenaceae）、蓝雪科（Plumbaginaceae）和紫葳科（Bignoniaceae）等。在低等植物的地衣类、藻类中也有少量分布。

许多萘醌类化合物具有显著的生物活性。例如，胡桃醌（juglone）具有抗菌、抗癌及中枢神经镇静作用；蓝雪醌（plumbagin）有抗菌、止咳及祛痰作用；红根草邻醌（saprorthoquinone）有较明显的抗菌活性，且对 P388 白血病细胞有细胞毒性。紫草素(shikonin)及异紫草素(alkanin)具有止血、抗炎、抗菌、抗病毒及抗癌作用，为中药紫草中的主要有效成分。

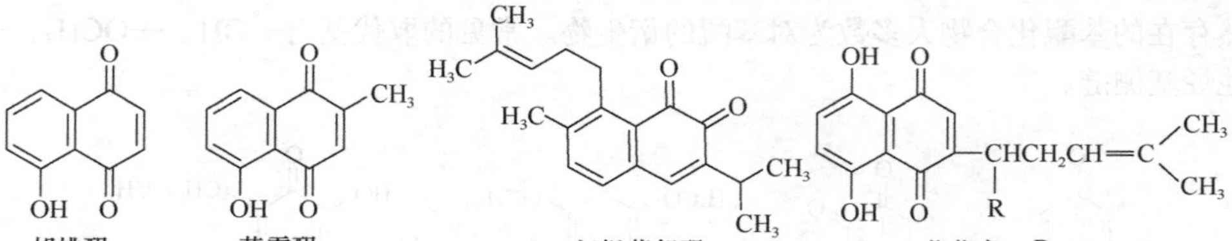

胡桃醌   蓝雪醌   红根草邻醌   紫草素 R = ·····OH
                                              异紫草素 R = ◀OH

维生素 K（vitamin K）类化合物，如维生素 K_1 及维生素 K_2（vitamin K_1 and vitamin K_2）具有促进血液凝固作用，可用于新生儿出血、肝硬化及闭塞性黄疸出血等症。从鼠李科植物翼核果（*Ventilago leiocarpa* Benth.）根中分离鉴定的翼核果素（ventilagolin）和从 *Ulmus davidiana* var. *japonica* 根皮的甲醇提取物中分得的具有显著抗耐甲氧西林金黄色葡萄球菌（methicillin-resistant Staphylococcus aureus, MRSA）活性的 mansonone F 也属于萘醌类化合物。

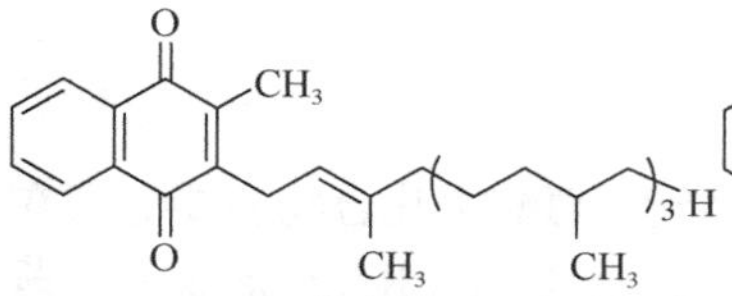

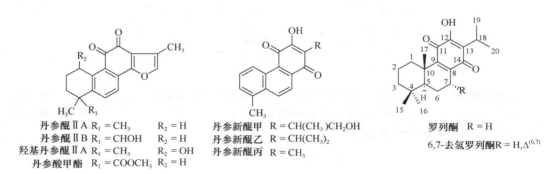

维生素K₁　　　　　　維生素K₂　　　　　　翼核果素 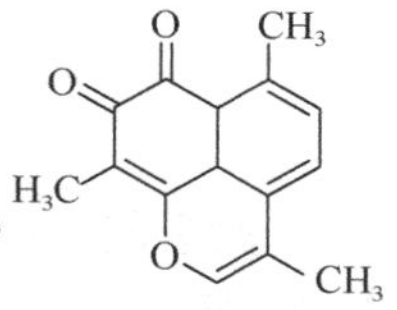　　　　　　mansonone F

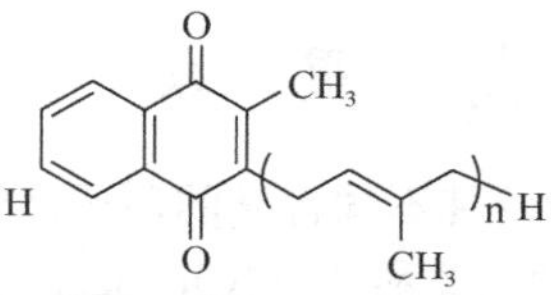

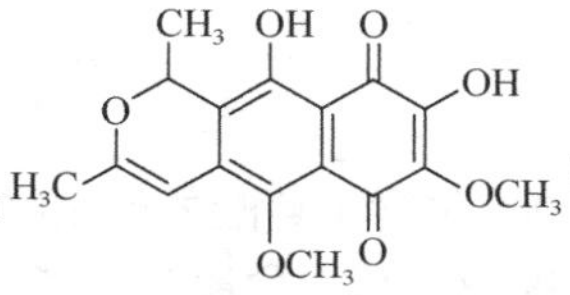

三、菲 醌 类

菲醌（phenanthraquinone）类化合物从母体结构可以分为邻醌（Ⅰ）、邻醌（Ⅱ）及对醌三种类型。菲醌类化合物主要分布在唇形科（Labiatae）、兰科（Orchidaceae）、豆科（Leguminosae）、番荔枝科（Annonadeae）、使君子科（Combretaceae）、蓼科（Polygonaceae）及杉科（Taxodiaceae）等高等植物中，在地衣中也有少量分布。

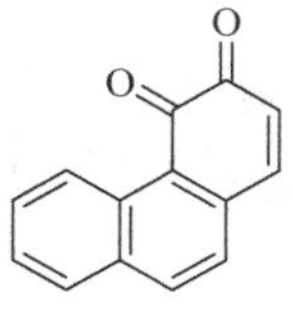

邻菲醌（Ⅰ） 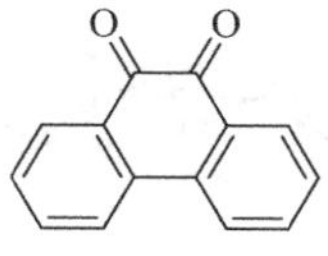　　　　　　邻菲醌（Ⅱ） 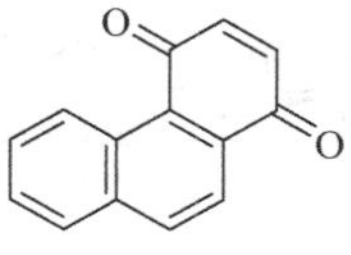　　　　　　对菲醌

丹参醌类（tanshinones）是中药丹参（*Salvia miltiorrhiza* Bye.）中具有显著活血化瘀作用的成分，具有抗菌及扩张冠状动脉的作用。例如，丹参醌ⅡA磺酸钠（tanshinone ⅡA suifonate）注射液可增加冠脉流量，临床用于治疗冠心病、心肌梗死。丹参醌类成分在结构上属于邻菲醌类和对菲醌类衍生物。但从其生物合成途径看，也可看成是二萜萘醌的脱氢衍生物，归属到萘醌类中。

罗列酮（royleanone）和6，7-去氢罗列酮（6，7-dehydroroyleanone）是新疆鼠尾草（*Salvia deserta* Schang）（其根被称为新疆丹参）中具有抗心肌缺血，抑制血小板聚集的活性成分。

丹参醌ⅡA　R₁ = CH₃　　R₂ = H
丹参醌ⅡB　R₁ = CHOH　R₂ = H
羟基丹参醌ⅡA　R₁ = CH₃　R₂ = OH
丹参酸甲酯　R₁ = COOCH₃　R₂ = H

丹参新醌甲　R = CH(CH₃)CH₂OH
丹参新醌乙　R = CH(CH₃)₂
丹参新醌丙　R = CH₃

罗列酮　R = H
6,7-去氢罗列酮R = H,Δ⁽⁶,⁷⁾

石豆菲醌（bulbophyllumanthrone），来自密花石豆兰（*Bulbophyllum odoratissimum* Lindl.），属于邻菲醌（Ⅰ）型；4，7-二甲氧基菲-1，2-二酮（4，7-dimethoxy-phenanthrene-1，2-dione），来自植物 *Bletilla striata*，则属于邻菲醌（Ⅱ）型。

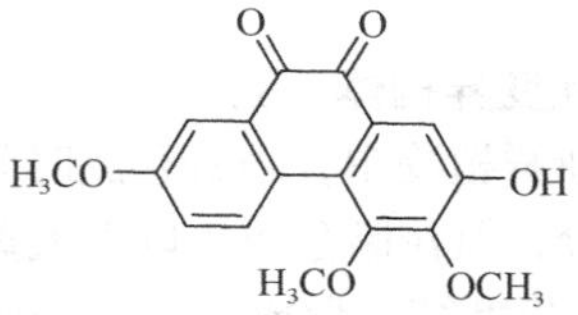

石豆菲醌 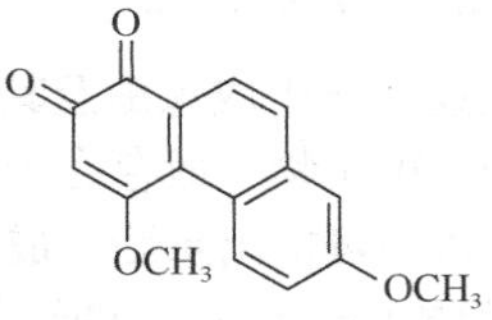　　　　　　4,7-二甲氧基菲-1,2-二酮

四、蒽醌类

蒽醌类化合物，包含了蒽醌的衍生物及其不同程度的还原产物。蒽醌类化合物主要分布在30余科的高等植物中，其中含量较丰富的有蓼科（Polygonaceae）、鼠李科（Rhamnaceae）、茜草科（Rubiaceae）、豆科（Leguminosae）、百合科（Liliaceae）和玄参科（Scrophulariaceae）等植物，在地衣类和真菌中也有少量分布。根据不同的还原程度，蒽醌类化合物可以分为蒽醌、氧化蒽酚、蒽酚（蒽酮）及二蒽酮等。

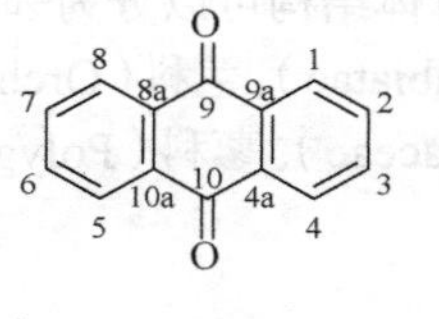

8   1
7   8a   9   9a   2
6   10a   10   4a   3
5   4

1、4、5、8：α-位
2、3、6、7：β-位
9、10：meso-位

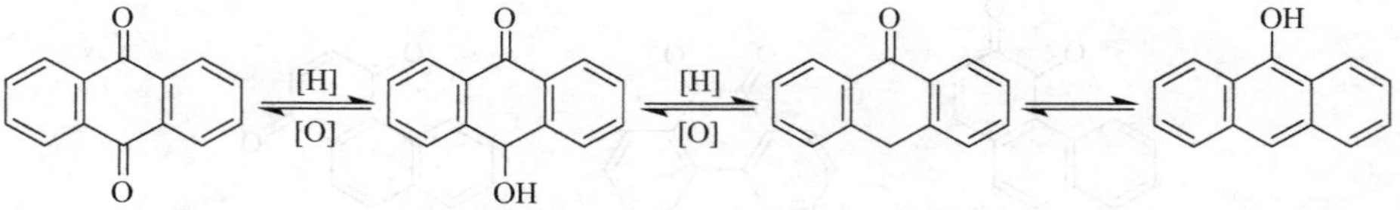

蒽醌   氧化蒽酚   蒽酮   蒽酚

（一）蒽醌衍生物

天然蒽醌类化合物在蒽醌母核上常有—OH、—CH₂OH、—OCH₃和—COOH等取代基。天然蒽醌类化合物以游离形式或与糖结合成苷两种形式存在于植物体内。根据羟基在蒽醌母核上的分布情况，可将羟基蒽醌分为大黄素型和茜草素型。

1. 大黄素型 蒽醌母核两侧苯环上均有羟基分布的称为大黄素型，多数呈黄色，如中药大黄中的主要成分多属于这个类型。

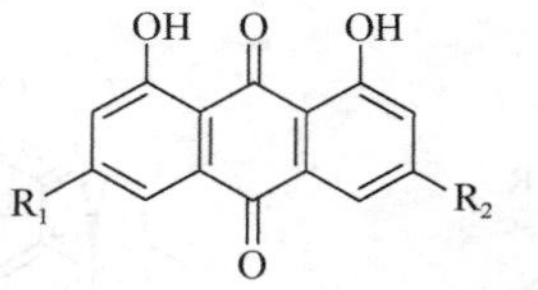

大黄酚	R₁ = CH₃	R₂ = H
大黄素	R₁ = CH₃	R₂ = OH
大黄素甲醚	R₁ = CH₃	R₂ = OCH₃
芦荟大黄素	R₁ = H	R₂ = CH₂OH
大黄酸	R₁ = H	R₂ = COOH

2. 茜草素型 蒽醌母核的一侧苯环上分布有羟基的称为茜草素型，多为橙黄色至橙红色，如中药茜草（*Rubia cordifolia*）中的茜草素和羟基茜草素（purpurin）等。茜草中除含有游离蒽醌苷元外，还含有蒽醌苷类化合物。

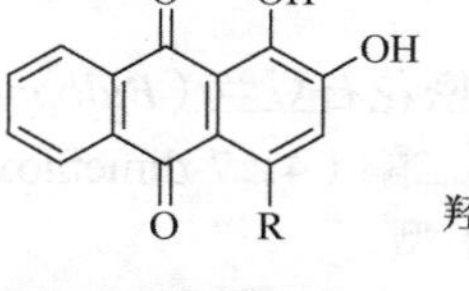

茜草素   R = H
羟基茜草素   R = OH

（二）蒽酚（或蒽酮）衍生物

蒽醌在酸性条件下被还原，生成蒽酚及其互变异构体蒽酮。

蒽酚（或蒽酮）的羟基衍生物一般存在于新鲜植物中，随着存放时间延长，可慢慢被氧化成蒽醌。例如，在新鲜大黄中可检出蒽酚类成分，但在储存两年以上大黄中就再也检查不出蒽酚类成分。如蒽酚（或蒽酮）meso-位上的羟基与糖结合形成苷后，则比较稳定，只有经过水解除去糖后才易被氧化。

羟基蒽酚类对霉菌有较强的杀灭作用，是治疗皮肤病有效的外用药。例如，柯桠素（chrysarobin）治疗疥癣等症，效果较好。蒽酚类衍生物也以游离苷元和结合成苷两种形式存在。除氧苷外，还有碳苷，如芦荟致泻的主要有效成分芦荟苷（barbaloin）。

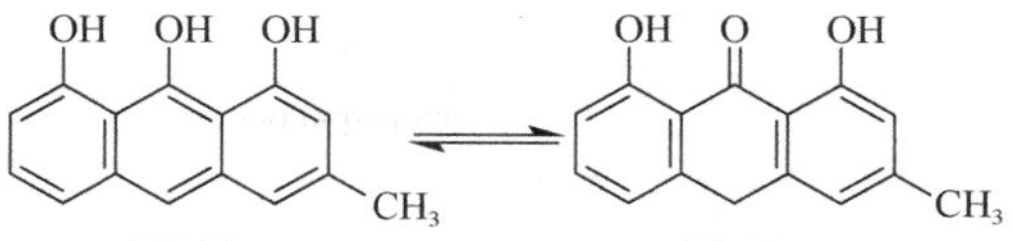

柯桠素

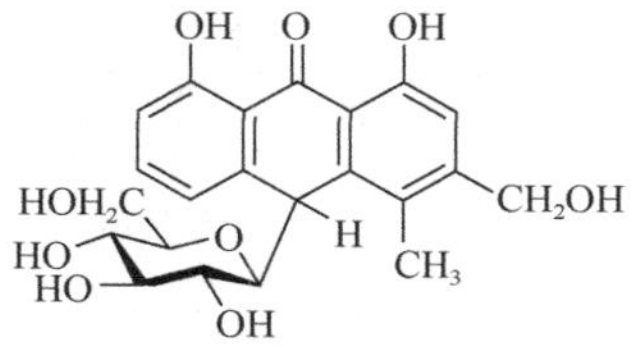

芦荟苷

（三）二蒽酮类衍生物

两分子的蒽酮相互结合即可构成二蒽酮类类化合物。结合位置有多种，如大黄及番泻叶中致泻的主要有效成分番泻苷 A（sennoside A）是由两分子的大黄酸蒽酮通过 C_{10}-$C_{10'}$ 反式连接而成的二蒽酮类衍生物；番泻苷 B（sennoside B）则是由两分子的大黄酸蒽酮通过 C_{10}-$C_{10'}$ 顺式连接而成的二蒽酮类衍生物。

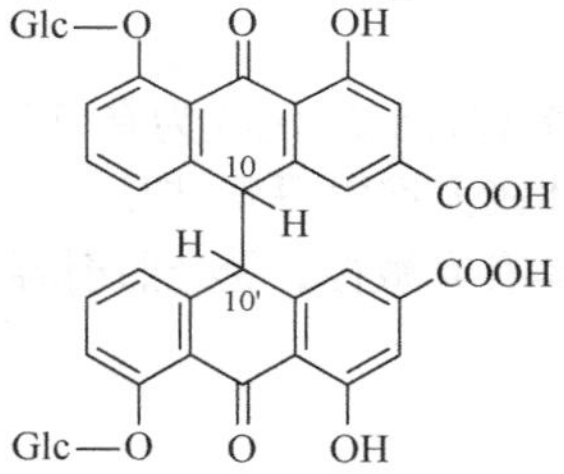

番泻苷A

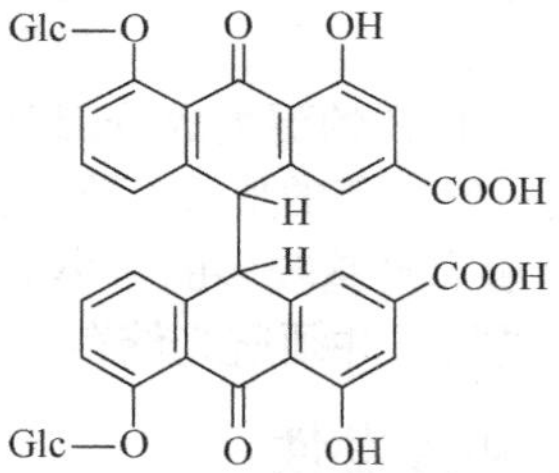

番泻苷B

二蒽酮类化合物的 C_{10}-$C_{10'}$ 键与通常 C-C 键不同，易于断裂，生成稳定的蒽酮类化合物。例如，番泻苷 A 的致泻作用是因其在肠内变为大黄酸蒽酮所致。

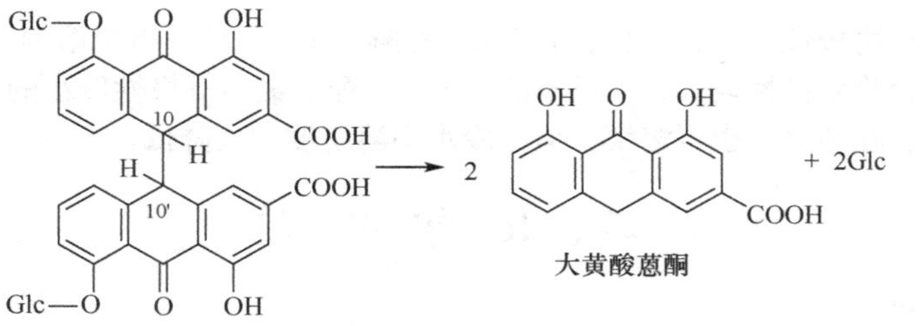

番泻苷A

大黄酸蒽酮

金丝桃素（hypericin）为萘骈二蒽酮衍生物，可以看成两分子大黄素通过 C_4-$C_{4'}$，C_5-$C_{5'}$ 和 C_{10}-$C_{10'}$ 连接而成的，存在于金丝桃属植物中，具有抑制中枢神经及抗病毒的作用。

除上述的蒽醌类化合物结构之外，还发现蒽醌与萘醌结合的二聚体。如从 *Newbouldia laevis* 的根中分离得到的 newbouldiaquinone A，具有抗恶性疟原虫作用，对念珠菌属（*Candida gabrata*）和肠杆菌属（*Enterobacter aerogenes*）也具有抑制作用。

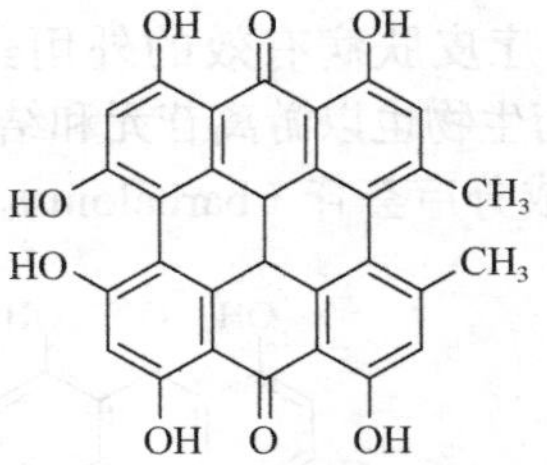

金丝桃素 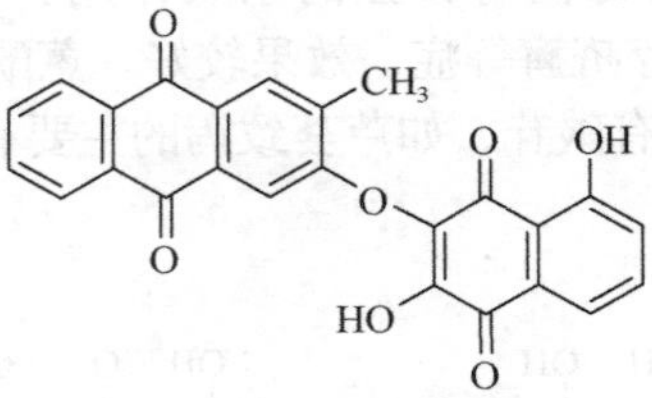   newbouldiaquinone A

第二节　醌类化合物的理化性质

一、物理性质

（一）性状

1. 颜色　醌类化合物如果母核上没有含氧取代，基本上无色。但随着含氧基团等助色团的引入则表现有一定颜色。取代的助色团越多，颜色也就越深，有黄色、橙色、棕红色以至紫红色等。

2. 结晶性　天然界存在的醌类成分因分子中多有含氧取代故为有色晶体。苯醌和萘醌多以游离态存在；而蒽醌一般以苷的形式存在，因极性较大难以得到结晶。

3. 光敏性　含有游离羟基较多的醌类成分，具有光敏性，受光照射容易被氧化，对光不稳定，操作时应在暗处进行，并须避光储存。

（二）升华性和挥发性

小分子的游离醌类化合物一般具有升华性。小分子的苯醌类及萘醌类还具有挥发性，能随水蒸气蒸馏，可据此进行分离和纯化工作。

（三）溶解度

游离醌类化合物极性较小，一般溶于乙醇、乙醚、苯及氯仿等有机溶剂，基本上不溶于水。

醌的苷类化合物则极性较大，几乎不溶于苯、乙醚、氯仿等极性较小的有机溶剂中；易溶于甲醇和乙醇中，在热水中也可溶解，但在冷水中溶解度大大降低。

二、化学性质

（一）酸性

醌类化合物因多具有酚羟基，故具有一定的酸性。在碱性水溶液中成盐溶解，加酸酸化后被游离又可重新沉淀析出。

醌类化合物可因分子中是否有—COOH、酚—OH 以及它们的数目及位置不同，酸性强弱表现出显著差异。例如，2-羟基苯醌或2-羟基萘醌，实际上为插烯酸的结构，故表现出与羧基相似的酸性，可溶于 $NaHCO_3$ 水溶液中。萘醌及蒽醌苯环上的 β-OH 的酸性则次之，可溶于碱性较强的 Na_2CO_3 水溶液中，而 α-OH 因与 C=O 基形成分子内氢键，酸性很弱，只有用 NaOH 水溶液才能溶解。

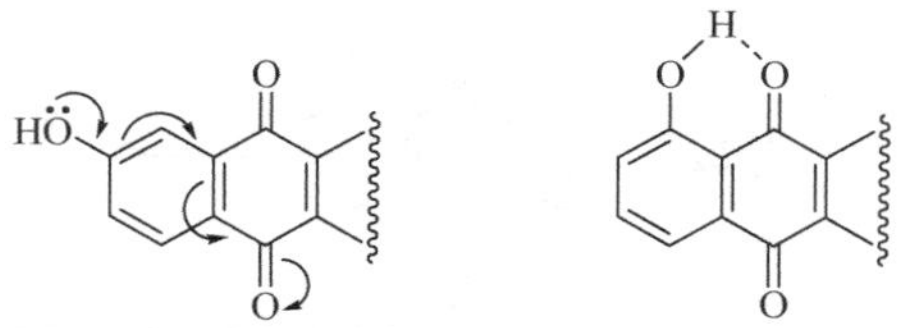

根据醌类化合物酸性强弱的差别，可用碱梯度萃取法进行这类化合物的分离工作。以游离蒽醌类衍生物为例，酸性强弱按下列顺序排列：含—COOH＞含 2 个以上 β-OH＞含 1 个 β-OH＞含 2 个 α-OH＞含一个 α-OH。故可从有机溶剂中依次用 5%NaHCO$_3$、5%Na$_2$CO$_3$、1%NaOH 及 5%NaOH 水溶液进行梯度萃取，以达到分离的目的。

（二）颜色反应

醌类的颜色反应主要取决于其氧化还原性质及分子中的酚羟基性质。

1. Feigl 反应 醌类衍生物在碱性条件下经加热能迅速与醛类及邻二硝基苯反应，生成紫色化合物。其反应机制如下

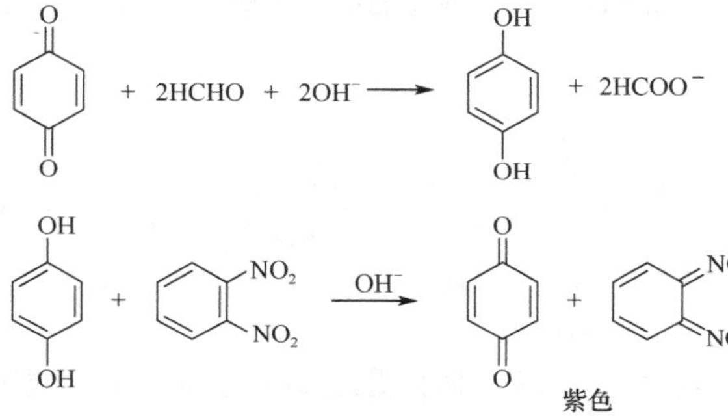

试验方法：取醌类化合物的水或苯溶液 1ml，加入 25%Na$_2$CO$_3$ 水溶液、4%HCHO 及 5% 邻二硝基苯的苯溶液各 1ml，混合后置水浴上加热，在 1～4min 内产生显著的紫色。实际上，醌类在反应前后无变化，只是起到传递电子的媒介作用，醌类成分含量越高，反应速度也就越快。

2. 无色亚甲蓝（1eucomethylene blue）显色试验 无色亚甲蓝试剂 是检查苯醌类及萘醌类的专用显色剂，可与蒽醌类化合物相区别。一般用于 PC 和 TLC 的显色剂。试样在白色背景上呈现蓝色斑点。

无色亚甲蓝试剂的配制：取 100mg 亚甲蓝溶于 100ml 乙醇中，加入 1ml 冰醋酸及 1g 锌粉，缓缓振摇直至蓝色消失，即可。试样最低检出限约为 1μg/ml。

3. 碱性条件下的呈色反应 又称 Borntrager's 反应。羟基醌类在碱性溶液中可发生颜色改变，使样品溶液的颜色加深。多呈橙色、红色、紫红色及蓝色。以羟基蒽醌类化合物为例，羟基蒽醌类化合物遇碱显红～紫红色。其机制如下

由上述机制可知，羟基蒽醌在碱性条件下，游离酚羟基首先形成负氧离子，然后发生分子内的电子转移形成长共轭体系而呈现颜色。羟基蒽醌及具有游离酚羟基的蒽醌苷均可呈色。但蒽酚、蒽酮、二蒽酮类化合物则需氧化形成羟基蒽醌类化合物后才能呈色。

该反应可用于检查天然药物中是否含有蒽醌类成分。操作方法：取植物粉末约 0.1g，加 10% 硫酸水溶液 5ml，置水浴上加热 2～10min，冷却后加 2ml 乙醚振摇，静置后分取乙醚层，加入 1ml 5%氢氧化钠水溶液，振摇。氢氧化钠水液层显红色，乙醚层则由黄色褪为无色，则示该植物中应含有羟基蒽醌类化合物。

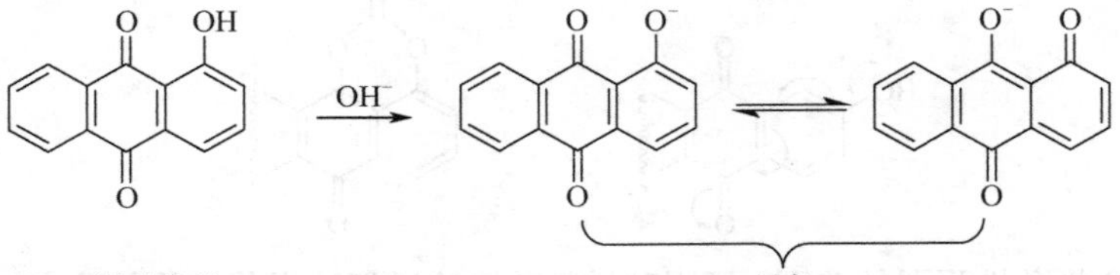

α-羟基蒽醌　　　　　　　　　　　　　　　　　　　　　　红色

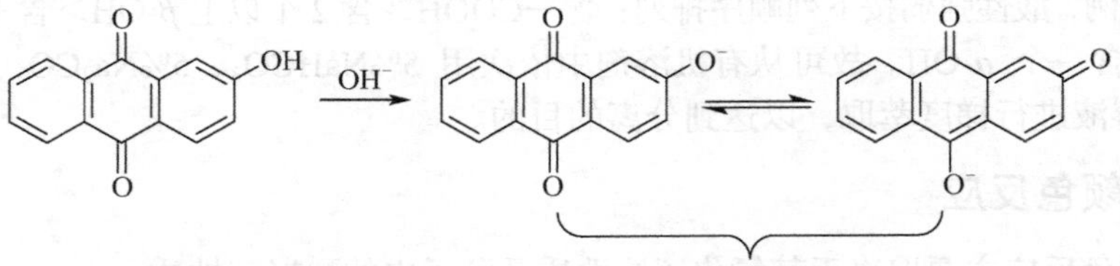

β-羟基蒽醌　　　　　　　　　　　　　　　　　　　　　　红色

4. 与活性次甲基试剂的反应　苯醌及萘醌类化合物当其醌环上有未被取代的位置时,可在氨碱性条件下与一些含有活性次甲基试剂（如乙酰乙酸酯、丙二酸酯、丙二腈等）的醇溶液反应,生成蓝绿色或蓝紫色。以萘醌与丙二酸酯的反应为例,反应时先生成产物（1）,再进一步变为产物（2）而显色。

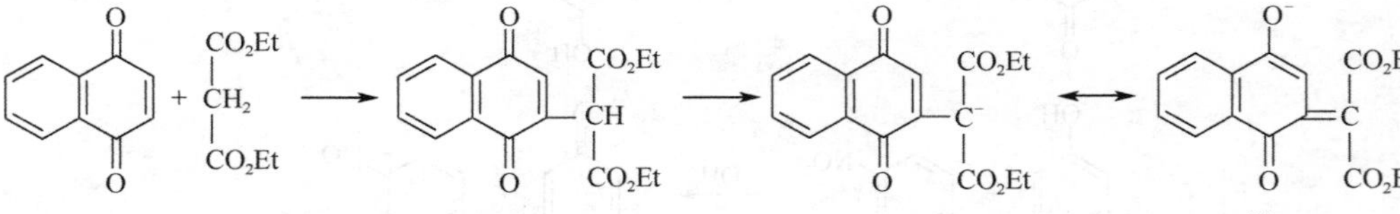

萘醌的苯环上如有羟基取代,此反应即会受到抑制。蒽醌类化合物因醌环两侧有苯环,不能发生该反应,故可加以区别。

5. 与金属离子的反应　在蒽醌类化合物中,如果有 α-酚羟基或邻位二酚羟基结构时,则可与 Pb^{2+}、Mg^{2+} 等金属离子形成配合物。以乙酸镁为例,生成产物可能具有下列结构。

与 Pb^{2+} 形成的配合物在一定 pH 下还能沉淀析出,故可借此精制该类化合物。

当蒽醌化合物具有不同的结构时,与乙酸镁形成的配合物也具有不同的颜色,可用于鉴别。

如果母核上有 1 个 α-OH 或 1 个 β-OH,或两个 OH 不在同环时,显橙黄色~橙色；如已有一个 α-OH,并另有一个—OH 在邻位时,显蓝色~蓝紫色,若在间位时显橙红色~红色,在对位时则显紫红色~紫色。据此可帮助决定羟基的取代位置。试验方法：将羟基蒽醌衍生物的醇溶液滴在滤纸上,干燥后喷以 0.5% 的乙酸镁甲醇溶液,于 90℃加热 5min 即可显色。

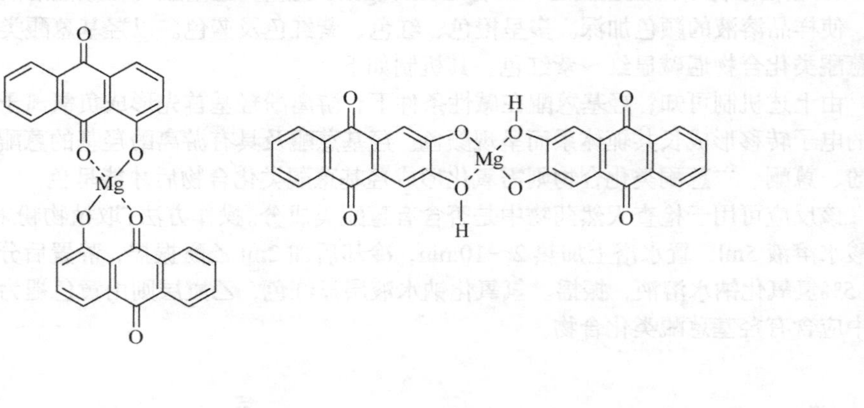

第三节　醌类化合物的提取分离

醌类化合物结构不同，其物理性质和化学性质相差较大，而且以游离苷元及与糖结合成苷两种形式存在于植物体中，特别是在极性及溶解性方面差别很大，没有通用的提取分离方法，但以下规律可供参考。

一、游离醌类的提取方法

（一）有机溶剂提取法

一般游离醌类的极性较小，故苷元可用极性较小的有机溶剂（氯仿、苯等）提取，提取液再进行浓缩，有时在浓缩过程中即可有结晶析出。但应当注意一般羟基蒽醌类衍生物及其相应的苷类在植物体内多通过酚羟基或羧基结合成镁、钾、钠、钙盐形式存在，为充分提取出蒽醌类衍生物，必须预先加酸酸化使之全部游离后再进行提取。

（二）碱提酸沉法

碱提酸沉法用于提取具有游离酚羟基的醌类化合物。酚羟基与碱成盐而溶于碱水溶液中，酸化后酚羟基被游离而沉淀析出。

（三）水蒸气蒸馏法

水蒸气蒸馏法适用于相对分子质量小的苯醌及萘醌类化合物。

（四）其他方法

近年来超临界流体萃取法和超声波提取法在醌类成分提取中也有应用，既提高了提出率，又可避免醌类成分的分解。

二、蒽醌苷元与蒽醌苷的分离

重点介绍羟基蒽醌类及其苷类化合物的分离。

蒽醌苷元与蒽醌苷的极性差别较大，如苷元可溶于氯仿，而苷在氯仿中溶解度较小，故可据此进行分离。在用氯仿等极性较小的有机溶剂从水溶液中萃取蒽醌苷元时，应注意保持苷元的游离状态，才有利于分离。

三、游离羟基蒽醌的分离

（一）pH 梯度萃取法

pH 梯度萃取法是利用羟基蒽醌中酚羟基位置和数目的不同，对分子的酸性强弱影响不同而进行分离，是羟基蒽醌类化合物的一个重要分离方法（图 8-1）。

（二）色谱法

色谱法是系统分离羟基蒽醌类化合物的最有效手段。用于游离羟基蒽醌衍生物的分离色谱中，常用的吸附剂主要是硅胶，一般不用氧化铝，尤其不用碱性氧化铝，以避免与酸性的蒽醌类成分发生化学吸附而难以洗脱。另外，游离羟基蒽醌衍生物含有酮基和酚羟基，也适合采用聚酰胺色谱分离。

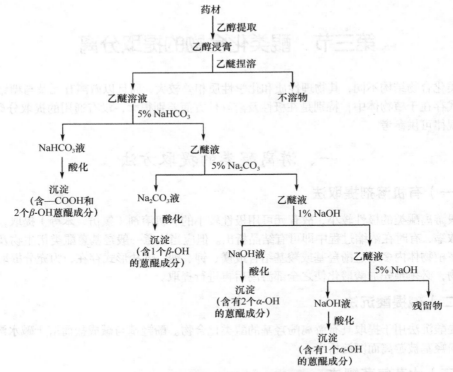

图 8-1　蒽醌类化合物的 pH 梯度萃取法

如从日本决明子（日本决明 *Cassia obtusifolia* 的种子）中分离羟基蒽醌衍生物及类似物的方法：取日本决明子 5kg，粉碎，用 70%甲醇溶液提取两次，过滤，滤液减压浓缩至糖浆状，用苯进行萃取，苯萃取液减压浓缩，硅胶柱色谱分离，苯-乙酸乙酯（19∶1）洗脱部分，再进行聚酰胺柱色谱分离，得到化合物 1～8；苯-乙酸乙酯（4∶1）洗脱部分，再进行聚酰胺柱色谱分离和重结晶，得到化合物 9～12。

	R_1	R_2	R_3	R_4	R_5
大黄酚 (1)	OH	H	H	H	OH
大黄素甲醚 (2)	OH	H	OCH_3	H	OH
钝叶素 (5)	OH	H	H	H	OCH_3
钝叶决明素 (6)	OH	OCH_3	OCH_3	H	OCH_3
(7)	OCH_3	OCH_3	OCH_3	H	OH
(8)	OCH_3	OCH_3	OCH_3	H	OH
甲基钝叶决明素 (9)	OCH_3	OCH_3	OCH_3	H	OCH_3
橙钝叶决明素 (10)	OCH_3	OCH_3	OCH_3	H	OCH_3
(11)	OCH_3	OCH_3	OCH_3	H	OH
questin (12)	OCH_3	H	OH	H	OH

四、蒽醌苷类的分离

色谱法也是分离蒽醌苷类化合物最有效的方法，主要色谱方法有硅胶柱色谱、反相硅胶柱色谱和葡聚糖凝胶柱色谱等。近年来高速逆流色谱法和毛细管电泳也已广泛地应用于蒽醌苷类的分离。

葡聚糖凝胶柱色谱分离主要依据分子大小的不同，如大黄蒽醌苷类的分离：将大黄的70%甲醇提取液加到凝胶柱上，并用70%甲醇洗脱，分段收集，依次先后得到二蒽酮苷、蒽醌二葡萄糖苷、蒽醌单糖苷和游离苷元。显然，上述分离是以相对分子质量由大到小的顺序流出的。

第四节　醌类化合物的结构测定

一、UV

醌类化合物由于存在较长的共轭体系在紫外区域均出现较强的紫外吸收。

（一）苯醌和萘醌类的紫外光谱特征

苯醌类：苯醌类的主要吸收峰有三个：λ_{max} 240nm（强峰）；λ_{max} 285 nm（中强峰）；λ_{max} 400nm（弱峰）。

萘醌类：萘醌类主要有四个吸收峰，其峰位与结构的关系大致如下所示。

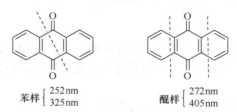

当分子中有—OH、—OCH$_3$等助色团时，可引起分子中相应的吸收峰向红位移。例如，1，4-萘醌，当醌环上引入供电子取代基时，只影响 λ_{max} 257nm 峰红移，而不影响苯环引起的3 个吸收带。但当苯环上引入上述取代基时，如 α-OH 时将使 λ_{max} 335nm 的吸收峰红移至 λ_{max} 427nm。

（二）蒽醌类的 UV 谱特征

蒽醌母核有四个吸收峰，分别由苯样结构及醌样结构引起（如下所示）。

苯样 $\begin{cases} 252nm \\ 325nm \end{cases}$　　醌样 $\begin{cases} 272nm \\ 405nm \end{cases}$

羟基蒽醌衍生物的紫外吸收基本与上述蒽醌母核相似。此外，多数在 λ_{max} 230 nm 附近还有一强峰，故羟基蒽醌类化合物有五个主要吸收带。

（1）第Ⅰ峰：λ_{max} 230nm 左右。

（2）第Ⅱ峰：λ_{max} 240～260nm（由苯样结构引起）。

（3）第Ⅲ峰：λ_{max} 262～295nm（由醌样结构引起）。

（4）第Ⅳ峰：λ_{max} 305～389nm（由苯样结构引起）。

（5）第Ⅴ峰：λ_{max} >400nm（由醌样结构中的 C=O 引起）。

以上各吸收带的具体峰位与吸收强度均与蒽醌母核上取代基的性质、数目及取代位置有关。其中，第Ⅰ峰受 α-和 β-羟基的共同影响；第Ⅲ峰（λ_{max} 262～295nm）主要受 β-酚羟基的影响；第Ⅴ峰主要受 α-羟基影响。

二、IR

醌类化合物的 IR 光谱的主要特征是羰基吸收峰，以及双键和苯环的吸收峰。羟基蒽醌类化合物在红外区域有 $\nu_{C=O}$（1675～1653cm^{-1}）及 $\nu_{芳环}$（1600～1480cm^{-1}）的吸收。其中 $\nu_{C=O}$ 吸收峰位与分子中 α-酚羟基的数目及位置有较强的规律性，对推测结构中 α-酚羟基的取代情况有重要的参考价值。

当 9，10-蒽醌母核上无取代基时，因两个 C=O 的化学环境相同，只出现一个 C=O 吸收峰，在石蜡糊中测定的峰位为 ν1675cm^{-1}。当芳环引入一个 α-羟基时，因与一个 C=O 缔合，使其吸收显著降低，另一个未缔合 C=O 的吸收则变化较小。当芳环引入的 α-羟基数目增多及位置不同时，两个 C=O 的缔合情况发生变化，其吸收峰位也会随之改变。α-羟基的数目及位置对 $\nu_{C=O}$ 吸收的影响如表 8-1 所示。

表 8-1　蒽醌类 $\nu_{C=O}$ 与 α-OH 数目及位置的关系

α-OH 数	$\nu_{C=O}$（nujol）/cm^{-1}	α-OH 数	$\nu_{C=O}$（nujol）/cm^{-1}
—	1678～1653	2（1，8-）	1678～1661，1626～1616
1	1675～1647，1637～1621	3	1616～1592
2（1，4-和1，5-）	1645～1608	4	1592～1572

三、^{1}H-NMR

醌类化合物母体结构上的氢核主要分为醌环氢核、芳环氢核和取代基氢核。

（一）醌环上的氢核

苯醌及萘醌有醌环氢核。对-苯醌的醌环氢核的化学位移值为 δ 6.72（s）；而 1，4-萘醌醌环氢核的化学位移值为 δ 6.95（s）。

醌环质子因取代基而引起的位移基本与顺式乙烯中的情况相似。无论对-苯醌或 1，4-萘醌，当醌环上有一个供电取代基时，将使醌环上其他质子移向高场。

（二）芳环氢核

萘醌（最多 4 个）和蒽醌（最多 8 个）具有芳氢，可分为 α-H 及 β-H 两类。其中 α-H 因处于 C=O 的负屏蔽区，受影响较大，其共振信号出现在低场；β-H 受 C=O 的影响较小，共振信号出现在较高场。

（1）1，4-萘醌：α-H 为 δ 8.06；β-H 为 δ 7.73。

（2）9，10-蒽醌：α-H 为 δ 8.07；β-H 为 δ 7.67。

当有取代基时，峰的数目及峰位都会改变。

（三）取代基质子

在醌类化合物中，特别是蒽醌类化合物中常见的各类取代基质子的化学位移值 δ 有如下规律。

1. —OCH$_3$　一般在 δ 3.8～4.2（3H，s）。

2. —C—CH₃ 一般在 $\delta 2.1\sim 2.5$（3H，s），α-甲基可出现在 $\delta 2.7\sim 2.8$（3H，s）。若甲基邻位有芳香氢核时，则因远距离耦合而出现宽单峰。

3. —CH₂OH CH₂ 一般在 $\delta 4.4\sim 4.7$（2H，s）。

4. —O—CH₂—CH₃ CH₂ 则在 $\delta 3.6\sim 3.8$（2H，q）；CH₃ 在 $\delta 1.3\sim 1.4$（3H，t）。

5. —OH：α-OH $\delta 11.6\sim 12.1$（与羰基形成氢键，出现在最低场）。
β-OH 为 $\delta 10.9\sim 11.4$。

四、¹³C-NMR

¹³C-NMR 作为一种结构测试的常规技术已广泛用于醌类化合物的结构研究。¹³C-NMR 谱的主要参数为化学位移。这里主要介绍 1，4-萘醌及 9，10-蒽醌类的 ¹³C-NMR 特征。

（一）1，4-萘醌类化合物的 ¹³C-NMR 谱

1. 1，4-萘醌母核碳的化学位移值 如下所示，当醌环及苯环上有取代基时，则发生取代位移。

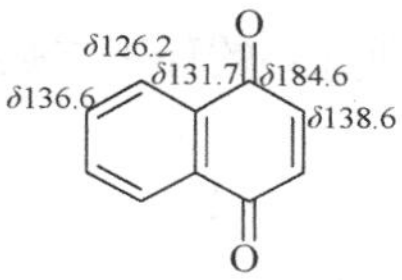

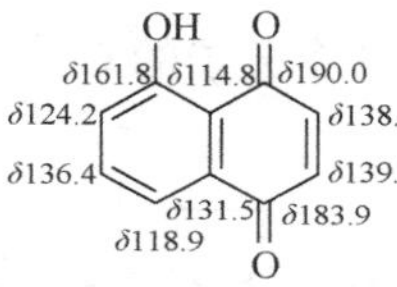

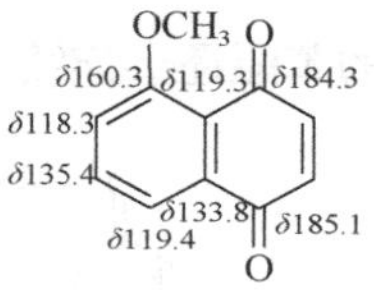

2. 醌环上取代基的影响 取代基对醌环碳信号化学位移的影响与简单烯烃的情况相似。例如，C₂ 位有—OH 或—OR 取代时，引起 C₂ 向低场位移约 20 个化学位移单位，并使相邻的 C₃ 向高场位移约 30 个化学位移单位。

如果 C₂ 位有烃基（R）取代时，可使 C₂ 向低场位移约 10 个化学位移单位，C₃ 向高场位移约 8 个化学位移单位，且 C₂ 向低场位移的幅度随烃基 R 的增大而增加，但 C₃ 则不受影响。

此外，C₂ 及 C₃ 的取代对 C₁ 及 C₄ 的化学位移没有明显影响。

3. 苯环上取代基的影响 当 C₅ 位有—OH、—OCH₃ 或—OAc 时，使 C₅ 向低场位移较大幅度，使相邻的 C₇、C₉ 及对位的 C₈ 向高场位移。

（二）9，10-蒽醌类化合物的 ¹³C-NMR 谱

蒽醌母核及 α-位有一个—OH 或—OCH₃ 时，其 ¹³C-NMR 化学位移如下所示。

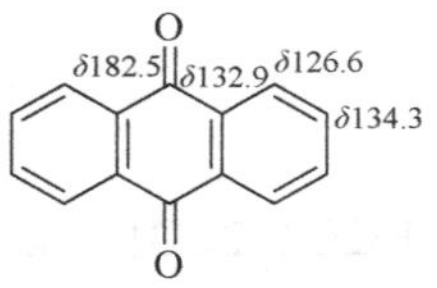

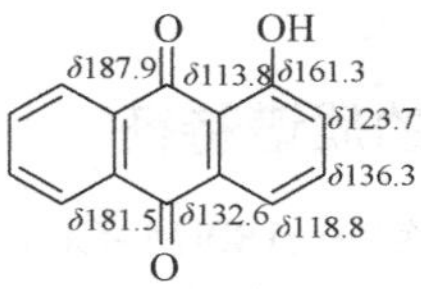

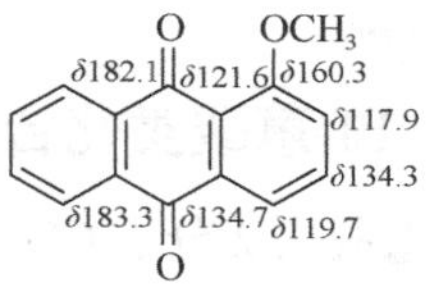

当蒽醌母核每一个苯环上只有一个取代基时，母核各碳信号化学位移值呈现规律性的位移，一般使直接相连碳的信号大幅度低场位移，邻位及对位碳的信号则向高场位移。当蒽醌母核上仅有一个苯环有取代基，另一苯环无取代基时，无取代基苯环上各碳原子的信号化学位移变化很小，即取代基的跨环影响不大。

五、2D-NMR

2D-NMR 技术的应用，为醌类化合物的结构测定提供了强有力的手段。因为蒽醌类化合物中季碳较多，故 HMBC 谱和 NOESY 谱对确定蒽醌类化合物中取代基的取代位置具有决定作用。

六、MS

对所有游离醌类化合物，其 MS 的共同特征是分子离子峰通常为基峰，且出现丢失 1、2 个 CO 的碎片离子峰。

苯醌及萘醌还可从醌环上脱去 1 个 CH≡CH 碎片，如果在醌环上有羟基，则断裂同时还得伴随有特征的 H 重排。

（一）对苯醌的质谱特征

（1）无取代的苯醌有 A、B、C 三种开裂方式，分别产生 m/z 82、m/z 80 及 m/z 54 三种碎片离子。

（2）无取代的苯醌还会连续脱去 2 个分子的 CO，得到重要的环丁二烯离子（m/z 52）。

（二）1，4-萘醌类化合物的质谱特征

苯环上无取代时，将出现 m/z 104 的特征碎片离子及其分解产物 m/z 76 及 m/z 50 的离子。当苯环上有取代时，上述碎片离子的质荷比将相应增加。例如，2，3-二甲基萘醌的开裂方式如下

m/z 190　　　　　　　　m/z 104　　　　　　　　m/z 76

（三）9，10-蒽醌类化合物的质谱特征

游离蒽醌依次脱去 2 分子 CO，得到 m/z 180[M−CO]$^+$ 及 152[M−2CO]$^+$，以及它们的双电荷离子峰 m/z 90[M−CO]$^+$ 及 m/z 76[M−2CO]$^+$。蒽醌衍生物也经过同样的开裂方式，得到与之相应的碎片离子峰。

m/z 208　　　　　　　　m/z 180　　　　　　　　m/z 152

但要注意，蒽醌苷类化合物用常规电子轰击质谱得不到分子离子峰，其基峰一般为苷元离

子，需用 FD-MS 或 FAB-MS 才能出现准分子离子峰，以获得相对分子质量的信息。

七、衍生物的制备

醌类化合物结构研究，主要是通过对上述各种光谱数据的分析，但有时也须结合必要的衍生物制备等化学方法。在实际工作中主要制备醌类化合物的甲基化或乙酰化的衍生物，对于推测分子中羟基的数目和位置很有意义。

（一）甲基化反应

甲基化反应的难易及作用位置主要取决于醌类化合物苯环上羟基的类型与化学环境，以及甲基化试剂的种类及反应条件。

结构类型及化学环境不同的羟基，甲基化反应按难易顺序依次为：醇羟基，α-酚羟基，β-酚羟基，—COOH 等，即羟基的酸性越强，则甲基化反应越容易进行。

常用甲基化试剂的反应能力强弱及其与反应官能团的大致关系如表 8-2 所示。

表 8-2　甲基化试剂与反应官能团的关系

甲基化试剂的组成	反应官能团
CH_2N_2/Et_2O	—COOH、β-酚羟基、—CHO
CH_2N_2/Et_2O+MeOH	—COOH、β-酚羟基、两个 α-酚羟基之一、CHO
（CH_3）$_2SO_4$+K_2CO_3+丙酮	β-酚羟基、α-酚羟基
CH_3+Ag_2O+$CHCl_3$	—COOH、所有的酚羟基、醇羟基、—CHO

表 8-2 说明，CH_3I+Ag_2O+$CHCl_3$ 的甲基化能力最强，CH_2N_2/Et_2O 液的甲基化能力最弱。据此，采用不同甲基化试剂，严格控制反应条件进行选择性甲基化，将可得到甲基化程度不同的衍生物，再通过光谱分析和元素分析，很容易确定各个衍生物中甲氧基的数目，从而可进一步推断原来分子中羟基的数目和位置。

（二）乙酰化反应

常用的乙酰化试剂按乙酰化能力强弱顺序排列为：
$$CH_3COCl > （CH_3CO）_2O > CH_3COOR > CH_3COOH$$
试剂和反应条件不同，影响乙酰化的作用位置，如表 8-3 所示。

表 8-3　乙酰化试剂和反应条件及作用位置

试剂组成	反应条件	作用位置
冰醋酸（加少量乙酰氯）	冷置	醇羟基
乙酸酐	加热短时间	醇羟基、β 酚羟基
	长时间	醇羟基、β 酚羟基、两个 α-酚羟基之一
乙酸酐 + 硼酸	冷置	醇羟基、β 酚羟基
乙酸酐 + 浓硫酸	室温放置过夜	醇羟基、β 酚羟基 α-酚羟基
乙酸酐 + 吡啶	室温放置过夜	醇羟基、β 酚羟基、烯式醇羟基

从表 8-3 可以看出，羟基的乙酰化，以醇羟基最易乙酰化，α-酚羟基则相对较难。乙酰化试剂中乙酸酐-吡啶的乙酰化能力最强，而冰醋酸最弱。乙酸酐-吡啶可使环上所有酚羟基乙酰化。如果控制反应时间不同，作用位置也会有些差别，但一般很难掌握。

有时为了保护 α-酚羟基不被乙酰化，可采用乙酸酐-硼酸作为酰化剂。因为硼酸能和羟基蒽醌中的 α-羟基形成硼酸酯，使 α-羟基不参与乙酰化反应，仅使 α-酚羟基乙酰化。反应产物再用冷水处理，使缔合的 α-硼酸酯水解恢复 α-酚羟基，这样就可以得到 β-羟基的乙酰化产物。

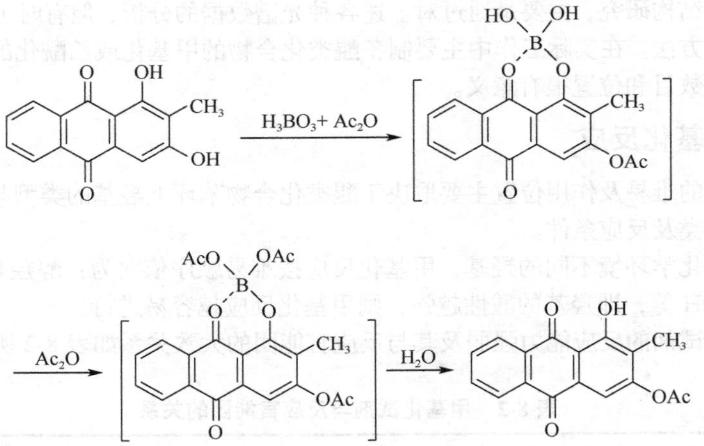

八、结构研究实例

（一）3-甲氧基-7-甲基-胡桃醌的鉴定

从柿子（*Diospyros kaki* Thunb.）中分得一种橙红色针晶（A），通过光谱分析确定了结构，其推导过程如下所示。

（1）A 的高分辨质（HR-EI-MS）：m/z 218.057[M]$^+$，示分子式为 $C_{12}H_{10}O_4$。

（2）A 的 UV 光谱：λ_{max} 249nm，290nm，420nm，示有共轭体系。

（3）A 的 IR 光谱：ν_{max} 1655cm^{-1}，1638cm^{-1} 示分子中有两个羰基；1599cm^{-1} 为苯环特征吸收峰，示苯环结构。

综合 A 的 UV 光谱和 IR 光谱数据，提示 A 为萘醌衍生物。

（4）A 的 ^{1}H-NMR：δ 11.80（1H，s），示 A 分子中存在一个酚羟基，且处于 α-位；δ 7.10（1H，d，$J=1.5$Hz）和 7.50（1H，d，$J=1.5$Hz），示 A 分子中存在一对间位耦合芳环氢核；δ 2.46（3H，s），示为—CH$_3$；δ 3.97（3H，s），示一个—OCH$_3$；δ 6.35（1H，s），示一醌环氢核信号。

综合 A 的 ^{1}H-NMR 的数据，可以推论 A 应为具有萘醌母核结构，α-位有一—OH 取代，另有一个—CH$_3$ 和一个—OCH$_3$ 取代。因—CH$_3$ 的信号为 δ 2.46（3H，s），提示该信号受到了苯环去屏蔽作用影响，故推论—CH$_3$ 应取代在—OH 的间位，即 C$_7$ 位；剩余的—OCH$_3$ 则应取代在醌环上。

（5）将 A 制备成甲基化衍生物，与已知化合物标准图谱比较，确定—OCH$_3$ 连接在 C$_3$ 位。

（6）综上所述，最终确定 A 为 3-甲氧基-7-甲基-胡桃醌（3-methoxy-7-methyljuglone）。

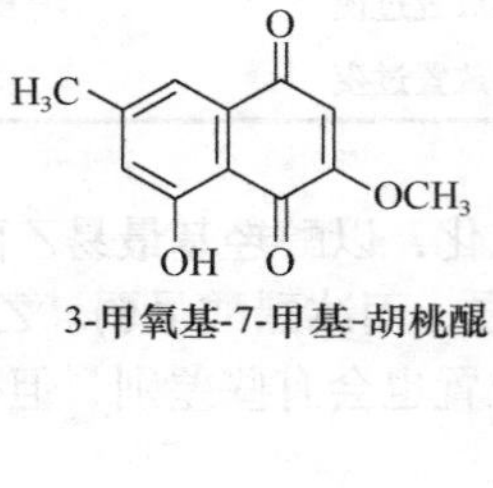

3-甲氧基-7-甲基-胡桃醌

（二）1，5-二羟基-2-甲氧基-9，10-蒽醌的鉴定

从中药虎刺（*Damnacanthus indicus*）中分得一种橙红色针晶 B，通过光谱分析确定了结构，其推导过程如下所示。

（1）B 的高分辨质谱（HR-EI-MS）：m/z 270.049 5[M]$^+$，示分子式为 $C_{15}H_{10}O_5$。

（2）B 的 UV 光谱：λ_{max} 438nm，示有共轭体系。

（3）B 的 IR 光谱：ν_{max}1630cm^{-1}，1610cm^{-1} 示分子中有两个羰基吸收峰。

综合 B 的 UV 光谱和 IR 光谱数据，提示 B 为 1，5-二羟基蒽醌衍生物。

（4）B 的 ^{1}H-NMR：δ 7.18（1H，d，J = 8.4Hz）和 7.89（1H，d，J = 8.4Hz），示 B 分子中存在一对邻位耦合芳环氢核；δ 4.03（3H，s）为甲氧基信号，以上三种氢信号说明在醌母核的一侧苯环 α-酚羟基的邻位有甲氧基取代；δ 7.13（1H，d，J = 8.0Hz），7.67（1H，t，J = 8.0Hz），7.84（1H，d，J = 8.0Hz）三个芳香质子组成的 ABC 系统则表示蒽醌母核的另一侧苯环除 α-酚羟基外没有其他取代基。

综合 B 的 ^{1}H-NMR 的数据，可以推论 B 应为具有蒽醌母核结构，母体结构的 1，5 位有两个 α-OH 取代，另有一个—OCH$_3$ 取代。

综上所述，B 的结构定为 1，5-二羟基-2-甲氧基-9，10-蒽醌（1，5-dihydroxy-2-methoxy-9，10-anthraquinone）。

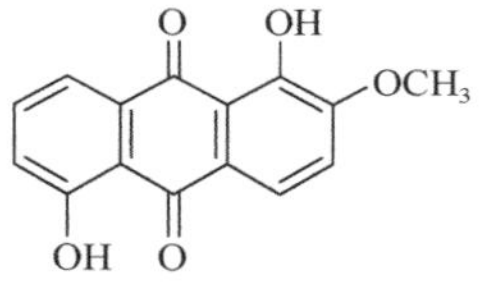

1,5-二羟基-2-甲氧基-9,10-蒽醌

本 章 小 结

天然醌类化合物是构成植物色素的化学成分。天然醌类化合物具有多种生物活性，是创新药物的来源。本章主要介绍了醌类化合物的结构分类和代表性化合物、物理化学性质及结构的测定方法。

重点：醌类化合物的结构分类，蒽醌类化合物的结构特征、理化性质、提取分离方法和波谱特征。

难点：蒽醌类化合物的波谱特征和结构测定方法。

思 考 题

1. 醌类化合物的结构特征和分类。

2. 蒽醌类化合物的结构特征和分类。

3. 蒽醌类化合物的酸性的来源是什么？如何比较酸性大小？利用其酸性，如何进行分离？

4. 蒽醌类化合物的结构特征与 UV、IR、NMR 和 MS 的关系是什么？

参 考 文 献

裴月湖，娄红祥. 2016. 天然药物化学. 7 版. 北京：人民卫生出版社

沈路路. 2013. 虎杖的抗补体活性成分研究. 上海：复旦大学

吴寿金，赵泰，秦永琪，等. 2002. 现代中草药成分化学. 北京：中国医药科技出版社

肖世基，徐德林，张茂，等. 2016. 黔产白及中一个新颖的菲-1, 2-二酮. 有机化学，36（3）：638-641

Che P O, Nor H I, Agustono W, et al. 2016. Two new pyranoanthraquinones from the root of *Rennellia elliptica* Korth. (Rubiaceae).
Phytochemistry Letters, 16: 225-229

Chen X J, Mei W L, Zuo W J et al. 2013. A New Antibacterial phenanthrenequinone from dendrobium sinense. Journal of Asian
Natural Products Research, 15（1）: 67-70

Eyong K O, Folefoc G N, Kuete V, et al. 2006. Newbouldiaquinone A: A naphthoquinone-anthraquinone ether coupled pigment,
as a potential antimicrobial and antimalarial agent from Newbouldia *laevis*. Phytochemistry, 67（6）: 605-609

Itharat A, Plubrukarn A, Kanqsaeree p, et al. 2003. Dioscorealides and Dioscoreanone, Novel Cytotoxic NaphthoFuranoxepins, and
1, 4-phenanthraquinone from *Dioscorea membranacea* Pierre. Organic Letters, 5（16）: 2879-2882

Srinivas G, Anto R J, Srinivas P, et al. 2003. Emodin induces apoptosis of human cervical cancer cells through poly（ADP-ribose）
polymerase cleavage and activation of caspase-9. European Journal of Pharmacology, 473（2-3）: 117-125

Stathopoulou K, Valianou L, Skaltsounis AL, et al. 2013. Structure elucidation and chromatographic identification of anthraquinone
components of cochineal（dactylopius coccus）detected in historical objects. Analytica Chimica Acta, 804（8）: 264-272

Sun Y S, Kim S Y, Shin D Y, et al. 2006. The structure-activity relationships of mansonone F, a potent anti-MRSA sesquiterpenoid
quinone: SAR studies on the C6 and C9 analogs. Bioorganic & Medicinal Chemistry Letters, 16（1）: 142-145

Vatcharin R, Siwaporn S, Saranyoo K, et al. 2014. Polyketide anthraquinone, diphenyl ether, and xanthone derivatives from The soil
fungus penicillium sp. PSU-RSPG99. Tetrahedron, 70（34）: 5148-5152

（热娜·卡斯木）

第九章　萜类和挥发油

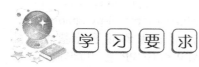

掌握：萜的定义和分类方法，主要结构特点及重要代表物；挥发油的定义、通性、化学组成、提取和分离方法。

熟悉：萜类化合物的生源异戊二烯法则，重要的二萜类化合物。

了解：萜类化合物的理化性质、提取与分离方法、结构鉴定方法；分布、分类及生源途径；挥发油的分布和生物活性。

第一节　概　　述

紫杉醇、青蒿素、甜菊苷（stevioside）、银杏内酯（ginkgolides）、齐墩果酸（oleanolic acid）、甘草次酸（glycyrrhetinic acid）和穿心莲内酯（andrographolide）等，都是大家所熟知的具有良好疗效、源自天然的药物。这些药物，从化学结构上来说，都属于萜类化合物（terpenoids）。萜类在自然界分布很广，除主要存在于陆生植物之外，近年还从海洋生物中发现了大量的萜类化合物。据不完全统计，目前发现的萜类化合物已超过 50 000 种，是数量大、种类多又有广泛生物活性的一类重要的天然化学成分。

一、萜类化合物的含义

萜类（terpenoids）化合物是含有一个或多个异戊二烯（isoprene）单位的化合物及其衍生物的总称。在植物界分布极为广泛，如在藻类、菌类、蕨类、地衣类、苔藓类、裸子植物及被子植物中均有分布，尤其在裸子植物及被子植物中分布得更为普遍。

早在 1887 年，Wallach 发现萜类化合物的基本碳架均是以异戊二烯为单位按顺序相连而成，对萜类成分进行降解，可得到异戊二烯。因此认为异戊二烯是生物体合成萜的前体，提出了异戊二烯法则（isoprene rule），即"萜类的碳架是由异戊二烯单位以头-尾或非头-尾顺序相连而成"。该法则是基于经验，故又被称为经验异戊二烯法则（empirical isoprene rule）。因此，传统的萜类化合物的含义是指符合经验异戊二烯法则的化合物及其衍生物。

然而，随着许多萜类新化合物的不断发现，其中相当一部分萜类化合物的结构并不完全遵守经验异戊二烯法则，并且随着萜类化合物生物合成的研究深入，人们在生物体内并没有发现异戊二烯的存在。经验异戊二烯法则并不完善，故需要对萜类化合物进行重新定义。

二、萜类化合物的生物合成途径

1953 年，德国学者 Ruzicka 提出了新的萜类化合物生物合成假说，即生源异戊二烯法则（biogenetic isoprene rule）。Lynen 在生物体内发现了焦磷酸异戊烯酯（Δ^3-isopentenyl pyrophosphate，IPP）的存在；1956 年，Folkers 发现了 IPP 的关键前体是 3R-甲戊二羟酸（3R-mevalonic acid，MVA，简称甲戊二羟酸），后续的研究进一步证明，IPP 及异构体焦磷酸

γ，γ-二甲基烯丙酯（γ，γ-dimethyl allyl pyrophosphate，DMAPP）在生物体内的萜类化合物生物合成中起到了延长碳链作用，IPP 和 DMAPP 是"活性异戊二烯"，而 MVA 是最关键的前体。上述的发现基本证明了萜类化合物的生源异戊二烯法则。

各种萜类化合物的生物合成途径可以归纳为：由 IPP 与 DMAPP 聚合，得到焦磷酸香叶酯（geranyl pyrophosphate，GPP）及其异构体焦磷酸橙花酯（neroli pyrophosphate，NPP），由此形成单萜类化合物；GPP 与 IPP 聚合，形成焦磷酸金合欢酯（farnesyl-pyrophosphate，FPP），由此形成倍半萜类化合物；FPP 与 IPP 聚合，形成焦磷酸香叶基香叶酯（geranylgeranyl-PP，GGPP），由此形成二萜类化合物；DMAPP 和 GGPP 聚合可形成焦磷酸香叶基金合欢酯（geranyl farnesyl-PP，GFPP），由此形成二倍半萜类化合物；FPP 和其异构体焦磷酸苦橙仁酯聚合生成角鲨烯（squalene），由此形成三萜类（triterpenoids）及甾体类（steroids）化合物（图 9-1）。

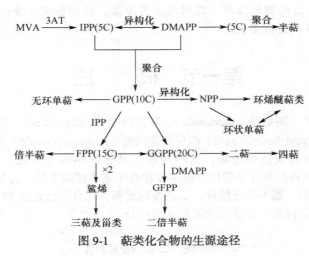

图 9-1　萜类化合物的生源途径

第二节　萜类化合物的分类

虽然已经从实验的角度证实了生源异戊二烯法则。但对萜类化合物的分类，还是沿用经验异戊二烯法则，即根据分子结构中异戊二烯单位的数目进行分类，分为单萜（monoterpenes）、倍半萜（sesqurterpenoids）、二萜（diterpenoids）等；同时又根据有无碳环和碳环数目的多少，进一步分为链状、单环、双环等。或者根据含氧原子的状态，又可将萜类化合物分为醇、醛、酮、羧酸、酯及苷等。见表 9-1。

本章主要介绍单萜，倍半萜，二萜及二倍半萜，以及挥发油类化合物，三萜类化合物见本书第十章。

表 9-1　萜类化合物的分类及分布

分类	碳原子数	通式（C_5H_8）$_n$	存在
半萜	5	$n = 1$	植物叶
单萜	10	$n = 2$	挥发油
倍半萜	15	$n = 3$	挥发油
二萜	25	$n = 4$	树脂、苦味质、植物醇

续表

分类	碳原子数	通式（C₅H₈）ₙ	存在
二倍半萜	20	$n = 5$	海绵、植物病菌、昆虫代谢物
三萜	30	$n = 6$	皂苷、树脂、植物乳汁
四萜	40	$n = 8$	植物胡萝卜素

一、单　萜

单萜类是指分子中含两个异戊二烯单位的萜类及其含氧衍生物。广泛分布在唇形科（Labiatae）、伞形科（Umbelliferae）、芸香科（Rutaceae）和樟科（Lauraceae）等高等植物的分泌组织（腺体、树脂道等）。多数单萜化合物是挥发油的主要组成成分，也是挥发油中香味成分和活性成分。有些单萜化合物以苷的形式存在于植物中，不能随水蒸气蒸馏，还有一些单萜化合物是昆虫或微生物的代谢产物。

（一）无环单萜

无环单萜（acyclic monoterpenoids）是指无碳环的单萜类成分。常见的无环单萜有存在于马鞭草（Verbena officinalis L.）和蛇麻（啤酒花 Humulus lupulus）的挥发油中的月桂烯（myrcene）和存在于罗勒（Ocimum basilicum）叶和吴茱萸[Eaodia rutaecarpa（Juss.）Benth.]的果实等的挥发油中的罗勒烯（ocimene），两者互为同分异构体。玫瑰挥发油的主要成分的薰衣草醇（lavandulol）和香叶醇（geraniol，又称牻牛儿醇），存在于香柠檬（Citrus bergamza）果皮挥发油中的橙花醇（nerol），以及存在于黄花蒿（Artemisia annua）挥发油中蒿酮（artemisia ketone），均为香料工业和食品工业的重要原料。

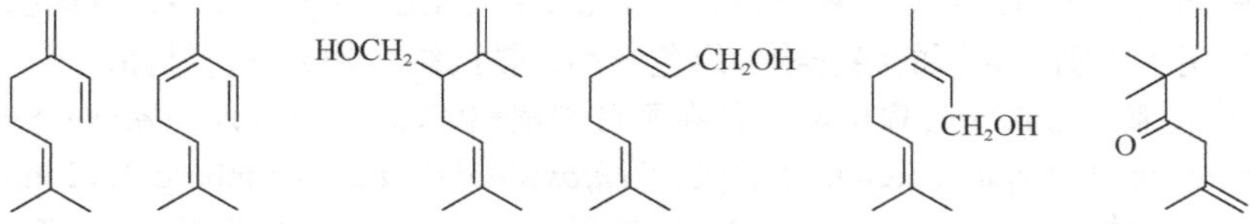

月桂烯　　罗勒烯　　薰衣草醇　　香叶醇　　橙花醇　　蒿酮

（二）单环单萜

单环单萜（monocyclic monoterpenoids）是指含有一个碳环的单萜化合物，是焦磷酸橙花酯（NPP）经双键转位脱去焦磷酸基，生成具一个碳环骨架（薄荷烷骨架）的阳碳离子后，进一步转化成的衍生物。

例如，薄荷醇（menthol），为薄荷油的主要活性成分，左旋体习称"薄荷脑"，对皮肤和黏膜具有清凉和弱的麻醉作用，用于镇痛和止痒；柠檬烯（limonene），具柠檬香气，存在于柠檬（Citrus limon）、香附（Cyperus rotundus）和砂仁（Fructus amomi）等挥发油中；桉油精（cineole），是桉叶挥发油的主要成分，具有解热消炎作用和较强的抗菌防腐能力；胡椒酮（piperitone），习称辣薄荷酮、洋薄荷酮，存在于芸香（Ruta graveolens Linn.）等多种挥发油中，有松弛平滑肌作用；紫罗兰酮（ionone），存在于指甲花（Impatiens balsamina）挥发油中。紫罗兰酮是混合物，其中 α-紫罗兰酮可作香料，β-紫罗兰酮可用作合成维生素 A 的原料。

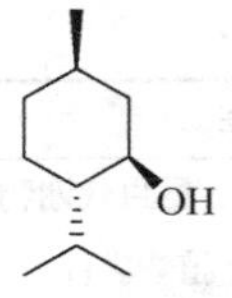

薄荷醇 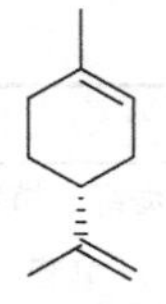　　　　柠檬烯 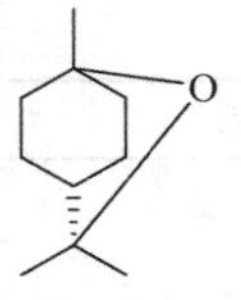　　　　桉油精 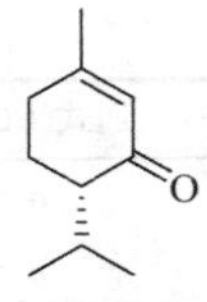　　　　胡椒酮 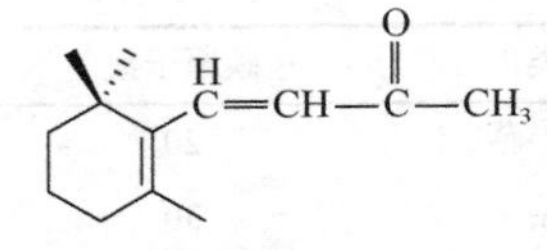　　　　α-紫罗兰酮

（三）双环单萜

双环单萜（bicyclic monoterpenoids）是指含有两个碳环的单萜类化合物。

例如，龙脑（borneol），俗称"冰片"，为白色片状结晶，有似胡椒又似薄荷的香气，有升华性。冰片具有显著的抗缺氧功能，也作为清凉剂；樟脑（camphor）习称辣薄荷酮，为白色结晶性固体，具有特殊钻透性的芳香气味，在医药上多作为刺激剂和防腐剂，可用于神经痛及跌打损伤的擦剂，对呼吸或循环系统功能衰竭的患者，用作急救药物；芍药苷（paeoniflorin）是芍药（*Paeonia lactiflora* Pall.）根中提出的单萜苷，具有镇痛、抗炎、抑制血小板凝集、增强免疫系统功能等多种活性。

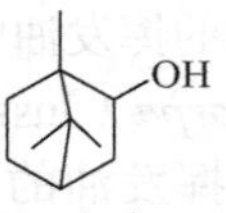

龙脑 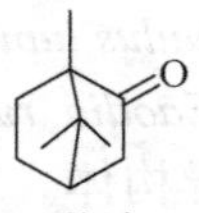　　　　　　　樟脑 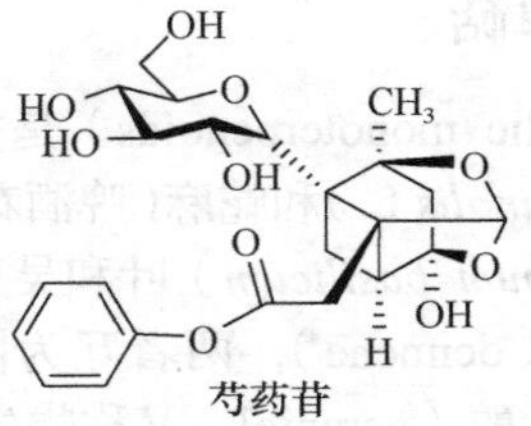　　　　　　　　　芍药苷

（四）草酚酮类化合物

草酚酮类化合物（troponoids）是一类变形的单萜，它们的碳架不符合异戊二烯法则，其结构中都有一个七元芳环，具有芳香化合物性质，且环上的羟基也具有酚羟基的通性，显酸性，其酸性介于酚和羧酸之间，能与多种金属离子（如 Fe^{3+}、Cu^{2+}等）形成络合物结晶体，并显示不同颜色，可用于鉴别，如铜的络合物为绿色结晶，铁的络合物为红色结晶。

例如，β-崖柏素（hinokitiol, 扁柏酚），存在于台湾扁柏[*Chamaecuparis olotusa*（Sieb. et Zucc.）Fndll. var. *formosana*（Hoyata）Rehd.]和罗汉柏[*Thjosis dolabrata*（Thunberg. Ex Linn. f.）Sieb. et Zucc.]心材中；α-崖柏素（α-thujaplicin）和γ-崖柏素（γ-thujaplicin）在北美乔柏（*Thuja plicata*）、北美香柏（*Thuja occidentalis*）及罗汉柏的心材中含有。

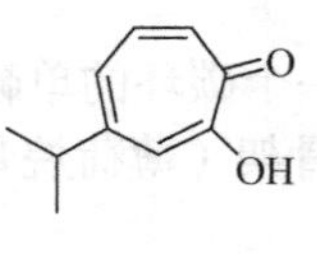

扁柏酚 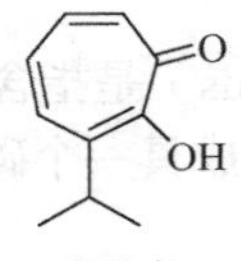　　　　　α-崖柏素 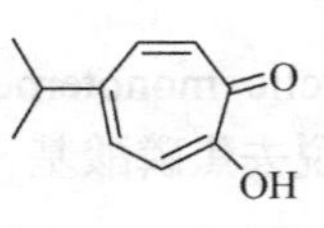　　　　　γ-崖柏素

（五）环烯醚萜类

环烯醚萜类（iridodial）是一类特殊的单萜衍生物，是臭蚁二醛（iridoidial，1925 年从伊蚁的分泌物中分离得到）的缩醛衍生物。环烯醚萜类成分广泛存在于植物界，以双子叶植物中，尤其是玄参科（Scrophulariaceae）、龙胆科（Gentianaceae）和茜草科（Rubiaceae）等植物中分布较广泛，现已知从植物中分离并鉴定结构的环烯醚萜类成分共 1000 种，大多数属于苷类，非苷环烯醚萜仅 60 余种。

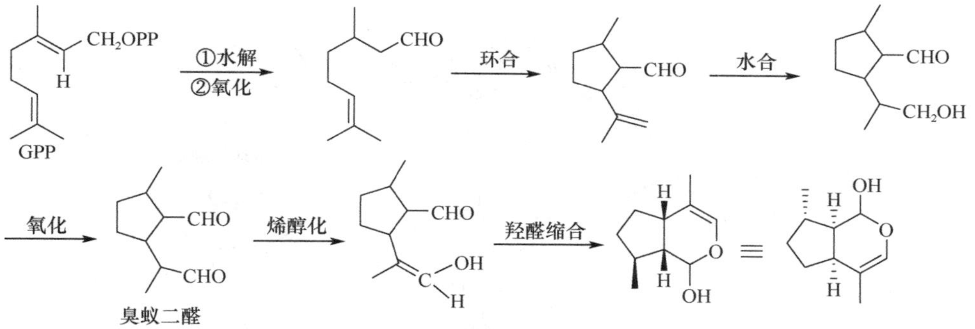

1. 环烯醚萜类　结构特点是环内常有双键存在，一般为 $C_3=C_4$；C_1 多连有—OH，C_6 和 C_8 也多连—OH。根据 C_4 位上有无取代基，将此类化合物又可分为环烯醚萜及 4-去甲基环烯醚萜。

（1）环烯醚萜：环烯醚萜类的 C_4 位多连甲基、羧基、羧酸甲酯或羟甲基。例如，栀子苷（gardenoside）、京尼平苷（geniposide）及京尼平酸（geniposidic acid），是栀子（*Gardenia jasminoides*）清热泻火的主要活性成分。鸡屎藤苷（paederoside），其 C_4 位羧基与 C_6 位羟基形成 γ-内酯，是毛鸡矢藤[*Paederia scanden*（Lacr.）Merr. var. *tomentosa*（B1.）Hand. -Mazz]的主成分，当鸡屎藤组织受损伤时会产生鸡屎嗅味，是由于其酶解生成甲硫醇所致。

（2）4-去甲基环烯醚萜：是环烯醚萜 C_4 位去掉甲基的降解产物，其骨架由 9 个碳原子组成。例如，梓醇（catalpol）是地黄（*Rehmannia glutinosa* Libosch）中降血糖的主要活性成分，并有利尿和迟缓性泻下作用。梓醇水解后产生的苷元不稳定，容易变为深色，这是地黄在炮制或放置过程中易变成黑色的原因。

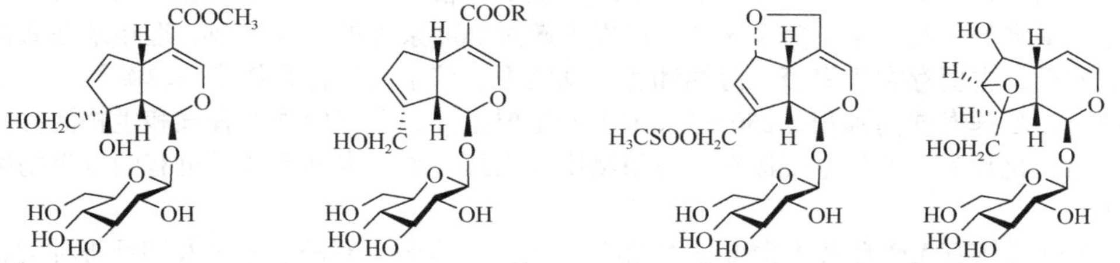

| 栀子苷 | 京尼平苷　R＝CH₃
京尼平酸　R＝H | 鸡屎藤苷 | 梓醇 |

2. 裂环环烯醚萜　裂环环烯醚萜（secoiridoids）　是环烯醚萜的 C_7-C_8 处断键开环形成的。C_7 有时与 C_{11} 之间形成六元内酯结构，广泛存在于龙胆科、木犀科（Oleaceae）、忍冬科（Caprifoliaceae）、茜草科（Rubiaceae）和睡菜科（Menyanthaceae）等植物中，尤其是龙胆科的龙胆属（*Gentiana*）及獐牙菜属（*Swertia*）植物中。

龙胆苦苷（gentiopicroside, gentiopicrin）在龙胆（*Gentiana scabra*）、青叶胆（*Swerte mileensis* T.N.Ho *et* W. L. Shi）及毛獐牙菜（*Swertia pseudochinensis* Hara）等植物中均有存在，是龙胆的主要有效成分和苦味成分，将其稀释至 1∶12 000 的水溶液，仍有显著苦味。

3. 环烯醚萜的理化性质　多数环烯醚萜苷和裂环环烯醚萜苷为白色结晶体或粉末，大多具有旋光性，味苦；易溶于水和甲醇，可溶于极性较强的有机溶剂，如乙醇、丙酮和正丁醇等，而难溶于亲脂性有机溶剂。环烯醚萜苷很容易被酸所水解，生成的苷元为半缩醛结构，其化学性质活泼，容易进一步聚合，难以得到结晶性的苷元。苷元遇酸、碱、羰基化合物和氨基酸变色；遇氨基酸并加热，产生深红色～蓝色（最后生成沉淀），与皮肤接触时会使皮肤染成蓝色。苷元溶于冰醋酸溶液中，加入少量的铜离子，加热显蓝色。这些呈色反应，可用于环烯醚萜的检识及鉴别。

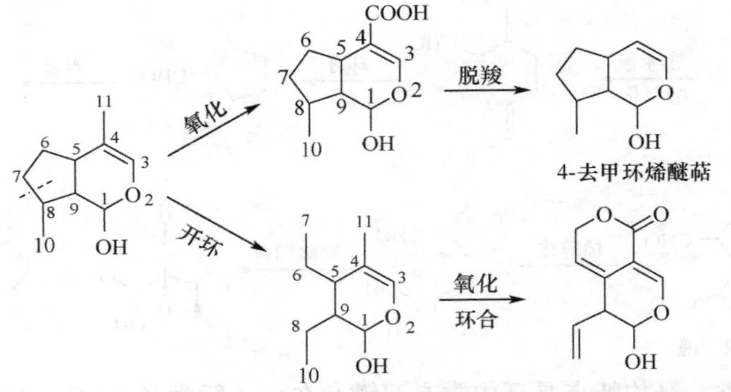

4-去甲环烯醚萜

裂环环烯醚萜

裂环环烯醚萜内酯

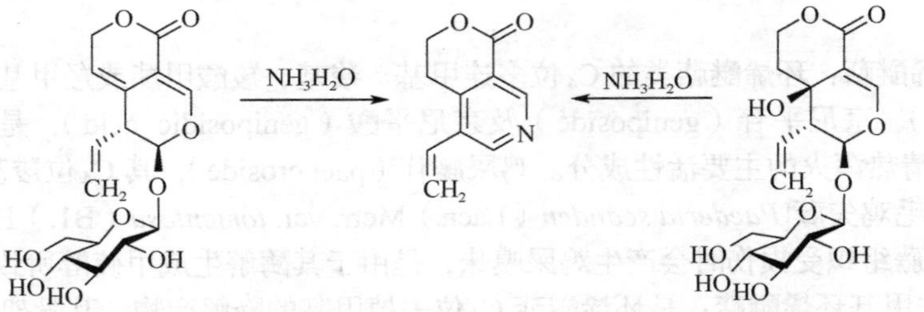

龙胆苦苷　　　　　　龙胆碱　　　　　　当药苦苷

二、倍 半 萜

倍半萜类，是由 3 个异戊二烯单位（C_{15}）构成。倍半萜类的骨架类型及化合物数量是萜类成分中最多的一类，据不完全统计，已发现超过 200 余种的结构类型。近年来在海洋生物中也已发现，主要存在于海藻、海绵和腔肠动物中。倍半萜类化合物多与单萜类共存于植物挥发油中，是挥发油高沸程（250～280℃）的主要组分，多有较强的香气和生物活性，是医药、食品、化妆品工业的重要原料。在植物中多以醇、酮、内酯或苷，也有的以生物碱的形式存在。

倍半萜类按有无碳环及多少可分为无环（开链）、单环、双环、三环及四环等种类，其碳环还可有五元、六元、七元甚至十二元的大环。根据骨架类型的不同，每类环状化合物又可以分为多种倍半萜。

（一）无环倍半萜

无环倍半萜（acyclic sesquiterpenoids）是结构中没有碳环的倍半萜化合物，如枇杷[*Eriobotrya jiponica*（Thunb.）Lindl.]、生姜（*Zingiber officinale* Roscoe）及母菊（*Matricaria recutita* Linn.）挥发油中的 α-和 β-金合欢烯（α-or β-farnesene）；金合欢[*Acacia. Farnesiana*（Linn.）Willd.]挥发油中的金合欢醇（farnesol），又称麝子油醇，为重要的高级香料原料；橙花油中的橙花叔醇（nerolidol），又称苦橙油醇，有苹果香味。

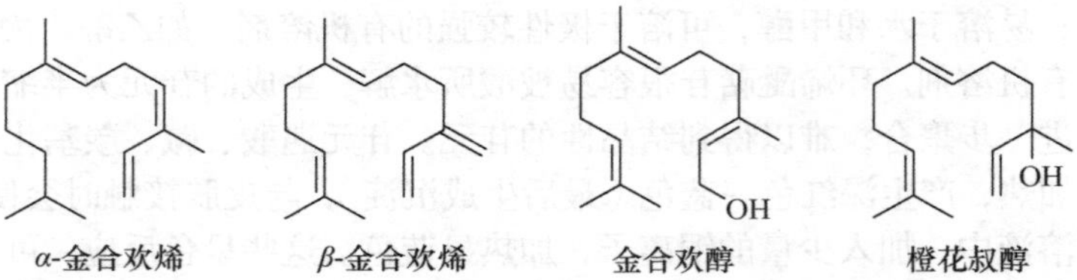

α-金合欢烯　　　　β-金合欢烯　　　　金合欢醇　　　　橙花叔醇

（二）单环倍半萜

单环倍半萜（monocyclic sesquiterpenoids）是结构中含有一个碳环的倍半萜化合物。例如，葎草烯（humulene，α-caryophyllene，α-丁香烯），存在于啤酒花挥发油中；吉马酮（germacrone，杜鹃酮）存在于大根老鹳草（*Geranium macrorrhzzum*）及兴安杜鹃（*Rhododendron dauricum* Linn.）叶的挥发油中，具有平喘、镇咳作用；青蒿素（artemisinine）是从黄花蒿（*Artemisia annua* Linn.）中分离到的具有过氧醚结构的倍半萜内酯，具有良好的抗恶性疟疾活性，其多种衍生物制剂已用于临床。

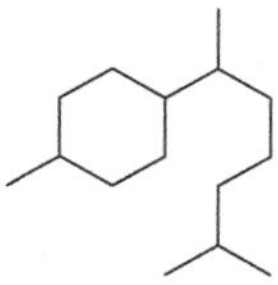

没药烷 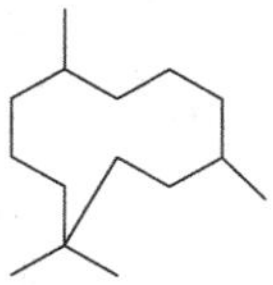   蛇麻烷(律草烷) 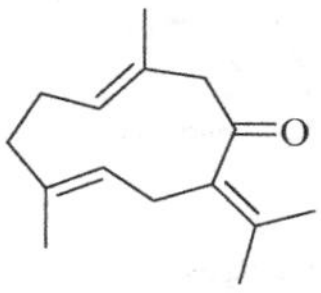   吉马酮 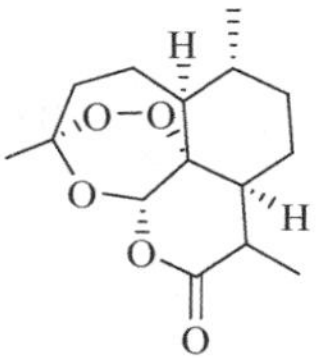   青蒿素

（三）双环倍半萜

双环倍半萜（bicyclic sesquiterpenoids）是结构中含有两个碳环的倍半萜化合物。例如，α-桉叶醇和 β-桉叶醇（α-eudesmol or β-eudesmol）存在于桉（*Eucalyptus robusta* Smith）、厚朴（*Magnolia officinalis* Rehd. et Wills.）和苍术[*Atractylodes lancea*（Thunb.）DC.]等植物中；棉酚（gossypol），存在于棉籽中，有杀精子、抗菌和杀虫生物活性；马桑毒素（coriamyrtin）和羟基马桑毒素（tutin）是从毒空木（*Coriaria japonica*）叶中分得。我国学者从马桑（*Coriaria napalensis* Wall.）及马桑寄生中也分离得到，可用于治疗精神分裂症；莽草毒素（anisatin）为莽草（*Illicium anisatum* A. C. Smith，毒八角）的果实、叶、树皮中所含的双内酯倍半萜化合物。大八角（*I. majus* Hook. f. *et* Thoms.）中亦含有，有毒。

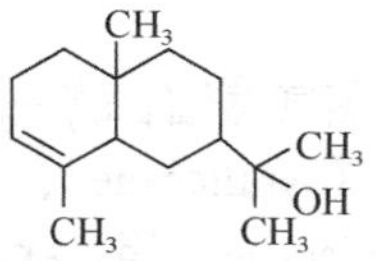

α-桉叶醇 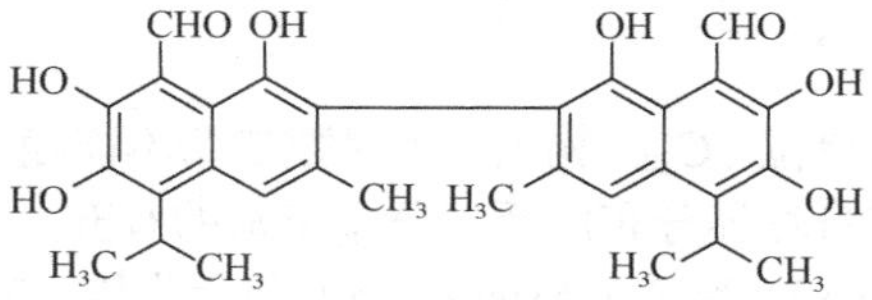   棉酚 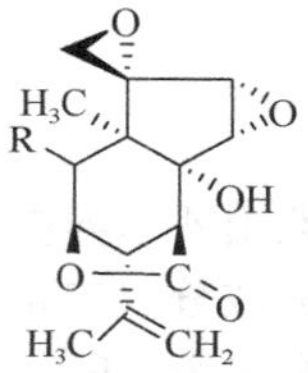   马桑毒素　R = H   莽草毒素
羟基马桑毒素　R = β-OH

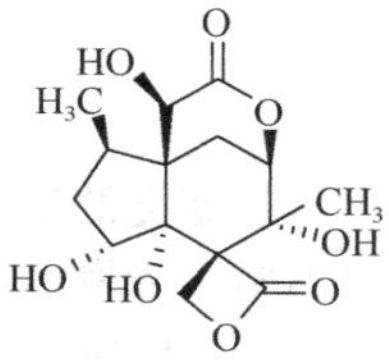

奠类化合物（azulenoids）是一种特殊的双环倍半萜，为非苯核芳烃类化合物，是由一个五元环与一个七元环骈合而成，有一定的芳香性。在挥发油的分级蒸馏时，高沸点（250～300℃）馏分中有时可看见蓝色或绿色的馏分，即提示有奠类成分存在。奠类化合物在植物中有少量存在，多数是由存在于挥发油中的氢化奠类脱氢而成。例如，愈创木醇（guaiol）是存在于愈创木（*Guajacum officinale*）木材的挥发油中的氢化奠类衍生物，当愈创木醇类成分在蒸馏、酸处理时可氧化脱氢而成奠类。

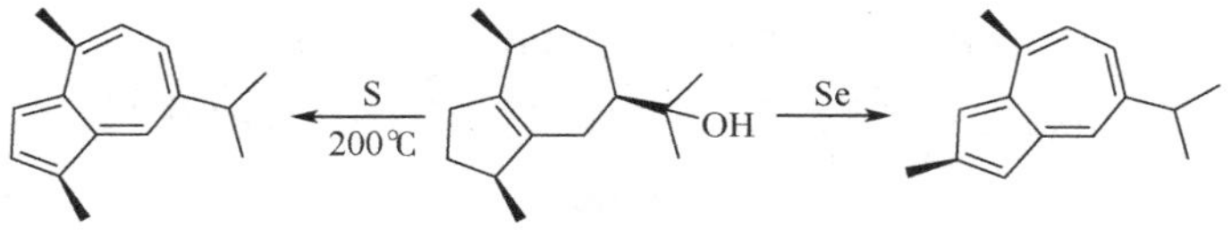

1,4-二甲基-7-异丙基奠   愈创木醇   2,4-二甲基-7-异丙基奠

奠类化合物不溶于水，可溶于有机溶剂，溶于强酸（加水稀释又可析出），可用 60%～65% 硫酸或磷酸提取。奠类化合物能与苦味酸或三硝基苯试剂产生 π 络合物结晶，此结晶具有敏锐的熔点可以用于鉴定。

大多奠类化合物具有抑菌、抗肿瘤和杀虫等活性。例如，莪术醇（curcumol）存在于莪术（*Curcuma phaeocaulis*）根茎的挥发油中，具有抗肿瘤活性；泽兰苦内酯（euparotin）是圆叶泽兰（*Eupatorium rotundifolium*）中抗癌活性成分之一。

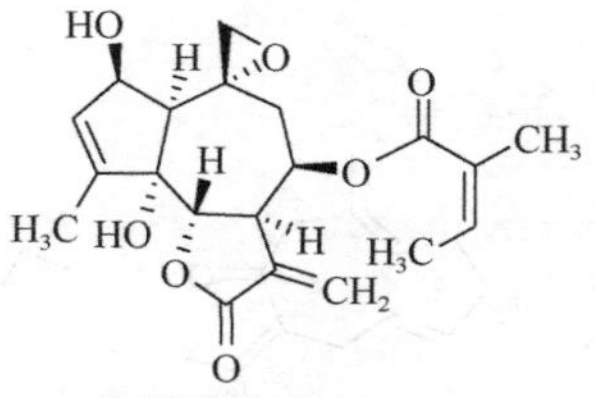

泽兰苦内酯 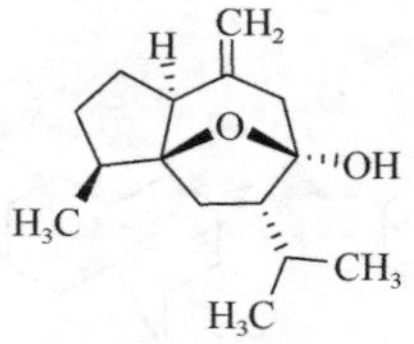　　　　　莪术醇

（四）三环倍半萜

三环倍半萜（tricyclic sesquiterpenoids）是结构中含有三个碳环的倍半萜化合物。例如，环桉醇（cycloeudesmol）存在于对枝软骨藻（*Chondric oppsiticlada*）中，有很强的抗金黄色葡萄球菌作用及抗白色念珠菌活性；α-白檀醇（α-santalol，檀香醇）存在于白檀[*Symplocos paniculata* （Thunb.）Miq.]木质部的挥发油中，抗菌作用很强，曾用为尿道消毒药。

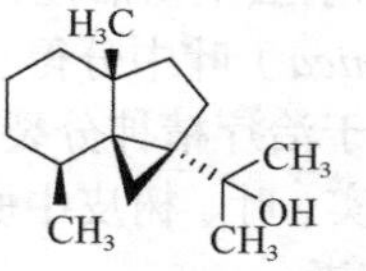

环桉醇 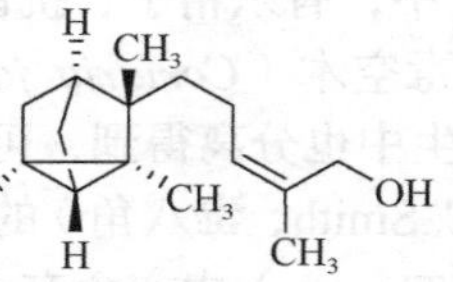　　　　　α-白檀醇

三、二　萜

二萜类的基本碳架由 4 个异戊二烯单位（C₂₀）构成。大多数二萜不能随水蒸气蒸馏，故一般不属于挥发油的组成成分。二萜类在自然界分布广泛，分布丰富的有五加科（Araliaceae）、唇形科（Labiatae）、橄榄科（Burseraceae）、菊科（Asteraceae）和茜草科（Rubiaceae）等。绿色植物中的叶绿素属二萜类，植物乳汁及树脂也主要是二萜类化合物成分。此外，在海洋生物及菌类的代谢物中也发现了二萜类化合物。

二萜类化合物的结构分为无环、单环、双环、三环、四环、五环等类型，天然无环及单环二萜较少，双环及三环二萜数量较多。根据骨架类型的不同，每类又可以分为多种二萜。

（一）无环二萜

无环二萜（acyclic diterpenoids），在自然界很少存在，如植物醇（phytol），是立体异构体的混合物，是植物中的叶绿素组成成分，为合成维生素 E 和维生素 K₁ 的原料。

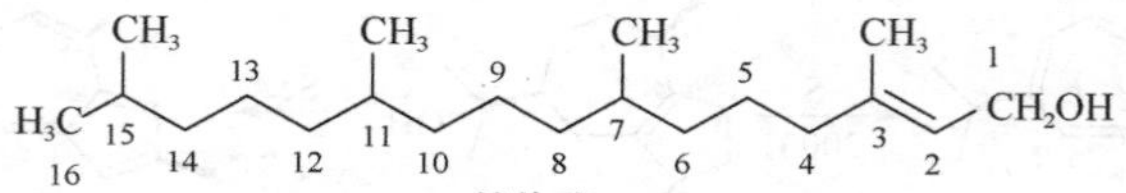

植物醇

（二）单环二萜

单环二萜（monocyclic diterpenoids），如维生素 A（vitamin A），一种脂溶性维生素，存在于动物肝脏中，鱼肝中含量更为丰富。维生素 A 可与眼睛的视网膜内的蛋白质结合，形成光敏色素，其是保持夜间视力的必需物质，而且哺乳动物的生长也需要维生素 A。

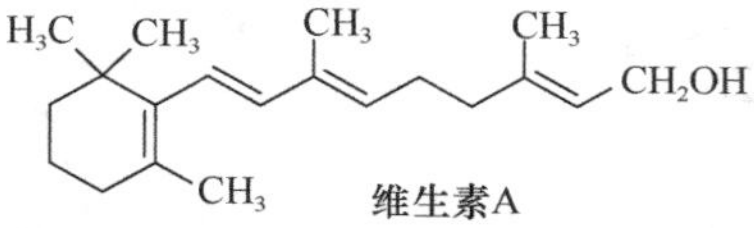

维生素A

（三）双环二萜

双环二萜（bicyclic diterpenoids），如穿心莲内酯（andrographolide），是穿心莲（*Andrographis paniculata*）叶中的抗菌消炎主要成分，临床可用于治疗急性菌痢、感冒发热、胃肠炎、咽喉炎等；由于其水溶性差，故将穿心莲内酯（Ⅰ）制备成丁二酸半酯的钾盐（Ⅱ）或穿心莲内酯的磺酸钠盐（Ⅲ）。防己内酯（columbin）是非洲防己（*Jatrorrhiza palmata*）根及金果榄（*Tinospora capillipes*）块根（青牛胆）中有免疫抑制作用的有效成分，具有苦味。

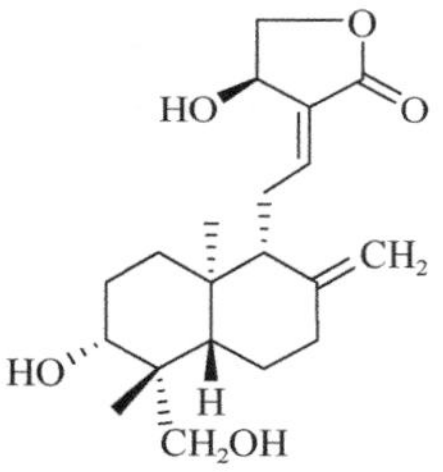

穿心莲内酯（Ⅰ） 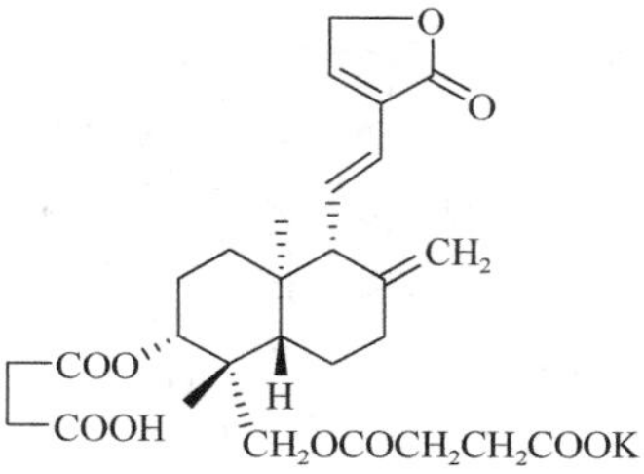　　　　　　　（Ⅱ） 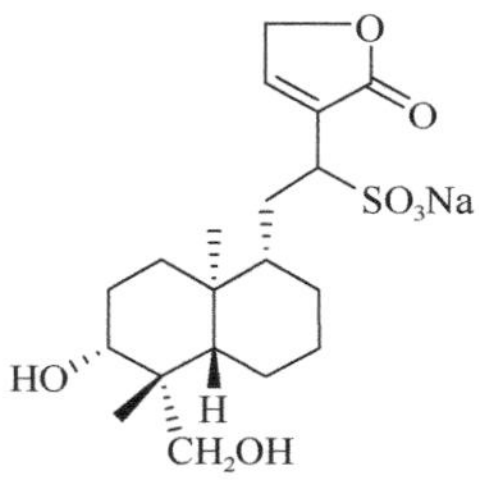　　　　　　　　（Ⅲ）

银杏内酯（ginkgolides）是银杏（*Ginkgo biloba* Linn.）根皮及叶中的活性成分，已分离出银杏内酯 A，银杏内酯 B，银杏内酯 C，银杏内酯 M 和银杏内酯 J（ginkgolides A、ginkgolides B、ginkgolides C、ginkgolides M、and ginkgolides J）。银杏叶制剂中银杏内酯及银杏总黄酮是治疗心脑血管病的主要有效成分。土荆（槿）酸甲、土荆（槿）酸乙、土荆（槿）酸丙和土荆（槿）酸丙 2（pseudolaric acid A、pseudolaric acid B、pseudolaric acids C、and pseudolaric acid C2）是由金钱松（*Pseudolarix kaempferi*）树皮（土槿皮）中分离出的抗真菌成分。其中土荆酸乙为主成分，并有抗生育活性，可减少早孕大鼠子宫内膜及肌层血管血流量，是造成胚胎死亡的重要原因。

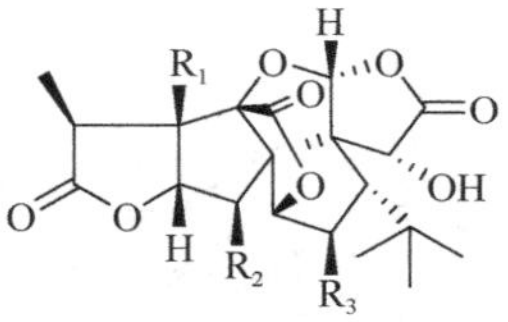

	R_1	R_2	R_3
银杏内酯　A	OH	H	H
银杏内酯　B	OH	OH	H
银杏内酯　C	OH	OH	OH
银杏内酯　M	H	OH	OH

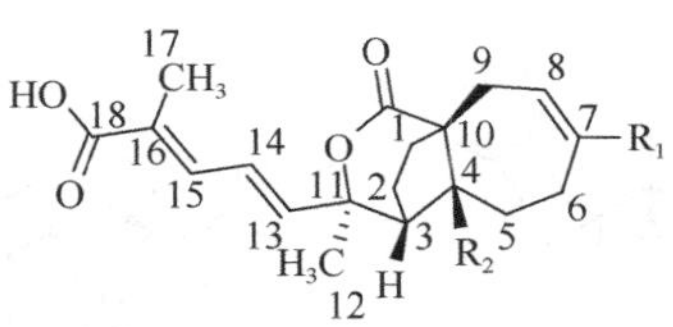

	R_1	R_2
土荆酸甲	CH_3	$COCH_3$
土荆酸乙	$COOCH_3$	$COCH_3$
土荆酸丙	$COOCH_3$	H
土荆酸丙 2	COOH	$COCH_3$

（四）三环二萜

三环二萜（tricyclic diterpenoid），如雷公藤甲素（triptolide）、雷公藤乙素（tripdiolide）及

16-羟基雷公藤内酯醇（16-hydroxytriptolide），是雷公藤（*Tripterygium wilfordii* Hook. f.）根中的抗癌活性成分。雷公藤甲素对乳癌和胃癌细胞系集落形成有抑制作用，16-羟基雷公藤内酯醇具有较强的抗炎、免疫抑制和雄性抗生育作用。

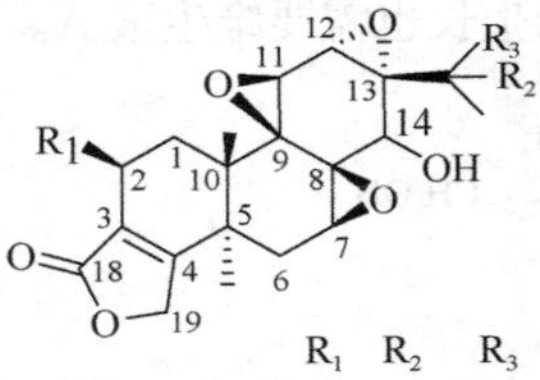

	R₁	R₂	R₃

雷公藤甲素　　　　　　H　　H　　CH₃
雷公藤乙素　　　　　　OH　H　　CH₃
16-羟基雷公藤内酯醇　H　　H　　CH₂OH

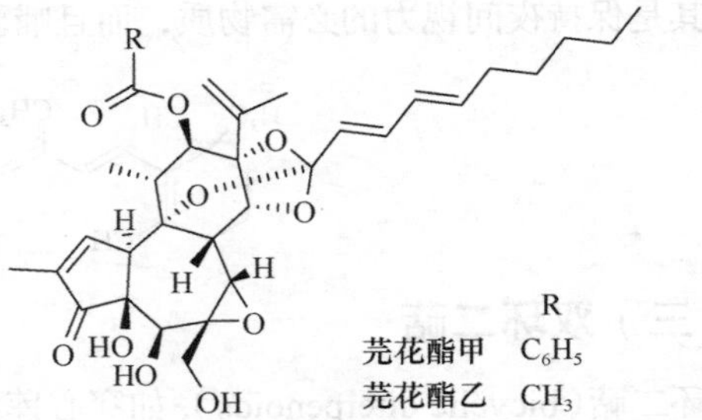

　　　　　　　　　　　　　　　　　　　　R
　　　　　　　　　　　　　芫花酯甲　C₆H₅
　　　　　　　　　　　　　芫花酯乙　CH₃

瑞香科植物芫花（*Daphne genkwa*）根和花蕾中含有芫花酯甲（yuanhuacin）及芫花酯乙（yuanhuadin），具有导致流产作用，已在临床上用作中期妊娠引产药多年。紫杉醇是最早从太平洋红豆杉（*Taxus bievifolia*）的树皮中分离得到的具有抗癌作用的二萜生物碱类化合物，临床上主要用于治疗卵巢癌、乳腺癌和肺癌等。

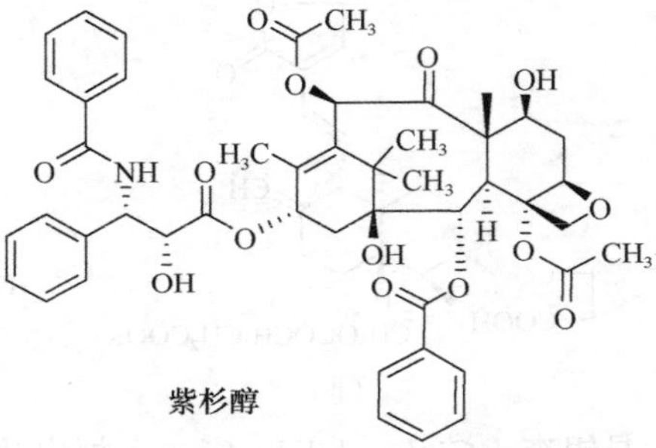

紫杉醇

（五）四环二萜

四环二萜（tetracyclic diterpenoid），如甜菊苷（*Stevia rebaudianum*）叶中所含的甜菊苷 A 和甜菊苷 E（stevioside A and stevioside E）等多种甜味成分，其甜度为蔗糖的 180～450 倍。但近来有报道甜菊苷有致癌作用，美国及欧盟已禁用；冬凌草甲素（oridonin）是由冬凌草（*Rabdosia rubescens*）中的抗癌有效成分；香茶菜甲素（amethystoidin A）是香茶菜（*Rabdosia amethystoides*）叶中的有抑制金黄色葡萄球菌活性及抗肿瘤成分；大戟醇（phorbol）存在于大戟科（Euphorbiaceae）和瑞香科（Thymelaeaceae）的许多植物中，是辅致癌剂。

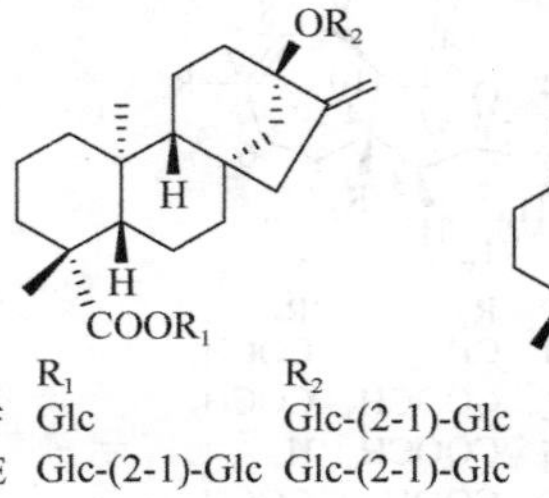

甜菊苷　　　R₁　　　　　COOR₁　　R₂
甜菊苷　　　Glc　　　　　　　　　Glc-(2-1)-Glc
甜菊苷E　　Glc-(2-1)-Glc　　　　Glc-(2-1)-Glc

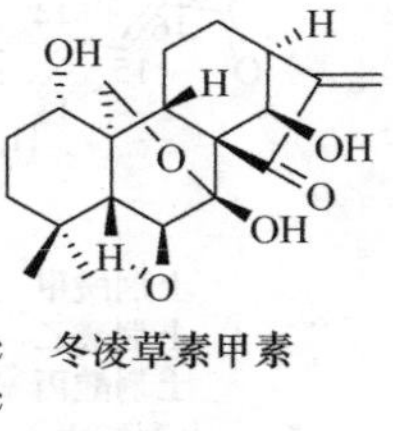

冬凌草素甲素 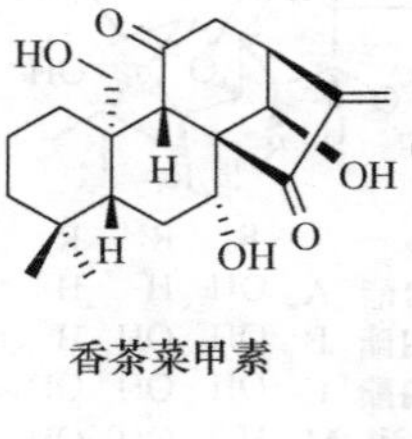　　　香茶菜甲素 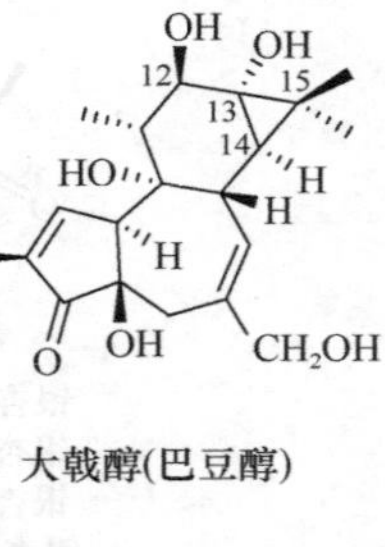　　　大戟醇(巴豆醇)

四、二倍半萜

二倍半萜类（sesterterpenoids）由 5 个异戊二烯单位（C_{25}）构成。此类化合物发现较晚，1965 年才有第一次报道，主要分布在羊齿植物、地衣类、菌类、海洋生物及昆虫的分泌物中。二倍半萜数量不多，是萜类家族中最少的一类。例如，蛇孢假壳素 A（ophiobolin A）是真菌稻芝麻枯病菌（*Ophiobulus miyabeanus*）的成分，有阻止白癣菌及毛滴虫生长发育作用。

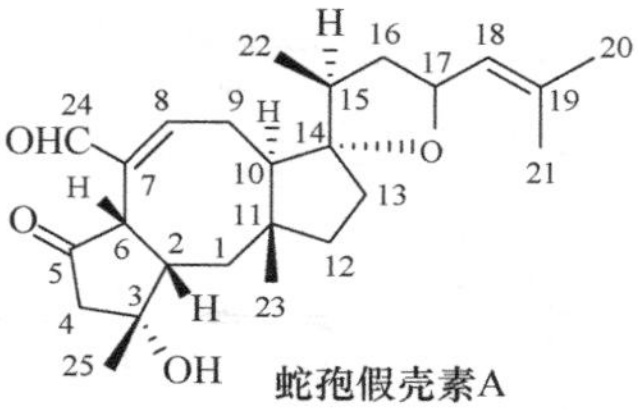

蛇孢假壳素A

第三节　萜类化合物的理化性质

一、物　理　性　质

（一）性状

单萜及倍半萜在常温下多为具有特殊性香气的油状液体，少数为固体结晶，有挥发性，是挥发油的主要成分。其沸点随其相对分子质量、双键数、含氧基团数的增多而规律性地升高。二萜及二倍半萜多为固体结晶。萜苷多为固体结晶或粉末，不具挥发性。萜类化合物多具苦味，所以又称苦味素（bitter principles）。也有少数萜具有较强甜味，如甜菊苷。

（二）旋光性

大多数萜类具有手性碳原子，因此有光学活性。

（三）溶解性

萜类化合物易溶于甲醇、乙醇及乙醚、氯仿、乙酸乙酯、苯等脂溶性有机溶剂，难溶于水。分子中具羧基、酚羟基及内酯结构的萜类还可溶于碱水液。

苷类成分随分子中糖数目的增加，水溶性增强，一般能溶于热水，易溶于甲醇及乙醇，不溶或难溶于亲脂性有机溶剂。

应注意，萜类化合物对高温、光、酸及碱较为敏感，如果长时间接触，其分子结构会发生氧化、重排及聚合反应。在萜类化合物提取、分离及储存时，应尽量注意避免这些因素的影响。

二、化　学　性　质

萜类化合物中多数具有含烯、醛和酮等活性基团，可与特定试剂产生加成反应、氧化反应、脱氢反应或分子重排反应等，生成相应的产物。利用这些化学反应，一方面可以初步鉴定结构，另一方面利用形成的产物的理化性质发生了改变而用于提取分离纯化等。

萜类化合物的常见的加成反应有双键加成反应（卤化氢加成、溴加成、亚硝酰氯反应和 Diels-Alder 反应等）；羰基加成反应（亚硫酸氢钠加成、硝基苯肼加成和 Girard 试剂加成等）。其中 Girard 试剂加成，常用 Girard T 及 Girard P 两种试剂，可与含羰基萜类反应生成水溶性加成物。水溶性加成物用硫酸或盐酸酸化，再用乙醚萃取，蒸去乙醚即得原萜酮或萜醛。

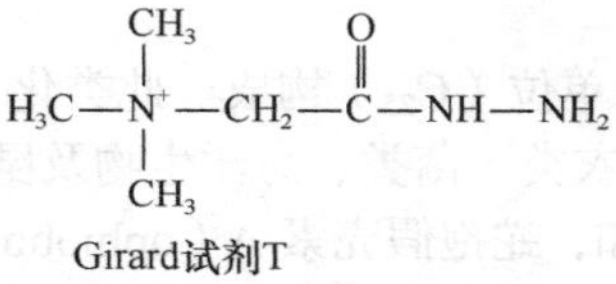

Girard试剂T 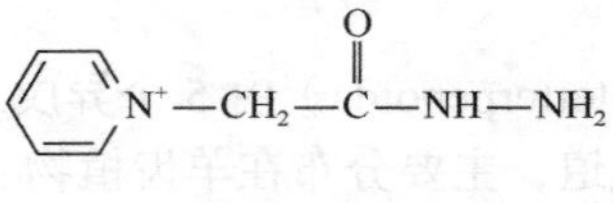   Girard试剂P

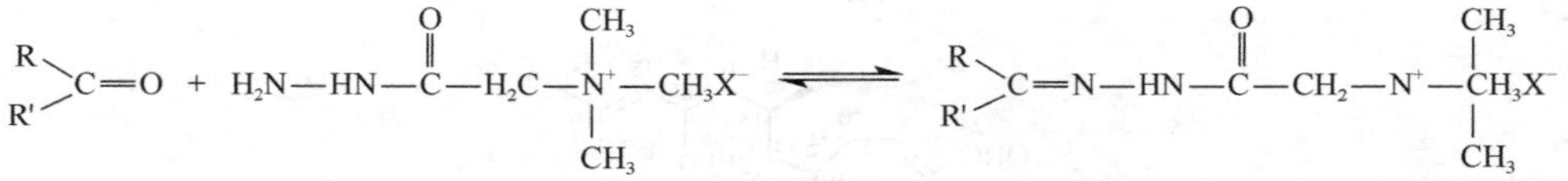

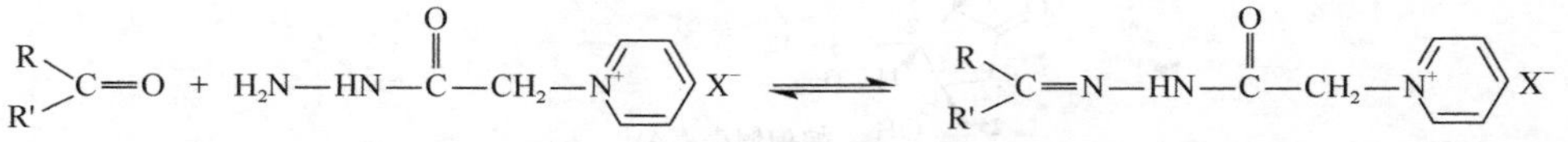

萜类化合物在不同的氧化剂的条件下，可以生成不同的各种氧化产物。常用的氧化剂有 O_3，铬酐（CrO_3），$KMnO_4$ 和 SeO_2 等。

萜类化合物的脱氢反应可使环萜的碳架转变为芳香烃类衍生物。脱氢反应通常在惰性气体的保护下，以铂黑或钯做催化剂，萜类化合物与硫或硒共热（200～300℃）实现脱氢。

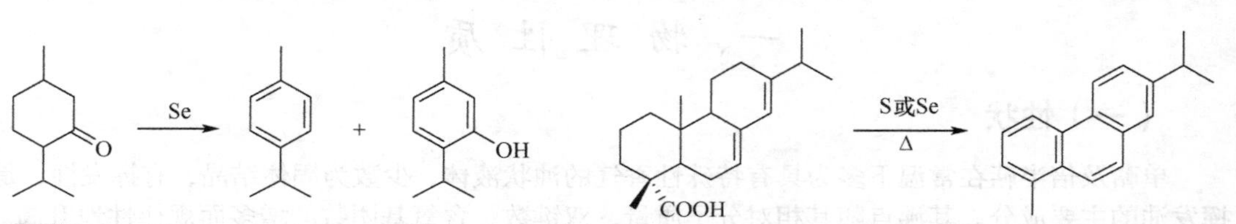

薄荷酮   松香酸   1-甲基-7-异丙基菲

萜类化合物（特别是双环萜）在发生加成、消除或亲核取代反应时，常发生 Wagner-Meerwein 重排，使碳架发生改变。目前工业上由 α-蒎烯合成樟脑，就是应用 Wagner-Meerwein 重排后，再进行氧化制得。

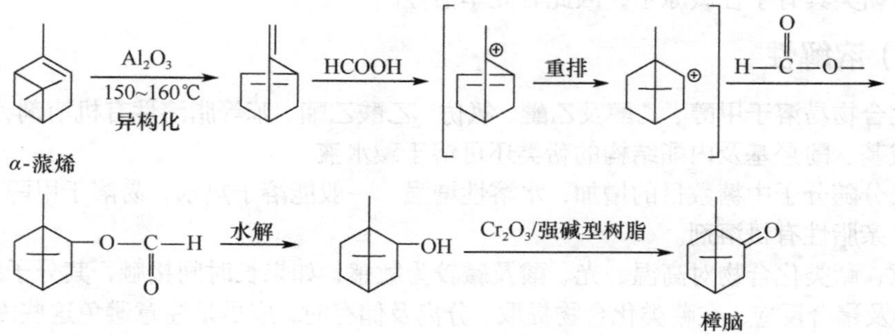

α-蒎烯   樟脑

第四节　萜类化合物的提取与分离

由于萜类化合物种类繁多，理化性质差异大，其提取分离方法也因此呈现多样化。常根据目标成分的挥发性、亲水亲脂性、极性及特殊官能团的专属反应性等差异进行提取分离。提取分离萜类化合物要注意避免光、热、酸及碱等对化合物结构的影响。

一、萜类化合物的提取方法

（一）提取

除可用水蒸气蒸馏法提取挥发性萜外，还可用甲醇或乙醇提取，醇提取液根据需要，浓缩至一定体积，并调整适当的醇浓度，再用不同极性的亲脂性有机溶剂按极性由小到大的递增顺序依次萃取，得到不同脂溶性的萜类提取物。若药材含极性较大的萜类（如多羟基萜内酯），则可先用石油醚对药材脱脂后，再用醇提取。

（二）纯化

对富含油脂及叶绿素的中药材中提取得到醇提物，可将醇浓缩液的含醇量调至70%～80%，用石油醚萃取去除强亲脂性杂质后，再选用一定的亲脂性有机溶剂萃取总萜。

对萜内酯的提取物，利用内酯在热碱溶液中易开环成盐溶于水，酸化环合又可析出原内酯的特性，用碱溶酸沉法处理，可得到较纯的总萜内酯（倍半萜内酯用此法较多）。但某些对酸碱易引起结构发生不可逆变化的萜内酯，不可用碱溶酸沉法纯化。

二、萜类化合物的分离方法

（一）利用特殊官能团分离

萜类化合物中常见的官能团为羟基、双键、羰基、内酯环、羧基及碱性氮原子（萜类生物碱）等，可有针对性地用加成、碱开环酸环合、酸碱成盐及形成酸性酯等反应，使具有相应官能团萜的溶解性发生改变，以固体析出或液体转溶的形式从总萜中分离。双键是萜类多具有的官能团，其加成物可使液态单萜烯以结晶形式析出，具有一定的分离精制意义。

（二）结晶法分离

有些萜类化合物的粗提物，用合适溶剂转溶或萃取法纯化处理后，适当浓缩，常会析出粗晶，经重结晶，可得到纯度很高的结晶，如薄荷醇和樟脑的分离。

（三）柱色谱法分离

柱色谱法是分离萜类化合物的主要方法。常用的吸附剂为硅胶或中性氧化铝（非中性氧化铝易引起萜类化合物结构变化），其中硅胶应用最广。常用的洗脱剂多以石油醚、正己烷、环己烷及苯单一溶剂分离萜烯，或混以不同比例的乙酸乙酯或乙醚分离含氧萜，对于多羟基的萜醇及萜酸还要加入甲醇或用氯仿-乙醇洗脱。

对于单纯以硅胶或氧化铝为吸附剂难以分离的萜类化合物，可用硝酸银络合柱色谱分离。一般多以硝酸银-硅胶或硝酸银-氧化铝作吸附剂进行络合吸附。其分离机制主要是利用硝酸银可与双键形成π络合物，而双键数目、位置及立体构型不同的萜在络合程度及络合物稳定性方面有一定的差异，利用此差异可进行色谱分离。硝酸银络合色谱分离萜类化合物的洗脱剂与上述硅胶及氧化铝色谱相同。

三、萜类化合物的检识

大多数萜类化合物主要用硫酸-乙醇等通用显色剂或羰基类显色剂进行检识。只有草酚酮类、薁类及环烯醚萜类这些特殊结构的萜类化合物有相对专属的检识反应。

（一）䓫酚酮的检识

1. 三氯化铁检识　1%的三氯化铁溶液可与䓫酚酮生成赤色络合物。

2. 硫酸铜反应检识　稀硫酸铜溶液可与䓫酚酮生成稳定的绿色结晶。此结晶可用氯仿重结晶，并具有高熔点。因许多其他酚类也可与三氯化铁及硫酸铜生成相似颜色的沉淀或结晶，应注意区别。一般可结合 IR 光谱进行综合分析：䓫酚酮的有羰基（$1600 \sim 1650 \text{cm}^{-1}$）和羟基（$3100 \sim 3200 \text{cm}^{-1}$）吸收峰等。

（二）环烯醚萜类的检识

1. Weiggering 法　取新鲜药材 1g，适当切碎，加入 1%盐酸 5ml，浸渍 $3 \sim 6$h，取此上清液 0.1ml 转移至装有 Trim-Hill 试剂（乙酸 10ml、0.2%硫酸铜水溶液 1ml 和浓硫酸 0.5ml 的混合溶液），混匀，加热至产生颜色。许多环烯醚萜苷类化合物（环烯醚萜及裂环环烯醚萜苷）可产生不同颜色，如车叶草苷（asperuloside）、桃叶珊瑚苷和水晶兰苷（monotropein）为蓝色，哈帕苷（harpagide）为紫红色等。

2. Shear 反应检识　Shear 试剂[浓盐酸-苯胺（1∶15）]多能与吡喃衍生物产生特有的颜色。例如，车叶草苷与 Shear 试剂反应，能产生黄色，继变为棕色，最后转为深绿色。

3. 其他显色反应检识　环烯醚萜类化合物对酸碱试剂敏感，多发生分解、聚合、缩合、氧化等反应，形成不同颜色的产物。例如，京尼平（genipin）与氨基酸（甘氨酸、亮氨酸、谷氨酸）共热，即显红色至蓝色。有的与冰醋酸及少量铜离子共热也能产生蓝色。分子中有环戊酮结构，可与 2，4-二硝基苯肼反应产生黄色。

上述检识反应并不是每种环烯醚萜类化合物都呈阳性反应，故检识时应多做几种反应，并佐以糖苷的一般检识反应进行补充检识。

（三）薁类类化合物的检识

1. Sabety 反应检识　取挥发油 1 滴溶于 1ml 氯仿中，加入 5%溴的氯仿溶液数滴，若产生蓝、紫或绿色，表示含有薁类类衍生物。

2. Ehrlich 试剂反应检识　取挥发油适量与 Ehrlich 试剂（对-二甲胺基苯甲醛-浓硫酸试剂）反应，若产生紫色或红色，表明有薁类衍生物存在。

3. 对-二甲胺基苯甲醛显色反应检识　薄层色谱展开分离后，再喷以由对-二甲胺基苯甲醛显色剂（对-二甲胺基苯甲醛 0.25g、乙酸 50g、85%磷酸 5g 和水 20ml 混匀液）后，室温显蓝色，示有薁类衍生物；氢化薁在 80℃加热 10min 显蓝色。蓝色会随后减弱转为绿色，最后转为黄色，将薄层放在水蒸气上则蓝色可再现。

（四）其他萜类化合物的检识

除前述䓫酚酮、环烯醚萜及薁类等特殊萜类化合物外，其他萜类化合物常用的通用显色剂及醛酮显色剂反应如下所示。

1. 通用显色剂

（1）硫酸：喷洒试剂后在空气中干燥 15min，随后在 110℃加热至出现颜色或荧光。

（2）香兰素-浓硫酸：在室温喷洒后放置，颜色有浅棕、紫蓝或紫红色，在 120℃加热后均转为蓝色。1，8-桉树脑喷洒后显桃红色。

（3）茴香醛-浓硫酸：喷洒后 $100 \sim 105$℃加热至颜色深度最大。薄层在水蒸气上熏后可消除其桃红色背景。对萜醇类的灵敏度比氯化锑试剂更灵敏，不同的化合物可出现紫蓝、紫红、蓝、灰或绿色。酯类的颜色和其母体醇相同。

（4）五氯化锑：喷洒后在 120℃加热直到颜色出现。在加热前、后要在日光下检查，萜醇可出现由灰到紫蓝色，加热后转为棕色，而其他醇类则只在加热后才能转为棕色。亦可置紫外灯（365nm）下检查，显出棕色荧光。薄层在喷 2，4-二硝基苯肼后仍可使用此试剂。

（5）三氯化锑：喷洒后 100℃加热 10min。其现象与五氯化锑相同。

（6）碘蒸气：将已展开的薄层板放入装有碘结晶的密闭玻璃缸中，5min 后，很多有机物都会呈棕色。如欲保持斑点则将显色后的薄层取出，在空气中使多余碘蒸发掉，其后便喷洒 1% 淀粉水溶液，斑点便转为蓝色。要注意，如果碘留在薄层上太多，则薄层的背景也会转为蓝色，故在喷淀粉溶液之前先在薄层的边角上预检。

（7）磷钼酸：喷洒后在 120℃加热至颜色出现（蓝灰色）。对醇类的灵敏度可达 0.05～1μg，但并不是醇的专一试剂。在氨气上熏后可消除黄色背景。

2. 专属性试剂

（1）2，4-二硝基苯肼：用于检识醛和酮类化合物。喷洒后，无环的醛和酮呈黄色，环状的羰基化合物则呈橙红色。

（2）邻联茴香胺：用于检识醛和酮类化合物。在室温中喷洒后，醛类显黄色至棕色，加热后颜色变深而背景颜色亦变深。

用上述显色反应检识萜类化合物时，因其通用范围广，故应尽量使用相应的对照品、同系物或对照药材作对照检识。

第五节　萜类化合物的结构研究

一、波谱法在萜类结构鉴定中的应用

单萜、倍半萜和二萜类化合物的碳架种类繁多，其共同的波谱规律较少，但萜类化合物分子中甲基、亚甲基、偕碳二甲基、双键、共轭双键、羰基及内酯等都是其常见的结构特征，因此这些萜类也会出现相应的波谱特征。

下面主要介绍萜类化合物的几种波谱特征规律。

（一）UV

在具有共轭双键的萜类化合物分子中，紫外光区会产生吸收，对结构鉴定有一定的意义。例如，α、β 不饱和酸、酯和内酯结构的萜类，则在紫外光区 λ_{max} 210～300nm 之间有较强吸收。当分子中仅存在孤立双键时，在紫外区 λ_{max}201～250 nm。

（二）IR

萜类化合物中存在双键、共轭双键、酸、酯、醛、酮及内酯等结构时，一般都能容易地分辨出来。例如，IR 在鉴定萜类内酯的存在时，在 $\bar{\nu}$1850～1735cm^{-1} 出现强的羰基吸收峰，可考虑有内酯化合物存在，其羰基吸收峰位置与内酯环大小及共轭程度有关。如分子中有双键存在，则在 $\bar{\nu}$1620cm^{-1} 和 1600cm^{-1} 左右有中等强度的吸收峰。

（三）MS

由于萜类化合物基本母核多，无稳定的脂杂环、芳香环、芳杂环结构系统，且在电子轰击下能够裂解的化学键较多，易发生重排，裂解方式复杂。但是，萜类化合物裂解还是有一些规律：①萜类化合物除以基峰形式出现的分子离子峰较强外，其他碎片离子一般较弱；②环状萜类化合物往往会发生 RDA 裂解；③裂解过程中常伴随麦氏重排；④裂解峰主要是去掉功能基的离子碎片。

（四）NMR

NMR 谱是分析萜类化合物的结构最为有力的工具。由于萜类化合物骨架类型多、结构庞杂，在有限的篇幅中难于做全面总结和归纳，可参考文献中氢谱、碳谱数据，对于结构复杂的萜类化合物，必须依赖于 2D-NMR 技术。

二、萜类化合物提取分离实例

青蒿为菊科植物黄花蒿（*Artemisia annua*）的干燥地上部分。青蒿中含有青蒿素、青蒿甲素（qinghaosu A）、青蒿乙素（qinghaosu B）、青蒿丙素（qinghaosu C）和青蒿酸等倍半萜成分外，还含有蒿酮（artemisia ketone）、异蒿酮（isoartemisia ketone）、桉油精（cineole）和樟脑等单萜成分。

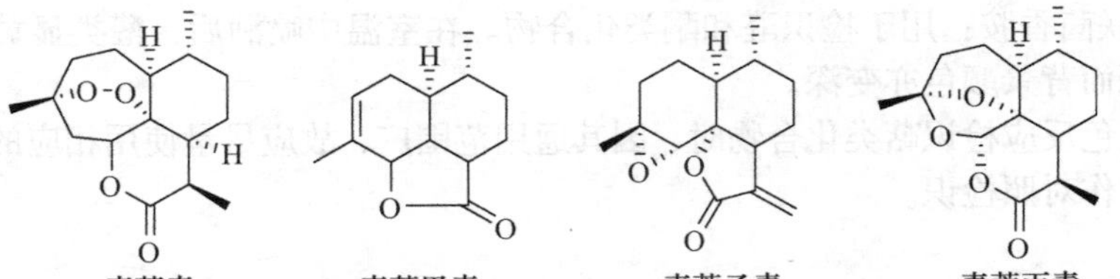

青蒿素   青蒿甲素   青蒿乙素   青蒿丙素

青蒿素是我国学者在 20 世纪 70 年代初，首次从青蒿中分离出的具有过氧基的新型倍半萜内酯。在提取分离青蒿素的研究过程中，将通常使用乙醇或水作为提取溶剂，采用加热回流提取法进行的提取均告失败。屠呦呦教授受古文献的启发，将溶剂改为低沸点的乙醚，终于获得成功。后经构效关系研究发现，青蒿素结构中的过氧基是主要抗疟有效基团。若消除此基团，活性则消失；保留过氧基，并将内酯环上的羰基还原成羟基（双氢青蒿素）可增强抗疟活性；进一步将双氢青蒿素的羟基烷基化（蒿甲醚，artemether），活性可增强 14 倍；如转化酰化双氢青蒿素（青蒿琥酯，artesunate），则活性可提高 31 倍。

在 1986～1987 年，我国已先后批准青蒿素、青蒿素栓、蒿甲醚、蒿甲醚注射液、青蒿琥酯、注射用青蒿琥酯钠为一类中药，青蒿琥酯片为 1988 年批准的四类新药。

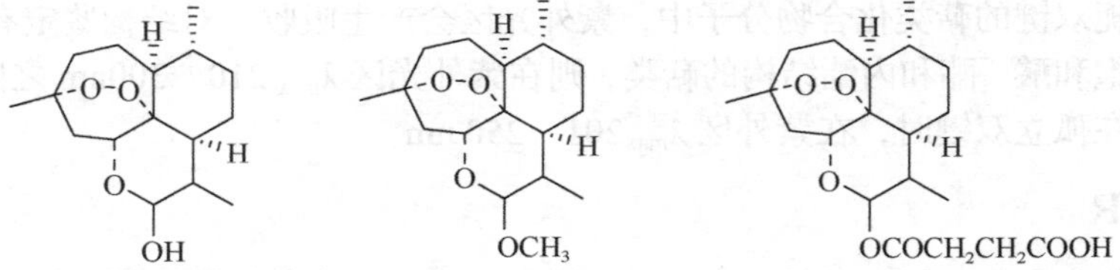

双氢青蒿素   蒿甲醚   青蒿琥酯

作为主要抗疟有效基团的过氧基对热敏感，温度过高可造成过氧基的破坏。在工业化提取分离青蒿素的工艺流程中必须有效控制提取温度。乙醚的沸点低使其优势，但乙醚属于易燃易爆品，现有的生产工艺中改用其他相对安全的溶剂（图 9-2）。

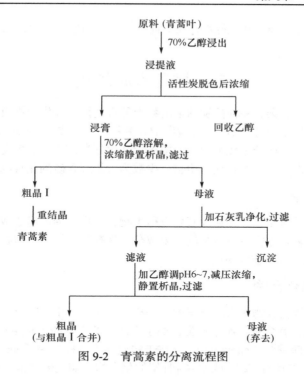

图 9-2 青蒿素的分离流程图

第六节 挥 发 油

一、概 述

挥发油（volatile oil）也称精油（essential oil），是一类具有挥发性、可随水蒸气蒸馏的油状液体的总称。大多具有芳香气味。常温下能挥发，与水不相混溶。大多数挥发油具有多方面的生物活性，为天然产物中一类重要的化学成分。

植物界挥发油分布非常广泛，尤其是菊科、芸香科、伞形科、唇形科、樟科、木兰科和姜科植物。目前在我国已发现野生与在培的有 70 科 136 属，约 300 种植物中含有挥发油。

挥发油存在于植物的腺毛、油室、油管、分泌细胞或树脂道等各种组织和器官中，如薄荷油存在于薄荷叶的腺鳞中，桉叶油在桉叶的油腔中，茴香油在小茴香果实的油管中，玫瑰油在玫瑰花瓣表皮分泌细胞中，姜油在生姜根茎的油细胞中，松节油在松树的树脂道中。大多数成油滴存在，也有与树脂、黏液质共存者，还有少数以苷的形式存在，如冬绿苷。

在植物体内挥发油存在部位不同而各异，有的全株植物中都含有，有的则集中于花、果、叶、根或根茎中。挥发油的含量随植物的品种不同、生长环境、产地或采收季节不同，存在部位差异较大。全草类药材一般以含苞待放时或开花前期含油量最高，而根茎类药材宜秋天成熟后采集。同一植物的不同部位，挥发油的含量也不相同，如艾的全株都含有，玫瑰的花瓣、丁香的花蕾、薄荷的叶、茴香的果实、橘类的果皮、当归的根、姜的根茎、檀香的木材等都含有较多量挥发油。采集、提取植物原料的挥发油时，应注意上述对挥发油含量影响的因素。大多数植物挥发油含量在 1%以下，只有少数含量高达 10%以上。例如，丁香含挥发油高达14%以上。

挥发油有多样生物活性，如具有消炎、止咳、平喘、祛风、祛痰、解痉、健胃、镇痛、解热、利尿、降压、杀虫、强心和抗癌等作用。此外，挥发油也是日用食品工业、香料工业及化学工业上重要的原料。

二、挥发油的组成

挥发油的组成比较复杂，一种挥发油常由数十种乃至数百种化合物组成。例如，保加利亚玫瑰油中检出 275 种化学成分。茶叶中也检出 150 多种挥发油成分。虽然挥发油化学组成复杂，但其中总是以某种或数种成分占较大比例。按化学结构分类，其基本组成为萜类、芳香族和脂肪族等三类化合物，以及它们的含氧衍生物，少数为含氮或含硫的化合物。

（一）萜类化合物

萜类挥发油主要是单萜、倍半萜及其含氧衍生物，在挥发油的组成成分中所占比例最大，而且其含氧衍生物大多是生物活性较强的主要成分，具有芳香气味。例如，薄荷油含薄荷醇可达 80%左右；樟脑油中含樟脑约 50%。

（二）芳香族化合物

挥发油中的芳香族化合物多为小分子的芳香成分，存在也相当广泛。大多是苯丙素类衍生物，具有 C_6-C_3 骨架，其含量仅次于萜类，如丁香油中的丁香酚（eugenol）；小茴香油、茴香油、八角茴香油中的茴香脑（anethole）。存在于桂皮油中的桂皮醛（cinnamaldehyde）和百里香酚（thymol）。还有些具有 C_6-C_1 或 C_6-C_2 骨架的化合物，如花椒油素（xanthoxylin）等。

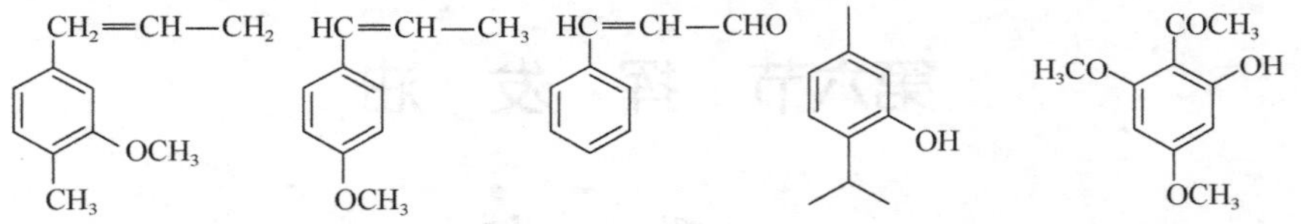

丁香酚　　茴香脑　　桂皮醛　　百里香酚　　花椒油素

（三）脂肪族化合物

在挥发油中也常存在一些小分子的脂肪族化合物，如芸香及黄柏挥发油中的甲基正壬酮（methyl nonylketone），人参挥发油中的人参炔醇（panaxynol），以及鱼腥草挥发油中的癸酰乙醛（decanoylacetaldehyde）即鱼腥草素等都属挥发油中的脂肪族化合物。

$$H_3C-\overset{O}{\overset{\|}{C}}-(CH_2)_8-CH_3 \qquad H_2C=CH-\overset{OH}{\overset{|}{CH}}-(C\equiv C)_2-CH_2-CH=CH-(CH_2)_6-CH_3 \qquad H_3C-(CH_2)_8-\overset{O}{\overset{\|}{C}}-CH_2CHO$$

甲基正壬酮　　人参炔醇　　癸酰乙醛

（四）其他类化合物

除以上三类化合物外，少数挥发油中含有硫或氮的化合物；还有些中药经过水蒸气蒸馏能分解出挥发性成分，如原白头翁素（protoanemonin）、芥子油（mustard oil）、大蒜油（garlic oil）等，也称之为“挥发油”。这类成分在植物体内，常以苷的形式存在，发生酶解后的苷元能随水蒸气一起蒸出而成油，如原白头翁素是毛茛苷水解后产生的化合物；黑芥子油是芥子苷经芥子酶水解后产生的异硫氰酸烯丙酯；大蒜油则是大蒜中大蒜氨酸经酶水解后产生含大蒜辣素等的挥发性油状物。

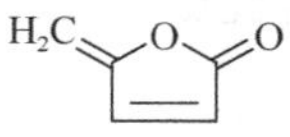

原白头翁素 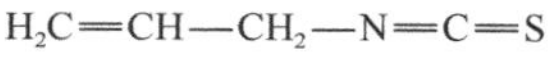　　　异硫氰酸烯丙酯 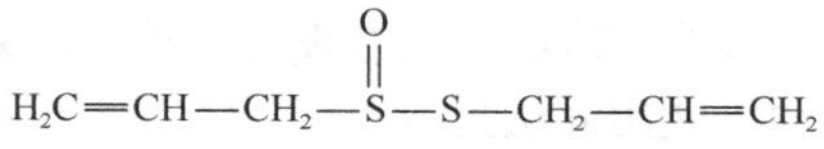　　　　大蒜辣素

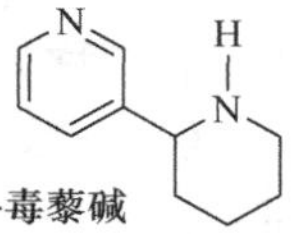

dl-毒藜碱 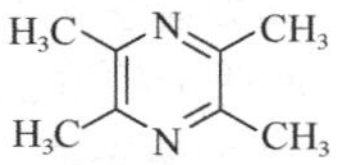　　　　　川芎嗪

此外，如川芎中的川芎嗪（tetramethylpyrazine）、烟叶中的烟碱（nicotine）及无叶假木贼（*Anabasis apylla* Linn.）中的 *dl*-毒藜碱（*dl*-anabasine）等。它们往往归类于生物碱，不作为挥发油类成分。

三、挥发油的理化性质

（一）性状

在常温下大多挥发油为无色或淡黄色的油状液体，只有少数挥发油呈现其他颜色，如麝香草油显红色、桂皮油显红棕色、艾叶油因含薁类显蓝绿色。在低温下有些挥发油的主要成分可析出结晶，这种析出物，习称为"脑"，如薄荷脑、樟脑；滤去析出物后的油称为"脱脑油"。

大多数挥发油有特殊的香气或辛辣味，少数具有难闻气味，如土荆芥油有臭气，鱼腥草油有腥气味。挥发油的气味可作为其品质优劣的标志。

在常温下挥发油可自行挥发，且不留持久性的油迹，借此可与脂肪油相区别。

（二）溶解性

大多挥发油为油状液体，难溶于水，易溶于极性小的有机溶剂，如石油醚、乙醚等。可溶于高浓度的乙醇，而在低浓度乙醇中只能溶解一部分。

（三）物理常数

挥发油多数比水轻，也有的比水重（如丁香油、桂皮油），相对密度一般为 0.850～1.065。挥发油几乎均有光学活性，比旋光度为+97°～+117°。大多具有强的折光性，折光率为 1.43～1.61。挥发油的沸点一般为 70～300℃。

（四）稳定性

挥发油经常与光线、空气接触会逐渐氧化变质，使其相对密度增加，颜色变深，逐渐形成树脂样物质，失去原有香味，也不能随水蒸气蒸馏。因此，挥发油要储存于棕色瓶内，低温下保存。

四、挥发油及油脂类的提取与分离

（一）挥发油的提取方法

水蒸气蒸馏法是提取挥发油最常用的方法。水蒸气蒸馏法是先将原料药切碎，装入加适量水湿润，然后通入水蒸馏或过热蒸汽，使挥发油随水蒸气蒸馏出来。馏出液若油水不分层，可以用盐析法促使挥发油从水中析出，或将盐析后的挥发油用低沸点有机溶剂，如乙醚、石油醚萃取。

总之，水蒸气蒸馏法具有设备简单、容易操作、成本低、提油率高等优点，但是对热不稳定的挥发油不能用此法提取。

（二）油脂或油膏的提取方法

1. 溶剂提取法 采用低沸点有机溶剂，如石油醚（30~60℃）、乙醚等，用冷浸法或连续回流提取。提取液经减压蒸馏或低温下蒸发除去溶剂，即可得油膏，称为香膏。香膏中含有其他脂溶性成分，主要为蜡质。可将香膏加适量的浓乙醇溶解，冷冻（一般在–20℃左右），放置，滤除析出物，减压蒸去乙醇，即可得较纯的液态油，称为净油。

2. 压榨法 适用于含油丰富的原料，如柠檬、鲜橘、橙的果皮等，原料药材经撕裂粉碎、压榨，将油从植物组织的油囊中挤压出来，得到油-水混合物，然后静置分层或用离心机分出油层，即得粗品。因此法在常温下进行，得到的油脂能保持原有的新鲜香味，但由于可能含有水分、叶绿素、黏液质及细胞组织等杂质，使油脂不纯，而呈浑浊状态；另外，此法不易将原料中油提取完全，可将压榨后的药材再进行水蒸气蒸馏，使其完全提出。

3. 吸收法 少数对热敏感的挥发性油脂类，可利用油脂类具有吸收挥发性油脂的性质来提取贵重的挥发油，如玫瑰油、茉莉花油。此法通常采用无臭的猪油 3 份与牛油 2 份的混合物，均匀涂抹在玻璃板两面，然后将玻璃板嵌入高 5~10cm 的木制框架中，在玻璃板上面铺放金属网，网上放一层鲜花瓣，然后把木框玻璃板一个个重叠起来，花瓣被包围在两层脂肪的中间，油脂逐渐吸收花瓣内的挥发性油脂，待充分吸收芳香成分后，刮下脂肪，即为"香脂"，此法为冷吸法。也可将花瓣浸泡在油脂中于 50~60℃加热，花瓣内芳香成分可溶于油脂中，此法为热吸收法。含有挥发油的油脂可直接用于香料工业，或者用无水乙醇处理，所得醇溶液减压蒸去乙醇得到净油。

4. 超临界流体提取法 是利用二氧化碳、乙烷、氧化亚氮等介质，通过一定温度、压力使它们达到超临界状态，用于提取药材中芳香挥发成分，由于其提取原制类似于有机溶剂提取法，故得到的也是香膏。此法具有防止氧化、热解及提高挥发油品质的优点。例如，紫丁香花中具有独特香味成分，以及生姜、柠檬和桂花芳香成分均可采用超临界二氧化碳流体提取法。

5. 微波辅助提取法 利用微波能进行药材中有效物质萃取，此法是新发展起来的一种技术。微波提取挥发油的报道较多，如薄荷挥发油的提取，将剪碎的薄荷叶放入盛有正己烷的烧杯中，经微波短时间处理后，薄荷油释放到正己烷中。与传统的方法相比，20s 的微波提取与水蒸气蒸馏 2h、索氏提取 6h 相当，提取产物的质量优于传统方法的产物。对萜烯等成分也有效。又如微波萃取大蒜中挥发油时接近环境温度，提取时间短，得到的产品质量均一，热敏性成分损失少。总之，微波萃取挥发性成分，具有装置简单、操作方便、提取时间短、溶剂用量少、提取率高、产品纯正等优点。

（三）挥发油的分离方法

从植物中提取出来得到的挥发油为混合物，成分复杂，要获得单体化合物，需进一步分离纯化，常用分离方法如下。

1. 冷冻析晶法（析脑） 将挥发油放置于 0℃以下使其析出结晶，如无结晶析出，继续将温度降至–20℃，放置至结晶析出，得到的晶体再经重结晶可得单体结晶。如将薄荷油冷冻至–10℃，放置 12h 可析出第一批粗脑，剩余油继续于–20℃冷冻 24h 析出第二批粗脑。将粗脑加热至熔融，将其在 0℃冷冻即可得到较纯薄荷脑。该法操作简便，但大部分挥发油冷冻后不能析出结晶，而且一些挥发油单体也分离不完全。

2. 分馏法 挥发油由于分子中所含双键数目、位置和含氧官能团等不同，使各成分之间的沸点有一定的差距，但有一定的规律性。各成分沸点与结构关系如表 9-2。

表 9-2 萜类化合物的沸程

分类	常压沸点（℃）
半萜类	130
单萜烯烃（双环一个双键）	150～170
单萜烯烃（单环二个双键）	170～180
单萜烯烃（链状三个双键）	180～200
单萜含氧衍生物	200～230
倍半萜及其含氧衍生物	230～300

从表 9-2 中可看出：组成挥发油分子的碳原子数越多，沸点越高；在单萜中沸点随着双键的增多而升高，即三烯＞二烯＞一烯；含氧单萜的沸点随着官能团的极性增大而升高，即酸 ＞醇＞醛＞酮＞醚，但酯因其相对分子质量大比相应的醇沸点高。

根据挥发油中各成分的沸点不同，为防止挥发油在沸点温度下受热被破坏，通常采用减压分馏法进行分离。单萜烯类化合物一般在 35～70℃被蒸馏出来；单萜含氧化合物在 70～100℃蒸馏出来；而倍半萜烯及含氧化合物在 80～110℃被蒸馏出来，有时倍半萜含氧物、薁类沸点很高。经过分馏出的每一馏分，仍可能为混合物，还需进一步精馏或结合重结晶、色谱等方法纯化，直至各馏分的比旋度、相对密度、折光率等理化常数恒定，方可为单一成分。

3. 化学分离法

（1）碱性成分的分离：将含有碱性成分的挥发油溶于乙醚，加稀硫酸或盐酸萃取，分取酸水层，加碱碱化后，用乙醚萃取，蒸去乙醚，可得到挥发油的碱性成分。

（2）酚、酸性成分的分离：将含有酚、酸性成分的挥发油溶于乙醚，先用 5%的碳酸氢钠溶液进行萃取，分出碱水层，加稀酸酸化，用乙醚萃取，蒸去乙醚可得到挥发油的酸性成分。提取了酸性成分的挥发油，继续用 2%氢氧化钠溶液萃取，分取碱水层，经酸化处理，再用乙醚萃取，蒸去乙醚可得酚类成分。

（3）醇类成分的分离：将挥发油与丙二酸单酰氯或邻苯二甲酸酐或丁二酸酐反应生成酸性单酯，然后将生成物转溶于碳酸氢钠溶液中，未反应的挥发油用乙醚洗去，将碱溶液酸化后，再用乙醚萃取所生成的酯，蒸去乙醚，残留物经皂化，即可得到原有的醇类成分。伯醇容易反应形成酯，仲醇较慢，而叔醇较难作用。

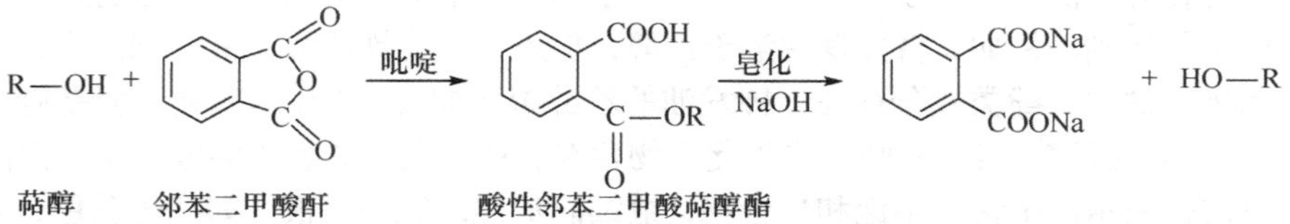

萜醇　邻苯二甲酸酐　酸性邻苯二甲酸萜醇酯

（4）醛、酮成分的分离：将去掉酚、酸类成分后剩余的挥发油乙醚液，经水洗至中性，然后用无水硫酸钠干燥，加亚硫酸氢钠饱和液振摇或将挥发油与 Girard 试剂 T 或 Girard 试剂 P 回流，生成水溶性的缩合物。分出水层或加成物结晶，加酸或碱液处理，使加成物分解，以乙醚萃取，可得醛或酮类化合物。

（5）其他成分的分离：分离挥发油中萜醚成分，可利用醚类与浓酸形成盐易于结晶的性质从挥发油中分离出来。含有不包含双键的萜类分离可利用与溴、氯化氢等试剂反应，生成结晶状态双键加成产物，加以分离和纯化。

4. 色谱分离法

（1）吸附柱色谱：最常用以硅胶和氧化铝吸附剂的柱色谱，多用石油醚或己烷、石油醚-乙酸乙酯进行梯度洗脱方式进行分离。例如，分离香叶醇和柠檬烯混合物，用氧化铝色谱柱分离，极性较小的柠檬烯首先被石油醚洗脱下来，再在石油醚中加入适量甲醇洗脱，极性较大的香叶醇也被洗脱下来。

（2）硝酸银络合色谱法：由于挥发油成分中的异构体较多，如双键的数目、位置不同。可利用硝酸银和不同双键形成 π 络合物的难易程度、稳定性不同来分离。硝酸银的浓度一般为 2%～2.5%。其吸附力与结构的关系为双键越多，吸附力越强；顺式结构比反式吸附力强；如果双键数目相同，双键在末端的吸附力强；如无双键，则极性大的吸附力强。例如，细辛挥发油的分离，通过用 2%硝酸银处理的硅胶柱分离，苯-乙醚（5∶1）洗脱，依次获得 α-细辛醚（α-asarone）、β-细辛醚（β-asarone）和欧细辛醚（euasarone）。

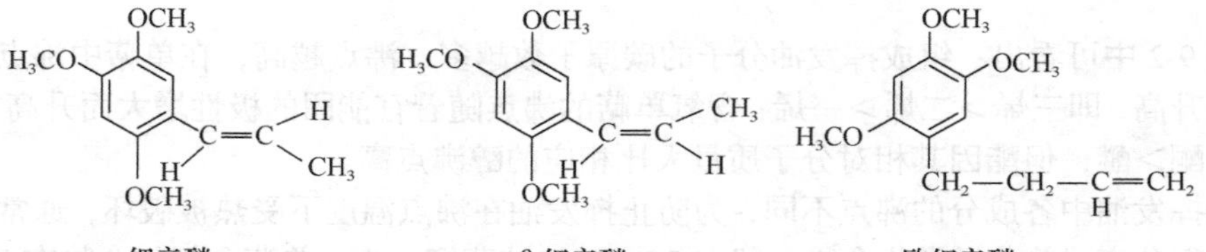

α-细辛醚　　　　　　β-细辛醚　　　　　　欧细辛醚

（3）GC 法：用 GC 研究挥发油组成成分是一种有效的方法，GC 技术具有样品用量少、分离效率及灵敏度高、分析速度快等优点，因此广泛用于挥发油的分析。

五、挥发油的分析

（一）挥发油的理化常数

制备获得一种挥发油后，常需要对挥发油的品质进行评价。评价主要是测定其物理和化学的常数。

1. 物理常数　相对密度、比旋度及折光率。

2. 化学常数

3. 酸值　以中和挥发油中游离酸性成分所消耗氢氧化钾的毫克数表示。

4. 酯值　水解的挥发油中所含酯所需要的氢氧化钾毫克数表示。

5. 皂化值　以中和并皂化挥发油含有的游离酸性成分与酯类所需氢氧化钾的毫克数表示。

6. 酸碱性　挥发油的 pH。

在上述理化常数测定的基础上，还可进一步了解挥发油成分的信息，一般通过一些官能团的化学反应进行鉴别。例如，将挥发油溶于乙醇，加入三氯化铁乙醇试液，如产生蓝、蓝紫或绿色液，示挥发油中有酚类成分存在；挥发油的乙醇溶液加 2,4-硝基苯肼、氨基脲、羟胺等试剂，如产生晶形沉淀，表明有醛或酮类化合物存在；在挥发油的氯仿溶液中滴加溴的氯仿溶液，如红色褪去表示油中含有不饱和化合物，继续滴加溴的氯仿溶液，如产生蓝色、紫色或绿色，则表明油中含有薁类化合物等。

（二）色谱分析

1. 薄层色谱　可应用于挥发油分析，常用吸附剂为硅胶 G 或中性氧化铝。展开剂常用石油醚（或正己烷）或石油醚（或正己烷）-乙酸乙酯（85∶15）。显色剂则可以采用通用显色剂；也可以采用针对各成分官能团的特殊显色剂，以帮助判断化合物类型。

2. GC　现已广泛用于挥发油的定性定量分析。由于分离效率和灵敏度很高，用微量样品（小于 0.1μl）就能分离多种成分。

3. GC-MS 法　以质谱作为检测手段，提高了检测的灵敏度，并且还可以进一步通过质谱分析（与数据库的标准谱对照），获得挥发油组分的结构信息。

六、挥发油的研究实例

（一）薄荷油的制备及成分分离

薄荷（*Mentha haplocalyx*）为唇形科植物薄荷的干燥地上部分，性凉，味辛，具宣散风热、清头目、透疹等功效。全草含挥发油 1%以上，薄荷油（薄荷素油）和薄荷脑（薄荷醇）为芳香药、调味品及祛风药，并广泛用于日用化工和食品工业。我国是薄荷生产大国，薄荷制品薄荷脑及素油还出口美国、英国、日本、新加坡、加拿大等国，在国际上享有盛誉。薄荷在我国各省区多有分布，主要产于长江以南广大地区。

薄荷素油为无色或淡黄色澄清液体，有特殊清凉香气。

薄荷油的质量优劣主要依据其中薄荷醇（薄荷脑）含量的高低而定。薄荷醇是薄荷油的主要成分，一般含量占 50%以上，最高可达 85%。薄荷油和薄荷油醇的制备工艺流程如图 9-3。

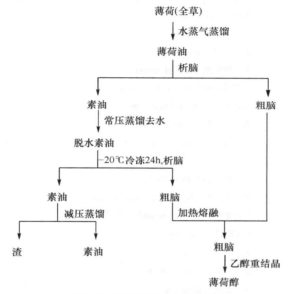

图 9-3　薄荷醇的分离流程图

（二）玫瑰花挥发性化学成分的分析研究

玫瑰油是从玫瑰花中提取的珍贵精油之一，被称为"液体黄金"，多用于制造高级香水、食品、酿酒、熏茶和调配高级香精等方面。目前玫瑰精油提取的主要原料是鲜花。本例介绍采用固相微萃取-气质联用法测定鲜花的天然挥发性化学成分的分析。

玫瑰鲜花经 GC-MS 法测定得到其总离子流色谱图，依据色谱峰及其质谱图共发现挥发性物质有 77 种。经计算机对所得色谱峰的质谱图进行质谱数据库检索并结合人工质谱解析，初步鉴定出 40 种主要已知成分（表 9-3），其中主要的挥发性成分是单萜类化合物。

表 9-3　玫瑰鲜花主要挥发性物质的化学成分

序号	保留时间	化合物名称	分子式
1	6.89	α-蒎烯（α-pinene）	$C_{10}H_{16}$
2	8.18	水芹烯（phellandrene）	$C_{10}H_{16}$
3	8.29	β-蒎烯（β-pinene）	$C_{10}H_{16}$

续表

序号	保留时间	化合物名称	分子式
4	8.68	月桂烯（myrcene）	$C_{10}H_{16}$
5	9.74	D-柠檬烯（D-limonene）	$C_{10}H_{16}$
6	9.84	间-薄荷-6，8-二烯（m-mentha-6，8-diene）	$C_{10}H_{16}$
7	10.09	罗勒烯（ocimenum）	$C_{10}H_{16}$
8	11.05	2-蒎烯-4-酮（2-pinene-4-one）	$C_{10}H_{14}O$
9	11.54	苯乙醇（Phenylethyl alcohol）	$C_8H_{10}O$
10	11.77	对-薄荷-1，4-二烯[p-mentha-1，4（8）-diene]	$C_{10}H_{16}$
11	12.76	松油醇（terpineol）	$C_{10}H_{18}O$
12	13.32	香叶基乙烯基醚（geranyl vinyl ether）	$C_{12}H_{20}O$
13	13.51	香茅醇（citronellol）	$C_{10}H_{16}O$
14	13.69	橙花醛（neral）	$C_{10}H_{16}O$
15	13.88	香叶醇（geraniol）	$C_{10}H_{18}O$
16	14.13	香叶醛（geranial）	$C_{10}H_{16}O$
17	14.56	正十二烷（n-dodecane）	$C_{12}H_{26}$
18	14.88	香叶酸甲酯（methyl geranate）	$C_{11}H_{18}O_2$
19	15.25	香茅醇乙酸酯（citronellol acetate）	$C_{12}H_{24}O2$
20	15.38	橙花醇乙酸酯（neroli acetate）	$C_{12}H_{22}O_2$
21	15.65	香叶醇乙酸酯（nerol acetate）	$C_{12}H_{22}O_2$
22	15.97	丁香酚甲醚（methyl eugenol）	$C_{11}H_{14}O_2$
23	16.37	雪松烯（cedrene）	$C_{15}H_{24}$
24	16.4	石竹烯（caryophyllene）	$C_{15}H_{24}$
25	16.55	愈创木二烯[guaia-1-（5，11）-diene]	$C_{15}H_{24}$
26	16.67	金合欢烯[（E）-farnesene]	$C_{15}H_{24}$
27	16.88	α-蛇麻烯（α-humulene）	$C_{15}H_{24}$
28	17.19	大根叶烯-D（germacrene D）	$C_{15}H_{24}$
29	17.26	正十五烷（n-pentadecane）	$C_{15}H_{32}$
30	17.33	金合欢烯（farnesene）	$C_{15}H_{24}$
31	17.43	1（10），11-愈创木二烯[guaia-1（10），11-diene]	$C_{15}H_{24}$
32	18.47	正十六烷（n-cetane）	$C_{16}H_{34}$
33	19.39	8-十七碳烯（8-heptadecene）	$C_{17}H_{34}$
34	19.63	正十七烷（n-heptadecane）	$C_{17}H_{36}$
35	20.72	十八烷（octadecane）	$C_{18}H_{38}$
36	21.45	2，6，10-三甲基十四烷（2，6，10-trimethyltetradecane）	$C_{17}H_{36}$
37	21.52	9-十九碳烯（9-nonadecene）	$C_{19}H_{38}$
38	21.77	正二十烷（n-eicosane）	$C_{20}H_{42}$
39	22.76	正二十二烷（n-docosane）	$C_{22}H_{46}$
40	23.72	9-己基十四烷（9-n-hexyl tetradecane）	$C_{23}H_{48}$

本 章 小 结

本章主要介绍了萜类化合物定义、生物合成途径、结构分类依据、主要结构类型和特殊萜类（草酚酮类、环烯醚萜类和薁类）；异戊二烯规则；各种萜类的代表性化合物；萜类化合物的性质、提取分离方法和检识方法。本章还介绍了挥发油的定义、组成、理化性质、制备方法和分析方法。阐明了挥发油（精油）、香脂、香膏和净油等概念和制备方法。

　　重点：萜类化合物定义，生物合成途径，异戊二烯规则，结构分类和特殊萜类。挥发油（精油）的定义、组成成分、制备方法。

　　难点：萜类化合物的生物合成途径，异戊二烯规则，结构分类和特殊萜类。

思 考 题

1. 什么是萜类化合物？其分类依据是什么？
2. 萜类可分哪些类型？试各举一例说明。
3. 草酚酮类、环烯醚萜类、薁类分别属于哪种萜类？它们有哪些特征？
4. 挥发油的定义是什么？怎样与脂肪油相区别？
5. 挥发油的主要组成成分有哪些？
6. 什么是挥发油的酸值、酯值、皂化值？
7. 薄荷中主要化学成分的结构特点是什么？怎样提取分离？
8. 穿心莲中所含主要萜类化学成分的结构是什么？有何生物活性？

参 考 文 献

陈红艳，廖蓉苏，杨今朝，等.2011. 玫瑰花挥发性化学成分的分析研究. 食品科技 36（11）：186-192

裴月湖，娄红祥.2016. 天然药物化学. 7 版. 北京：人民卫生出版社

邱峰.2013. 天然药物化学. 北京：清华大学出版社

阮汉利，张宇.2016. 天然药物化学. 2 版. 北京：中国医药科技出版社

徐任生.2006. 天然产物化学导论. 北京：科学出版社

（高建萍　薛培凤）

第十章 三萜及其苷类化合物

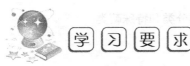

学 习 要 求

掌握：三萜及三萜皂苷类化合物的结构特征、分类、理化性质，以及常用的物理化学检测和提取分离方法。

熟悉：三萜皂苷类化合物结构解析的常用化学方法及波谱学特征。

了解：三萜类化合物的生物活性及研究进展。

第一节 结构与分类

自古代起，人们就知道使用皂角来清洗衣物，清洁身体。皂角在水中揉搓可以产生丰富的泡沫，这源于其中含有一类特殊的具有表面活性作用的化学成分，称为三萜皂苷类（triterpenoid saponins）。这类成分在自然界广泛存在，具有多种生理活性，是重要的药物来源之一。

三萜及其苷类化合物，在自然界分布广泛，菌类、蕨类、单子叶、双子叶植物，以及动物和海洋生物中均有分布。尤其以菊科（Composite）、豆科（Leguminosae）、唇形科（Lamiaceae）、葫芦科（Cucurbitaceae）、桔梗科（Campanulaceae）、玄参科（Scrpophulariaceae）和五加科（Araliaceae）等植物中含量较高。动物体中也有三萜类化合物的存在，如羊毛中分离得到的羊毛脂醇（lanolin alcohol）。在灵芝等真菌及海参等海洋生物中也有多种类型的三萜类化合物。至今已有 3000 多种三萜及其皂苷类化合物被发现。

三萜皂苷多为药用植物中的有效成分，具有抗炎、抗菌、抗肿瘤、降低胆固醇、降低转氨酶和增强免疫等药理作用。但某些皂苷对细胞膜有破坏作用，表现出溶血、毒鱼、灭螺和杀精子等活性。

三萜皂苷类由苷元和糖链两部分构成，其中苷元部分为 6 个异戊二烯单位（C30）构成的萜类化合物，即三萜（triterpenoids）类，又称为三萜皂苷元（triterpenoid sapogenins）。从生源上，多数三萜都是由角鲨烯（squalene）衍生而来。

三萜皂苷分子中因常含有羧基，故又被称为酸性皂苷。组成三萜皂苷常见的单糖有 *D*-葡萄糖、*L*-鼠李糖、*L*-阿拉伯糖和 *D*-半乳糖等。以其中一个位置成苷的为单糖链苷，两个位置同时成苷的为双糖链苷，三个位置同时成苷的则为三糖链苷。植物中的原型皂苷称为原生苷，被部分降解后获得的皂苷称为次皂苷（prosapogenin）。

三萜皂苷元（三萜）的结构可以分为链状、单环、双环、三环、四环和五环三萜，其中四环三萜和五环三萜最常见，下面将主要介绍四环三萜（tetracyclic triterpenoids）和五环三萜（pentacyclic triterpenoids）。

一、四环三萜

四环三萜（tetracyclic triterpenoids），在生源上可视为由角鲨烯变为甾体的中间体，具有环戊烷骈多氢菲的四环甾核，但比甾核多 3 个甲基。四环三萜的结构变化较多，主要分为达玛烷

（dammarane）、羊毛脂烷（lanostane）、环阿屯烷（cycloartane, 环阿尔廷烷）、甘遂烷（tirucallane）、葫芦烷（cucurbit）和楝烷（meliacane）等六种类型。

（一）达玛烷型

达玛烷（dammarane）型四环三萜，A/B 环、B/C 环和 C/D 环均为反式，8-β-CH$_3$ 和 10-β-CH$_3$，C$_{13}$ 位为 β-H，C$_{17}$-β-侧链，20（R）或 20（S）。

达玛烷型骨架

20（S）-原人参二醇　R＝H
20（S）-原人参三醇　R＝OH

五加科植物人参（*Panax ginseng* C. A. Meyer）和三七（*P. notoginseng*）中的主要活性成分人参皂苷（ginsenosides）多为达玛烷型三萜皂苷。苷元上均有 C$_3$—OH、C$_{12}$—OH 和 C$_{20}$—OH，C$_{20}$ 位多为 S 构型。其中有 C$_6$—α-OH 的，称为原人参三醇（protopanaxatriol），没有 C$_6$—OH 的，则为原人参二醇（protopanaxadiol）。原人参三醇衍生的皂苷糖链多接于 C$_6$—OH 和 C$_{20}$—OH 上，原人参二醇衍生的皂苷糖链接于 C$_3$—OH 和 C$_{20}$—OH 上。人参皂苷结构上的微小差异会造成生物活性上的显著不同，如 20（S）-原人参三醇[20（S）-protopanaxatriol]衍生的皂苷具有溶血性质，而 20（S）-原人参二醇[20（S）-protopanaxadiol]衍生的皂苷则具有抗溶血作用，因此人参总皂苷不表现出溶血现象。人参皂苷 Rg$_1$（ginsenoside Rg$_1$）有轻度的中枢神经兴奋作用，而人参皂苷 Rb$_1$（ginsenoside Rb$_1$）则有中枢神经抑制和安定作用；人参皂苷 Rb$_1$ 还有增强核糖核酸聚合酶的活性，而人参皂苷 Rc（ginsenoside Rc）则会抑制核糖核酸聚合酶的活性。

人参皂苷	R
Ra$_1$—	β-D-Glc —(6-1) - β-L-Arap — (4-1)-β-D-Xyl
Ra$_2$—	β-D-Glc —(6-1) - β-L-Araf — (2-1)-β-D-Xyl
Rb$_1$—	β-D-Glc —(6-1) - β-D-Glc
Rb$_2$—	β-D-Glc —(6-1) - β-L-Arap
Rc —	β-D-Glc —(6-1) - β-L-Araf
Rd —	β-D-Glc
Rg$_3$—	H (20R)

β-D-Glc-(1-2)— β-D-Glc —O

人参皂苷	R$_1$	R$_2$
Re —	β-D-Glc —(2-1) -α-L-Rha —	β-D-Glc
Rf —	β-D-Glc —(2-1) -D-Glc —	H (20S)
Rg$_1$—	β-D-Glc	β-D-Glc

（二）羊毛脂烷型

羊毛脂烷（lanostane）型四环三萜，与达玛烷型比较，无 8-β-CH$_3$，有 13-β-CH$_3$。因此其结构特征归纳为：C$_{10}$—β-CH$_3$、C$_{13}$—β-CH$_3$、C$_{14}$—α-CH$_3$、C$_{17}$—β-侧链和 20（R）构型。

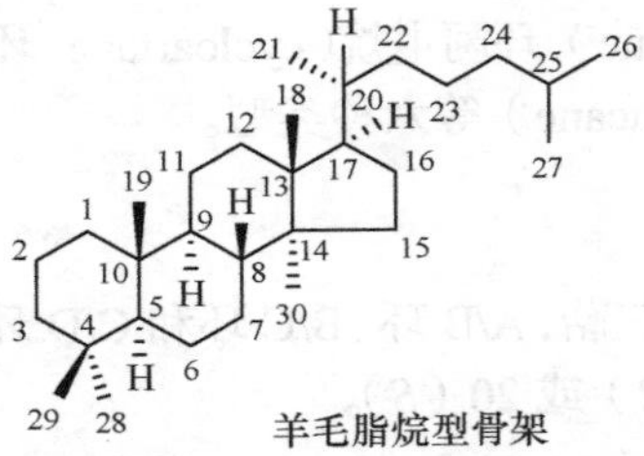

羊毛脂烷型骨架

灵芝酸（ganoderic acids）和赤芝酸（lucidenic acids）为中药灵芝中多种高度氧化的羊毛脂烷型化合物的总称。灵芝为多孔菌科（Polyporaceae）、真菌灵芝（*Ganoderma lucidum*）和紫芝（*G. sinense*）的干燥子实体，具有补中益气、扶正固本、滋补强壮的作用。现已从中分离得到100 余种四环三萜类化合物，根据其分子中所含碳原子的数目，可分为 C_{30}[如灵芝酸 C（ganoderic acid C）]、C_{27}[如赤芝酸 A（lucidenic acid A）]和 C_{24}[如赤芝酮 A（lucidone A）]三种基本骨架，后两者分别属于三降三萜和六降三萜，为 C_{30} 三萜的降解产物。

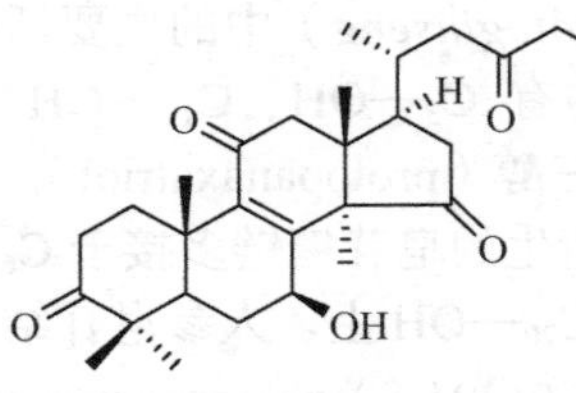

灵芝酸C(C_{30}) 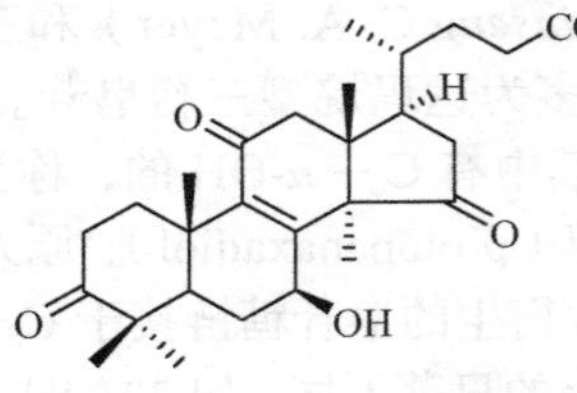　　　　赤芝酸A(C_{27}) 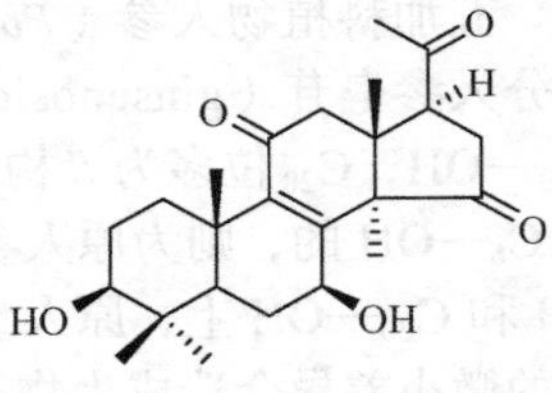　　　　赤芝酮A(C_{27})

（三）环阿屯烷型

环阿屯烷型（cycloartane）四环三萜，其基本骨架特点是在羊毛甾烷型的基础上，在 C_9 与 19-CH_3 位间脱氢形成一个三元环。

中药黄芪（膜荚黄芪 *Astragalus membranaceus* 和蒙古黄芪 *A. membranaceus* var. *mongholicus*）具有补气、强壮、利尿作用。已从黄芪中分离出的 20 多种三萜皂苷，绝大多数皂苷元均为环阿屯烷型三萜，如环黄芪醇（cycloastragenol）；皂苷则是环黄芪醇皂苷元与糖在不同位置上形成的苷，如黄芪苷 Ⅰ～Ⅶ（astragalosides Ⅰ～Ⅶ）。黄芪苷Ⅳ是环黄芪醇 C_3—OH 与糖相连的单糖链苷，黄芪苷 Ⅰ 是环黄芪醇的 C_3—OH 和 C_6—OH 分别与糖相连的双糖链苷，糖基上还有乙酰基取代，黄芪苷Ⅶ则是环黄芪醇 C_3—OH、C_6—OH 和 C_{25}—OH 与糖相连的三糖链三萜皂苷，这是在自然界中发现的第一个三糖链三萜皂苷。

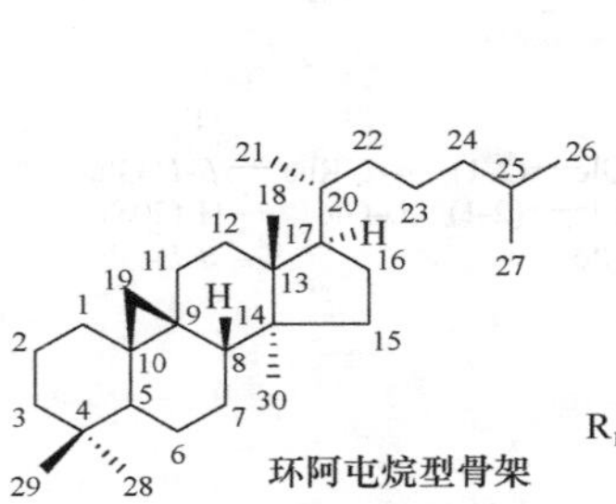

环阿屯烷型骨架

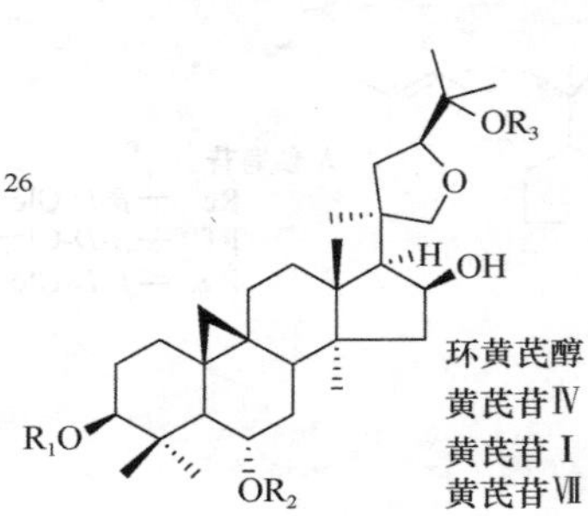

	R_1	R_2	R_3
环黄芪醇	—H	—H	—H
黄芪苷Ⅳ	—D-Xyl	—H	—H
黄芪苷Ⅰ	—D-Xyl(2,3-diAc)	—D-Glc	—H
黄芪苷Ⅶ	—D-Xyl	—D-Glc	—D-Glc

（四）甘遂烷型

甘遂烷型（tirucallane）四环三萜，其基本结构与羊毛脂烷型相似，但部分角甲基的构型相反，即 C_{10}—β-CH_3，C_{13}—α-CH_3，C_{14}—β-CH_3，C_{17}—α-侧链和 20（*S*）构型。

甘遂烷型四环三萜在植物中分布比较罕见，主要分布于楝科（Meliaceae）樫木属

（*Dysoxylum*）和鹪鸪花属（*Trichilia*）植物中。例如，从无患子（*Sapindus mukorossi*）中分离得到的无患子皂苷 F~J（sapinmu saponins F~J），均显示出抗血小板聚集活性，对 12-*O*-十四酰佛波醇（TPA）诱导的 Epstein-Barr 病毒早期抗原（EBV-EV）有中等强度的抑制活性。

甘遂烷型骨架

	R_1	R_2
无患子皂苷　F	—*D*-Glc—(6-1)-*L*-Rha	—β-OCH$_3$
G	—*D*-Glc—(6-1)-*L*-Rha	—α-OCH$_3$
H	—*D*-Glc—(2-1)-*L*-Rha	—α-OCH$_3$
I	—*D*-Glc—(2-1)-*L*-Rha	—β-OCH$_3$
J	—*D*-Glc—(2-1)-*L*-Rha	—α-OCH$_3$

（五）葫芦烷型

葫芦烷（cucurbitane）型四环三萜，其基本骨架与羊毛甾烷型比较，无 C_{10}—β-CH$_3$，有 C_9—β-CH$_3$，其他特征都与羊毛甾烷型相同。即 C_9—β-CH$_3$，C_{14}—α-CH$_3$，C_{17}—β-侧链和 20（*R*）构型。

葫芦科（Cucurbitaceae）雪胆属植物曲莲（*Hemsleya amabilis* Diels）的块茎，称为雪胆，具有清热解毒、利湿消肿、止血止痛、保肝和抗癌等功效。从中得到的雪胆甲素（23，24-dihydrocucurbitacin F-25-acetate）和雪胆乙素（23，24- dihydrocucurbitacin F）属于葫芦烷型四环三萜成分，具有抗菌、抗炎、抗肿瘤等生理活性。葫芦科植物罗汉果（*Siraitia grosvenori*）的果实中含有的罗汉果甜素 V（mogroside V），是罗汉果中的主要甜味成分，其甜度是蔗糖的 300 倍。我国于 1996 年批准该产品为食品添加剂，可作为甜味剂部分或全部代替蔗糖。

葫芦烷型骨架

雪胆甲素　R = Ac
雪胆乙素　R = H

β-Glc-*D*-(1-6)—β-*D*-Glc—(2-1)-β-*D*-Glc

β-Glc-*D*-(1-6)—β-*D*-GlcO

罗汉果甜素 V

（六）楝烷型

楝烷型（meliacane）四环三萜，其基本骨架由 26 个碳原子构成，比一般三萜少了 4 个碳原子，因此又称四去甲三萜或四降三萜（tetranortriterpenoid）。这类三萜主要分布于楝科楝属植物中，多具有苦味及昆虫拒食作用。研究认为这类三萜是以甘遂烷或大戟烷为生物合成前体，经 Δ^7 双键被氧化成 7，8 氧环，氧环开裂，Wagner-Meerwein 重排，C_{14} 位甲基移位到 C_8 位，形成 C$_7$—OH，Δ^{14}，而后侧链失去四个碳原子，形成 C$_{17}$-呋喃环。

川楝素（toosendanin）分离自楝科植物川楝（*Melia toosendan*），作为驱虫药使用，具有驱蛔虫、蛲虫和鞭虫作用，有效率高达 90% 以上。

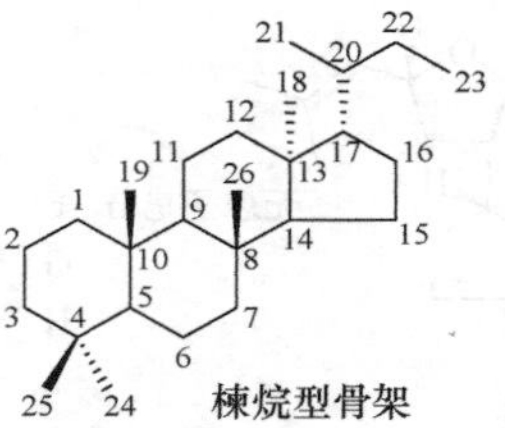

楝烷型骨架 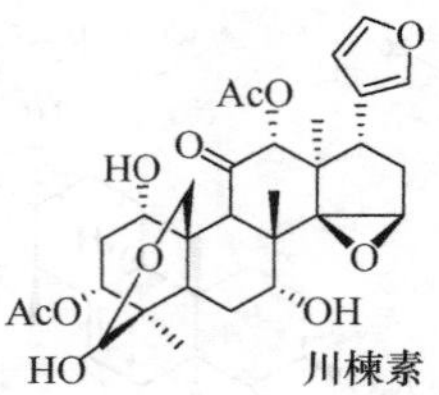　　川楝素

二、五环三萜

五环三萜（pentacyclic triterpenoids）及其皂苷在植物界中分布很广。五环三萜的基本骨架是多氢蒎的五环母核，主要包括齐墩果烷型（oleanane）、乌苏烷型（ursane）、羽扇豆烷型（lupane）和木栓烷型（friedelane）等结构类型。

（一）齐墩果烷型

齐墩果烷（oleanane）型五环三萜，又称 β-香树脂烷（β-amyrin）型，是植物界中存在最为广泛的一类五环三萜骨架类型。结构中具有五个六元环，A/B 环、B/C 环和 C/D 环为反式，D/E 环多为顺式排列，也有反式排列的情况。这类三萜多具有 C$_3$—OH，28-COOH 及 Δ^{12} 双键，皂苷中糖链多连于 C$_3$—OH 和 28-COOH 上。

齐墩果酸（oleanolic acid）是代表性化合物，最初发现于橄榄（*Olea europaea*）的叶中，具有降低转氨酶作用，对四氯化碳引起的大鼠急性肝损伤有明显的保护作用，临床上用于治疗急性黄疸型肝炎，对慢性肝炎也有一定疗效。甘草酸（glycyrrhizic acid，甘草甜素）及其苷元甘草次酸（glycyrrhetinic acid）为我国传统中药甘草（*Glycyrrhiza uralensis* Fisch.）中的主要成分，都具有促肾上腺皮质激素（ACTH）样生物活性，可以作为抗炎药，在临床上用于治疗胃溃疡，此外还可用于肝炎的治疗。

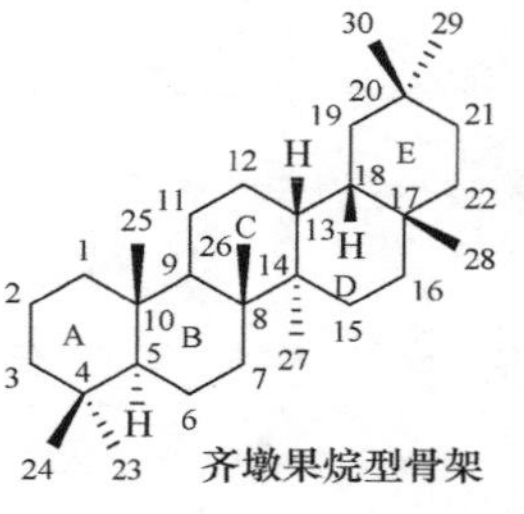

齐墩果烷型骨架 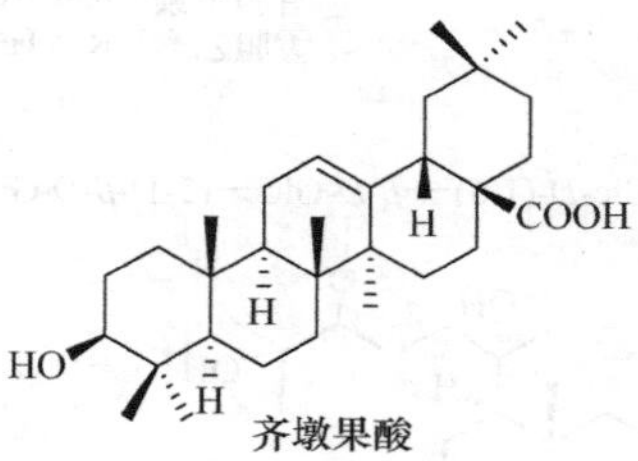　　齐墩果酸 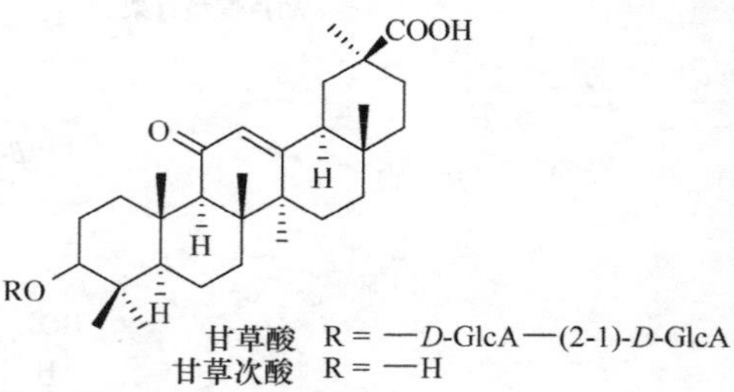　　甘草酸 R = —D-GlcA—(2-1)-D-GlcA
甘草次酸 R = —H

柴胡为伞形科柴胡属植物北柴胡（*Bupleurum chinense* DC）和狭叶柴胡（*B. scorzonerifolium* Willd.，南柴胡）的干燥根，具和解退热、疏肝解郁、升举阳气的功能。迄今为止，从柴胡属植物中已经分离出 100 多种三萜皂苷，绝大多数为齐墩果烷型骨架。例如，柴胡皂苷 a、柴胡皂苷 c 和柴胡皂苷 d（saikosaponin a、saikosaponin c、and saikosaponin d）以及它们的苷元柴胡皂苷元 E 和柴胡皂苷元 F（saikogenin E and saikogenin F）；来源于黑柴胡（*B. smithii*）的柴胡皂苷 m 和柴胡皂苷 n（saikosaponin m and saikosaponin n）和来源于南柴胡的柴胡皂苷 r 和柴胡皂苷 s（saikosaponin r and saikosaponin s）。

	R_1	R_2	R_3	R_4
柴胡皂苷 m	—OH	β-H	—L-Fuc—(3-1)-D-Glc	—H
柴胡皂苷 n	—OH	β-OH	—D-Glc—(4-1)-L-Rha-(6-1)-D-Glc	—H
柴胡皂苷 r	—OH	α-OH	—L-Fuc—(3-1)-D-Glc-(2-1)-D-Glc	—CH$_2$OH
柴胡皂苷 s	—OH	α-OH	—D-Glc—(4-1)-L-Rha-(6-1)-D-Glc	—H

	R_1	R_2	R_3
柴胡皂苷元 E	—H	β-OH	—H
柴胡皂苷元 F	—OH	β-OH	—H
柴胡皂苷 a	—OH	β-OH	—L-Fuc—(3-1)-D-Glc
柴胡皂苷 c	—H	β-OH	—L-Fuc—(3-1)-D-Glc-(4-1)-L-Rha
柴胡皂苷 d	—OH	α-OH	—L-Fuc—(3-1)-D-Glc

（二）乌苏烷型

乌苏烷（ursane）型五环三萜，又称为 α-香树脂烷（α-amyrin）型，也称作熊果烷型。其结构与齐墩果烷型比较，不同之处仅在于乌苏烷在 C_{19}、C_{20} 位各有一个甲基取代。C_3—OH、28-COOH 及 Δ^{12} 双键在此类三萜中也很常见。

乌苏烷型骨架

乌苏酸（ursolic acid），又称熊果酸，为典型代表化合物。其皂苷中糖链常见连接于 C_3—OH 和 28-COOH 上。这类三萜化合物及其皂苷在自然界中存在非常普遍，如熊果（*Arctostaphylos uva-ursi* subsp. *uva-ursi*）叶、栀子（*Gardenia jasminoides* Ellis）果实和女贞（*Ligustrum lucidum* Ait.）等植物中均有存在。乌苏酸在体外试验中表现出很好的抗菌活性，对革兰阳性菌、革兰阴性菌及酵母菌均有抑制活性；并能够降低正常大鼠体温，具有镇定作用；还具有降血糖、抗炎、抗溃疡等多种生物学效应。

伞形科植物积雪草（*Centella asiatica*）原产于印度，现广泛分布于热带和亚热带区。其主要成分积雪草苷（asiaticoside，亚细亚皂苷）具有抗菌、镇定、消肿等作用；还能治疗皮肤溃疡，促进真皮层中胶原蛋白形成。积雪草总苷（主要含有积雪草苷和羟基积雪草苷）在印度被广泛用于精神病、癫痫和癔病的治疗，可增加大脑皮质、海马和下丘脑 5-HT 含量。

中药地榆为蔷薇科地榆属植物地榆（*Sanguisorba officinalis*）的根，具有凉血止血的功效，其中含有地榆皂苷 B 和地榆皂苷 E（sanguisorbin B and sanguisorbin E）。

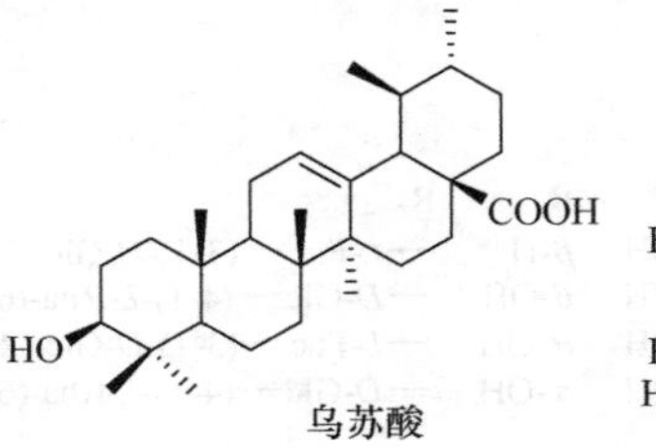

乌苏酸

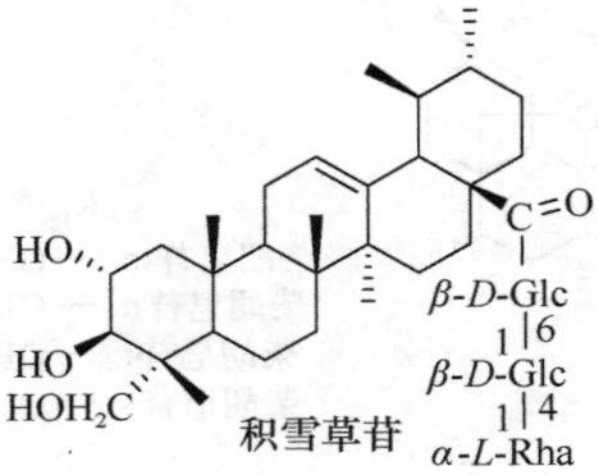

积雪草苷

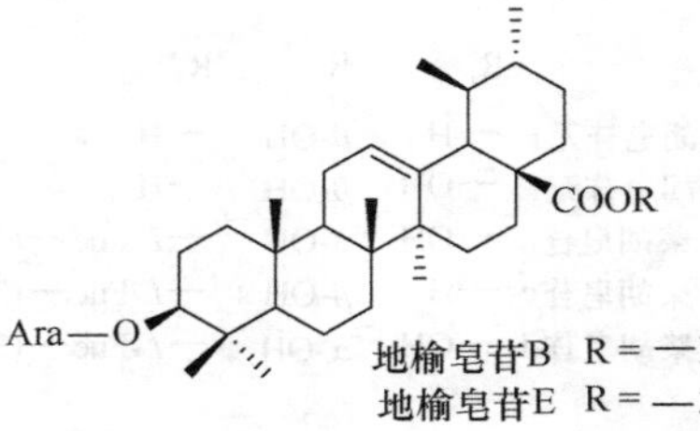

地榆皂苷B R = —H
地榆皂苷E R = —3-Ac—β-D-Glc

（三）羽扇豆烷型

羽扇豆烷（lupane）型五环三萜，其基本骨架中的 E 环为五元环，且 E 环的 C_{19} 位有 α 取代的异丙基，A/B 环、B/C 环、C/D 环和 D/E 环均以反式排列。这类骨架的三萜为数不多，主要有黄羽扇豆（*Lupinus luteus*）种子中存在的羽扇豆醇（lupeol），酸枣仁（*Ziziphus jujuba*）中的白桦醇（betulin）和白桦酸（betulinic acid）等。

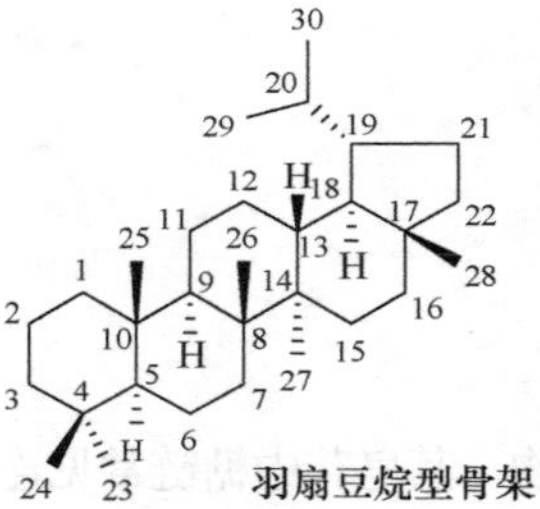

羽扇豆烷型骨架

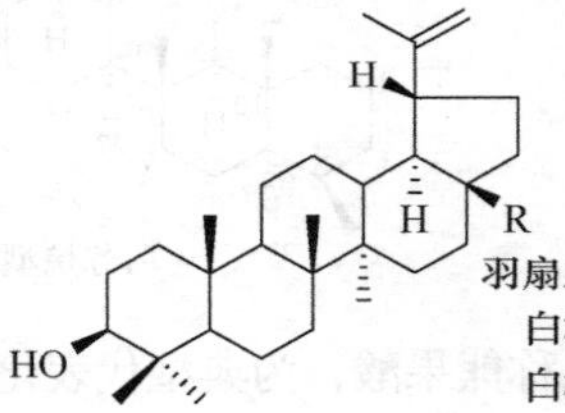

羽扇豆醇 R = —CH₃
白桦醇 R = —CH₂OH
白桦酸 R = —COOH

（四）木栓烷型

木栓烷（friedelane）五环三萜，从生源途径推断应该是由齐墩果烯甲基移位演变而来的，在 C_4 位与 C_5 位各有一个甲基取代。此类结构的化合物较少，主要在卫矛科植物雷公藤（*Tripterygium wilfordii* Hook. f.）中发现较多，如分离自雷公藤去皮根中的雷公藤酮（triptergone）。

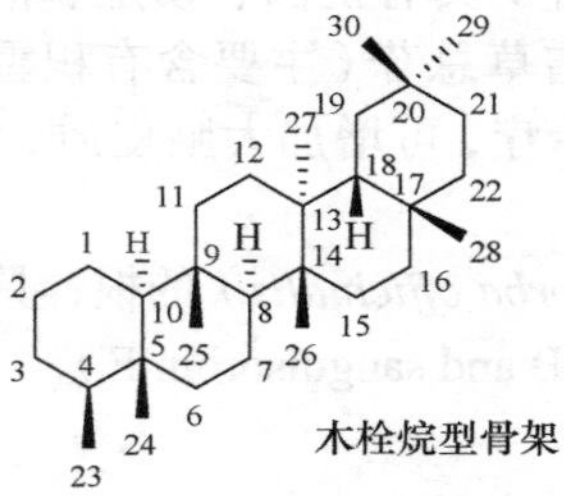

木栓烷型骨架

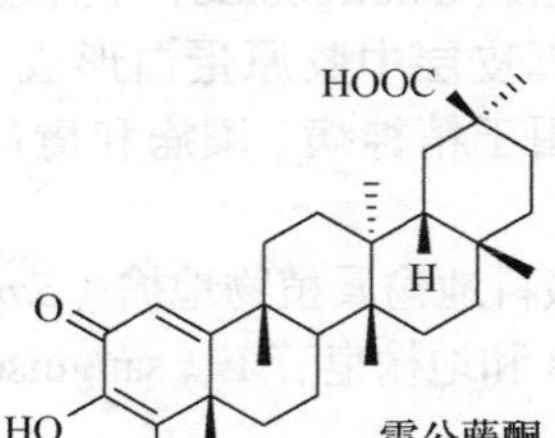

雷公藤酮

第二节　三萜及其苷类化合物的理化性质

一、基本性质

（一）性状

三萜皂苷元多为白色或无色，有较好晶型；而三萜皂苷由于相对分子质量大，多为无定形粉末，极性较大，具有较高熔点。

（二）嗅味

三萜皂苷多数具有苦而辛辣味，其粉末对人体黏膜具有强烈刺激性，吸入鼻中会引起喷嚏。甘草皂苷有较强的甜味，对黏膜刺激性弱。三萜皂苷元不具备这样的性质。

（三）溶解度

三萜皂苷可溶于水，易溶于热水，可溶于含水醇（甲醇、乙醇、丁醇和戊醇等），易溶于热甲醇和乙醇，几不溶于乙醚、苯和丙酮等有机溶剂。三萜皂苷在提取的过程中会产生次级苷，使水溶性下降，使之易溶于中等极性有机溶剂。而三萜皂苷元则不溶于水，而易溶于石油醚、苯、氯仿和乙醚等有机溶剂。

二、表面活性

三萜皂苷分子的三萜皂苷元具有亲脂性，而糖链具有亲水性，故有表面活性作用，可以用作清洁剂或乳化剂等使用。强烈振摇三萜皂苷水溶液，能产生持久性的泡沫，并且加热不消失。三萜皂苷的表面活性与其分子内亲脂基团与亲水基团的比例有关，只有当两者比例相当时才能较好地发挥这种活性，若其中一种基团的比例大于另一基团，就不能呈现这种活性。

三、溶血作用

皂苷在水溶液中能与红细胞壁上的胆甾醇结合，生成不溶于水的分子复合物，破坏红细胞的正常渗透，使细胞内渗透压增加导致红细胞破裂，即出现溶血现象，故皂苷又称为皂毒素（sapotoxin）。溶血作用的强弱常用溶血指数（hematolysis index）来表示。溶血指数是指化合物对同一动物来源的红细胞稀悬液，在相同的等渗条件下能使血液中红细胞完全溶解的最低浓度。例如，甘草皂苷的溶血指数 1：4000，溶血性能较强。因而在中药注射剂中要严格去除皂苷类成分，以免造成溶血性休克甚至死亡。

但并不是所有的皂苷都具有溶血作用，如以原人参三醇和齐墩果酸为苷元的人参皂苷有显著的溶血作用，而以原人参二醇为苷元的皂苷却有抗溶血作用，因此人参总皂苷并不表现出溶血现象，故可以用作注射剂。皂苷的溶血活性还和糖链部分有关，单糖链皂苷溶血作用明显，某些双糖链皂苷无溶血作用，但经过部分水解成为单糖链皂苷后就具有溶血作用。因此，不能单独以是否具有溶血作用来判断皂苷的存在，需要结合其他性质和化学反应才能进行判断。

四、沉淀反应

皂苷的水溶液可以和一些金属盐类，如铅盐、钡盐、铜盐等产生沉淀。此性质可用于皂苷的分离。三萜皂苷多为酸性皂苷，可用硫酸铵、中性 $PbAc_2$ 等中性盐类沉淀，而下一章将要学习的甾体皂苷则为中性皂苷，须用碱性 PbAc$_2$ 或氢氧化钡等碱性盐类进行沉淀。

五、颜色反应

三萜类化合物可以与一些化学试剂发生化学反应而产生颜色变化，可以用于此类化合物的鉴别。但是颜色反应的具体作用原理目前还不是很清楚，主要可能是经羟基脱水、增加双键结构、双键移位、双分子缩合等反应生成共轭系统而呈现颜色。常见的颜色反应有以下几种。

（一）乙酸酐-浓硫酸反应

乙酸酐-浓硫酸反应（Liebermann-Burchard reaction），是将样品溶于乙酸酐，加浓硫酸-乙酸酐（1：20），观察产生的黄→红→紫→蓝→褪色等颜色变化。该反应是检验三萜皂苷最常用的一个显色反应，值得注意的是甾体皂苷也有类似反应，但是颜色变化更快，最后呈现污绿色；而三萜皂苷颜色变化稍慢，且不出现污绿色。

（二）三氯乙酸反应

三氯乙酸反应（Rosen-Heimer reaction），是将样品的氯仿溶液滴加于滤纸上，加 25%三氯乙酸的乙醇溶液 1 滴，加热至 100℃ 以上，观察样品斑点发生红色渐变为紫色的颜色变化。甾体皂苷也可以发生这样的反应，但是较三萜皂苷更加灵敏，加热至 60℃ 即可。三氯乙酸较浓硫酸温和，可以用于纸色谱的显色。

（三）三氯化锑或五氯化锑反应

三氯化锑或五氯化锑反应（Kahlenberg reaction），是将样品醇溶液点于滤纸上，喷以 20%三氯化锑（或五氯化锑）氯仿溶液（不应含乙醇和水），干燥后，于 60～70℃加热，观察斑点的黄色、灰蓝色、灰紫色的颜色变化，进一步可在紫外灯下观察，斑点应显蓝紫色荧光（甾体皂苷则显黄色荧光）。由于五氯化锑腐蚀性很强，应使用前临时少量配制，用后倒掉。

（四）氯仿-浓硫酸反应

氯仿-浓硫酸反应（Salkowski reaction），是将样品溶于氯仿，加入浓硫酸后，观察氯仿层呈现红色或蓝色，以及硫酸层呈现有绿色荧光等的颜色变化。此反应适用于含有共轭双键或含有在一定条件下能生成共轭双键的三萜皂苷类化合物。

（五）冰醋酸-乙酰氯反应

冰醋酸-乙酰氯反应（Tschugaeff reaction），是将样品溶于冰醋酸中，加入数滴乙酰氯及数粒氯化锌结晶，略加热，观察呈现淡红色或紫红色等的颜色变化。

第三节 三萜及其苷类化合物的提取分离方法

一、三萜皂苷元的提取分离

（一）提取

三萜皂苷元相较于皂苷而言极性较小，故多采用 95%乙醇或甲醇提取。提取物可进一步经系统溶剂萃取法富集总三萜，三萜化合物一般集中于氯仿或二氯甲烷层。若是三萜皂苷，则需先水解后，再用氯仿或二氯甲烷萃取皂苷元。需要注意的是有些水解反应比较剧烈，会造成三萜皂苷元母核结构变异，无法获得真正的原生苷元，这时需采取比较温和的水解方法，如 Smith 降解、酶水解等。

（二）分离

得到的总三萜皂苷元，通常使用柱色谱的方法进行分离。常用的柱色谱有常压、中压或高压液相色谱；常用的填料有硅胶、十八烷基键合硅胶（RP-18 或称 ODS）等。硅胶柱色谱常用的溶剂系统有石油醚-氯仿、苯-乙酸乙酯、氯仿-乙酸乙酯、氯仿-丙酮、氯仿-甲醇和乙酸乙酯-丙酮等。

二、三萜皂苷的提取分离

（一）提取

三萜皂苷根据其含羟基、羧基基团的多寡，常用醇或稀醇进行提取，提取液浓缩除醇后，用石油醚、乙醚、苯等亲脂性溶剂萃取除去色素、油脂等脂溶性成分，然后用正丁醇萃取，浓缩萃取液获得总皂苷的粗品。

（二）分离

1. 初步纯化 因皂苷极性较大，常含有较多杂质，需要初步分离去除杂质后再进一步分离，常用的除杂方法主要有以下几种。

（1）溶剂沉淀法：利用皂苷难溶于丙酮、乙醚等有机溶剂的性质，将粗皂苷溶于乙醇或甲醇中，再逐滴加入乙醚、丙酮或乙醚-丙酮（1:1）的混合溶剂，直至皂苷析出为止，获得的皂苷沉淀可反复利用此方法进行进一步的纯化。

（2）胆甾醇沉淀法：利用皂苷可以与胆甾醇形成分子复合物的性质达到分离纯化的目的。将粗皂苷溶于少量乙醇，再加入胆甾醇饱和水溶液，析出的沉淀依次用水、乙醇、乙醚进行洗涤从而除去糖类、色素、油脂和游离态的胆甾醇，待沉淀干燥后放入连续回流提取器中回流提取，残留物即为总皂苷。

（3）大孔吸附树脂法：大孔吸附树脂在皂苷的初步分离中广泛应用，能够除去水溶性色素、多糖、无机盐等水溶性杂质。使用的一般方法是将先前通过溶剂分配法富集的总皂苷溶于水，上大孔吸附树脂柱，水洗除去糖等水溶性成分，然后用不同浓度的甲醇或乙醇梯度洗脱，可对皂苷进行进一步富集，并能初步分离不同极性的皂苷。通常含有较多糖链的大极性皂苷可以通过 10%～30%的甲醇或乙醇洗脱，极性较小的苷类则被 50%以上的甲醇或乙醇洗脱。

2. 分离 若要获得较纯的皂苷或是皂苷单体化合物，则常用以下的几种方法对总皂苷进行进一步的分离。

（1）乙酰化法：皂苷大多亲水性较强，容易夹带杂质，若将水溶性大的粗皂苷制成乙酰化衍生物，增强其亲脂性，就可以溶于弱极性溶剂中，这样脱色、层析或重结晶就比较容易进行了。纯化后再用氢氧化钡水解除去乙酰基，用二氧化碳除去多余的碱，即可得到较纯的皂苷。

（2）柱色谱分离法：由于三萜皂苷的极性较大，分配柱色谱的分离效果优于吸附柱色谱。分配柱色谱常用硅胶为支持剂，以含水的有机溶剂系统，如 $CHCl_3$-CH_3OH-H_2O 或 CH_2Cl_2-CH_3OH-H_2O 或 EtOAc-EtOH-H_2O 等作为移动相，进行梯度洗脱分离。反相色谱也得到了广泛的应用。反相色谱中常用的填料有不同程度的烷基键合硅胶，如 RP-18，RP-8，RP-2 等，洗脱剂多为不同比例 CH_3OH-H_2O 或 CH_3CN-H_2O。此外葡聚糖凝胶，如 Sephadex LH-20 也被用以纯化。

同种植物中的三萜皂苷类成分往往结构十分相近，需要多种分离方法结合使用才能最终获得单体化合物。

三、提取分离实例

苦瓜中葫芦烷型三萜皂苷的分离

苦瓜（*Momordica charantia*）为葫芦科（Cucurbitaceae）植物，其果实中含有大量葫芦烷型三萜皂苷，这类成分具有细胞毒、抗肿瘤、保肝及抗炎等活性。本例介绍了从苦瓜果实中提取分离葫芦烷型三萜皂苷成分的流程（图 10-1）。

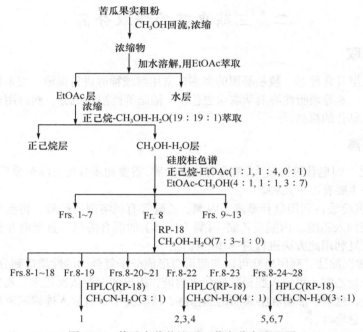

图 10-1 苦瓜中葫芦烷型三萜皂分离流程图

charantoside Ⅵ(1)

goyaglycoside c (2) R = Glc
goyaglycoside d (5) R = All

charantoside Ⅴ (3)

charantoside Ⅶ(4)

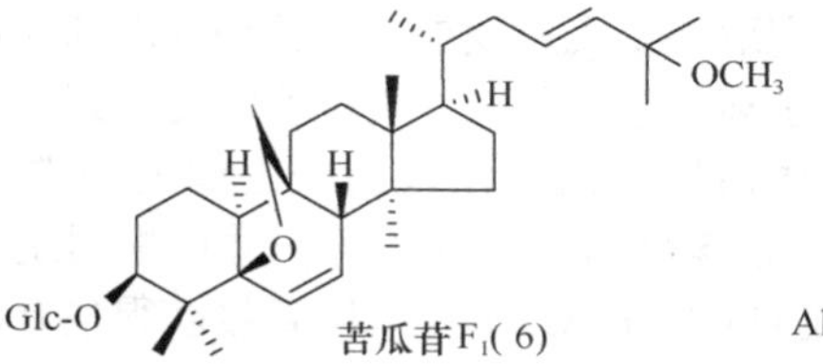

苦瓜苷F₁(6) 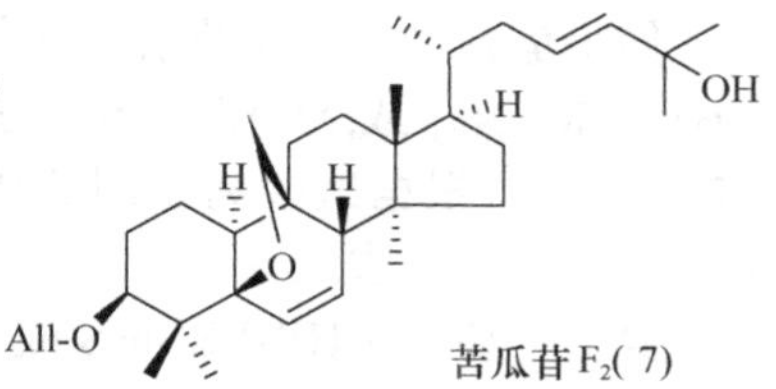　　　　苦瓜苷F₂(7)

第四节　三萜类化合物的结构鉴定

一、化学鉴定及皂苷的水解

三萜皂苷元及其苷类的鉴别，常采用化学方法进行鉴别。常用的颜色反应有 Liebermann-Burchard 反应和 Molisch 反应，分别用以鉴定三萜皂苷元和糖的存在。

三萜皂苷类成分由于苷元和糖的部分都比较复杂，因此经常会采取水解的方式分别获得苷元和糖，再分别进行波谱或色谱鉴定，选择合适的水解方式对获得原苷元具有重要意义，具体方法可参见第五章。

二、波谱鉴定

三萜皂苷结构鉴定中常用的波谱学方法主要有：UV、IR、MS、NMR 和 X 射线单晶衍射等。其中 X 射线单晶衍射主要针对可以形成良好单晶的苷元，而对多数皂苷应用并不广泛。下面将较详细地介绍其他几种波谱方法的应用。

（一）UV

大多数三萜化合物不具有共轭结构，因此 UV 中不显示强的特征吸收峰；对于齐墩果烷型三萜化合物而言，可以用 UV 判断其结构中双键的类型。

（1）若只有一个孤立双键，则仅在 $\lambda_{max}205\sim250nm$ 有微弱吸收。

（2）若有 α、β-不饱和羰基，则最大吸收位于 $\lambda_{max}242\sim250nm$。

（3）同环共轭双烯的最大吸收在 285nm，而异环共轭双烯的最大吸收在 $\lambda_{max}240nm$、250nm 和 260nm。

（4）对于 11-oxo，Δ^{12}-齐墩果烯型化合物，18-H 的构型可以通过 UV 来判断，α 构型的 18-H 在 UV 中的最大吸收为 $\lambda_{max}242\sim243nm$，$\beta$ 构型的最大吸收为 $\lambda_{max}248\sim249nm$。

（二）IR

IR 光谱主要用来推断羟基、羰基及双键的存在与否，以及某些苷元的结构。根据三萜类化合物在 IR 光谱特征区域 A（$\bar{v}1355\sim1392cm^{-1}$）和区域 B（$\bar{v}\ 1245\sim1330cm^{-1}$）的碳氢面内弯曲振动吸收可区别齐墩果烷型、乌苏烷型和四环三萜。齐墩果烷型在 A 区域有两个峰、B 区域有三个峰；乌苏烷型在 A、B 区域均有三个峰；四环三萜在 A、B 区域均有一个峰。

（三）MS

早期的 MS 谱技术，如 EI-MS、CI-MS 等，可以提供比较丰富的结构信息，但对于极性大、热不稳定且难挥发的三萜皂苷类化合物却存在很多局限性，如很难获得化合物的相对分子质量的信息。故常需要先将其衍生化（常用的有甲基化、乙酰化或三甲硅醚化）后才能获得准分子离子峰。随着各种软电离技术（ESI、FD、FAB 等）的发展，以及串联质谱、色谱-质谱联用技术的出现和改进，使得皂苷类化合物的结构研究取得了飞速发展。在各种软电离质谱中，除了可以观测到[M+H]⁺、[M+Na]⁺或[M–H]⁻等准分子离子信号外，一般还可以观察到一组连续失去糖单元的碎片离子信号，根据这些离子间的质荷比差值可以推测失去糖的种类，如五碳糖（–132），六碳糖（–162），6-去氧糖（–146），己糖醛酸（–176）等；并可根据质荷比顺序推断糖的连接顺序。高分辨质谱（HR-ESI-MS 或 HR-FAB-MS）还可以直接获得皂苷的分子式，非常有助于皂苷结构的确定。

有关三萜类化合物在 EI-MS 中的裂解规律，已经有比较多的经验，这对目前软电离质谱的分析也具有重要参考价值。下面介绍几种三萜类化合物在 EI-MS 中的主要裂解规律。

1. 达玛烷型三萜的裂解规律 达玛烷型三萜在 EI-MS 中,通常产生 C 环裂解及侧链的断裂。如具有一般侧链的达玛烷型三萜 24-羟基-达玛-20,25-二烯-3-酮，可以见到 C 环裂解后产生的含有 A 环+B 环并失去一个质子的碎片离子峰 m/z 205，同时还能观察到侧链碎片离子峰 m/z 125。

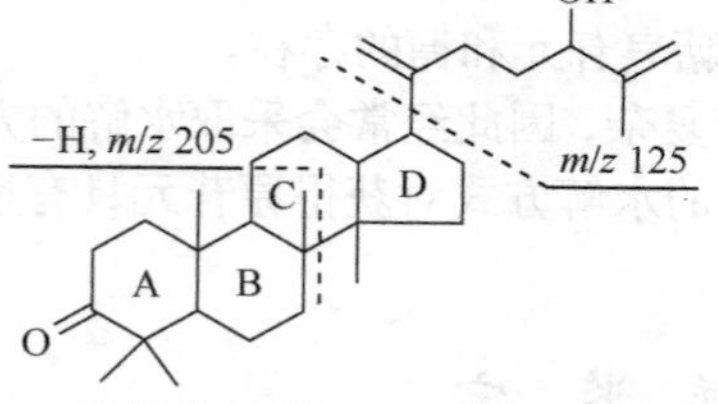

24-羟基-达玛-20,25-二烯-3-酮 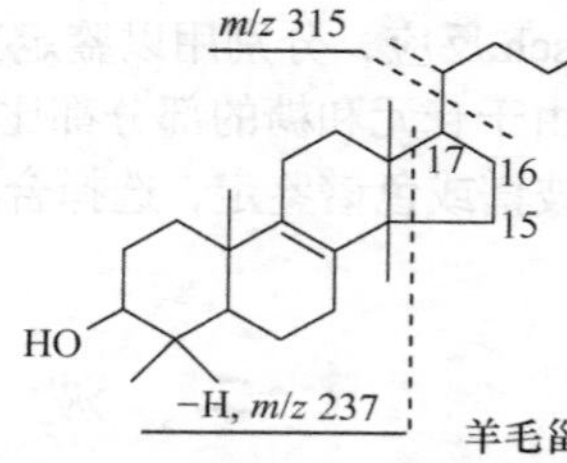   羊毛甾醇

2. 羊毛甾烷三萜的裂解规律 羊毛甾烷三萜在 EI-MS 中常常产生失去侧链的碎片离子峰。如 Δ^7 或 Δ^8-羊毛甾烷三萜产生失去侧链或失去侧链加部分 D 环（C_{15}，C_{16}，C_{17}）及一个质子的碎片离子峰，虽然离子丰度不强，但对结构鉴定具有一定意义。

3. 齐墩果烯型三萜的裂解规律 齐墩果烯型三萜在三萜中占有很大比例，其中又以 Δ^{12}-齐墩果烯类居多，在该类化合物的 EI-MS 中可以见到分子离子峰以及失去—CH_3、—OH 或—COOH 等后的碎片峰；另外，主要特征是 Δ^{12}-双键在电子轰击下，导致 C 环发生 RDA 裂解，产生含 A/B 环和 C/D 环的碎片离子。

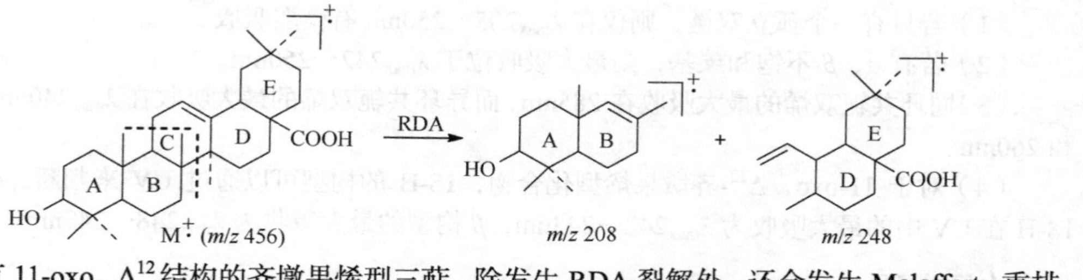

具有 11-oxo，Δ^{12} 结构的齐墩果烯型三萜，除发生 RDA 裂解外，还会发生 Mclafferty 重排。

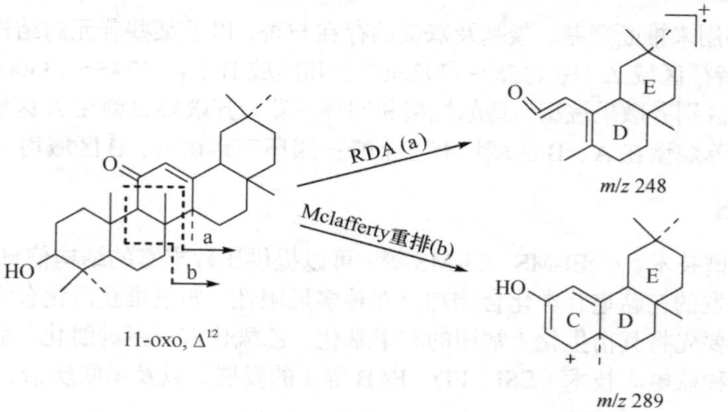

11-oxo, Δ^{12}

（四）¹H-NMR

¹H-NMR 谱可以提供三萜皂苷中甲基氢核、连氧碳上的氢核、烯氢核和糖的端基氢核信号等重要结构信息。

在高场 δ 0.62~1.50 出现多个甲基氢核信号是三萜类化合物的重要特征。齐墩果烷型三萜的甲基信号多为单峰；乌苏烷、四环三萜的甲基信号常出现双峰；羽扇豆烷型三萜的 C_{30} 烯丙位甲基以宽单峰形式出现在 δ 1.63~1.80 处。

烯氢核信号一般出现在 δ 4.30~6.00，环内双键质子的化学位移值一般大于 δ 5.00，环外双键小于 δ 5.00。

三萜化合物常有—OH 取代，连—OH 碳上的氢核信号多出现在 δ 3.20~4.00，连-OAc 碳上的氢核信号位于 δ 4.00~5.50。多数三萜类化合物 C_3 位都有—OH 取代，因 C_4 为季碳，当 C_2 位没有取代集团的时候，3-H 则呈现 dd 峰，并且根据其耦合常数可以判断 C_3 羟基的相对构型。当 C_3—OH 为 β-构型时，3-H 呈现明显的 dd 峰，耦合常数较大并具有显著差异，多为 J = 12.0Hz，4.5 Hz；而 C_3—OH 为 α-构型时，耦合常数较小且差异不大，多为 J = 2~3Hz，当分辨率不高时，3-H 常呈现宽单峰（br s），有时为 t 峰。

糖的端基氢核信号也是氢谱所提供的一个重要信息，多出现于 δ 4.30~6.00，如果是酯苷键则出现在 δ 6.00 以上。糖的端基质子较糖上其他氢核信号出现在较低场，可以根据其数目推断皂苷中糖的单元数。

（五）¹³C-NMR

相对于氢谱而言，¹³C-NMR 谱的信号分布为 δ 0~200，重叠的概率较小，三萜皂苷中的每个碳都可以归属到相应的碳信号。因此，碳谱是确定三萜皂苷结构的一个重要波谱技术。三萜苷类化合物的碳信号化学位移值主要分为以下几组。

（1）角甲基碳信号：δ 8.0~33.0。

（2）其他脂肪碳原子信号：多出现在 δ 60.0 以下。

（3）与糖相连的碳：δ 60.0~90.0。

（4）烯碳：δ 110.0~160.0。

（5）羰基碳：δ 170.0~220.0。

（6）糖的端基碳信号：δ 90.0~112.0；其中醚苷键处于较低场，一般大于 δ 98.0，而酯苷键在较高场，位于 δ 95.0 左右。

碳谱的一个重要作用是对于糖连接位置（苷化位置）的确定。这是利用成苷前后的"苷化位移"效应来确定的。在形成醚苷时，苷化位置的碳信号一般向低场位移 4~10 个化学位移单位，邻位碳信号多向高场位移 1~5 个化学位移单位；形成酯苷时，苷化位置的碳信号则向高场位移。

（六）2D-NMR

三萜皂苷类化合物的结构较为复杂，仅依靠一维 NMR 技术，并不能完全确定结构，常需要利用 2D-NMR 技术进行结构研究。常用的几种 2D-NMR 谱包括 ¹H，¹H-COSY、HMQC、HMBC、NOESY 及 TOCSY 等。其中 TOCSY 谱是研究皂苷中糖信号归属的重要技术。当皂苷中含有较多的糖而产生氢信号的重叠时，可以通过对某一个较独立的氢信号（如端基氢）进行照射，就可以得到所有该信号耦合体系中的其他质子信号，这对于糖环中连续相关的氢的归属非常有帮助。

三、结构鉴定实例

（一）乌苏酸的结构鉴定

自粗叶悬钩子（*Rubus alceaefolius*）中分离获得一化合物 I，其结构解析过程如下所示。

1. 理化性质 白色结晶（CH$_3$OH），熔点 236～238℃，$[\alpha]_D^{25}$ +47.33（*c*0.315，CH$_3$OH），Liebermann-Burchard 反应阳性，提示化合物 I 可能为萜类或甾体类化合物。

2. MS 谱数据 I 的正、负离子 ESI-MS 分别给出了 *m/z* 479 [M+Na]$^+$ 和 *m/z* 455 [M–H]$^-$ 的准分子离子峰，提示其相对分子质量为 456。

3. IR 谱数据 I 的 IR（KBr）光谱表明分子中有羟基（$\bar{\nu}$ 3423cm^{-1}），羧基（$\bar{\nu}$ 3400～3000br，1691cm^{-1}），甲基、亚甲基（$\bar{\nu}$ 2927，2875cm^{-1}）和碳氧键（$\bar{\nu}$ 1286，1036cm^{-1}）。

4. ^{1}H-NMR 谱数据 I 的 ^{1}H-NMR 谱在高场区出现的特征性甲基信号提示分子中有 5 个角甲基氢信号 δ 1.11，0.97，0.95，0.84 和 0.77（each 3H，s），两个叔甲基 δ 0.95（3H，d，*J* = 6.0Hz），以及 δ 0.87（3H，d，*J* = 6.4Hz），表明该化合物为三萜类化合物。^{1}H-NMR 谱还给出一个烯氢 δ 5.22（1H，t，*J* = 3.6Hz）和一个连氧碳上质子 δ 3.15（1H，dd，*J* = 11.8，4.4Hz）。

5. ^{13}C-NMR 谱数据 I 的 ^{13}C NMR 谱给出一个羧基或酯基碳信号 δ 181.6，两个烯碳信号 δ 126.9 和 δ 139.7 和一个连氧碳信号 δ 79.8 等共三十个碳信号。

综合以上数据，初步推测该化合物可能为单羟基取代的乌苏酸型五环三萜类化合物，与文献数据比较，发现与乌苏酸（ursolic acid）的波谱数据一致，故鉴定该化合物为乌苏酸（表 10-1）。

表 10-1 乌苏酸 ^{13}C-NMR 数据（150 MHz）

位置	δ_C	位置	δ_C
1	40.1	16	25.4
2	28.0	17	49.1
3	79.8	18	54.5
4	39.9	19	40.5
5	56.8	20	40.5
6	19.5	21	31.8
7	34.4	22	38.1
8	40.9	23	28.8
9	49.1	24	16.4
10	38.2	25	16.0
11	24.4	26	17.9
12	126.9	27	24.1
13	139.7	28	181.6
14	43.3	29	17.6
15	29.3	30	21.5

（二）桔梗皂苷 A 的结构鉴定

从桔梗乙醇提取物中分离获得一化合物 II，其结构解析过程如下所示。

1. 理化性质 II 为白色无定形粉末，Molisch 反应阳性，Liberman-Burchard 反应阳性，提示化合物 II 应为三萜或甾体皂苷类化合物。

2. MS 谱数据 HR-FAB-MS 谱给出 *m/z*1263.365 5 [M+Na]⁺（计算值 1263.365 3，C₅₈H₉₅NaO₂₈），确定化合物Ⅱ的分子式为 C₅₈H₉₅O₂₈。

3. IR 光谱数据 IR 谱给出 $\bar{\nu}$ 3426cm⁻¹（—OH）吸收峰，$\bar{\nu}$ 1642cm⁻¹ 的羰基吸收峰和 $\bar{\nu}$ 1046cm⁻¹ 的 C—O—C 吸收。

4. ¹H-NMR 数据 ¹H-NMR（C₅D₅N）谱中，高场区 δ 1.00～1.75 有 5 个甲基单峰信号和 1 个甲基双峰信号 δ 1.75（3H, d, *J*=6.0Hz）；低场区有烯碳上的质子信号 δ 5.66（1H, brs, 12-H）和连氧碳上的质子信号 δ 5.26（1H, brs, 16-H）。

5. ¹³C-NMR 数据 ¹³C-NMR（C₅D₅N）谱中，δ 123.5 和 δ 144.3 为烯碳信号；δ 86.5 为连氧碳信号；δ 175.9 为羰基碳信号。进一步将 ¹³C-NMR 数据与桔梗皂苷元数据对照，发现除 C₃ 及 C₂₈ 位有明显差异外，其余信号化学位移均相似，推测苷元为桔梗皂苷元。C₃ 由 δ 75.3 向低场位移至 δ 86.5，C₂₈ 位由 δ 180.0 向高场位移至 δ 175.9，说明 C₃ 和 C₂₈ 位已被苷化，为双糖链皂苷。

6. 糖的种类、苷键构型和糖链顺序的确定 Ⅱ经酸水解后检出葡萄糖、阿拉伯糖、鼠李糖和木糖，碱水解物薄层检出阿拉伯糖、鼠李糖和木糖。¹H-NMR 谱给出 5 个糖的端基质子信号：δ 5.04（1H, d, *J*=8.0Hz），5.19（1H, d, *J*=7.5Hz），5.23（1H, d, *J*=8.0Hz），5.80（1H, brs）和 δ 6.47（1H, d, *J*=2.5Hz）。¹³C-NMR 谱中糖的端基碳信号分别为 δ 93.6、101.1、105.7×2 和 106.8 信号。结合Ⅱ中各单糖的化学位移，耦合常数并结合文献等，确定所含的 5 个单糖分别为 2 个 *D*-葡萄吡喃糖、1 个 *L*-阿拉伯吡喃糖、1 个 *L*-鼠李吡喃糖和 1 个 *D*-木吡喃糖。

糖的构型由糖的端基质子耦合常数确定葡萄糖和木糖为 β-型（*J*=7.0～8.0Hz），阿拉伯糖和鼠李糖为 α-构型。

糖的连接顺序可以通过 HMBC 谱来确定，如 HMBC 谱中可见外侧葡萄糖的 δ 5.23（1-H″）与内侧葡萄糖的 δ 88.6（C₃·），内侧葡萄糖的 δ 5.04（1-H′）与苷元的 δ 86.4（C₃）有远程相关，可推断苷元 C₃ 位连有两个葡萄糖组成的糖链；同理，通过木糖的 δ 5.19（1-H″″）与鼠李糖的 δ 83.6（C₄‴）、鼠李糖的 δ 5.80（1-H‴）与阿拉伯糖的 δ 75.2（C₂‴），以及阿拉伯糖的 δ 6.47（1-H‴）与苷元的 δ 175.9（C₂₈）的远程相关，可以推断苷元 28 位连接有由阿拉伯糖、鼠李糖和木糖组成的糖链。因此确定Ⅱ为 3-*O*-β-*D*-葡萄吡喃糖基-（1-3）-β-*D*-葡萄吡喃糖-2β，3β，16α，23，24-五羟基齐墩果烷-12-烯-28-酸 28-*O*-β-*D*-木吡喃糖基-（1-4）-α-*L*-鼠李吡喃糖基-（1-2）-α-*L*-阿拉伯吡喃糖苷[3-*O*-β-*D*-gluco- pyranosyl-（1-3）-β-*D*-glucopyranosyl-2β，3β，16α，23，24-penta-hydroxyolean-12-ene-28- oic acid 28-*O*-β-*D*-xylopyranosyl-（1-4）-α-*L*-rhamnopyranosyl-（1-2）-α-*L*-arabinopyranoside]，命名为桔梗皂苷 A（platycodin A）。其结构如下图所示。

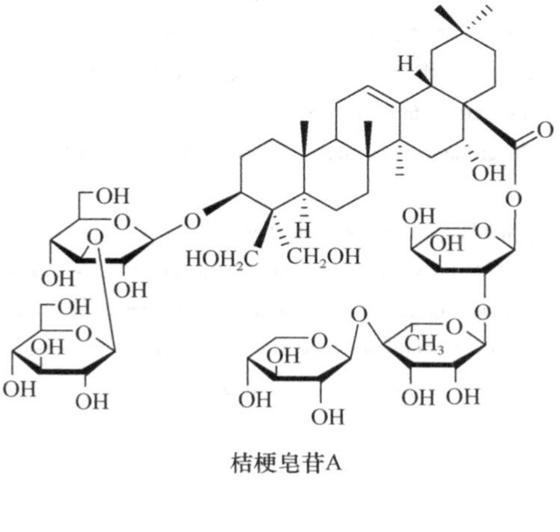

桔梗皂苷A

本 章 小 结

三萜类及其苷类化合物是一类在自然界中广泛分布，具有多种生物活性，并具有表面活性的天然产物。本章主要介绍了三萜类化合物的结构分类、理化性质、提取分离纯化方法和结构解析方法，以及三萜类及其苷类化合物的生物活性。

重点：三萜类及其苷类化合物的结构特点、结构分类、理化性质和提取分离纯化方法。

难点：三萜类及其苷类化合物的结构分类，^{1}H-NMR 和 ^{13}C-NMR 的特征。

思 考 题

1. 皂角粉末在水中振摇会产生丰富的泡沫，是因为其中含有什么物质？这类物质产生表面活性的结构特征是什么？

2. 三萜类化合物具何种结构类型？各结构类型的特点是什么？有哪些代表性化合物？

3. 三萜类化合物具有哪些理化性质？哪些化学反应可用于鉴别这类化合物？

4. 利用所学知识设计一条提取分离获得人参总皂苷的工艺路线，并简要说明该路线利用了人参皂苷的哪些性质及基本原理。

5. 简要介绍几种三萜皂苷提取分离的新技术及其原理。

参 考 文 献

陈若云，于德泉. 1990. 灵芝三萜化学成分研究进展. 药学学报，25（12）：940-953

丛浦珠，李笋玉. 2003. 天然有机质谱学. 北京：中国医药科技出版社

付文卫，窦德强，侯文彬，等. 2005. 桔梗中三萜皂苷的分离与结构鉴定. 中国药物化学杂志，15（5）：297-301

梁之桃，秦民坚，王峥涛，等. 2001. 柴胡属植物皂苷成分研究进展. 天然产物研究与开发，13（6）：67-72

刘沁舡，谭利，白焱晶，等. 2002. 柴胡属植物皂苷近 10 年研究概况. 中国中药杂志，27（1）：7-11

裴月湖，娄红祥. 2016. 天然药物化学. 7 版. 北京：人民卫生出版社

田丽婷，马龙，堵年生. 2002. 齐墩果酸的药理作用研究概况. 中国中药杂志，27（12）：884-886

徐任生. 2006. 天然产物化学. 2 版. 北京：科学出版社

张东明，于德泉，谢风指. 1991. 雷公藤酮的结构. 药学学报，26（5）：341-344

赵庆春. 2001. 中草药粗叶悬钩子 *Rubusaleae folius* Poir.中细胞周期抑制及细胞凋亡诱导活性成分的研究. 沈阳药科大学

郑志林. 2014.血必净注射液和美能联合治疗药物性肝病的临床疗效观察. 中国卫生产业，25：188-189

Huang H C，Tsai W J，Morris-Natschke S L，et al. 2006. Sapinmusaponins F-J，bioactive tirucallane-type saponins from the galls of *Sapindus mukorossi*. Journal of Natural Product，69：763-767

Li D，Ikeda T，Nohara T，et al. 2007. Cucurbitane glycosides from unripe fruits of *Siraitia Grosvenori*. Chemical and Pharmaceutical Bulletin，55：1082-1086

Nunziatina D T，Cosimo P. 1997. Triterpenoid saponins from *Schefflera divaricata*. Journal of Natural Products，60：663-668

Paul M D. 2009. Medicinal Natural Products-A Biosynthetic Approach（3rd edition）. New Yoke：John Wiley and Sons Ltd

Ran X，Gia C F，Seiichi P T M. 2004. On the origins of Triterpenoid skeletal diversity. Phytochemistry，65：261-291

Toshihiro A，Naoki H，Harukuni T，et al. 2007. Cucurbitane-type triterpenoids from the fruits of *Momordica charantia* and their cancer chemopreventive effects. Journal of Natural Products，70：1233-1239

（郭增军　张　卉）

第十一章 甾体及其苷类化合物

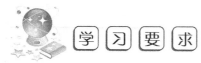

掌握：强心苷和甾体皂苷的结构特点、理化性质。

熟悉：强心苷、甾体皂苷的光谱学特征；提取分离方法及药理作用。

了解：甾类化合物的生源和分类；C_{21}甾、胆烷类、植物甾醇等化合物的结构特点及其应用。

第一节 甾类的结构分类和生物合成途径

能促进胆结石分解的药物熊去氧胆酸，强心药物地高辛和去乙酰毛花苷，治疗冠心病、心绞痛的薯蓣皂苷及其制剂，以及人体内的甾体激素等，都具有相似的结构母核，这类化合物统称为甾类化合物（steroids）。甾类化合物是一类具有环戊烷骈多氢菲（cyclopentano-perhydrophenanthrene）母核结构、广泛存在于自然界的化学成分，其生源上由甲戊二羟酸途径转化而来。很多甾类化合物具有显著的生物活性，有的本身就是临床上重要的药物，还有的甾类化合物存在于药食同源植物中，如谷甾醇、豆甾醇等。对这类化合物开展的深入研究与开发具有重要的理论和实践意义。

一、甾类化合物的结构和分类

甾类化合物的环戊烷骈多氢菲四环骨架中，A/B 环和 C/D 环的稠合方式有顺式和反式稠合两种，而 B/C 环则均为反式稠合。部分甾类化合物由于在 C_5 位形成双键，无法区分 A/B 环的稠合方式。

天然甾类化合物骨架结构上，常见有—OH，—CHO，—CH$_2$OH，双键，酮基，脂肪碳链和内脂环等多种取代基的存在。其中 C_{17}—R 的 R 为侧链取代，R 侧链的变化较大，根据 R 侧链的碳数或结构特点，可将甾类化合物划分成 C_{21} 甾类（C_{21}）、强心苷（cardiac glycosides，C_{23}-C_{24}）、胆烷类（C_{24}）、甾体皂苷（steroidal saponins，C_{27}）和植物甾醇类（C_{27}-C_{29}）等多种类型（表 11-1）。

表 11-1　天然甾类化合物的分类及甾核的稠合方式

类型	C$_{17}$侧链取代基	A/B	B/C	C/D
C$_{21}$甾类	羰甲基衍生物	反	反	顺
强心苷类	不饱和内酯环	顺、反	反	顺
胆烷类	戊酸	顺	反	反
甾体皂苷类	含氧螺杂环	顺、反	反	反
植物甾醇	脂肪烃	顺、反	反	反

二、生物合成途径

甾类化合物生源上皆由异戊二烯途径转化而来，其前体物质角鲨烯及其衍生物环氧角鲨烯，经椅-船-椅构象环合形成羊毛甾醇，后者再经过去甲基、侧链双键还原、双键Δ$^{5(6)}$的形成等过程转化为胆甾醇等甾类化合物，并进一步形成各型甾类化合物（图 11-1）。

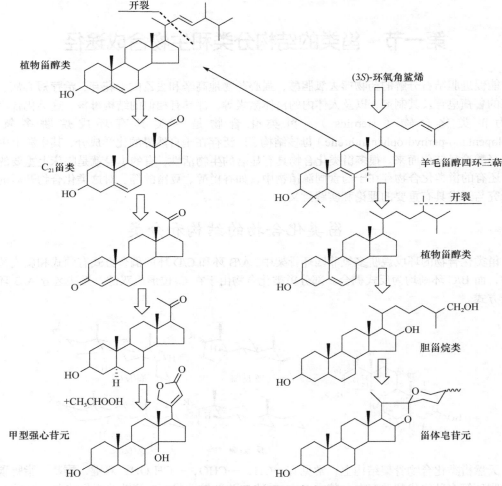

图 11-1　甾类化合物生源合成途径

第二节　强心苷类化合物

强心苷（cardiac glycosides）是存在于植物中具有强心作用的一种甾类化合物，主要用于治疗充血性心力衰竭及节律障碍，如临床上常用的洋地黄类药物洋地黄毒苷（digitoxin）、地高辛（digoxin）及毒毛花苷 K（strophanthin K）等已是《中国药典》收载品种。此外，强心苷还具有诱导癌细胞凋亡和抑制其增殖的作用。目前强心苷类成分在玄参科（Scrophulariaceae）、夹竹桃科（Apocynaceae）、百合科（Liliaceae）、萝藦科（Asclepiadaceae）、十字花科（Cruciferae）、卫矛科（Celastraceae）、豆科（Leguminosae）、桑科（Moraceae）和毛茛科（Ranunculaceae）等 200 多种植物中被发现。

蟾蜍皮下腺分泌物中所含蟾毒配基及其酯类（蟾酥毒类）是强心苷的另一种类型，属非苷蟾酥甾类强心成分。

一、强心苷的结构与分类

强心苷的结构由强心苷元与糖链两部分构成。

强心苷苷元的基本结构为甾核的 C_{17} 位上连接一个不饱和五元或六元内酯环，大多属于 β-构型（个别为 α-构型）。因此强心苷苷元具有 23 个或 24 个碳原子，属于 C_{23} 或 C_{24} 甾类。根据 C_{17} 位不饱和内酯环的不同，又可分为甲型强心苷元（C_{17}-$\Delta^{\alpha\beta}$-γ-五元不饱和内酯），如洋地黄毒苷元（digitoxigenin）和乙型强心苷元（C_{17}-$\Delta^{\alpha\beta,\gamma\delta}$-$\delta$-六元不饱和内酯），如海葱苷元（scillanolide）。

甲型强心苷元　　　乙型强心苷元　　　洋地黄毒苷元　　　海葱苷元

天然存在的强心苷元的甾核环系的稠合方式表现如下：A/B 环顺式和反式稠合方式存在，其中以顺式稠合方式居多，B/C 环为反式稠合，C/D 环为顺式稠合。

强心苷元的 C_1，C_3，C_{12} 和 C_{14} 等位置常见—OH 取代。C_3—OH 大多数是 β-型，少数为 α-型。习惯上将 C_3—α-OH 的化合物命名时冠以为表（epi-）字，如洋地黄毒苷元的 C_3—α-OH 异构体称为 3-表洋地黄毒苷元（3-epidigitoxigenin）。C_{14}—OH 都是 β-型，这与 C/D 均为顺式结构是一致的。C_1—OH，C_5—OH，C_{15}—OH 和 C_{16}—OH 常见为 β-型，而 C_{11}—OH 和 C_{12}—OH，则 α-和 β-两种构型均有。

强心甾核的 19 位大多是—CH_3，也常见有—CH_2OH，—CHO，—COOH 等基团，且都是 β-型；18 位都是—CH_3；C_{16}-β-OH 还可能与不同的脂肪酸如甲酸、乙酸或异戊酸成酯。

D-洋地黄糖　　　　D-地芰糖　　　　L-黄花夹竹桃糖　　　L-夹竹桃糖　　　D-洋地黄毒糖
(D-digitalose)　　(D-diginose)　　(L-thevetose)　　(L-oleandrose)　　(D-digitoxose)

D-夹竹桃糖　　　　D-加拿大麻糖　　　D-6-去氧阿洛糖　　　D-鸡纳糖
(D-cymarose)　　(D-cymarose)　　(D-6-deoxy allose)　　(D-quinovose)

强心苷的糖链中，除发现有其他苷类中常见的六碳醛糖、6-去氧糖、6-去氧糖甲醚和五碳醛糖外，还常含有比较特征的去氧糖，如2，6-二去氧糖和2，6-二去氧糖甲醚等。

强心苷中苷元多在 C_3—OH 与糖成苷。强心苷的糖链中各单糖之间大多以直链相连，可多至五个糖单元。此外，强心苷的糖上有时还含有乙酰基、氨基等取代基，如4'-乙酰基加拿大麻苷（4'-acetylcymaroside）、N-去甲米替非林（N-demethylmitiphyllin）等。

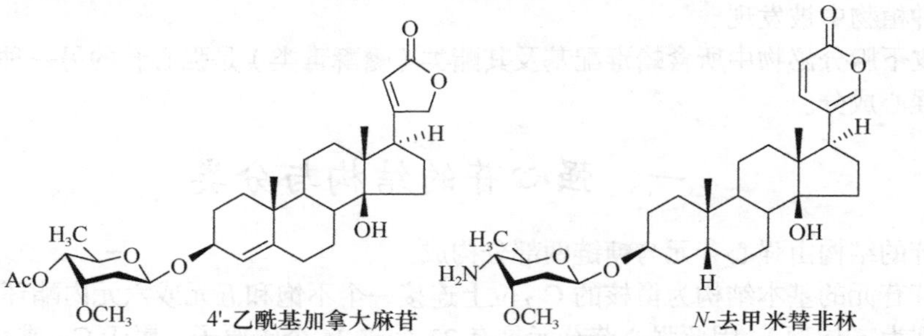

4'-乙酰基加拿大麻苷　　　　　N-去甲米替非林

（一）甲型强心苷

甲型强心苷是指 C_17 位为 $\Delta^{\alpha\beta}$-γ-五元不饱和内酯环取代的 C_23-甾类化合物。根据甲型强心苷甾核 A/B 环稠合方式的不同，进一步可分为洋地黄毒苷型和乌沙苷型，其中以前者为主要类型。洋地黄毒苷型强心苷主要来自为玄参科洋地黄属植物，该属有 25 种，我国仅有 2 个栽培品，即毛地黄（Digitalis purpurea Lina.）和紫花洋地黄（D. purpurea L.）。

从毛花洋地黄分离到的强心苷已有 30 种以上，其中属于原生苷的有毛花洋地黄苷 A、毛花洋地黄苷 B、毛花洋地黄苷 C、毛花洋地黄苷 D 和毛花洋地黄苷 E（lanatoside A、lanatoside B、lanatoside C、lanatoside D，and lanatoside E），其他的强心苷多数是次级苷。已发现的苷元结构类型有五种：洋地黄毒苷元、羟基洋地黄毒苷元（gitoxigenin）、异羟基洋地黄毒苷元（digoxigenin）、双羟基洋地黄毒苷元（diginatigenin）和吉他洛苷元（gitaloxigenin）。

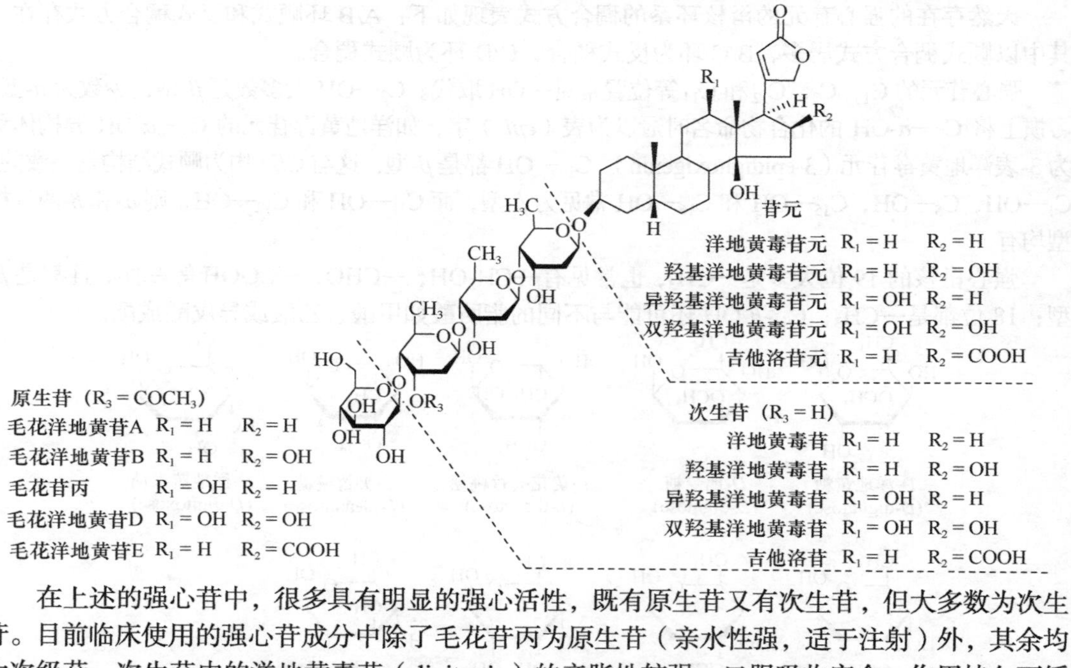

在上述的强心苷中，很多具有明显的强心活性，既有原生苷又有次生苷，但大多数为次生苷。目前临床使用的强心苷成分中除了毛花苷丙为原生苷（亲水性强，适于注射）外，其余均为次级苷。次生苷中的洋地黄毒苷（digitoxin）的亲脂性较强，口服吸收完全，作用持久而缓慢，可注射或口服。异羟基洋地黄毒苷（digoxin，地高辛），在 C_12 位引入羟基，亲脂性降低，

口服不易吸收，但制成注射液用于急性病例，作用迅速，蓄积性小。去乙酰毛花苷丙（deslanoside or cedilanid，西地兰），比原生苷毛花苷丙少一个乙酰基，亲水性更强，口服吸收不好，适于注射，作用基本与地高辛相似，毒性小，安全性好，是一种常用的速效强心苷。

（二）乙型强心苷

乙型强心苷是指 C_{17} 位为 $\Delta^{\alpha\beta,\gamma\delta}$-$\delta$-六元不饱和内酯环取代的 C_{24}-甾类化合物。

乙型强心苷类成分主要分布在百合科（Liliaceae）、毛茛科（Ranunculaceae）、檀香科（Santalaceae）、楝科（Meliaceae）、鸢尾科（Iridaceae）和景天科（Crassulaceae）等科植物中，尤以百合科分布最多，目前已发现有 100 多种。例如，百合科植物海葱（*Scilla maritima*）中含有的原海葱苷 A（proscillaridin A）、海葱苷 A（scillaren A）和葡萄糖海葱苷 A（glucoscillaren A）等，都是海葱苷元的衍生物，均有强心利尿等功效。另外，人们在海葱中也分到了绿海葱苷（scilliglaucoside），是绿海葱苷元（scilliglaucogenin）的 5-*O*-葡萄糖苷。

	R
海葱苷元	—H
原海葱苷 A	—Rha
海葱苷 A	—Rha—Glc

蟾毒灵

此外，传统中药蟾酥（cinobufagin venom toad）属于非苷甾类强心化合物，是一类特殊的乙型强心苷，有解毒、消肿、止痛的功效。它是由中华大蟾蜍（*Bufo gargarizans*）耳后腺或皮下腺分泌出的一种白色浆液经干燥制成的中药材。蟾酥所含成分复杂，它的活性成分（也是毒性成分）是蟾毒配基（bufogenins）和蟾毒（bufotoxin），其中后者是蟾毒配基的酯，这类成分中 A、B、C、D 四个环均为饱和环，侧链是六元内酯环。蟾酥通常以蟾毒配基 C_3—OH 与系列的二酰精氨酸（suberylarginine）成酯的形式存在，如常见的蟾毒配基有蟾毒灵（bufalin）和脂蟾毒配基（resibufogenin）等。现代药理研究表明蟾酥具有强心利尿、升压抗炎、镇咳祛痰、抗癌和升白细胞等多方面活性。

二、强心苷的理化性质

强心苷多为无色结晶或无定型粉末，具有旋光性，可溶于水、丙酮及醇类等极性溶剂，微溶于乙酸乙酯，难溶于苯、石油醚等非极性溶剂。它们的溶解度因糖分子数量多少及苷元分子中有无亲水性基团而有差异。

（一）涉及苷元常见的化学反应

1. 与碱的反应　强心苷苷元分子中有内酯环结构，当用 NaOH 或 KOH 的水溶液处理时，内酯环开裂，酸化后又能够环合。而用醇性苛性碱溶液处理，内酯环则发生异构化，这种变化是不可逆的，遇酸也不能复原。对于甲型强心苷元而言是通过内酯环的质子转移，双键移位至 C_{20}、C_{21} 位，然后 C_{14}—OH 质子与 C_{20} 亲电加成，形成内酯型异构化物（I），同时由于碱的作用，内酯环开裂，形成开链型异构化产物（Ⅱ）（图 11-2）。

乙型强心苷在醇性苛性碱溶液中，内酯环开裂与甲醇成甲酯，同时 C_{14}—OH 参与脱水形成异构化产物（图 11-3）。

2. 脱水反应　由于某些强心苷元中的 C_5—β-OH 和 C_{14}—β-OH 均系叔羟基，极易脱水，故含此取代基的苷类在酸水解时，常得次生的脱水苷元。

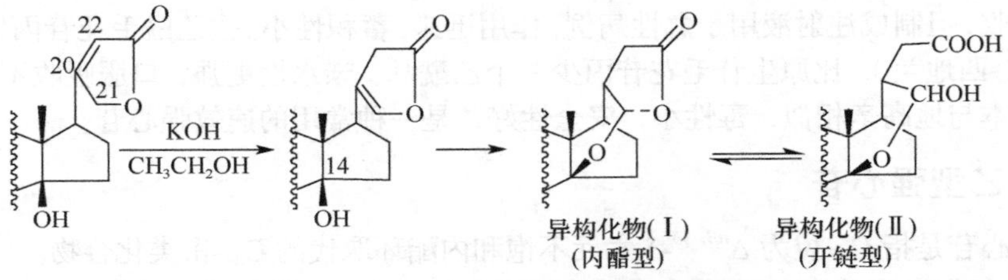

图 11-2 甲型强心苷内酯环的开环反应

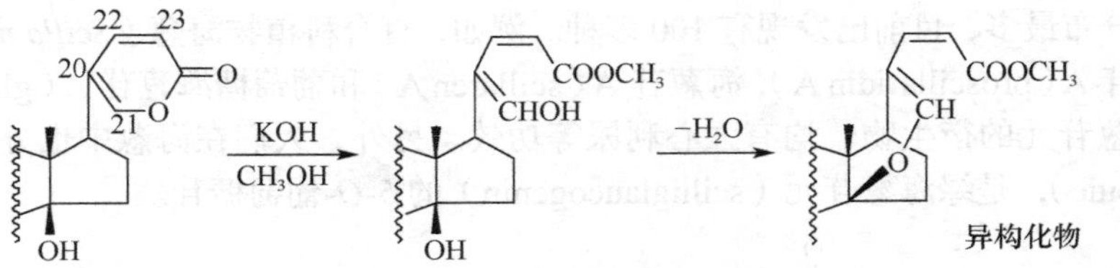

图 11-3 乙型强心苷丙酯环的开环反应

3. 与酸的反应 具有 C_{10}—CHO 取代的强心苷，用盐酸在甲醇中处理，C_3—OH 能与 C_{10}—CHO 形成半缩醛结构。

（二）苷键的水解

强心苷的糖苷键可在酸或酶的作用下，发生酸水解或酶水解反应。

1. 酸催化水解 糖苷键为缩醛（酮）的结构，对酸不稳定，对碱较稳定，因此容易被酸催化水解。酸催化水解的难易程度与形成苷键的苷元及糖的结构有直接的关系。

（1）温和酸水解：由于强心苷中经常含有 2-去氧糖，苷键氧原子很容易质子化，因此，在温和的酸性溶液中短时间加热即可发生水解反应。例如，稀酸（ 0.02～0.05mol/L 的 HCl 或 H_2SO_4 ）加热回流 30min 以上可水解去氧糖的苷键，而在此条件下含 2-羟基糖的苷键不会发生断裂。

（2）强酸水解：含 2-羟基糖的苷由于较难于质子化，因此，需在强酸条件下较长时间加热或加压才能水解，如用盐酸（3%～5%）加热回流过夜等，由于反应条件剧烈常引起苷元的脱水，产生脱水苷元。例如，羟基洋地黄毒苷，用盐酸水解，不能得到羟基洋地黄毒苷元，而是得到它的脱水产物。

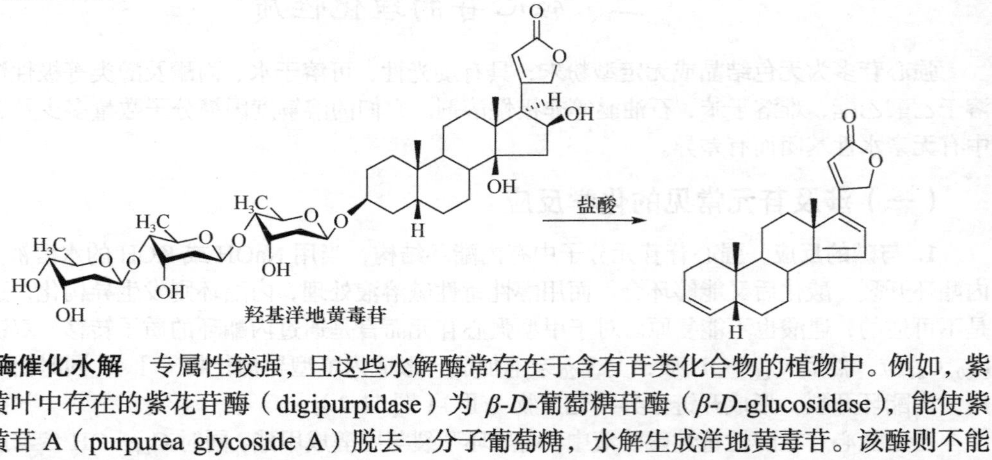

羟基洋地黄毒苷 盐酸

2. 酶催化水解 专属性较强，且这些水解酶常存在于含有苷类化合物的植物中。例如，紫花洋地黄叶中存在的紫花苷酶（digipurpidase）为 β-D-葡萄糖苷酶（β-D-glucosidase），能使紫花洋地黄苷 A（purpurea glycoside A）脱去一分子葡萄糖，水解生成洋地黄毒苷。该酶则不能水解 2-去氧糖苷键。毒毛旋花（*Strophanthus hispidus*）种子中含有的毒毛花双糖酶（strophanthobiase）则可直接水解得到含毒毛花苷元的加拿大麻苷（cymarin）。有些酶是混合酶，如从蜗牛肠管消化液中提取到的蜗牛消化酶（snail enzyme）能水解多种苷键，可以将强心苷中糖链逐步水解完全而得到苷元。

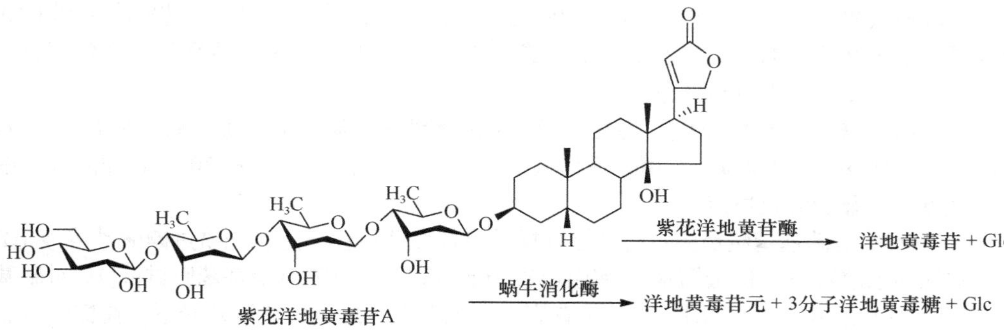

紫花洋地黄毒苷A

紫花洋地黄苷酶 → 洋地黄毒苷 + Glc

蜗牛消化酶 → 洋地黄毒苷元 + 3分子洋地黄毒糖 + Glc

（三）显色反应

甾体母核的显色反应针对强心苷而言同样有效。除此以外，强心苷还由于结构中含有的不饱和内酯环和 2-去氧糖而会发生特征性的显色反应。

1. C$_{17}$-不饱和内酯环的色反应 甲型强心苷类由于存在 C$_{17}$-$\Delta^{\alpha\beta}$-γ-五元不饱和内酯环，在碱性溶液中，五元不饱和内酯环上的双键发生转位形成 C$_{22}$ 活性亚甲基，该活性亚甲基可与某些试剂反应而显色（表 11-2）；而乙型强心苷在碱性溶液中不能产生活性亚甲基，故无此类反应产生。

表 11-2 活性亚甲基显色反应

反应名称	试剂		颜色	λ_{max}（nm）
Legal 反应	Na$_2$Fe（NO）（CN）·2H$_2$O	（亚硝酰铁氰化钠）	深红或蓝	470
Kedde 反应	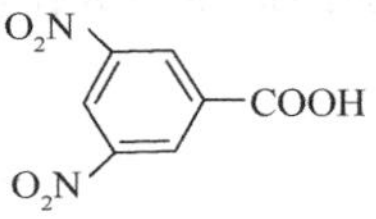	（3，5-二硝基苯甲酸）	深红或红	590
Raymond 反应	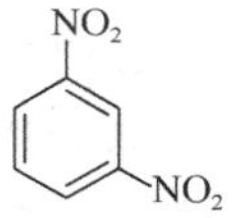	（间二硝基苯）	紫红或蓝	620
Baljet 反应	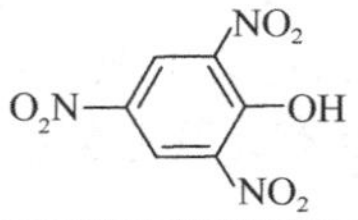	（苦味酸）	橙或橙红	490

（1）Legel 反应：将适量样品溶于 1ml 吡啶中，滴加 3%亚硝酰铁氰化钠溶液和 10%氢氧化钠溶液各 2 滴观察。

（2）Kedde 反应：取样品的乙醇溶液 1ml，加入碱性 3，5-二硝基苯甲酸试剂 3、4 滴观察。

（3）Raymond 反应：取样品的稀醇溶液，滴加 1%的间-二硝基苯醇溶液和 20%氢氧化钠溶液后观察。

（4）Baljet 反应：取样品的乙醇溶液 1ml，加入碱性苦味酸试剂 1、2 滴，放置 15min 后观察。
上述反应可以在试管内进行，也可以作为薄层色谱和纸色谱的显色剂。

2. 2-去氧糖的色反应

（1）Keller-Kiliani 反应：简称 K-K 反应。取强心苷样品溶于含有少量 Fe^{3+}[FeCl$_3$ 或 Fe$_2$（SO$_4$）$_3$]的冰醋酸中，沿管壁滴加浓硫酸，观察浓硫酸与冰醋酸的界面及冰醋酸层的颜色变化。如强心苷样品中有 2-去氧糖存在，则乙酸层渐呈现蓝色或蓝绿色。此反应只对游离的 2-去氧糖或在反应条件下能水解出 2-去氧糖的强心苷显色。对乙酰化的 2-去氧糖也不呈色，界面的颜色则随苷元不同而异，如洋地黄毒苷呈草绿色，羟基洋地黄毒苷呈洋红色，异羟基洋地黄毒苷呈黄棕色，放置久后因碳化而转为暗色。

（2）占吨氢醇 （xanthydrol）反应：取强心苷样品加入试管中，加入占吨氢醇试剂（10mg 占吨氢醇溶于 100ml 冰醋酸，加入 1ml 浓硫酸），置水浴上加热 3min，观察溶液颜色变化，若样品分子中含有 2-去氧糖则呈红色。

（3）对-二甲氨基苯甲醛反应：将强心苷样品醇溶液滴在滤纸上，晾干后，喷对-二甲氨基苯甲醛试剂（1%对-二甲氨基苯甲醛乙醇溶液-浓盐酸 4∶1），90℃加热 30s，若样品分子中含有 2-去氧糖，可显灰红色斑点。

（4）过碘酸-对硝基苯胺反应：将强心苷样品点样在薄层色谱上，先喷过碘酸钠溶液（1 份过碘酸钠饱和水溶液 ＋2 份蒸馏水），室温放置 10min 以上，再喷对硝基苯胺试液[1%对硝基苯胺乙醇溶液-浓盐酸 4∶1]，立即在灰黄色背底上可见深黄色斑点，在紫外光下，在棕色背底上可见黄色荧光斑点；如再喷以 5%NaOH- MeOH 溶液，该斑点变为绿色。

过碘酸能使强心苷分子中的 2-去氧糖氧化生成丙二醛，进一步再与对硝基苯胺缩合而呈黄色。该显色反应可作为薄层色谱和纸色谱的显色使用。

三、强心苷的波谱特征

（一）UV

甲型强心苷具有 $\Delta^{\alpha\beta}$-γ-内酯环结构，其共轭双键的 $\pi\to\pi^*$ 跃迁可在 UV 光谱中约 λ_{max} 220nm 处出现强吸收峰。具有 $\Delta^{\alpha\beta,\ \gamma\delta}$-$\delta$-内酯的乙型强心苷，在 λ_{max} 295～300nm 处有强吸收，由此可区分甲乙两类强心苷。若甲型强心苷结构中进一步引入 C_{16}，C_{17} 双键与 $\Delta^{\alpha\beta}$-γ-内酯共轭，则同时在约 λ_{max} 270nm 处产生强的共轭吸收。C_{11} 或 C_{12} 等孤立酮羰基一般在 λ_{max} 290nm 处呈现 $n\to\pi^*$ 跃迁的弱吸收峰。

（二）IR

甲型强心苷，其 $\Delta^{\alpha\beta}$-γ-内酯环的羰基吸收峰一般在 $\nu1765cm^{-1}$ 左右；乙型强心苷由于共轭链延长，其羰基吸收峰向低波数位移至 $\nu1718cm^{-1}$。由于红外测试时制样方式的不同，强心苷有时在较高波数区会出现内酯环羰基的 Fermi 共振非正常吸收，这种吸收较正常吸收峰弱。除此之外若分子结构中有 C_{10} 醛基或糖链上的乙酰基存在，均会出现各自的羰基红外吸收峰。显然根据 IR 外光谱可以区别甲型和乙型强心苷，以及判断有无其他羰基的存在。

（三）MS

EI-MS 属于硬电离质谱，对强心苷而言，EI-MS 很难获得样品的相对分子质量或分子式信息，而常得到较多的碎片离子信息。人们总结了强心苷元的 EI-MS 质谱裂解规律。强心苷苷元常出现脱水，脱羧、脱甲基、脱 C_{17}-内酯侧链及双键的逆 Diels-Alder 裂解等碎片信息。常出现的甾核离子如由 D 环 C_{13}—C_{17} 键和 C_{15}—C_{16} 键断裂产生的 m/z 264，由 C_{13}—C_{17} 键和 C_{14}—C_{15} 键断裂产生的 m/z 249，D 环 C_{13}—C_{17} 键断裂后还可和 C_{14}—OH 引起复杂的重排，产生 C 环缩为五元环的 m/z 221 和 m/z 203 离子信息。

目前则更常用 ESI-MS 等软电离方式确定强心苷样品的相对分子质量，或利用 HR-MS 确定样品的分子式。

m/z 264 m/z 249 m/z 203

（四）^{1}H-NMR

^{1}H-NMR 谱是研究强心苷类化合物结构的有力技术。

强心苷元上的 18-CH$_3$、19-CH$_3$ 两个角甲基的氢核信号比较特征（3H each，s），一般出现在 δ 0.85~1.00，虽然强心苷的 A/B 环存在顺反两种稠和方式，但它们的 19-CH$_3$ 氢信号化学位移值与碳谱不同，其差异并不明显，如 5-αH 的乌沙苷元（uzarigenin）和 5-βH 的依维醇苷（evatromonoside），前者 ^{1}H-NMR（CD$_6$OD，500MHz）：δ 0.97（3H，s，18-CH$_3$），0.91（3H，s，19-CH$_3$），后者：δ 0.87（3H，s，18-CH$_3$），0.94（3H，s，19-CH$_3$）。若 19-CH$_3$ 变成 19-CHO 时，则原有 19-CH$_3$ 信号峰消失，取而代之则出现一个醛基氢核的单峰信号（δ 9.50~10.00，1H，s）。19-CH$_3$ 变成 19-CH$_2$OH 时，则在 δ 3.40~4.50 出现二组氢核信号。甲型强心苷 $\Delta^{\alpha\beta}$-γ-不饱和内酯环的 22-H 为烯氢，出现在 δ 5.60~6.00（1H，br.s or d）。21-H 为亚甲基氢，二个氢核化学不等价，故在 δ 4.50~5.20 呈现两个 dd 峰，如依维醇苷的氢信号 δ 4.90，5.02（each 1H，dd，J = 18.0Hz，2.0Hz，21-H$_2$），提示同碳耦合和烯丙位远程耦合。

乌沙苷元　　依维醇苷

乙型强心苷具有 $\Delta^{\alpha\beta\cdot\gamma\delta}$-$\delta$-不饱和内酯，例如，化合物去乙酰辛诺凡葡糖苷（desacetylcinobufagin-16-O-β-D-glucosides），其中 21-H 为烯氢，出现在 δ 7.48（1H，s）；22-H 和 23-H 则分别出现在 δ 7.91（1H，d，J = 9.5Hz，22-H），和 δ 6.10（1H，d，J = 9.5 Hz，23-H）。3-H 一般为多重峰出现在 δ 3.89 处。

去乙酰辛诺凡葡糖苷

强心苷的糖链部分常含有一些特殊的 6-去氧糖、2,6-二去氧糖等。6-去氧糖的 6-H 会出现在 δ 1.0~1.5（3H，d，J = 6.5Hz）。2-去氧糖中的 2-H 会处于较高场区，并与端基质子（1-H）和 3-H 位产生耦合。反之，对于端基质子（1'-H）而言，在 β-D-2-去氧糖苷中会显示一个 dd 峰，这是其与 2'-H 耦合的结果。

（五）^{13}C-NMR

^{13}C-NMR 也是研究强心苷类化合物结构的主要技术之一。前人已有许多有关强心苷的苷元和糖链部分 ^{13}C-NMR 数据的总结，这是我们结构鉴定的重要参考。

苷元部分中的亚甲基和次甲基碳信号化学位移一般为 δ 20.0~59.0，与氧相连碳信号为 δ 66.0~86.0。18-CH$_3$ 碳信号一般在 δ 16.0 附近，与之相区别的是 19-CH$_3$ 碳信号随 A/B 环顺反结构的不同又很大的差异，数据表明，在 5α-H 系列的乌沙苷元类结构中 A/B 环处于反式，其碳

信号一般在 δ 12.0 左右，而 5β-H 顺式结构化合物的 19-CH$_3$ 碳信号则分布在 δ 22.0～24.0。

由于苷元中有内酯环结构，甲型强心苷元由于环张力的原因 C$_{20}$、C$_{23}$ 碳信号均分布在了 δ 171.0～179.0，而乙型强心苷的内酯环碳信号均在 δ 165.0 以下。另外，强心苷结构其他位置的含氧取代情况可参见表 11-3，其中列出了不同情形取代的强心苷元碳谱数据。

表 11-3　几种类型强心苷苷元部分的 ^{13}C-NMR 谱化学位移值

	I	II	III	IV	V	VI	VII	VIII
C$_1$	38.3	38.3	30.0	31.4	25.2	24.8	29.3	36.0
C$_2$	32.1	30.4	28.0	27.5	26.0	27.2	27.5	36.7
C$_3$	71.8	79.2	66.8	74.5	76.4	73.7	64.5	211.7
C$_4$	38.8	35.3	33.5	31.1	36.9	30.8	32.9	41.6
C$_5$	45.8	45.6	35.9	38.0	75.4	30.2	35.5	43.0
C$_6$	30.0	30.0	27.1	27.9	37.2	27.4	25.5	25.3
C$_7$	28.7	28.8	21.6	22.6	23.3	22.4	20.1	19.5
C$_8$	42.6	42.6	41.9	42.7	42.7	42.5	32.6	32.4
C$_9$	51.1	51.1	35.8	36.9	40.5	36.5	38.3	38.5
C$_{10}$	36.9	37.0	35.8	36.3	56.2	40.4	35.0	34.7
C$_{11}$	22.3	22.3	21.7	22.4	19.0	22.1	20.5	20.6
C$_{12}$	40.9	40.9	40.4	41.0	40.6	41.3	38.7	38.5
C$_{13}$	51.0	51.0	50.3	51.1	50.8	51.0	44.2	44.2
C$_{14}$	86.3	86.3	85.6	86.5	86.0	86.4	71.5	71.3
C$_{15}$	33.4	33.4	33.0	33.4	32.5	33.1	61.0	61.0
C$_{16}$	28.0	28.0	27.3	28.0	28.0	28.0	76.5	76.4
C$_{17}$	52.1	52.1	51.5	52.1	51.8	52.1	48.4	48.4
C$_{18}$	16.4	16.4	16.1	16.4	16.2	16.4	16.9	16.9
C$_{19}$	12.6	12.6	23.9	24.3	210.0	66.0	23.6	22.0
C$_{20}$	178.4	178.4	177.1	178.5	178.2	178.3	116.0	117.1
C$_{21}$	75.3	75.4	74.5	75.4	75.3	75.3	152.2	151.9
C$_{22}$	117.8	117.8	117.4	117.8	118.0	117.7	149.2	149.4
C$_{23}$	177.2	177.3	176.3	177.3	177.2	177.2	112.5	112.6
C$_{24}$							161.4	161.4

uzarigenin（I） R = H
deglucouzarin（II） R = Glc

digitoxigenin（III） R = H
evatromonoside（IV） R = Dig

olitoriside（IV） R$_1$ = H　R$_2$ = CH$_2$OH
nnogenol 3-D-Glc -(1-4)-D-Boi（V） R$_1$ = OH　R$_2$ = CHO

desacetylcinobufagin 16-D-Glc（VII） R = β-OH
3-oxo-desacetylcinobufagin 16-D-Glc（VIII） R = O

6-去氧糖和 2，6-二去氧糖及其甲氧基衍生物是强心苷分子常含有的糖。表 11-4 中列出了部分去氧糖的 ^{13}C-NMR 数据。以此为参考，并结合化学位移变化规律，可帮助确定强心苷中糖的种类、数目及苷键的连接位置等问题。

表 11-4　2，6 二去氧糖和 6-去氧糖的 ^{13}C-NMR 数据

化合物	碳位						
	1	2	3	4	5	6	OCH$_3$
L-夹竹桃糖（*L*-oleandrose）	95.9	35.8	79.3	77.1	69.1	18.6	56.9
D-加拿大麻糖（*D*-cymarose）	97.9	36.4	78.8	74.0	71.1	18.9	58.1
D-地芰糖（*D*-diginose）	98.2	33.1	79.1	67.0	71.2	17.6	55.1
D-沙门糖（*D*-sarmentose）	97.3	33.6	80.3	67.9	69.9	17.5	56.7
L-黄花夹竹桃糖（*L*-thevetose）	98.9	73.8	84.8	76.6	68.9	18.5	60.6
D-毛地黄糖（*D*-digitalose）	103.6	70.9	85.1	68.7	71.0	17.4	57.2
D-6-去氧-3-*O*-甲基阿洛糖（*D*-3-*O*-methyl-6-deoxy-allose）	104.3	71.6	85.2	74.6	68.5	18.4	60.7

四、强心苷提取分离

强心苷类化合物在植物中的存在具有以下特点：成分比较复杂，强心苷含量低，且常与糖类、皂苷、色素、鞣质等共存，多数强心苷含糖数目多、极性大，不易纯化等。此外，植物自身含有能水解强心苷类的酶，在保存或提取过程中均可发生酶解反应而产生次级苷。因此在设计提取方法时，首先要考虑到的就是酶的问题。若要提取原生苷，则原料要新鲜，且必须抑制酶的活性；材料采集后要低温快速避光干燥。若要提取次级苷，则可以充分利用酶的活性，先进行酶解（25～40℃）后，再提取分离次级苷。另外，还要注意酸、碱对强心苷结构的影响。

（一）提取

1. 提取方法　一般原生苷易溶于水而难溶于亲脂性溶剂，故提取时多选用为甲醇或 70% 乙醇作为提取溶剂进行提取，提取效率高，且能有效地抑制酶活性。

次级苷则亲脂性增强而较难溶于水。提取时可先进行酶解后，再选用氯仿、乙酸乙酯、氯仿-甲醇混合溶剂、甲醇、乙醇等作为提取溶剂进行提取。

2. 提取前或提取后的处置方法　在采取上述的提取方法前，往往还需要根据植物原料的情况，在提取前或提取后进行相应的处置方法，以去除杂质。例如，植物原料为茎叶，因叶绿素含量较高，可采用醇提法，然后将醇液浓缩至一定的含醇量后，静置，待叶绿素等脂溶性杂质析出，然后过滤即可去除。若原料为含油脂杂质较高的种子时，则一般宜先采用压榨法或溶剂法进行脱脂，然后用稀醇提取；对叶绿素或油脂的去除，也可采用醇提法，然后将醇提取液浓缩至低含醇量，先用石油醚、环己烷等萃取，除去亲脂性杂质，再用乙酸乙酯-甲醇或氯仿-甲醇混合液萃取，提出强心苷，而亲水性杂质则留在水层而弃去。或者将强心苷稀醇提取液通过活性炭柱，提取液中的叶绿素等脂溶性杂质可被吸附而除去，达到纯化目的。

（二）分离

1. 两相溶剂萃取及逆流分溶法　利用强心苷在两种互不相溶的溶剂中分配系数的不同而达到分离。例如黄花夹竹桃苷 A 和黄花夹竹桃苷 B（thevetin A and thevetin B）的分离，以氯仿-乙醇（2∶1）750ml/水 150ml 为二相溶剂，氯仿为流动相，水为固定相，采用逆流分溶法经九次逆流分配（0～8 管），最后由氯仿层 6～7 管中获得苷 B，水层 2～5 管中获得苷 A。

2. 色谱法　亲脂性单糖苷、次级苷和苷元的分离一般选用吸附色谱法,常以硅胶为吸附剂,用环己烷-乙酸乙酯、石油醚-丙酮、氯仿-甲醇、乙酸乙酯-甲醇为溶剂,进行梯度洗脱从而得到目标化合物。对极性大的成分可首先采用以硅胶、纤维素为支持剂的分配色谱法初步分离,常用流动相位乙酸乙酯-甲醇-水或氯仿-甲醇-水。再以反相硅胶或葡聚糖凝胶(如 Sephadex LH-20)等色谱法进行分离,最后采用重结晶法而得到化合物的单体。当组分复杂时,往往需要多种方法配合使用,才能达到满意的分离效果。

(三)提取分离实例

1. 毒毛花次苷 K-β 的制备　毒毛花次苷 K-β(strophanthinK-β),又称毒毛花素 K,是毒毛花苷 K(strophanthosideK)脱去一分子葡萄糖的产物,结构上它们都具有 19-CHO,两者均广泛应用于临床,尤其用于危急病例,强心作用迅速短促,只是毒性稍大。工业化生产主要从夹竹桃科须草夹竹桃(*A. androsaemifolium*)和大麻草夹竹桃(*A. cannbinum*)的根中提取而来。

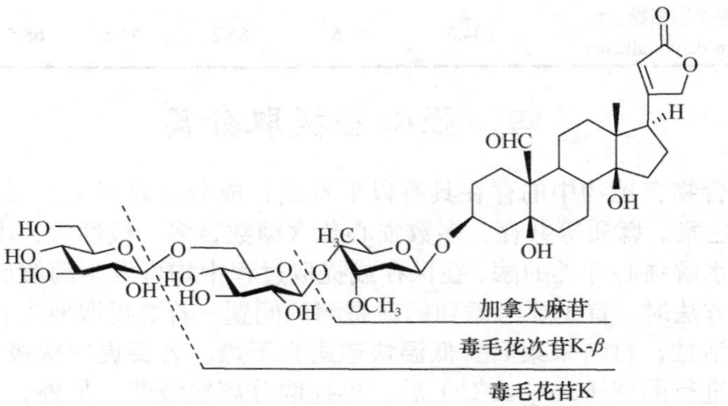

(1)提取浸出:将原药材充分风干,粉碎至约 2~5mm,装入渗滤罐,以 95%乙醇渗滤,合并渗滤液。

(2)总强心苷的制备:将渗滤液减压浓缩至含醇量较低(约为原体积 1/25),趁热放出浓缩液,冷却至 5~10℃,过滤后除去极性较小的沉淀物,并用少许乙醇洗析出物,洗液与滤液合并。进一步减压浓缩至不含醇,加入 5 倍量的丙酮搅拌均匀,过滤除去析出的水溶性组分,丙酮洗析出物,洗液与滤液合并。浓缩后,再重复上述操作一次;最后将丙酮水液浓缩至不含丙酮。向水液中加入 4 倍量乙醚,析出树脂状沉淀物(主含强心苷),过滤,收集沉淀物,将沉淀物减压蒸干并干燥即得总强心苷。

(3)毒毛花次苷 K-β 的分离纯化:将获得的总强心苷进行氧化铝柱色谱分离,干法上样,流动相:丁醇-甲苯-水 1:1:1 洗脱,薄层层析检查合并含毒毛花次苷 K-β 的组分,浓缩得到毒毛花次苷 K-β 粗品。粗品以 30 倍量乙醇溶解后过滤,滤液加 5 倍量乙醚充分搅拌后放置析出毒毛花次苷 K-β 结晶,结晶以少量甲醇洗涤后真空干燥得最终产品。

2. 去乙酰毛花苷丙的制备　毛花苷丙为毛花洋地黄中所特有的成分,也是主要有效成分。去乙酰毛花苷丙(cedilanid,西地兰)为毛花苷丙的脱乙酰基产物,因其稳定性与溶解度比毛花苷丙大,临床上应用较多,用于治疗急、慢性充血性心力衰竭和心房纤维颤动等症。制备毛花苷丙首先需要得到原生苷毛花苷丙,然后毛花苷丙经碱水解脱去乙酰基得到目标化合物。

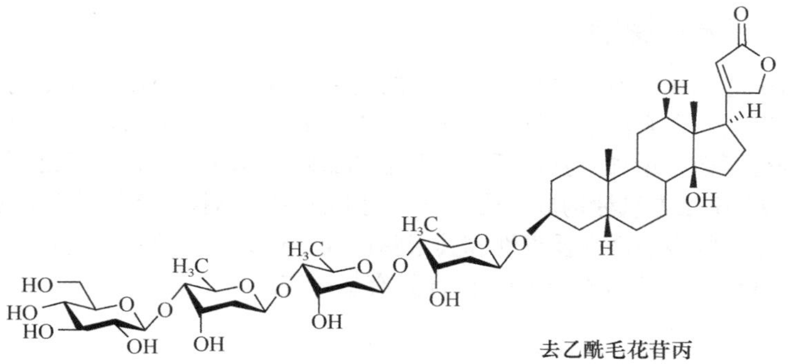

去乙酰毛花苷丙

（1）提取：毛花洋地黄叶粉加 70%乙醇温浸（50～60℃）2h，共温浸 2 次，以破坏毛花苷酶的活性，并提取出极性大的原生苷。合并浸出液，减压浓缩至 1/4 容量，15℃放置过夜。

（2）除杂：分离获取上清液，继续减压浓缩至约 1/2 体积（基本无醇味），放冷。加约 1/3 体积的氯仿振摇萃取，除去亲脂性杂质。水层，加入浓乙醇使含醇达约 20%，再加入 CHCl₃ 萃取 3 次（CHCl₃ 用量分别为混液量的 1/2、1/3、1/4）。收集合并氯仿乙醇层，减压蒸干即得总强心苷粗品，总强心苷粗品经甲醇重结晶，得总毛花苷精品（毛花苷甲约为 47%，毛花苷丙量约为 37%，而毛花苷乙的含量较低）。

（3）分离：利用两相溶剂萃取法，将总强心苷精品于 CHCl₃-MeOH-H₂O（5∶1∶5）中作两相溶剂萃取，分取水层，浓缩到原体积的 1/50，放置，毛花苷丙可沉淀析出，过滤收集沉淀，再重复两相溶剂萃取操作，即可得到单一的毛花苷丙结晶。

（4）脱乙酰基：将毛花苷丙溶于 25 倍量的热甲醇中，加入 0.15%氢氧化钙溶液混合均匀，放置过夜，混合液应呈中性（如果 pH 大于 7 或小于 7，应用盐酸或氢氧化钙调至 pH 7），减压浓缩至约 1/5 体积，放置过夜，滤取去乙酰毛花苷丙沉淀，经甲醇重结晶，即得到去乙酰毛花苷丙纯品（西地兰）。

五、强心苷的构效关系研究

强心苷是治疗心力衰竭的重要药物，但在临床应用中发现治疗指数狭窄和不易控制等缺点，过量使用有促使心肌发生收缩性停止而导致死亡的危险，因此继续寻找和发现新的强心类药物仍有必要。研究发现，强心苷的化学结构与其强心作用之间有着密切的关系。

（一）甾体母核

环系的顺反与活性关系密切：A/B 顺式或反式，C/D 顺式稠合，具有强心作用；若 C/D 为反式或 C₁₄ 羟基脱水则强心作用消失。

（二）不饱和内酯环

在甾核的 17 位，必须有一个 β-构型的不饱和内酯环，若内酯环异构化为 α-构型或开环，则强心作用很弱甚至消失；内酯环中双键被饱和后，强心作用虽减弱，但毒性亦减弱，较为安全，具有一定的价值。

（三）取代基的影响

19-CH₃ 被氧化成为 19-CH₂OH 或 19-CHO 后，强心作用稍有增强，毒性亦加大。甲型强心苷元 A/B 顺式稠合，C₃—β-OH 的强心作用大于 C₃—α-OH；若 A/B 反式稠和，则 C₃—OH 的构型对强心作用无影响。其他位置引入取代基，对强心作用也有较大影响。例如，在洋地黄毒苷元的 C₂ 位引入 α-羟基，同时在 C₄、C₅ 位引入双键，其强心作用仅为原苷元的 6%～9%。

（四）糖链部分的影响

糖本身没有强心作用，但在强心苷中，糖的类型及数目对强心作用有影响。洋地黄毒苷元和葡萄糖结合成苷后，强心活性和毒性均随分子中糖的数目增加而减弱。然而，若与洋地黄毒糖结合成苷，糖分子数目增加对强心活性无明显的影响，相应的毒性却随之增大。

一般来说，2，6-二去氧糖构成的强心苷，对心肌和中枢神经系统比葡萄糖苷有更强的亲和力，这类去氧糖苷的强心活性及毒性和其亲脂性成平行关系。而葡萄糖苷虽然强心活性不及2，6-二去氧糖的苷类强，但毒性较弱，同样具有临床应用价值。

第三节 甾体皂苷

甾体皂苷特指的是一类其苷元含有 27 个碳原子、C_{17} 侧链为含氧螺杂环的一类寡糖苷，又称为螺甾烷（spirostane）甾体及其苷。甾体皂苷有着非常重要的药理活性和商业价值，具有治疗心脑血管疾病、抗肿瘤、降血糖和免疫调节等作用，同时也是合成甾体避孕药和激素类药物的重要医药原料。甾体皂苷在植物中有着广泛的分布，迄今发现的甾体皂苷类化合物已达 10 000 种以上，主要分布在薯蓣科（Dioscoreaceae）、百合科（Liliaceae）、玄参科（Scrophulariaceae）、菝葜科（Smilacaceae）和龙舌兰科（Agavaceae）等植物中。

甾体皂苷更多是其作为合成甾体激素及相关药物的原料而出名，20 世纪 60、70 年代国内外学者为此做了大量研究，包括寻找植物资源、改进生产工艺等。例如人们以薯蓣皂苷元为起始原料合成了氢化可的松（hydrocortisone）和地塞米松（dexamethasone）等皮质激素类药物等。随着研究的深入，甾体皂苷许多其他生物活性逐渐被发掘，并有一些新的甾体皂苷类化合物作为新药进入临床应用。例如，由黄山药（*Dioscorea panthaica* Brain et Burkill）植物中提取的甾体皂苷制成的地奥心血康胶囊，内含有多种甾体皂苷，总甾体皂苷含量在 90% 以上，对冠心病、心绞痛疗效显著；心脑舒通为蒺藜（*Tribulus terrestris* Linn.）果实中提取的总皂苷制剂，临床用于心脑血管病的防治，具有扩冠、改善冠脉循环作用，对缓解心绞痛、改善心肌缺血有较好疗效。从云南重楼（*Paris polyphylla* Smith var. latifolia Wang et Chang）中分离到的重楼皂苷 I 能够抑制胰腺癌 PANC-1 细胞的增殖，诱导该细胞凋亡；重楼皂苷 I、重楼皂苷 VI 对人肺癌细胞 A549 增殖有明显的抑制作用；从薤白（*Allium macrostmon* Bunge）鳞茎中，分离得到的甾体皂苷 Chinenosied II 有良好的抗癌活性，其甾体皂苷元拉肖皂苷元在体外及体内实验中也对癌细胞显示了强烈的抑制作用。

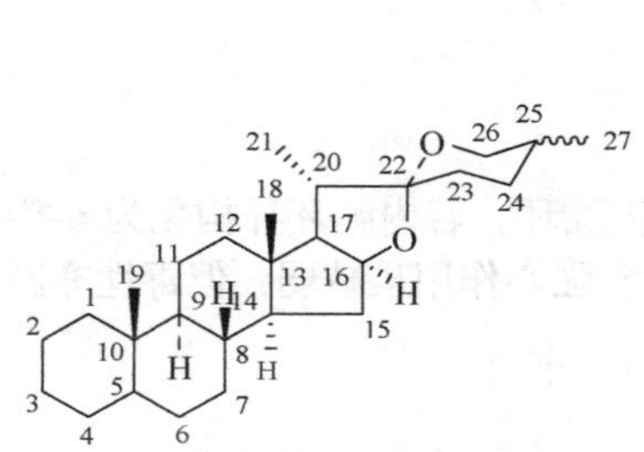

螺甾烷 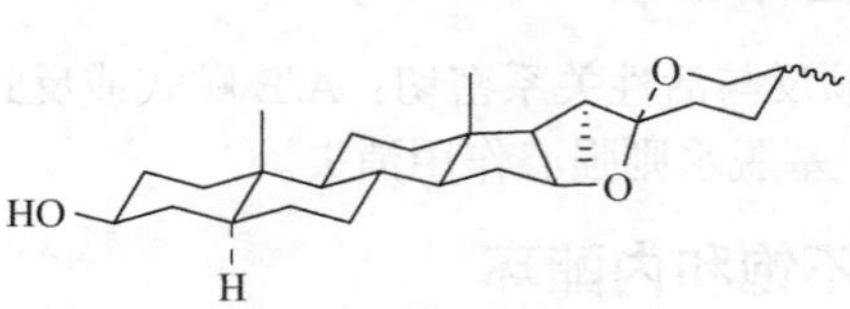　A/B环反式(5α-H) 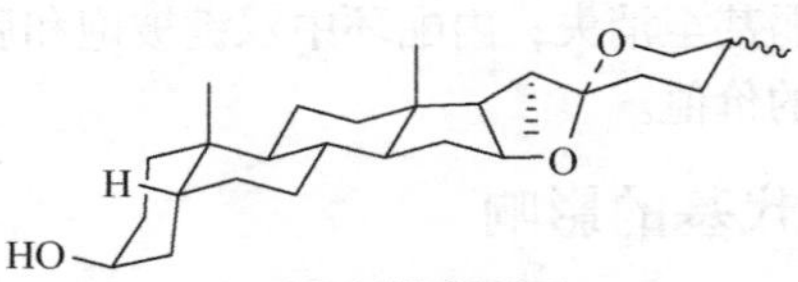　A/B环顺式(5β-H)

一、甾体皂苷的化学结构和分类

甾体皂苷元骨架属于螺甾烷的衍生物，其基本母核为环戊烷骈多氢菲结构，四个环系的稠合方式为：A/B 为顺式或反式结构，B/C、C/D 均为反式结构。C_3 位一般有羟基取代，且多为 β-构型，一般与葡萄糖、鼠李糖和半乳糖等结合成苷；C_{10} 和 C_{13} 位有 β-CH_3 取代，C_{17} 侧链 β 构型。

甾体皂苷的 C_{17} 侧链与 C_{22} 和 C_{16} 形成一个骈合的五元含氧杂环，在大多数情况下 C_{22} 和 C_{26} 亦通过氧原子形成一个六元含氧杂环，而使 C_{22} 成为螺缩酮 E 环、F 环共享的碳原子。F 环开环后可形成开链产物及开链变形产物，据此，人们将甾体皂苷元分为螺甾烷醇类（spirostanols）、异螺甾烷醇类（isospirostanols）、呋甾烷醇类（furostanols）和变形螺甾烷醇类（pseudo-spirostanols）等四种结构类型。

螺甾烷醇

异螺甾烷醇

呋甾烷醇

变形螺甾烷醇

（一）螺甾烷醇类和异螺甾烷醇类

在两者结构类型中，C_{17} 侧链为 E 环与 F 环以螺缩酮（spiroketal）的形式存在，因此该侧链结构存在有 C_{20}、C_{22} 和 C_{25} 三个不对称碳原子。它们的构型常以 Fischer 投影式表达，在 Fischer 投影式中将原子和相应碳原子间的键打开（O—C_{26} 键和 O—C_{16} 键），碳链直立地投影，C_{26} 位—$CH_2O[H]$ 处于顶部，取代基在碳链左侧定为 β 取向，在右侧为 α 取向。

人们研究发现的螺缩酮甾类化合物，C_{20} 位甲基均为 β-构型（$20\beta_F$），C_{22} 位含氧侧链（O-C_{26}）大部分为 α-构型（$22\alpha_F$），极个别为 $22\beta_F$ 构型。C_{25} 位甲基则通常有两种差向异构体，当 C_{25} 位上甲基位于 F 环平面上的竖键时，为 β-定向，其绝对构型为 S 型，又称 L 型或 neo 型（25S，25L，$25\beta_F$，neo），称为螺甾烷醇类化合物，由此衍生的皂苷，属于螺甾烷醇类皂苷（spirostanol saponins）。当 C_{25} 位甲基位于 F 环平面下的横键时，为 α-定向，其绝对构型为 R 型，又称 D 型或 iso 型（25R，25D，$25\alpha_F$，iso），称为异螺甾烷醇类化合物。由此衍生的皂苷，属于异螺甾烷醇类皂苷（isospirostanol saponins）。

螺甾烷醇类和异螺甾烷醇类化合物互为异构体，常共存于植物体中，整个分子具有复杂的空间构型。除前述立体化学结构特点外，其取代基情况为：螺甾烷醇类化合物除了 C_3 位外，其他位置上均可能有羟基取代，同时 C_3、C_6、C_7、C_{11}、C_{12}、C_{15} 等位置可能有羰基出现，其中尤以 C_{12} 位羰基最为常见。例如，剑麻皂苷元（sisalagenin），该化合物从龙舌兰科龙舌兰属植物剑麻（*Agave sisalana* Perr. ex Engelm.）中制备而来，是合成激素类药物的重要原料；又如百合科植物知母（*Anemarrhena asphodeloides* Bunge）为常用中药，临床上具有清热泻火的功效，其中的有效成分知母皂苷 AⅢ（timosaponin AⅢ）即为螺甾烷类甾体皂苷，它具有显著的抗血小板凝聚活性及降血糖作用。

异螺甾烷醇类化合物除 C_{25} 位构型与螺甾烷醇类化合物不同外，其余结构变化基本相似，其 25R 型构型稳定，可以由 25S 型的螺甾烷醇类转化而来。代表性化合物，如薯蓣皂苷元（diosgenin），是异螺甾烷的衍生物，化学名为 Δ^5-$20\beta_F$，$22\alpha_F$，$25\alpha_F$ 螺旋甾烯-3β-醇，或简称 Δ^5-

异螺旋甾烯-*β*-醇，它是薯蓣科薯蓣属植物根茎中所含的薯蓣皂苷（dioscin）的水解产物，是合成甾体激素的重要原料。另外从剑麻（*Agave sisalana*）及龙舌兰（*A. americana* L.）等植物中生产制备的海柯皂苷元（hecogenin）和替告皂苷元（tigogenin）同样是生产甾体激素的天然原料。

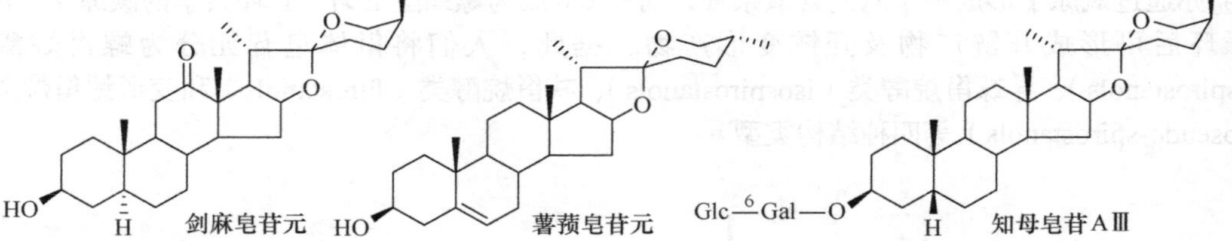

剑麻皂苷元　　薯蓣皂苷元　　知母皂苷A Ⅲ

（二）呋甾烷醇类

呋甾烷醇类为 F 环开裂衍生的甾体皂苷，称为呋甾烷醇皂苷（furostanol saponins），呋甾烷醇类化合物除 C-3 位成苷外，其 C$_{26}$ 位通常也与-*D*-葡萄糖成苷从而形成双糖链苷，其中 C$_{26}$ 位糖苷键易于酶解而成为仅存 C$_3$ 位的单糖链苷，随着 C$_{26}$ 位上苷键的水解，F 环随之环合，转化为具有正常螺甾烷类或异螺甾烷类侧链的皂苷。例如，常用中药菝葜（*Smilax china* L.）为百合科菝葜属植物的根，其所含的化学成分不仅有螺甾烷醇类构型的菝葜皂苷元（sarsasapogenin）和菝葜皂苷（smilagenin），同时还含有双糖链型的原菝葜皂苷（sarsaparilloside），原菝葜皂苷是 F 环开裂衍生的甾体皂苷，C$_{26}$ 位葡萄糖苷键很容易水解，当它水解失去 C$_{26}$ 位的葡萄糖后，F 环进一步重新环合，进而可形成螺甾烷型的菝葜皂苷。

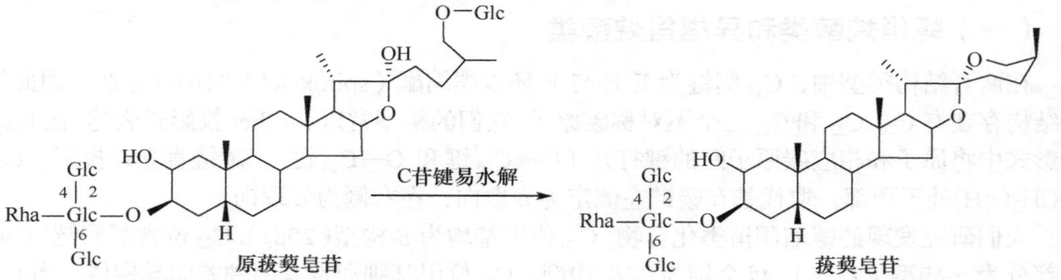

原菝葜皂苷　　C苷键易水解　　菝葜皂苷

（三）变形螺甾烷醇类

变形螺甾烷醇类，是一类 F 环为五元四氢呋喃环的由螺甾烷衍生出的甾体皂苷，天然产物中较少。人们从民间用于治疗支气管炎和风湿病的茄科植物 *Solanum acuatissimum* 根中分离得

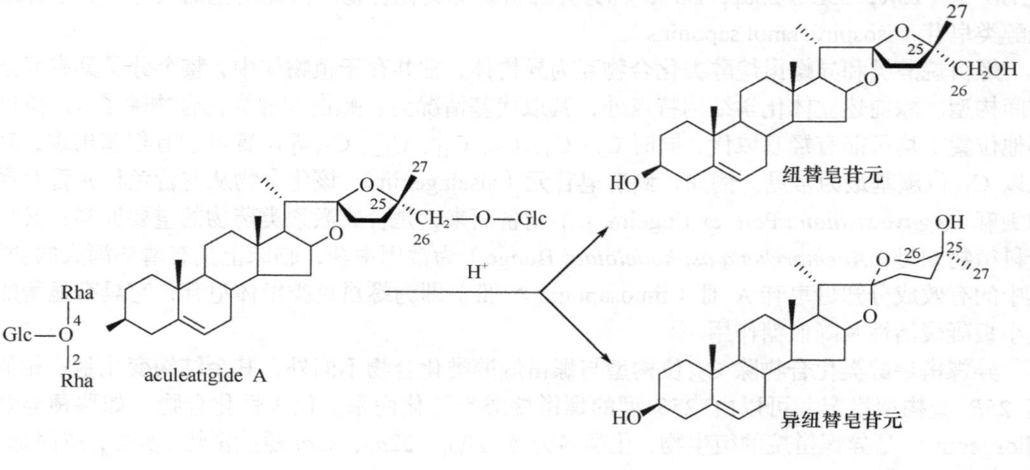

aculeatigide A　　纽替皂苷元　　异纽替皂苷元

到的化合物 aculeatiside A 就是属于此类化合物，是纽替皂苷元（nuatigenin）C_{26} 位羟基和 β-D-葡萄糖结合成的苷。当该皂苷经酸水解后，在水解产物中同时得到了纽替皂苷元和异纽替皂苷元（isonuatigenin），这是由于水解除去葡萄糖后，部分水解产物的 F 环开环重新环合为六元环的异纽替皂苷元，从而成为常见的螺旋甾醇类化合物。

二、甾体皂苷的理化性质

（一）性状及溶解性

游离甾体皂苷元多具有较好晶型，能溶于石油醚、环己烷、氯仿等亲脂性溶剂中，而不溶于水。甾体皂苷元若与糖结合成苷后，化合物极性增大，不易结晶，多呈无定型粉末。皂苷一般可溶于水，易溶于热水、稀醇，几乎不溶于或难溶于石油醚、苯、乙醚等亲脂性溶剂。甾体皂苷同三萜皂苷一样多具有辛辣苦味，对黏膜有刺激性，吸入鼻腔内能引起喷嚏。

（二）表面活性及溶血作用

振摇甾体皂苷的水溶液可产生持久性的泡沫，这种表面活性与三萜皂苷相似。大多数甾体皂苷具有溶血作用，其原理是这些甾体皂苷能与胆甾醇结合形成难溶性的分子复合物，当皂苷水溶液与红细胞接触时，红细胞壁上的胆甾醇与皂苷结合，形成不溶于水的分子复合物，并进一步改变红细胞的正常通透性，使细胞内渗透压增加而发生红细胞的破裂产生溶血现象。值得注意的是，并不是所有的甾体皂苷都能产生溶血反应，如 F 环裂解的双糖链皂苷由于不能和胆甾醇形成复合物，因而不具备皂苷的通性，也没有溶血作用。

甾体皂苷除可以与胆甾醇形成分子复合物外，其他凡是含有 C_3—β-OH 的甾醇（如 β-谷甾醇、豆甾醇、麦角甾醇等）均可与皂苷结合生成难溶性分子复合物；若 C_3—α-OH，或者是当 C_3—OH 被酰化及生成苷键，就不再能够与皂苷形成难溶性的分子复合物。

（三）显色反应

甾体皂苷在无水条件下，遇酸亦可产生与三萜皂苷相类似的显色反应。两者的区别是甾体皂苷的乙酸酐-硫酸反应（Liebermann-Burchard reaction）在颜色变化中最后呈现绿色，而三萜皂苷最后呈现的是红色；三氯乙酸反应（Rosen-Heimer reaction）三萜皂苷须加热到100℃才能显色，而甾体皂苷加热至 60℃，即发生颜色变化。F 环开裂的双糖链皂苷（呋甾烷醇类），对盐酸二甲氨基苯甲醛试剂（Ehrlich 试剂，简称 E 试剂）能显红色反应，对茴香醛（anisaldehyde）试剂（简称 A 试剂）则显黄色，而 F 环闭环的单糖链皂苷和苷元，只对 A 试剂显黄色，对 E 试剂不显色，由此可以将两者区分开来。

三、甾体皂苷元的波谱特征

（一）UV

饱和的甾体化合物，在 λ_{max} 200～400nm 之间没有紫外吸收；若结构中存在孤立双键、羰基、α，β-不饱和羰基或共轭双键，则产生紫外吸收。只含孤立双键的苷元可在 λ_{max} 205～225nm 处产生吸收峰，仅有羰基则在 λ_{max} 285nm 附近有一弱吸收峰。具 α，β-不饱和羰基在 λ_{max} 240nm 左右有一强特征吸收峰，共轭二烯的紫外吸收则在 λ_{max} 235nm 附近有强吸收峰。

（二）IR

甾体皂苷元的羟基红外伸缩振动约在 ν 3625cm^{-1} 附近，若皂苷元中具有 C_{11} 或 C_{12} 羰基（非共轭体系），则在 ν 1715～1705cm^{-1} 处出现羰基的强吸收带，且 C_{11} 羰基的峰波数偏高于 C_{12} 位羰基。如果 C_{12} 位羰基成为 α, β-不饱和酮的体系，则在 $\nu\,1605\sim1600\,\mathrm{cm}^{-1}$ ($\nu_{C=C}$) 及 $\nu\,1679\sim$ $1673\mathrm{cm}^{-1}$ ($\nu_{C=O}$) 处呈现 2 个吸收带。

由于甾体皂苷元含有螺缩酮侧链，该结构在红外光谱中均显示出 $\nu\,980\mathrm{cm}^{-1}$ (A 带)、920cm^{-1} (B 带)、900cm^{-1} (C 带) 和 860cm^{-1} (D 带) 的四个特征吸收带，且 A 带最强。在 25S 型的皂苷或皂苷元中，B 带的强度大于 C 带 (B 带 ＞C 带)，如乙酰基菝葜皂苷元。在 25R 皂苷或皂苷元中则是 B 带的强度小于 C 带 (B 带 ＜ C 带)，如乙酰基丝兰皂苷元。因此能借以区别 C_{25} 位的两种立体异构体 (图 11-4)。

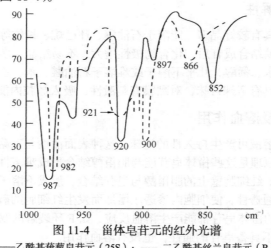

图 11-4　甾体皂苷元的红外光谱
——乙酰基菝葜皂苷元 (25S)；----- 二乙酰基丝兰皂苷元 (R)

当 C_{25} 位上有羟甲基或羟基取代时，IR 谱变化较大，无法用上述四条谱带来确定 C_{25} 位的立体化学，同时 F 环开裂的呋甾烷类化合物也没有这种螺缩酮结构的特征吸收峰规律。

（三）MS

甾体皂苷元的分子结构中有螺甾烷侧链，在 EI-MS 分析中，会出现一些典型的碎片离子峰，如 m/z 139 的基峰及中等强度的 m/z 115 碎片离子峰，这些峰来自于甾体皂苷元的 F 环和部分 E 环，对于鉴定 F 环上的取代情况十分有用。甾体皂苷元较大质量数的主要离子如下

随着 ESI-MS 等软电离技术的广泛应用，虽然电子轰击质谱已少用，但这些重要离子的裂解规律仍具有重要的参考价值。

（四）^{1}H-NMR

甾体皂苷元的 ^{1}H-NMR 谱中，比较特征的信号是在高场区的四个甲基 (18-CH$_3$、19-CH$_3$、21-CH$_3$、27-CH$_3$) 的信号峰。18-CH$_3$ 和 19-CH$_3$ 为角甲基，均为单峰，前者由于所处环境屏蔽较多而处于较高场，21-CH$_3$ 和 27-CH$_3$ 因被邻位氢耦合，均为双峰，如果 C_{25} 位有羟基取代，则 27-CH$_3$ 成为单峰。C_{16} 位和 C_{26} 位上的氢是含氧碳氢核，处于较低场，比较容易辨认。

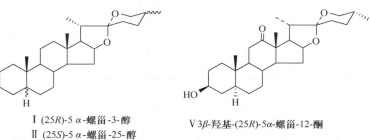

鹭鸶草皂苷A   龙葵皂苷 Ⅰ

27-CH$_3$ 的化学位移值，因其构型不同而有区别，25S 螺甾烷型 β 取向的化学位移值比 25R 异螺甾烷型 α-取向的化学位移值大。前者如鹭鸶草皂苷 A（diuranthosides A）27-CH$_3$ 化学位移 δ 1.08（3H，d，J = 6.8Hz），后者如龙葵皂苷 Ⅰ（nigrumnin Ⅰ）的化学位移值 δ 0.70（3H，d，J = 6.1Hz），因此可利用 27-CH$_3$ 的 δ 来区别 25R 和 25S 两种异构体。两者的其他重要数据分别如下：鹭鸶草皂苷 A 的 ^{1}H-NMR（pyridine-d$_6$）：δ 0.63（3H，s，18-CH$_3$），0.82（3H，s，19-CH$_3$），1.15（3H，d，J = 6.8Hz，21-CH$_3$）；龙葵皂苷 Ⅰ 的 ^{1}H-NMR（pyridine-d$_6$，500MHz）：δ 0.82（3H，s，18-CH$_3$），0.86（3H，s，19-CH$_3$），1.08（3H，d，J = 6.1Hz，21-CH$_3$），3.50（1H，t，J = 10.4Hz，26α-H），3.58（1H，overlapped，26β-H）。

（五）^{13}C-NMR

甾体皂苷存在不同的结构类型，这些结构类型可通过特征性碳信号区分开来。首先 A/B 环有顺式（5β-H）和反式（5α-H）两种结构，若 A/B 环为反式结构，其 C$_{19}$ 甲基信号一般在 δ 12.0 左右，而 A/B 环为顺式连接时，19-CH$_3$ 的化学位移可移向低场至 δ 23.0 附近。至于 F 环上的碳信号，对 C$_{25}$S 型的螺旋甾烷和 C$_{25}$R 型的异螺旋甾烷而言，由于前者 25 位甲基为 β-取向（竖键），受空间挤压效应的影响，使其邻近碳（C$_{23}$，C$_{24}$，C$_{25}$ 和 C$_{26}$ 等）信号相比 α-取向（横键，25R 构型）向高场位移 1～3 个化学位移值。

关于甾体皂苷的碳谱规律，P. K. Agrawal 等学者做了很好的总结，利用全去偶碳谱和 DEPT 谱基本可以将皂苷元分子中 27 个碳的特征峰辨认出来。若碳原子上有含氧取代，其化学位移将向低场位移 δ40.0～45.0；若羟基与糖结合成苷，则发生苷化位移，向低场位移 δ6.0～10.0；若分子中存在碳碳双键，则化学位移为 δ 115.0～150.0；碳原子形成羰基后，将移至 δ200.0 左右； C$_{22}$ 缩酮碳信号则一般在 δ 109.0 左右。

表 11-5 是典型的甾体皂苷元及皂苷的 ^{13}C-NMR 数据，供相关化合物的结构解析之用。甾体皂苷中糖链的结构测定，请参照糖类化合物一章的内容。

Ⅰ (25R)-5 α-螺甾-3-醇
Ⅱ (25S)-5 α-螺甾-25-醇
Ⅲ (25R)-5 β-螺甾-3β-醇
Ⅳ (25S)-5 β-螺甾-3β-醇

Ⅴ 3β-羟基-(25R)-5α-螺甾-12-酮

VI蕹白苷 J   VIIflurospirostane

表 11-5　常见的甾体皂苷元和皂苷苷元部分的 ^{13}C-NMR 数据

碳	化合物（δ）						
	I	II	III	IV	V	VI	VII
1	37.0	38.6	29.9	29.9	36.5	40.4	37.8
2	31.5	22.2	27.8	27.8	31.2	67.3	31.7
3	71.2	26.8	67.0	67.0	70.7	82.1	71.3
4	38.2	29.0	33.6	33.6	37.8	32.0	43.5
5	44.9	47.0	36.3	36.5	44.6	36.7	142.9
6	28.6	29.0	26.5	26.6	28.3	26.3	120.3
7	32.3	32.4	26.5	26.6	31.4	26.8	32.6
8	35.2	35.2	35.3	35.3	34.4	35.6	32.2
9	54.4	54.8	40.3	40.3	55.5	40.7	50.5
10	35.6	36.4	35.3	35.3	36.0	37.2	37.0
11	21.1	20.6	20.9	20.9	37.8	21.4	21.2
12	40.1	40.1	39.9	39.9	213.0	40.7	40.4
13	40.6	40.6	40.7	40.6	55.0	41.2	40.6
14	56.3	56.5	56.5	56.4	55.8	56.3	56.6
15	31.8	31.7	31.8	31.7	31.5	32.4	32.3
16	80.7	81.3	80.9	80.9	79.1	81.2	81.8
17	62.2	62.0	62.4	62.1	53.5	64.1	62.6
18	16.5	16.5	16.4	16.5	16.0	16.7	16.2
19	12.4	12.3	23.8	23.9	12.0	23.9	19.6
20	41.6	41.5	41.6	42.1	42.2	41.5	38.5
21	14.5	14.4	14.4	14.3	13.2	16.3	15.2
22	109.0	108.8	109.1	109.5	109.0	112.7	120.9
23	31.4	24.7	31.4	27.1	31.2	30.9	32.6
24	28.8	32.7	28.8	25.8	28.8	28.3	33.8
25	30.3	66.6	30.0	26.0	30.2	34.3	85.6
26	66.7	68.9	66.8	65.0	66.8	75.2	70.1
27	17.1	27.0	17.1	16.1	17.1	17.2	24.1

四、甾体皂苷的提取与分离

甾体皂苷的提取与分离方法，基本与三萜皂苷相似。只是甾体皂苷一般不含羧基，亲水性较弱。

（一）提取

甾体皂苷类化合物有较强的极性，易溶于水、甲醇、乙醇等极性溶剂，不易溶于氯仿、乙醚等非极性溶剂。实验室或工业生产常用不同浓度的乙醇或甲醇提取，部分皂苷的提取也可用水作为提取溶剂。

（二）纯化与分离

用醇或者水作为溶剂提取得到的皂苷组分，含有许多杂质，如无机盐、糖类、鞣质、色素等需要进一步纯化除杂。

1. 液-液萃取法　是一种常用的皂苷纯化方法，利用皂苷极性较大易溶于水，而部分杂质极性较小易溶于低极性溶剂的性质去除脂溶性杂质。具体操作是将醇提取液减压浓缩得浸膏，悬浮于水中，依次用石油醚、乙酸乙酯、正丁醇进行梯度萃取，甾体皂苷一般存在于正丁醇层，减压回收正丁醇后得总皂苷。

2. 沉淀法　向含甾体皂苷的醇溶液中加入低极性的乙醚或丙酮，可将部分皂苷类化合物沉淀出来，并进一步用过滤或离心的方法得到总皂苷。

3. 大孔吸附树脂法　大孔吸附树脂理化性质稳定，多为苯乙烯型非极性树脂，分离甾体皂苷常采用 D101、HPD100 等型号的树脂。该法具有吸附快、解吸容易、液体流动性好、操作简单、得到的总皂苷纯度较高等特点。

4. 分离方法　经上述方法的纯化得到的是总皂苷，需进一步采用色谱法分离才能获得单体成分。一般是采用柱色谱技术，首选用硅胶柱色谱，常用流动相为氯仿-甲醇-水三元溶剂体系，即在氯仿-甲醇溶剂体系中加入适量的水，此举可克服皂苷类化合物色谱分离时产生的拖尾现象，获得更好的分离效果。之后，可采用反相柱色谱法和葡聚糖凝胶柱色谱法进行分离。填料常用十八烷或八烷基键合硅胶（C_{18} 或 C_8）及葡聚糖凝胶（如 Sephadex LH-20）等。Sephadex LH-20 适合于相对分子质量相差大的化合物的分离，烷基键合硅胶对极性大的化合物分离效果很好。

五、甾体皂苷提取分离实例

甾体皂苷中的苷元，如薯蓣皂苷元、剑麻皂苷元、海可皂苷元等均为合成甾体激素和甾体避孕药的重要原料，提取皂苷元具有重要的实用价值。

以薯蓣皂苷元的提取分离方法为例介绍如下。

薯蓣科薯蓣属植物的根中含有大量的薯蓣皂苷，其苷元为薯蓣皂苷元，又称薯蓣皂素。我国薯蓣科薯蓣属植物资源丰富，种类多，分布广泛。作为薯蓣皂苷元生产原料的植物主要有盾叶薯蓣（*Dioscorea zingiberensis* C.H.Wright，黄姜）和穿龙薯蓣（*D. nipponica* Makine，穿山龙）的根茎。工业生产首先生产上将植物原料加水浸透后，再加水 3.5 倍，并加入浓硫酸，使达到 3%浓度，其次通蒸汽加压进行酸水解反应（8h）。水解产物水洗至中性，干燥（含水量不超过6%），粉碎，置回流提取器中，加 6 倍量石油醚提取 20h。回收提取液溶剂，浓缩至约 1∶40，室温放置，析晶，离心过滤，甩干，即得到薯蓣皂苷元粗品。将薯蓣皂苷元粗品以乙醇或丙酮重结晶，活性炭脱色，即得薯蓣皂苷元精品。

第四节　其他甾类化合物

一、C₂₁ 甾类化合物及其苷

C_{21} 甾（C_{21}-steroids）是一类母核含有 21 个碳原子的甾类化合物，其 C_{17}-侧链仅连接 2 个碳，是孕甾烷及其异构体的衍生物。目前广泛应用临床，具有抗炎、抗肿瘤、抗生育等方面生物活性。由植物中分离出的 C_{21} 甾类成分的种类较多，它们结构上以孕甾烷为基本骨架，主要结构类型有孕甾烷类（pregnanes）、裂环孕甾烷类（secocyclic pregnanes）和孕甾烷生物碱类

（pregnanes alkaloid）等。

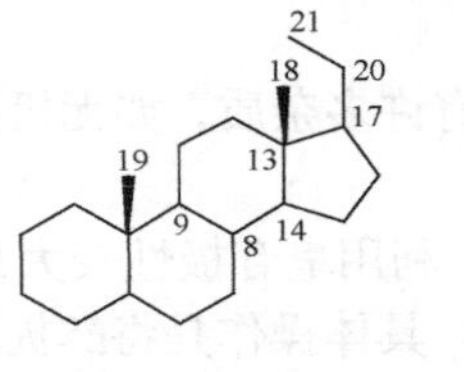

孕甾烷类 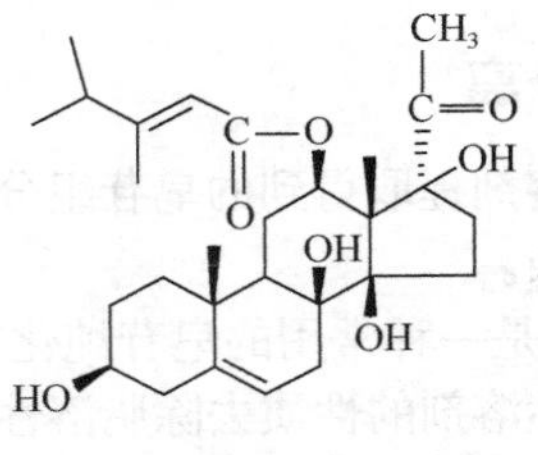　　　　　　告达亭

（一）孕甾烷类

孕甾烷类在 C_5、C_6 位大多有双键，C_{20} 位可能有羰基，C_{17} 位上的侧链多为 α-构型，但也有 β-构型。C_3、C_8、C_{12}、C_{14}、C_{17}、C_{20} 等位置上可能有 β-OH，C_{11} 位上可能有 α-OH，C_{11}、C_{12} 羟基可以和乙酸、苯甲酸、桂皮酸等结合成酯。孕甾烷类化合物在植物中除游离方式存在外，也可和糖缩合成苷类存在，甾核主要通过 C_3—OH 与糖连接；多数情况下为 3β-糖苷，但也有 3α-糖苷。

糖基部分除含有 2-羟基糖外，有时也有 2-去氧糖，因此 K-K 反应呈阳性。组成孕甾烷类苷的糖常见的有磁麻糖（cymarose）、2-脱氧洋地黄糖（digmose）、夹竹桃糖（oleandrose）、洋地黄毒糖（digitoxose）、阿洛糖（allose）及葡萄糖等。孕甾烷类化合物在自然界存在比较广泛，主要分布于玄参科（Scrophulariaceae）、夹竹桃科（Apocynaceae）、毛茛科（Ranunculaceae）、萝藦科（Asclepiadaceae）、楝科（Meliaceae）和龙舌兰科（Agavaceae）等植物中。

例如，从萝藦科鹅绒藤属植物青阳参（*Cynanchum otophyllum* Schneid.）根茎中分离得到青阳参苷 I（otophylloside A）具有明显抗惊厥的作用，是青阳参治疗癫痫的有效成分。从同属植物断节参（*C. wallichii*）根中得到的断节参苷（wallicoside），该植物又名昆明杯冠藤，民间主要用于风湿性关节炎及跌打损伤的治疗。

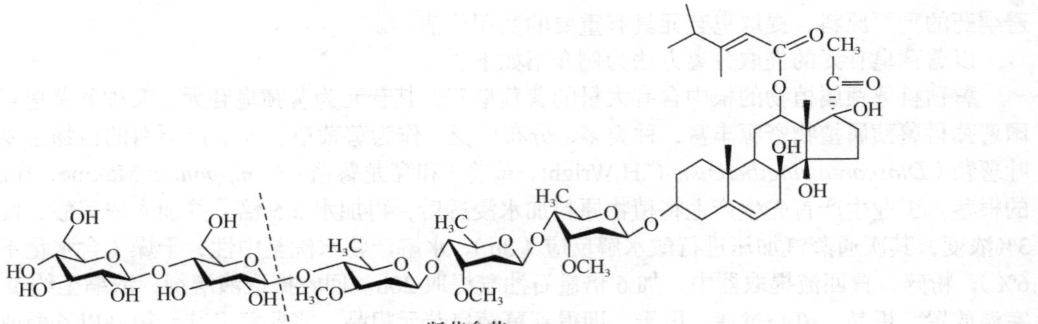

断节参苷

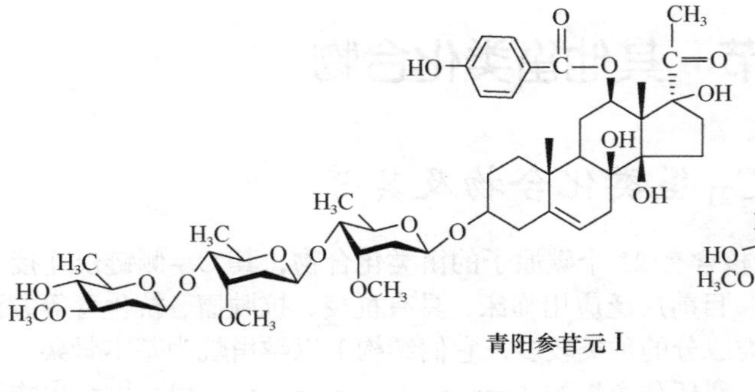

青阳参苷元 I 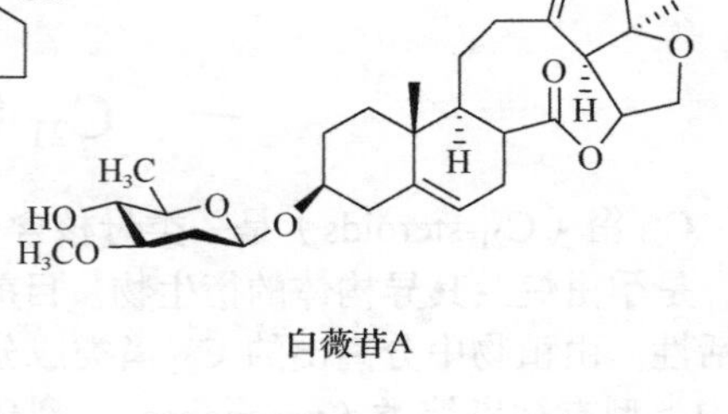　　　　　　白薇苷A

（二）裂环孕甾烷类

裂环孕甾烷是在孕甾烷基本骨架的基础上，环系的 C-C 键发生断裂而得到的 C_{21} 甾。C-C 键断裂位置有 C_8-C_{14} 裂环甾烷型、C_{13}-C_{14} 或 C_{14}-C_{15} 裂环甾烷型。此类化合物在萝藦科鹅绒藤属植物白薇（*Cynanchum atratum* Bunge）和徐长卿（*C. paniculatum* Kitag. awa）等中药中分布较多。白薇有清热凉血的功效，用于产后虚热和尿路感染；徐长卿则有镇痛、解痉和抗菌的功效。从白薇、竹灵消[*C. inamoenum*（Marim.）Locs.]等同属植物中分离得到的化合物白薇苷 A（cynatratoside A），对小鼠移植性宫颈癌（U_{14}）和肝癌（HepA）细胞均有抑制作用。

（三）孕甾烷生物碱类

孕甾烷生物碱类是在孕甾烷衍生物的基础上，在 C_3 或 C_{20} 位引入胺或酰胺基团而得到的一类化合物。此类型化合物主要分布在黄杨科（Buxaceae）植物中，如矮陀陀胺碱 A（pachyaximine A）和大叶清香桂碱 B（vaganines B）等。C_{21} 甾及其苷类化合物的生物活性丰富，其中主要表现出抗肿瘤、抗炎、免疫调节及强心等作用。

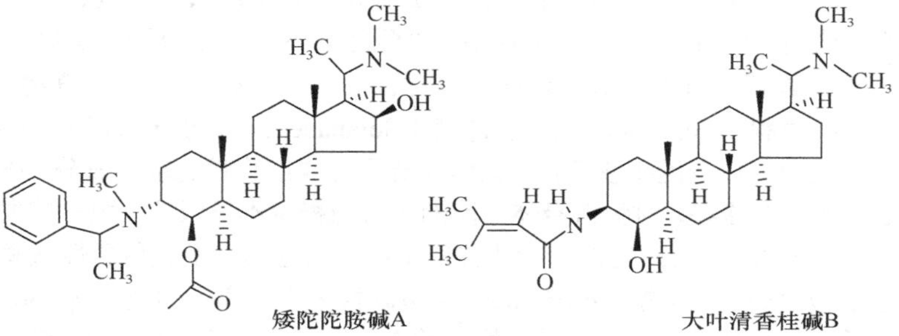

矮陀陀胺碱A　　大叶清香桂碱B

二、胆　烷　类

胆烷类化合物的母核由 24 个碳原子构成（C_{24} 甾），主要以胆烷酸的形式存在，如胆酸（cholic acid）、去氧胆酸（deoxycholic acid）、鹅去氧胆酸（chenodeoxycholic acid）、熊去氧胆酸（ursodeoxycholic acid）和牛磺胆酸（taurocholic acid）等。它们存在于动物体内，如猪、牛、熊等动物的胆汁、结石中。一般在其 C_3，C_6，C_7，C_{12} 位上存在羟基或羰基，羟基的构型可以是 α-取向也可以是 β-取向，而且分子中可以同时有多个羟基的取代。各种胆烷酸的区别来自于羟基数目、位置及构型的不同。它们在动物胆汁中通常是通过侧链的羧基与甘氨酸或者牛磺酸结合形成甘氨胆汁酸或者牛磺胆汁酸，并且以钠盐的形式存在。

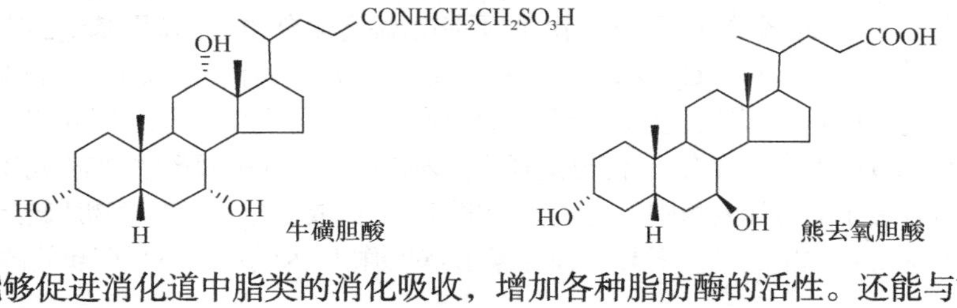

牛磺胆酸　　熊去氧胆酸

胆烷酸能够促进消化道中脂类的消化吸收，增加各种脂肪酶的活性。还能与甘油酯结合，促进胆固醇、脂溶性维生素等的消化吸收。例如，临床使用的熊去氧胆酸，可增加胆汁酸分泌，降低胆汁中的胆固醇及胆固醇脂，有利于胆结石溶解，用于不宜手术的胆固醇结石的治疗。又如，常用中药牛黄，性苦凉，气芳香，有良好的清热解毒功能，可以息风定惊，清心开窍，内服治高热神志昏迷、小儿惊风、抽搐等症，其所含的成分为胆酸、去氧胆酸、鹅去氧胆酸及其盐类等。

三、植物甾醇类

植物甾醇是甾体母核 C_{17}-侧链具有 8~10 个碳的甾类化合物（C_{27}~C_{29} 甾），在植物中分布广泛且普遍，也是植物细胞的构成成分。植物甾醇能有效调节人体内胆固醇平衡，具有抗炎、抗氧化等活性；植物甾醇还是甾体药物和维生素 D_3 的原料之一。植物甾醇在我们膳食的植物油中含量很高。根据甾体母核含碳数目的多少分为胆甾烷类（C_{27} 甾）、麦角甾烷类（C_{28} 甾）和豆甾烷类（C_{29} 甾）等类型。

（一）胆甾烷类

胆甾烷类甾体有饱和胆甾烷和不饱和胆甾烷之分，它们的母核均由 27 个碳构成（C_{27} 甾），只是不饱和胆甾烷在 C_4（C_5）、C_6（C_7）、C_8（C_{14}）位，以及侧链的 C_{20}（C_{22}）和 C_{23}（C_{25}）可能存在双键，其中以 C_5 位双键居多。胆甾烷类化合物多以醇或酮的形式存在，如广泛存在于动物体内的（3β）-胆甾-5-烯-3-醇（3β-cholest-5-en-3-ol）又称胆固醇或胆甾醇（cholesterol）。它们一般与葡萄糖、鼠李糖、木糖等成苷，主要成苷位置在 C_3 位，C_{16} 位、C_1 位等。

胆甾烷类化合物主要分布于单子叶植物中，如百合科（Liliaceae）天门冬属（*Spongionella*）、重楼属（*Paris*）和薯蓣科（Dioscoreaceae）薯蓣属（*Dioscorea*）等属植物中，在玄参科（Scrophulariaceae）、豆科（Leguminosae）和茄科（Solanaceae）等双子叶植物中也有少量分布。

胆甾烷类甾体成分有广泛的生物活性，如胆固醇是构成细胞膜的基本成分，还是人体合成维生素 D、胆汁酸等的主要原料，对保持身体功能的正常与稳定不可或缺。胆甾烷类化合物抗炎作用明显，对二甲苯致小鼠耳肿胀、乙酸介导小鼠的毛细血管通透性及大鼠急性胸膜炎等炎症有显著抑制活性。另外，从薯蓣属植物 *Dioscorea spongiosa* 根茎中分离到的化合物 spongioside A 具有明显抑制由甲状腺旁素导致的破骨活性异常增强的作用，有利于防止骨折和骨畸形的发生。

胆甾烷类　　　　　胆固醇　　　　　spongioside A

（二）麦角甾烷类

麦角甾类母核具有 28 个碳原子（C_{28} 甾），是胆甾烷类化合物 C_{24} 位甲基化的产物。麦角甾是一个多取代的甾体，在 C_1、C_3、C_5、C_6、C_{16}、C_{25}、C_{26} 等位均可有羟基取代，双键则常出现在 C_5、C_7、$C_{8(14)}$、$C_{20(22)}$、$C_{24(28)}$ 等位；在 C_3 位和 C_6 位还可以形成羰基。麦角甾还可以在 C_3 位成苷。该类成分在植物和真菌内广泛存在，它们也是真菌体内代谢重要的中间产物，如麦角甾醇（ergosterol）又称麦角固醇常存在于酵母和麦角中，是微生物细胞膜的组成部分，对细胞物质转运等起着重要作用，经紫外线照射可转化生成维生素 D_2，维生素 D_2 对动物体内的钙、磷平衡起关键作用。

麦角甾烷　　　　　麦角甾醇　　　　　gymnasterol

　　麦角甾类化合物在自然界中广泛存在，主要分布于高等植物的旋花科（Convolvulaceae）、胡颓子科（Elaeagnaceae）、楝科（Meliaceae）、菊科（Compositae）、胡桃科（Juglandaceae）、猕猴桃科（Actinidiaceae）、玄参科（Scrophulariaceae）和列当科（Orobanchaceae）等科植物中，同时在肉座菌科（Hypocreaceae）、齿菌科（Hydnaceae）、牛肝菌科（Boletaceae）及口蘑科（Tricholomataceae）等真菌中存在。从真菌 *Gymnascella dankaliensis* 提取液中分离得到化合物 gymnasterol 能够选择性地抑制类胰岛素 IGF 因子依赖的肿瘤细胞，并对 MCF-7 人乳腺癌肉瘤细胞株的生长表现抑制活性。

（三）豆甾烷类

　　豆甾烷类是一类含有 29 个碳原子的甾体类化合物（C_{29} 甾），其结构与麦角甾类化合物相似，不同的是豆甾烷类的 C_{24} 上的取代基是乙基，而麦角甾类则为甲基。自然界中的豆甾烷类化合物既有以游离的形式存在，又有与糖形成苷的形式存在。游离的豆甾烷类化合物往往以烯、醇、酮和环氧等衍生物的形式存在，在天然产物的提取分离过程研究中，我们经常分离得到的化合物，如 β-谷甾醇（β-sitosterol）、胡萝卜苷（daucosterol）、α-菠甾醇（α-spinasterol）和豆甾醇（stigmasterol）等。豆甾烷类化合物集中的分布于唇形科（Labiatae）、菊科（Compositae）、豆科（Leguminosae），番荔枝科（Annonaceae）及马兜铃科（Aristolochiaceae）等科植物中。

豆甾烷类　　　　β-谷甾醇　　　　豆甾醇　　　　α-菠甾醇

　　豆甾烷类植物甾醇是一类非常重要的化合物，研究表明，摄食该类成分可以有效降低血浆中的胆固醇水平，预防心血管疾病的发生。除此之外植物甾醇还具有以下特点。①抗炎活性：如 β-谷甾醇具有明显的抗炎作用和退热效果，该作用不受脑垂体肾上腺系统的制约，且没有可的松类药物的激素样不良反应和非甾体抗炎药物的胃肠道反应，服用 β-谷甾醇达到 300 mg/kg 未见溃疡的发生；②抗肿瘤作用：研究表明，植物甾醇通过促进肿瘤细胞凋亡、抑制肿瘤血管的生成，以及通过诱导非正常细胞的周期停滞而发挥抗癌作用。体外 MTT 试验表明 β-谷甾醇对人乳腺癌 MCF-7 细胞、人肺癌 A549 细胞等均有一定程度的抑制作用。

本 章 小 结

　　本章包括了甾类化合物的结构类型，生物合成途径，强心苷的结构、理化性质、波谱学特征及生物活性，甾体皂苷的结构、理化性质、提取分离、波谱学特征及生物活性，以及其他类型的甾类化合物的结构与活性等内容。

　　重点：不同类型的甾类化合物其区别在于它们碳数目的多少、C_{17} 侧链的差异及环系结构的立体化学等，熟练掌握这些化合物的结构需要对它们的生物合成途径有充分的了解。强心苷的苷元结构特点及糖链中含有的特征性去氧糖；强心苷苷键的酸水解反应、酶水解反应；分别针对不饱和内酯环和 2-去氧糖而会发生特征性的显色反应；强心苷的 UV、IR 及 NMR 谱特征，以及强心苷的构效关系。甾体皂苷的重要商业价值及活性；甾体皂苷的结构、分类和立体化学；甾体皂苷的理化性质、提取分离方法、IR 谱特征及氢（碳）谱特征。C_{21} 甾、胆烷类及植物甾醇等结构特点及主要生物活性。

难点：强心苷环系结构的稠和方式，甾体皂苷螺缩酮结构的立体化学。

思 考 题

1. 甾类化合物的结构类型有哪些？其生物合成途径如何？
2. 强心苷的药理活性与其结构中哪些官能团有关？
3. 提取强心苷的原生苷应注意些什么？
4. 甾体皂苷与三萜皂苷如何区别？
5. 胆甾烷类化合物与甾体皂苷的异同？
6. 如何用波谱方法区分甲型强心苷和乙型强心苷？

参 考 文 献

曹玫，欧阳露. 2015. 植物甾醇的抗肿瘤作用及其机制研究进展. 实用药物及临床，18（9）：1104-1107

陈玉昆. 2009. 甾族天然药物的提取及生产工艺. 北京：科学出版社

丛悦，柳晓兰，余祖胤，等. 2010. 知母皂苷抑制血小板聚集的活性成分筛选及构效关系分析. 解放军医学杂志，35(1)：1370-1373

李伯刚，周正质. 1994. 治疗心血管疾病新药地奥心血康的化学. 中国新药与临床杂志，13（2）：75-76

裴月湖，娄红祥. 2016. 天然药物化学. 7版. 北京：人民卫生出版社

彭军鹏，吴雁，姚新生，等. 1992. 薤白中两种新甾体皂甙成分. 药学学报，27（12）：918-922

邱明华，李忠荣，曹德勇，等. 1993. 大叶清香桂中甾体生物碱的分离与鉴定. 植物学报，35（11）：885-890

邱明华，聂瑞麟，李忠荣，等. 1992. 矮陀陀碱A、B及螺旋富贵草碱B的化学结构. 云南植物研究，14（2）：215-223

吴寿金. 2002. 现代中药成分化学. 北京：中国医药科技出版社. 396

吴振洁，丁林生，赵守训，等. 1990. 竹灵消的化学成分研究. 中国药科大学学报，21（6）：339-341

杨学义，韩宝福，崔世贞，等. 1992. 心脑舒通的药理和临床应用. 中国新药与临床杂志，11（6）：23-26

朱燕，谢丽，杨觅，等. 2015. 重楼抗肿瘤作用机制的研究进展. 癌症进展，13（2）：164-166

Abdel-Azim N S, Hammouda F H, Hunkler D, et al.1996. Re-investigation of the cardenolide glycosides from *Gomphocarpus Sinaicus*. Phytochemistry, 42（2）：523-529

Chai J W, Kuppusamy U R, Kanthimathi M S, et al.2008. Beta-sitosterol induces apoptosis in MCF-7 Cells. J. Mol. Boil. Biotechnol, 16（2）：28-30

Chllinor V L, Parasons P G, Chap S, et al. 2012. Steroidal saponins from the Roots of *Smilax* sp.：structure and bioactivity. Steroids, 77：504-511

Debieu D, Gall C, Gredt M, et al. 1992. Ergosterol biosynthesis and its inhibition by fenpropimorph in Fusarium species. Phytochemistry, 31（4）：1223-1233

Elgamal M H, Hanna A G, Morsy N A, et al. 1999. Complete ^{1}H and ^{13}C signal assignments of 5α-cardenolides isolated from *Calotropis procera* R. BR. Journal of Moleculer Structure, 477：210-208

Hayakawa Y,Furihata K,Shinya K,et al. 2003. Gymnasterol,a new antitumor steroid against IGF-dependent cells from *Gymnascella dankaliensisa*. Tetrahedron Letters, 44：1165-1166

Ikeda T, Tsumagari H, Nohara T. 2000. Steroidal oligoglycosides from *Solanum nigrum* Chem. Pham. Bull., 48（7）：1062-1064

Li X C, Wang Y F, Wang D Z, et al. 1990. Steroidal saponins from *Diuranthera major*. Phytochemistry, 29（12）：3899-3901

Nakamura T, Goda Y, Sakai S, et al. 1998. Cardenolide glycosides from seeds of *Corchorus olitorius*. Phytochemistry, 49（7）：2097-2101

Shenbagamoorthy S, Ramar T, Vellingiri S, et al. 2012. β-sitosterol from *Acacia nilotical* L.induces G2/M cell cycle arrest and apoptosis through c-Myc Suppression in MCF-7 and A549 Cells. J. Ethnopharmacol, 141（3）：803-809

Ye M, Dai J G, Guo H Z, et al. 2002.Glucosylation of cinobufagin by cultured suspension cells of *Catharanthus roseus*. Tetrahedron Letters, 43：8535-8538

Yin J, Kouda K, Tezuka Y, et al. 2003. Steroidal glycosides from the rhizomes of *Dioscorea spongiosa*. Journal of Natural Product, 66：646-650

（王建忠）

第十二章　生　物　碱

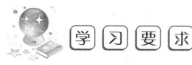

学 习 要 求

掌握：生物碱的定义、结构分类、碱性及影响因素、鉴别方法、提取分离方法。
熟悉：生物碱的理化性质，常见药用生物碱的结构和生物活性。
了解：生物碱的结构鉴定方法。

第一节　概　　述

麻黄碱（ephedrine，具有平喘作用）、小檗碱（berberine，黄连素，具抗菌消炎作用）、紫杉醇（taxol，具有抗癌作用）及吗啡（morphine，具有中枢神经镇痛作用）是大家所熟知的临床药物，都属于生物碱（alkaloids）。

人类应用生物碱的历史几乎与人类文明史一样久远，早在史前的古希腊时期，人们就有应用罂粟煎剂（鸦片，opium）缓解疼痛的历史，后从罂粟中分离得到了具有强烈的镇痛作用的生物碱类化合物——吗啡，开始了生物碱的研究。

生物碱多具生物活性，是许多药用植物的有效成分，是临床药物的主要来源，目前临床应用的生物碱类药物已有百余种之多。

一、生物碱的研究简史

1803 年，Derosne 分离得到第一个生物碱那可丁（narcotine）。

1806 年，德国助理药剂师 F. W. Sertürner 首次报道从鸦片中分出吗啡，并阐明其具有碱性特性，人类才真正开始了对生物碱的研究。

1809 年，烟碱（nicotine）。

1817 年，马钱子碱（brucine）。

1819 年，药剂师 Meissner W 将这类从植物中得到的、具有碱性的这类化合物命名为 alkaloids（生物碱），意为"类碱性物质"。这一年，人们还发现了士的宁（strychnine）和胡椒碱（piperine）。

1820 年，人们发现了更多的生物碱，如弱金鸡纳碱（cinchonine）、奎宁（quinine）、秋水仙碱（colchicine）和咖啡因（caffine）等。

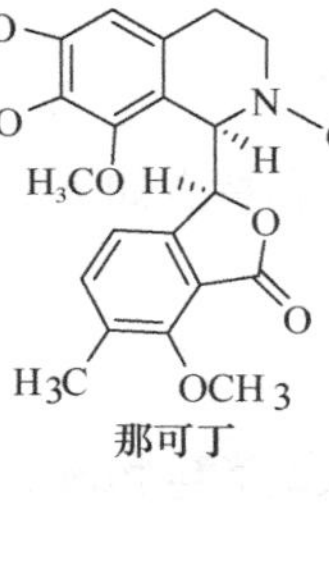

那可丁 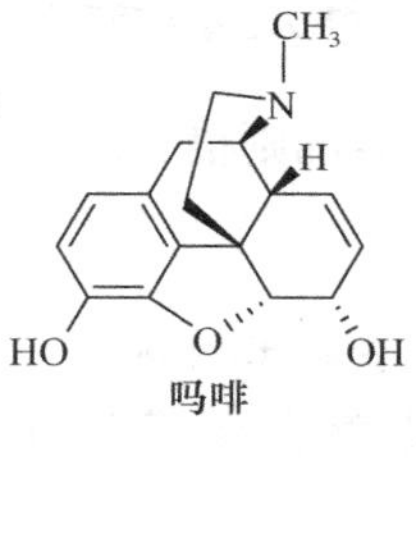　　　　　吗啡 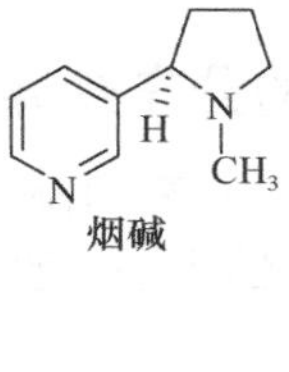　　　　　烟碱 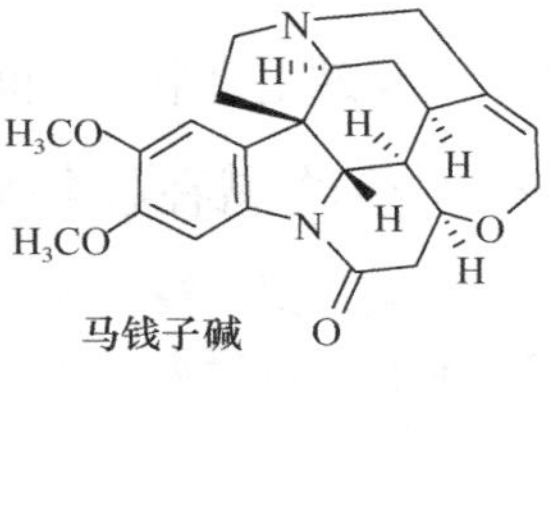　　　　　马钱子碱

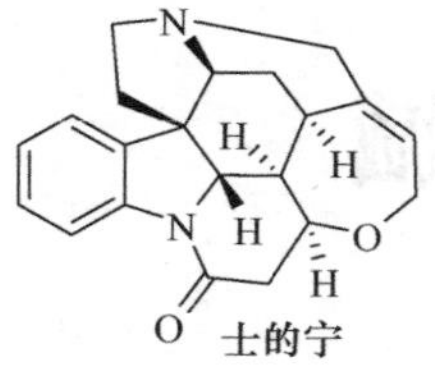

士的宁 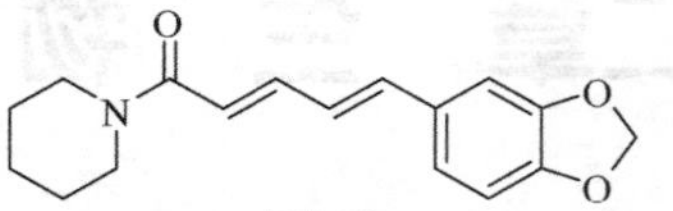　　　　　　　　　胡椒碱 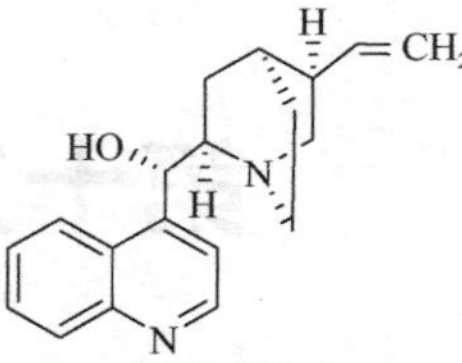　　　　　　　　弱金鸡纳碱

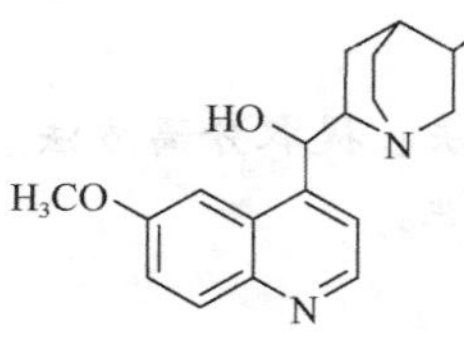

奎宁 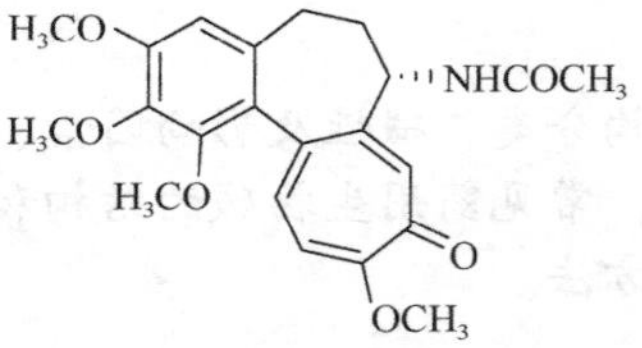　　　　　　　　　秋水仙碱 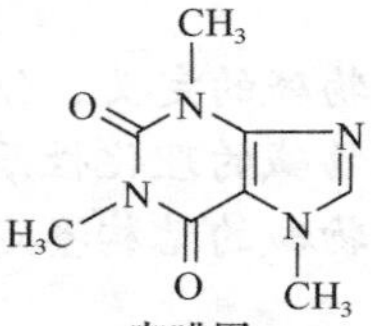　　　　　　　咖啡因

这些发现不仅奠定了生物碱研究的基础，而且其中大多数生物碱还应用至今。

尽管 19 世纪初分离得到了不少生物碱，但这些生物碱的化学结构并未确定。例如，结构相对简单的毒芹碱（coniine，1827 年），是自分离得到 43 年后的 1870 年才首次确定其结构，1886 年合成成功。再如士的宁，经历了 127 年，直到 1946 年才确定其结构，10 年后（1956 年）由伍德·沃尔德（Woodward RB）完成了其全合成，成为了天然产物合成的一个里程碑。

随着分离与结构研究新方法、新技术的不断出现，从植物中发现生物碱的种类和数量快速增加，到 2001 年，从自然界（植物、动物、霉菌、细菌、海洋生物和微生物等）中共分离得到 26 900 多种生物碱，而 16 年后的今天已得到的生物碱多达约 130 000 个。

现在，生物碱的研究一直为天然药物化学的重要研究领域之一，不断吸引着科学家的研究兴趣并经久不衰。

二、生物碱的定义

生物碱最初的定义是存在于生物体内含氮的有机化合物。

但由于最初的定义过于宽泛，失去了实际意义。但应该如何定义生物碱，至今尚没有令人满意的结论。派勒·蒂埃（Pelletier P.J.）于 1983 年提出了生物碱的新定义："是指含负氧化态氮原子、存在于生物有机体中的环状化合物"。其中负氧化态氮的表述，则包括胺（−3）、氮氧化物（−1）、酰胺（−3）和季铵（−3）化合物，而排除了含硝基（+3）和亚硝基（+1）的化合物；存在于生物有机体的表述是从实用考虑，将其范围限于植物、动物和其他生物有机体；环状化合物的表述则排除了小分子的胺类、非环的多胺和酰胺。这一表述得到多数学者的认同。

目前，在派勒蒂埃给出的生物碱新定义基础上，生物碱至少应具备以下几个特点：①结构中至少含有 1 个氮原子；②一般不包括相对分子质量大于 1500 的肽类化合物；③具有碱性或中性；④氮原子源于氨基酸或嘌呤母核或甾体与萜类的氨基化；⑤排除上述简单定义中所有例外的化合物。

三、生物碱的分布规律和特点

天然生物碱主要来源于植物界，来源于动物界的则很少，其分布和特点如下所示。

（一）生物碱在植物界的分布规律

（1）菌类：菌类植物仅少数（如麦角菌类）含有生物碱。

（2）地衣、苔藓类：地衣、苔藓类植物中仅发现少数简单的吲哚碱类生物碱。

（3）蕨类：蕨类植物中除简单类型的生物碱如烟碱外，结构复杂的生物碱则多集中地分布于如木贼科（Equisetaceae）、卷柏科（Selaginellaceae）和石松科（Lycopodiaceae）等植物中。

（4）裸子植物：生物碱在裸子植物中有一定分布，如紫杉科（Taxaceae）、松科（Pinaeeae）、柏科（Cupressaceae）、麻黄科（Ephedraceae）和三尖杉科（Cephalotaxaceae）等植物中。

（5）单子叶被子植物：生物碱在单子叶被子植物中也有一定分布，相对集中分布于百合科、石蒜科（Amaryllidaceae）、百部科（Stemonaceae）和禾本科（Gramineae）等植物中。

（6）双子叶被子植物：生物碱在双子叶被子植物中的分布为最主要分布，其中最重要的有：石竹科、番荔枝科（Annonaceae）、小檗科（Berberidaceae）、紫草科（Boraginaceae）、卫矛科（Celastraceae），防己科（Menispermaceae）、罂粟科（Papaveraceae）、胡椒科、毛茛科和茄科等。

（二）生物碱在植物界的分布特点

1. 生物碱极少与萜类和挥发油成分共存于同一植物中　在富含挥发油的植物中很少发现有生物碱；但是也有例外，如腊梅花中却含有大量的腊梅碱类生物碱。

2. 结构特殊，则分布狭窄　例如，托品类生物碱主要分布在茄科莨菪属（*Scopolia*）和颠茄属（*Atropa*）等植物中；二萜生物碱主要分布于毛茛科乌头属（*Aconitum*）和翠雀属（*Delphinium*）植物中，而三萜类生物碱主要分布在虎皮楠科（Daphniphyllaceae）虎皮楠属（*Daphniphyllum*）植物中。

3. 共存性　生物碱在同一植物中分布，多以数种或数十种生物碱共存，很少仅有一种生物碱的情况。同一植物中的生物碱一般多来源于同一个前体，化学结构多具有相似性，同科同属植物中的生物碱也多属于同一结构类型。这种分布规律对利用植物化学分类学寻找新的药用资源及化合物的结构解析具有重要意义。

四、生物碱的存在形式

生物碱最突出的结构特征是分子中含有氮原子，这也是区别于其他天然产物的最重要之处。根据分子中氮原子所处的状态，总结出生物碱的存在形式有如下六种。

（1）游离碱：仅少数碱性极弱的生物碱，如那碎因（narceine）、那可丁等以游离形式存在。

（2）盐：绝大多数生物碱是以盐的形式存在。形成盐的酸主要有草酸（oxalic acid）、柠檬酸（citric acid）、酒石酸（tartaric acid）、硫酸、盐酸和硝酸等。

（3）酰胺：以酰胺形式存在的生物碱较常见，如秋水仙碱、喜树碱（camptothecine）等。

（4）N-氧化物：以 N-氧化物形式存在的生物碱也较常见，目前从植物中发现的 N-氧化物已有数百种，如氧化苦参碱（oxymatrine）、野百合碱 N-氧化物（monocrotaline N-oxide）。

（5）氮杂缩醛类：氮杂缩醛，又称 O,N-混合缩醛（O,N-mixed acetals），如阿马林（ajmaline）等。

（6）其他：极少数生物碱是以亚胺、烯胺、苷、季铵碱、酯形式存在。例如，新士的宁（neostrychnine）等以烯胺形式存在；茄属植物中存在的茄碱（solanine）、钩藤属植物中的钩藤芬碱（rhynchophine）等是以苷的形式存在；小檗碱是以季铵碱形式存在；可卡因等托品类生物碱则多以酯的形式存在。

小檗碱（黄连素）　　喜树碱　　氧化苦参碱　　钩藤芬碱

第二节　生物碱的生源及分类

生物碱主要生源途径有两个：一是氨基酸途径，二是异戊二烯途径。

生物碱的分类，在生物碱研究的早期阶段，主要根据生物碱的天然来源进行分类，并在名称中冠以植物名，如鸦片生物碱、乌头生物碱、三尖杉生物碱等。在此之后，则采用化学分类法，即主要根据生物碱的化学结构特征进行分类，如异喹啉类生物碱、吲哚类生物碱、萜类生物碱等。近年来，更多的学者接受和认同的是生源-化学分类法，该方法能既反映生物碱的生源，又同时兼顾了化学结构的特点。

本章所介绍的生物碱分类方法，即采用生源-化学分类法，即先以生源途径（氨基酸途径和异戊二烯途径）分为两大类。其后在生源分类基础上，进一步根据化学结构的特征再进行分类（图 12-1）。以下进一步简要介绍各类生物碱的结构特征、生源关系及其在植物界的分布。

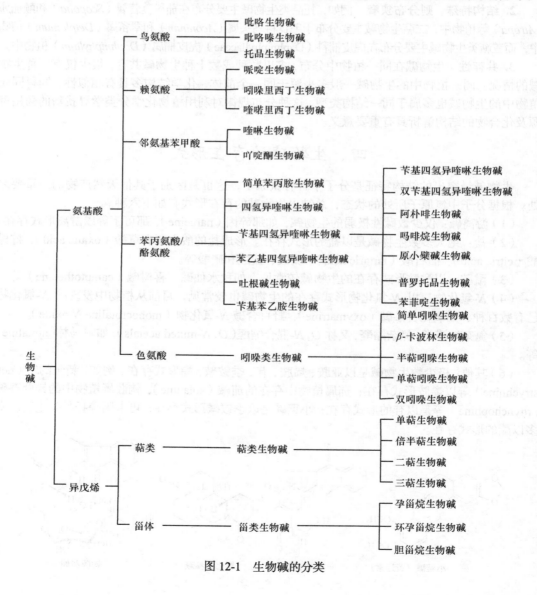

图 12-1　生物碱的分类

一、吡咯生物碱

吡咯生物碱（pyrrolidine alkaloid）是指以吡咯环为基本骨架的一类生物碱，来源于鸟氨酸代谢途径。该类生物碱结构较简单，数量较少，如从细叶益母草（*Leonurus sibiricus* Linn.）中分离到的具祛痰、镇咳作用的（stachydrine），从古柯[*Erythroxylum novogranatense*（Morris）Hier.]叶中分得的液态生物碱红古豆碱（cuscohygrine）及从新疆党参[*Codonopsis clematidea*（Schrenk）C.B.Cl.]中得到的具降压作用的党参碱（codonopsine）等。

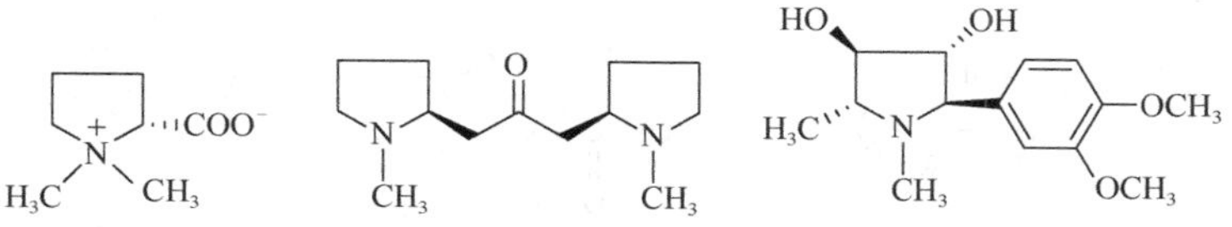

水苏碱　　　　　　红古豆碱　　　　　　党参碱

二、吡咯里西丁生物碱

吡咯里西丁生物碱（pyrrolizidine alkaloid）是指以一个四氢吡咯环和一个羟甲基取代四氢吡咯环通过氮原子和邻位碳原子稠合而成的吡咯嗪为基本骨架的一类生物碱，来源于鸟氨酸代谢途径，已发现 370 多种。这类生物碱多具有很强的肝脏毒性，主要分布在菊科千里光属（*Senecio*）、泽兰属（*Eupatorium*）和橐吾属（*Ligularia*），紫草科天芥菜属（*Heliotropium*）、紫草属（*Lithospermum*）、鹤虱属（*Lappula*）和豆科野百合属（*Crotalaria*）等植物中。如具抗癌活性的野百合碱（monocrotaline），具抗高血压活性的阔叶千里光碱（platyphylline）及迷迭香裂碱（rosmarinecine）等。

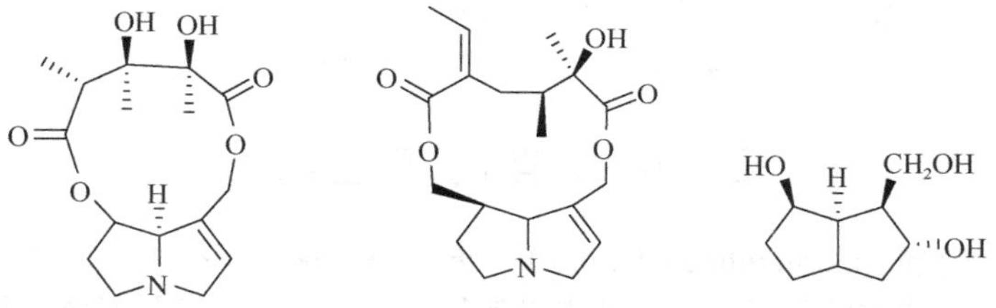

野百合碱　　　　　　阔叶千里光碱　　　　　　迷迭香裂碱

三、托品生物碱

托品生物碱（tropane alkaloid）是指以吡咯烷和哌啶骈合而成的托品烷为基本骨架的一类生物碱，常以有机酸酯的形式存在，来源于鸟氨酸代谢途径，已发现 500 多种，主要分布于茄科、古柯科（Erythroxylaceae）、大戟科（Euphorbiaceae）和十字花科（Cruciferae）等双子叶植物中，尤其以茄科曼陀罗属（*Datura*）和曼陀罗木属（*Brugmansia*）植物中含量最为丰富。例如，从颠茄（*Atropa belladonna*）中分离到的阿托品（atropine）、东莨菪碱（scopolamine），以及从山莨菪[*Anisodus tanguticus*（Marinowiaz）pascher]中分离到的山莨菪碱（anisodamine）和樟柳碱（anisodine）等，均为 M 胆碱受体拮抗剂，临床上用于胃肠道解痉、抑制唾液分泌、镇静和扩瞳等。以从南美古柯树叶中获得的可卡因为先导化合物，设计合成了一系列优良的局部麻醉药物，如利多卡因（lidocaine）、普鲁卡因（procaine）等。

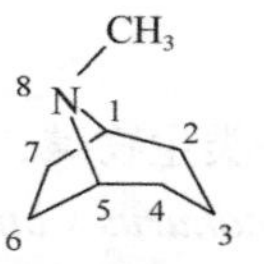

托品烷基本骨架

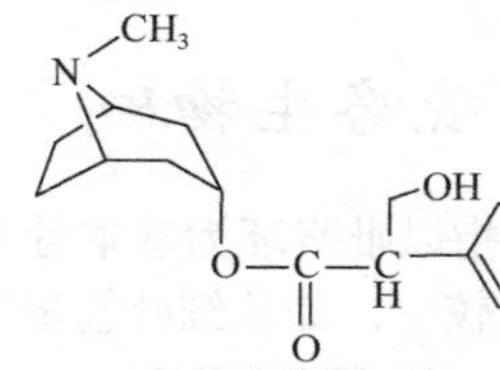

阿托品 (dl-)
莨菪碱 (l-)

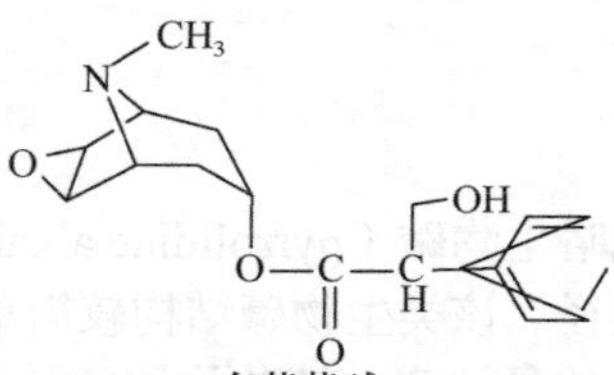

东莨菪碱

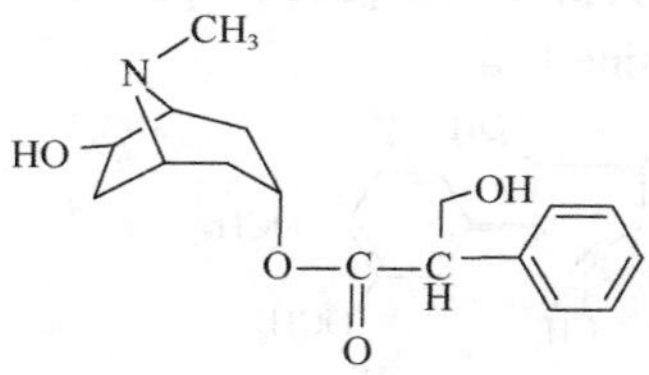

山莨菪碱

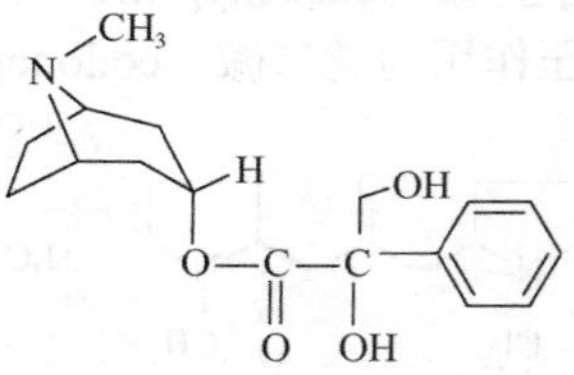

樟柳碱

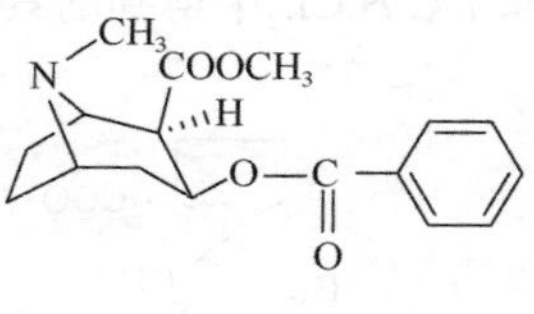

可卡因

四、哌啶生物碱

哌啶生物碱（piperidine alkaloid）是以哌啶环为基本骨架的一类生物碱，来源于赖氨酸代谢途径，已发现约 200 种。这类生物碱结构相对简单，主要分布在胡椒科（Piperaceae）、伞形科（Umbelliferae）、荨麻科（Urticaceae）、茜草科（Rubiaceae）、茄科（Solanaceae）、百合科（Liliaceae）和大戟科（Euphorbiaceae）等植物中，如具抗惊厥和镇静作用的胡椒碱，具有剧毒作用的毒芹碱（coniine），及具加快呼吸作用的山梗菜碱（lobeline）等。

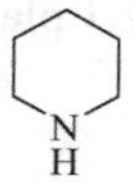

哌啶

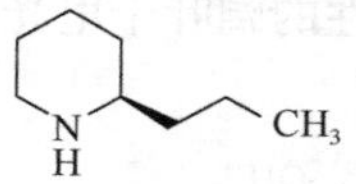

毒芹碱

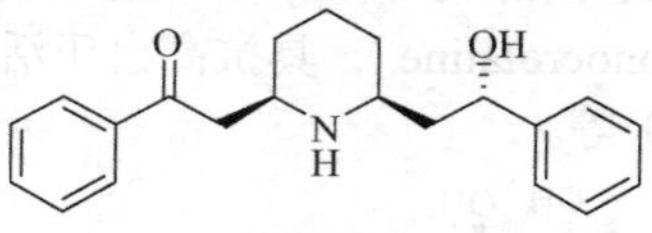

山梗菜碱

五、吲哚里西丁生物碱

吲哚里西丁生物碱（indolizidine alkaloid）是指以一个哌啶环和一个吡咯环通过一个氮原子和邻位碳原子稠合而成的吲哚里西丁为基本骨架的一类生物碱，来源于赖氨酸代谢途径。已发现约有 1000 种。该类生物碱结构复杂，在高等植物、细菌、真菌、无脊椎动物、脊椎动物、海洋生物等中广泛存在。这类生物碱具较强的生物活性，如抑制糖苷酶活性、病毒复制、肿瘤细胞迁移及诱导肿瘤细胞凋亡等活性。例如，从大戟科白饭树属（Flueggea）植物中得到的具有中枢兴奋作用的一叶萩碱（securinine），从萝藦科（Asclepiadaceae）娃儿藤属（Tylophora）和鹅绒藤属（Cynanchum）植物中分离到的具抗癌活性的娃儿藤碱 E（tylophorine E）及 vincetene 等。

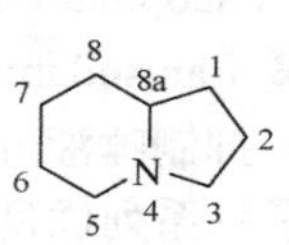

吲哚里西丁

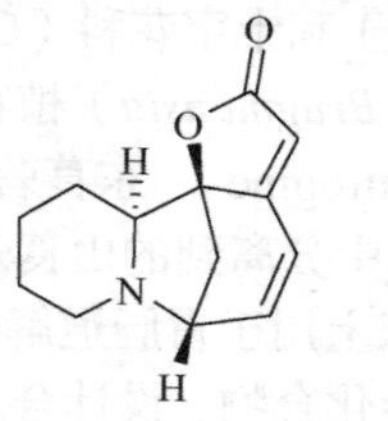

一叶萩碱

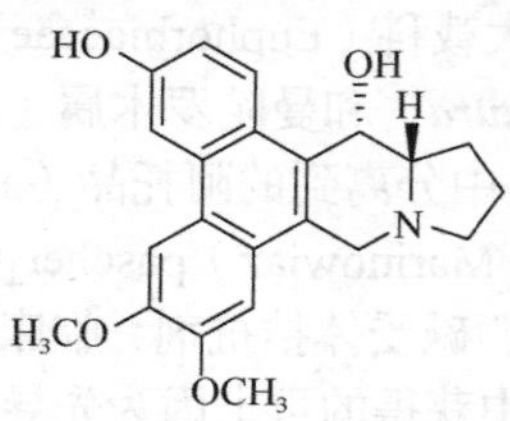

娃儿藤碱 E

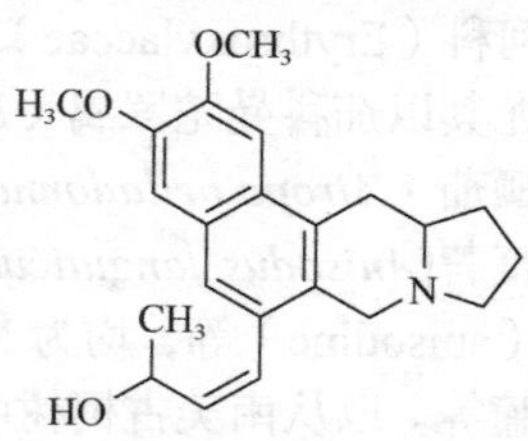

vincetene

六、喹喏里西丁生物碱

喹喏里西丁生物碱（quinolizidine alkaloid）是指以两个哌啶环共用一个氮原子构成的喹喏

里西丁为基本骨架的一类生物碱,来源于赖氨酸代谢途径。该类生物碱在高等植物中分布广泛,如豆科、小檗科、蔷薇科(Rosaceae)、茄科、罂粟科、千屈菜科(Lythraceae)和石松科(Lycopodiaceae)等植物。已发现的该类生物碱数目众多,具有代表性的有具抗癌活性的苦参碱(matrine)、氧化苦参碱(oxymatrine),可引起子宫收缩的鹰爪豆碱(sparteine),具有显著细胞毒性的羽扇豆碱(lupinine)等。其中苦参碱类已经被开发成药品用于临床(如苦参碱注射液、氧化苦参碱注射液、苦参素注射液等),苦参碱类具有抑制中枢神经、抗心律失常、抗肝炎和抗肝纤维化及抑制部分肿瘤增殖和转移的作用,促进细胞凋亡有一定作用。苦参碱类还具有广谱的杀菌作用,作为生物农药在农业病虫害防治方面也发挥着重要作用。

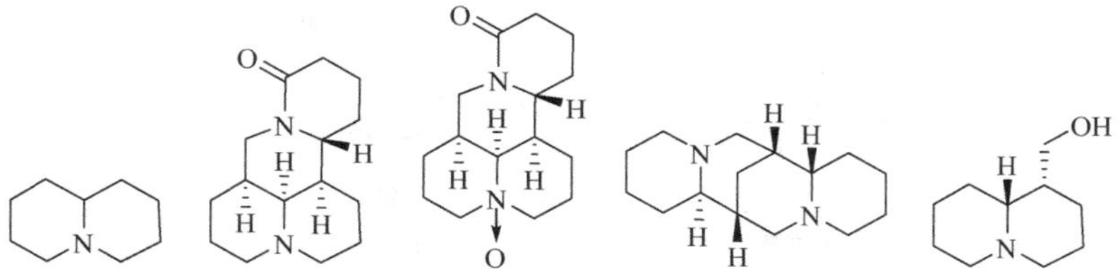

喹喏里西丁　苦参碱　氧化苦参碱　鹰爪豆碱　羽扇豆碱

七、喹啉生物碱

喹啉生物碱(quinoline alkaloid)是指以喹啉环为基本母核的一类生物碱,来源于邻氨基苯甲酸途径。主要分布在芸香科、珙桐科(Davidiaceae)和茜草科等植物中,如最初从茜草科金鸡纳属(cinchona)植物中分离得到总生物碱,又称为金鸡纳生物碱(cinchona alkaloids),分离可得到奎宁(quinine),具有良好的抗疟疾的作用;从喜树(Camptotheca acuminata)中分离到的具有细胞毒活性的喜树碱(camptothecine),具有DNA拓扑异构酶Ⅰ(topoisomerase Ⅰ)的特异性抑制活性,其结构改造产物,如10-羟基喜树碱(10-hydroxy camptothecine)已在我国上市,用于治疗结肠癌、胃癌、肝癌等消化系统肿瘤。

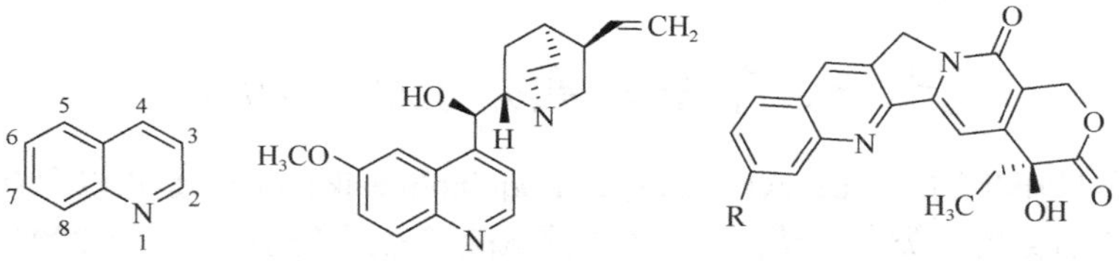

喹啉　奎宁　喜树碱　R=H　10-羟基喜树碱　R=OH

八、吖啶酮生物碱

吖啶酮生物碱(acridone alkaloids)是指含有9(10H)-吖啶酮基本母核的一类生物碱,来源于邻氨基苯甲酸途径。已经发现约210种,主要来源于芸香科、苦木科(simaroubaceae)和胡椒科植物,在抗肿瘤、抗病毒、抗疟疾和抗菌方面有一定活性,如从芸香科植物山油柑[Acronychia pedunculata(L.)Mig.]树皮中分离得到的具抗肿瘤活性的山油柑碱(acronycine)和从吴茱萸[Evodia rutaecarpa(Juss.)Benth]中分离得到的吴茱黄宁(evoprenine)等。

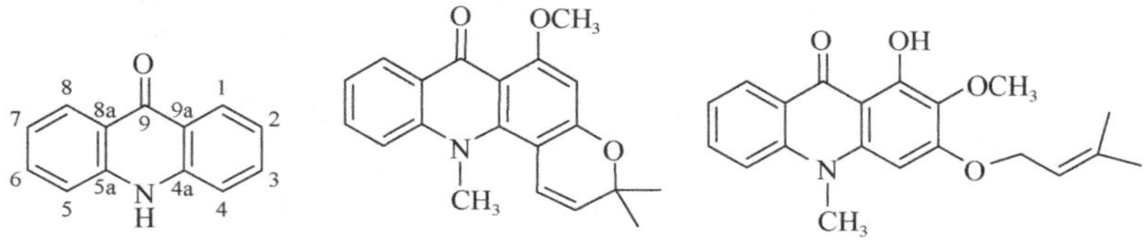

吖啶酮　山油柑碱　吴茱黄宁

九、简单苯丙胺生物碱

简单苯丙胺生物碱（simple amphetamine alkaloid）是指氮原子不在环内，具有苯丙胺基本结构的一类生物碱。该类生物碱的结构简单，生物活性显著。已发现的数量不多，有 20 多种。主要来源于麻黄科麻黄属、卫矛科（Celastraceae）巧茶属（Catha）、豆科金合欢属（Acacia）及罂粟科罂粟属（Papaver）的植物，代表性化合物为具有平喘作用的麻黄碱，具有抗癌作用的秋水仙碱（colchicine）等。

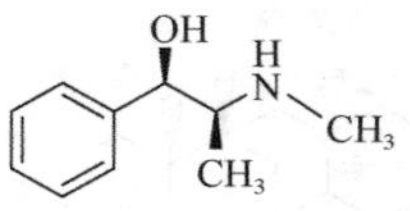

麻黄碱 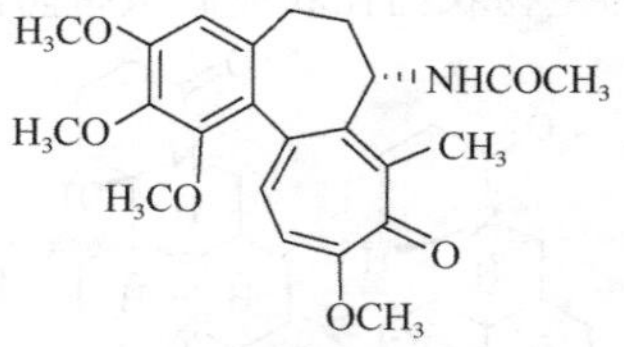　　　　　　　秋水仙碱

十、四氢异喹啉生物碱

四氢异喹啉生物碱（tetrahydroisoquinoline alkaloid）是指以四氢异喹啉为基本骨架的一类生物碱，来源于苯丙氨酸和酪氨酸途径。该类生物碱种类较少，结构简单，主要分布在罂粟科罂粟属、紫堇属（Corydalis）、毛茛科唐松草属（Thalictrum）等植物中。如鹿尾草中降压成分的（1S）-萨苏林[（−）salsoline]和（1R）-萨苏里丁[（＋）-salsolidine]等。

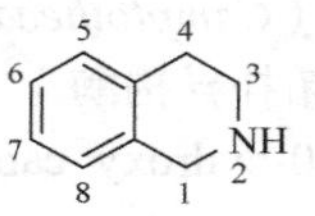

四氢异喹啉　　　　　（1S)-萨苏林　　　　　（1R)-萨苏里丁

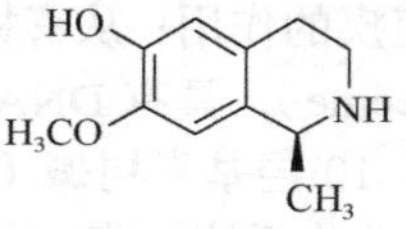

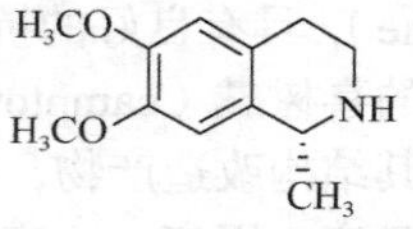

十一、苄基四氢异喹啉生物碱

苄基四氢异喹啉生物碱（benzyl tetrahydroisoquinolinealkaloids）是指以含有一个四氢异喹啉和苄基为基本骨架的一类生物碱，来源于苯丙氨酸和酪氨酸途径。截至 2005 年，已发现约 2400 个这类生物碱，主要来源于木兰科（Magnoliaceae）、毛茛科（Ranunculaceae）、防己科（Menispermaceae）、马兜铃科（Aristolochiaceae）、番荔枝科（Annonaceae）、罂粟科、芸香科、大戟科、樟科（Lauraceae）、马钱科（Loganiaceae）和小檗科等植物。由于数量多、结构复杂，又将其进一步分为以下几类。

1. 苄基四氢异喹啉生物碱　是指以异喹啉 1 位取代有苄基为基本骨架的一类生物碱，如乌头中具强心作用的去甲衡州乌药碱[（R）-norcoclaurine]、鸦片中具解痉作用的罂粟碱（papaverine）及厚朴（Magnolia officinalis）中的厚朴碱（magnocurarine）等。

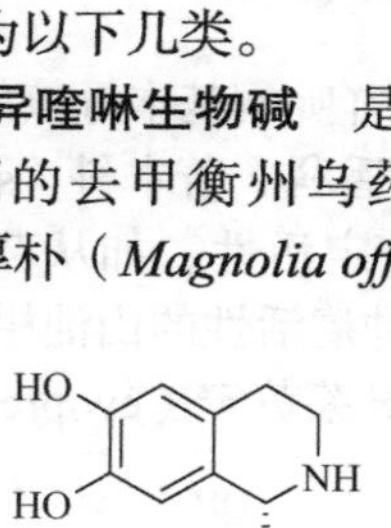

去甲基衡州乌药碱 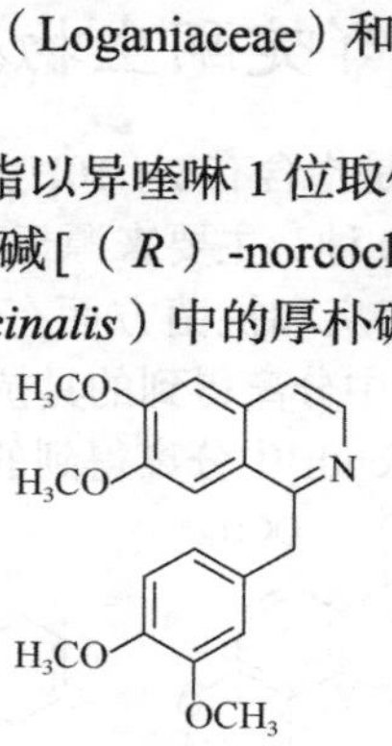　　　　　罂粟碱 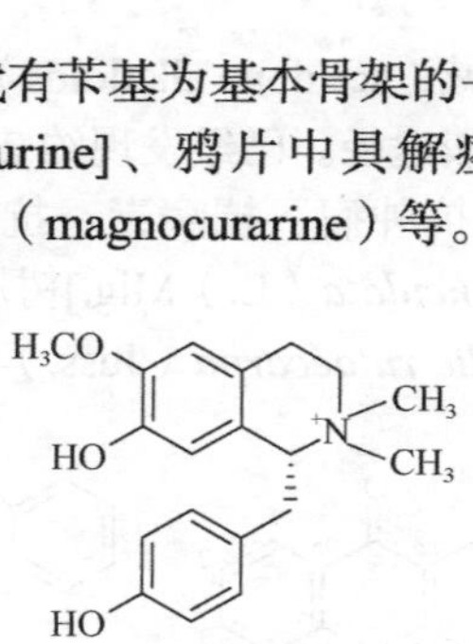　　　　　厚朴碱

2. 双苄基四氢异喹啉生物碱（bisbenzyl tetrahydroisoquinoline alkaloids）　是指由两分子的

苄基四氢异喹啉通过 1～3 个醚氧键相连而成的二聚体或多聚体型的一类生物碱。以异喹啉母核为头，苄基为尾，按连接方式可分为头-头相连、尾-尾相连及头-尾相连等多种连接方式，如粉防己碱（tetrandrine）和木防己碱（trilobine）为头-头/尾-尾连接；木兰胺（magnolamine）和蝙蝠葛碱（dauricine）为尾-尾相连；D-筒箭毒碱（D-tubocurarine）和 D-异谷树碱（D-isochondodendrine）则为头-尾/尾-头连接等。

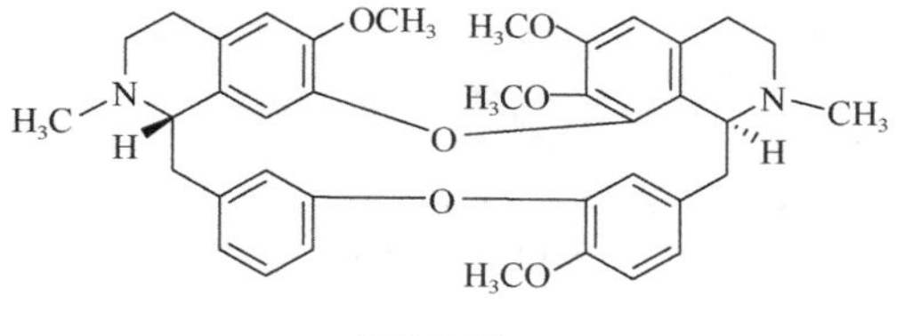

汉防己碱

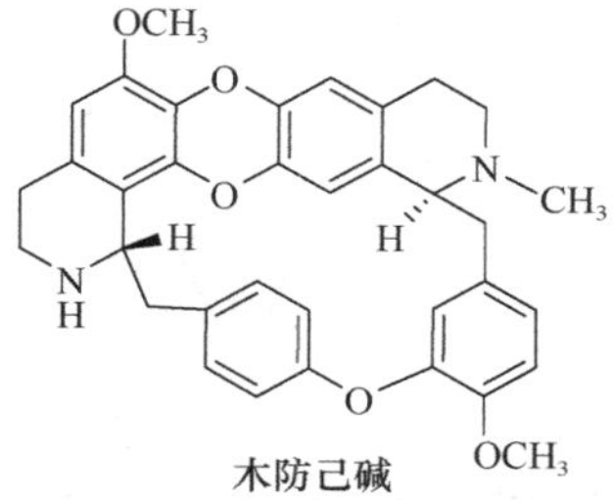

木防己碱

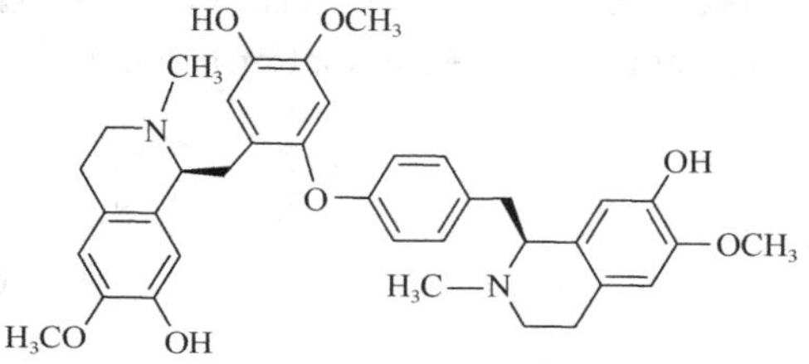

木兰胺

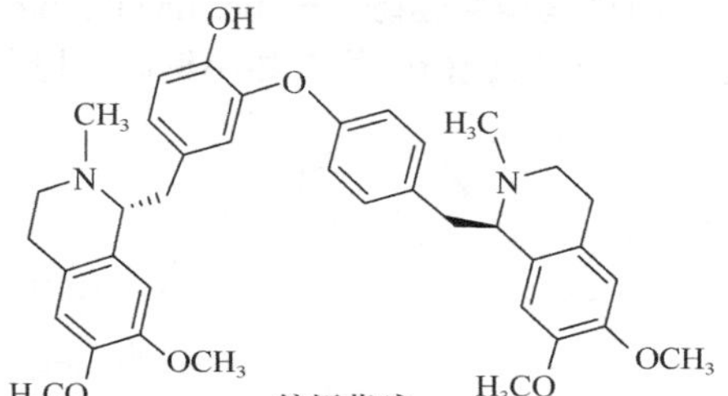

蝙蝠葛碱

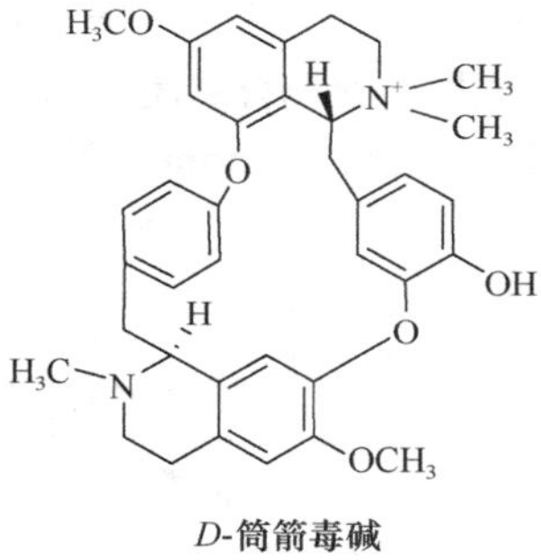

D-筒箭毒碱

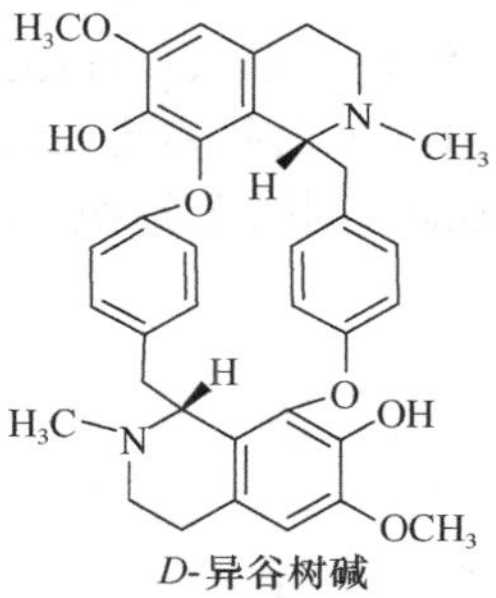

D-异谷树碱

3. 阿朴啡生物碱（aporphine alkaloids） 是由苄基四氢异喹啉的苄基部分苯环和四氢异喹啉部分的 8 位脱去一分子氢形成的四环化合物，如存在于马兜铃（*Aristolochia debilis*）中具降压作用的木兰碱（magnoflorine），存在于番荔枝（*Annona squamosa*）中具抗癌活性的紫堇定（corydine）及千金藤碱（stephanine）等均属此类生物碱。

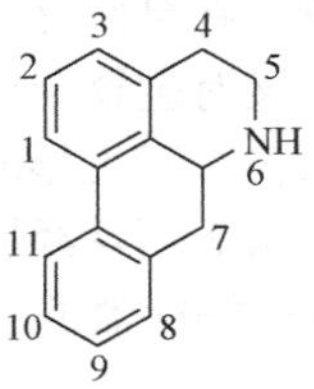

阿朴啡

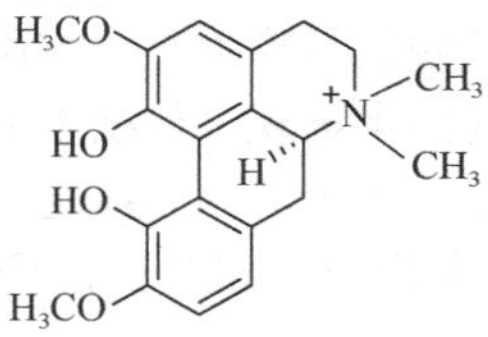

木兰碱

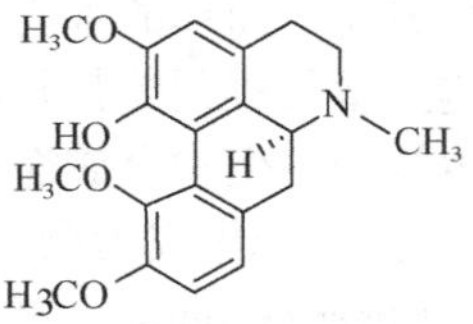

紫堇定

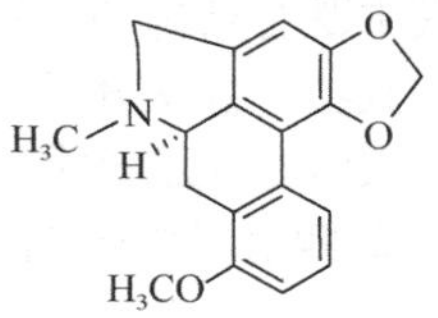

千金藤碱

4. 吗啡烷生物碱（morphinan alkaloids） 是由苄基四氢异喹啉经酚羟基氧化、碳碳偶联等过程而产生的含部分饱和菲核的具四环基本骨架结构的一类生物碱，主要分布在罂粟科和防己科植物中。如吗啡、可待因（codeine）、青藤碱（sinomenine）、莲花碱（hasubanonine）等。

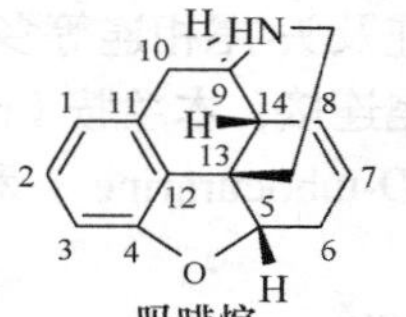

吗啡烷 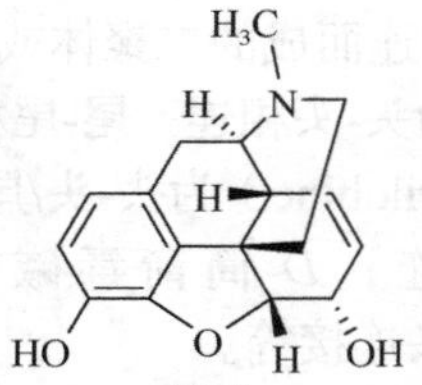　　　　　吗啡 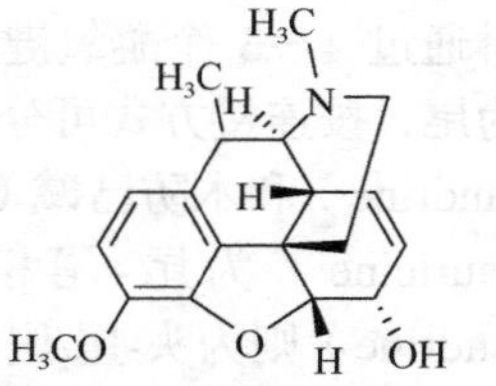　　　　　可待因

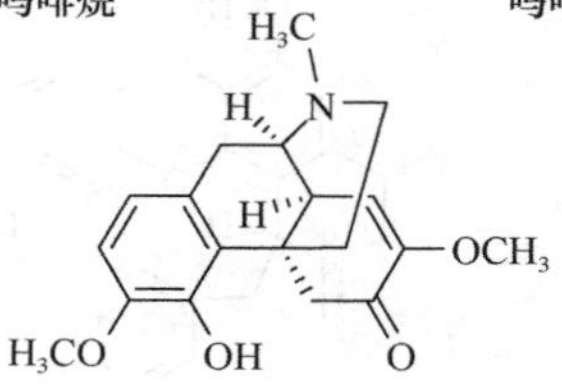

青藤碱 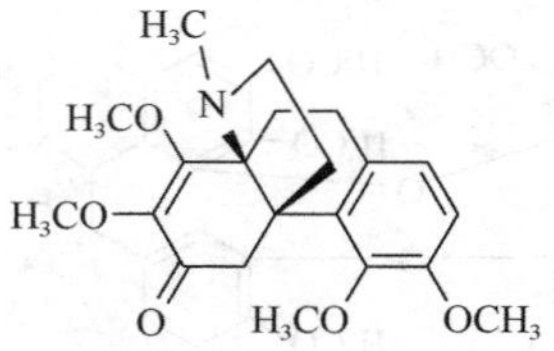　　　　　莲花碱

5. 原小檗碱生物碱（berberine alkaloids）　可视为两个异喹啉环稠合而成。原小檗碱常为四氢或二氢小檗碱衍生物，如小檗碱、巴马亭（palmatine）及药根碱（jatrorrhizine）等。

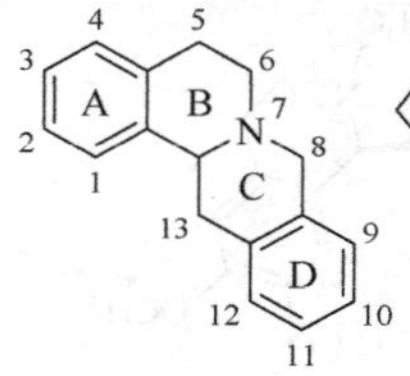

小檗碱骨架 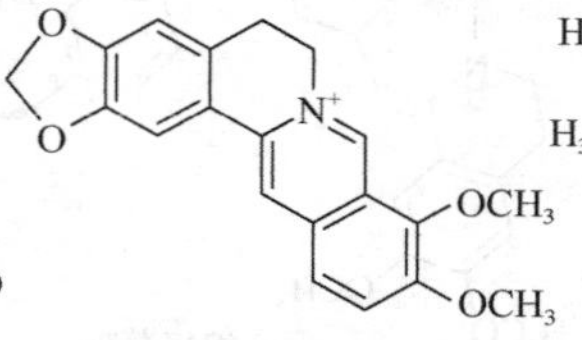　　　　　小檗碱 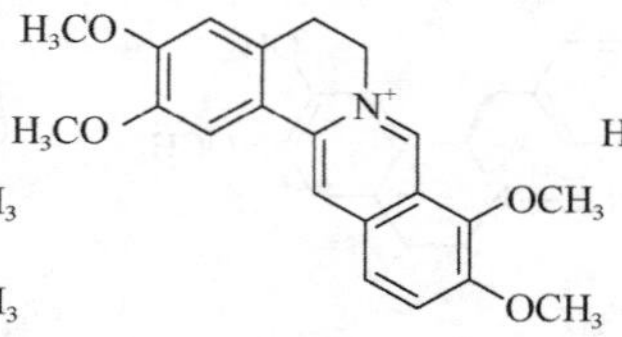　　　　　巴马亭 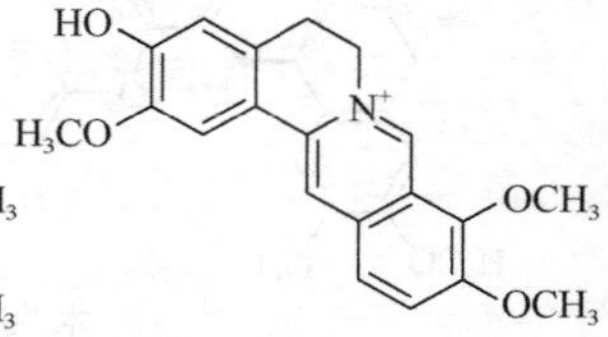　　　　　药根碱

6. 苯菲啶生物碱（benzophenanthridine alkaloids）　依据菲啶稠合基团不同分为苯骈菲啶类和吡咯骈菲啶类，如白屈菜碱（chelidonine）和白屈菜红碱（chelerythrine）属于苯骈菲啶类；而石蒜碱（lycorine）则属于吡咯骈菲啶类。

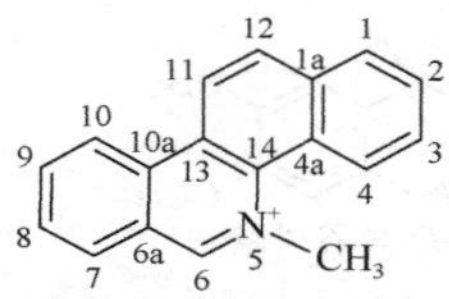

苯骈菲啶 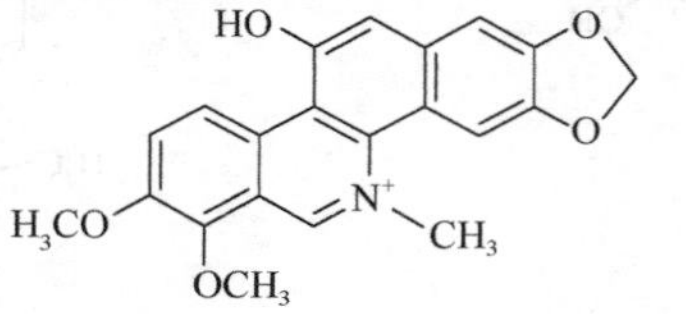　　　　　白屈菜红碱 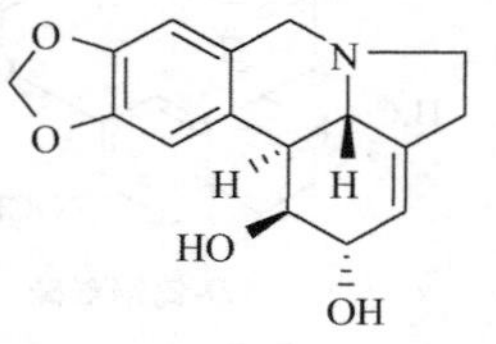　　　　　石蒜碱

十二、苯乙基四氢异喹啉生物碱

苯乙基四氢异喹啉生物碱（phenylethyl tetrahydroisoquinoline alkaloids）在自然界分布科属较少，其中既有结构和生物合成途径简单的苯乙基四氢异喹啉类生物碱，又有生物合成途径复杂，结构独特，仅从分子结构上看很难判断其归属的生物碱，如秋水仙碱类、三尖杉碱类生物碱。同位素示踪显示该类型生物碱的生物合成途径均源于苯丙氨酸与酪氨酸，而且经历了一个简单苯乙基四氢异喹啉前体后，在转化成为最终生物碱，如对白血病有较好疗效的三尖杉碱（cephalotaxine）、三尖杉酯碱（harringtonine）等。

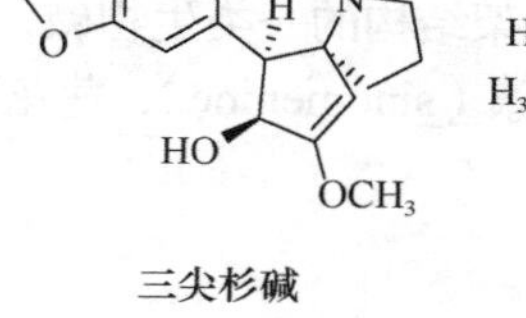

三尖杉碱 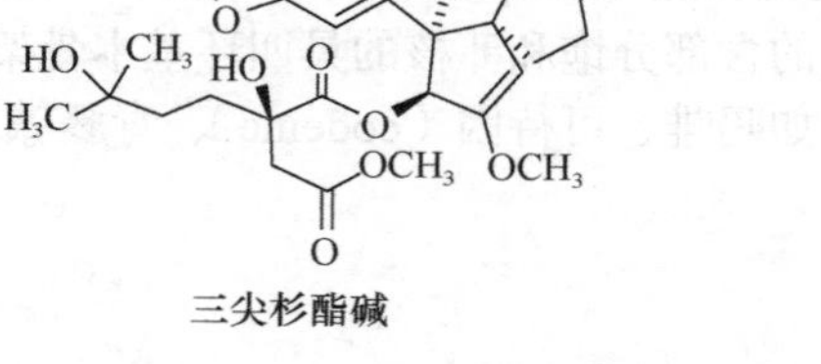　　　　　三尖杉酯碱

十三、吐根碱生物碱

吐根碱生物碱（emetine alkaloids）分子结构中常含有一个四氢异喹啉环和一个裂环烯醚萜开环的片段，两部分拼合形成基本骨架。其在自然界分布较少，主要分布在茜草科、八角枫科（Alangiaceae）等植物中，如具催吐作用的吐根碱（emetine）、吐根酚碱（cephaeline）及 tubulosin 等。

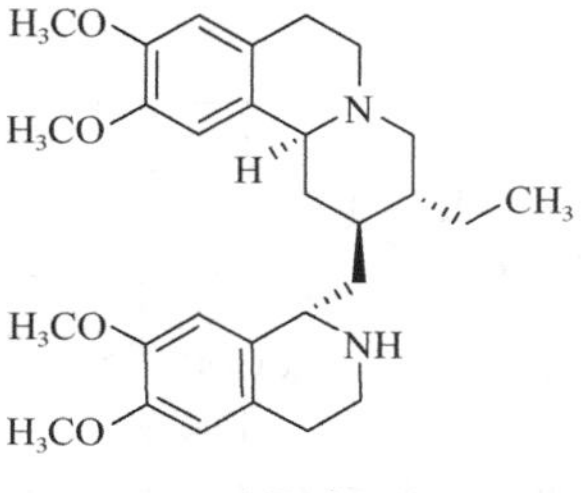

吐根碱 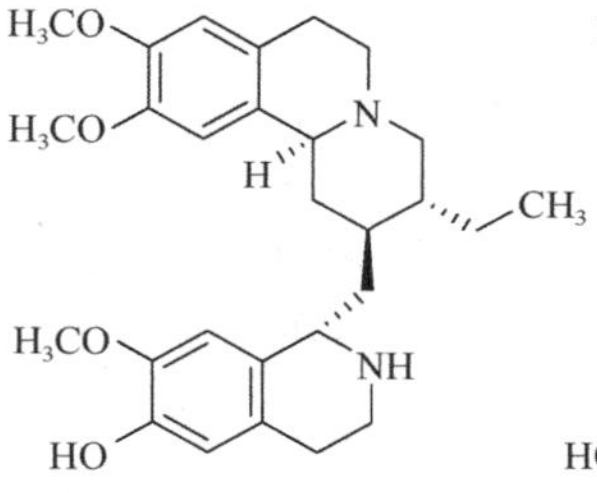　　　　　　吐根酚碱 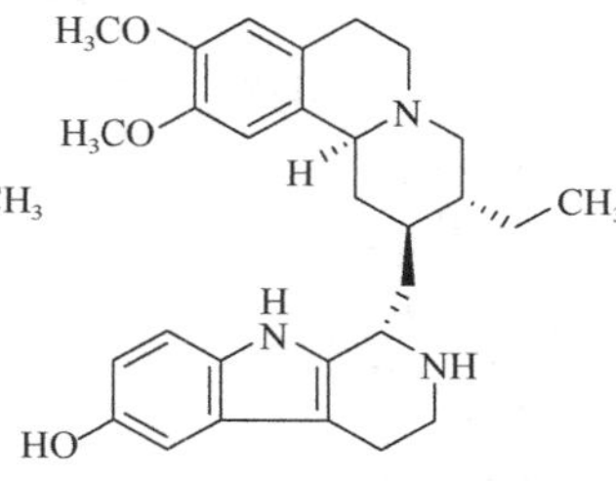　　　　　　tubulosin

十四、吲哚生物碱

吲哚生物碱（indole alkaloids）是生物碱中种类较多、结构较为复杂且多具生物活性的一大类生物碱，来源于鸟氨酸途径，主要分布在夹竹桃科、茜草科、马钱科、苦木科、十字花科、芸香科等植物中。依据其结构特点可分为：简单吲哚类、β-卡波林类、半萜吲哚类、单萜吲哚类和双吲哚类等。

1. 简单吲哚生物碱（simple indole alkaloids）　结构中只有吲哚母核，没有其他杂环结构，主要分布在豆科和禾本科植物中。如存在于菘蓝（*Isatis indigotica* Fortune）中的大青素 B（isatan B）、蓼蓝中的靛苷（indican）。

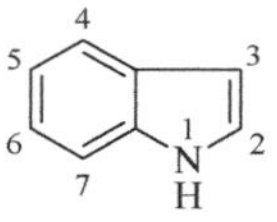

吲哚 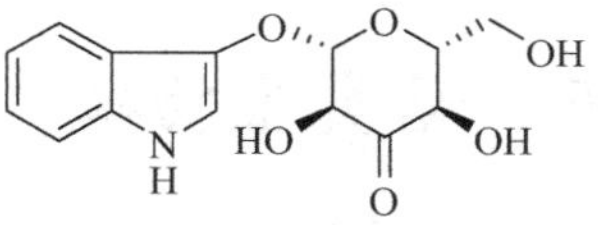　　　　　　大青素B 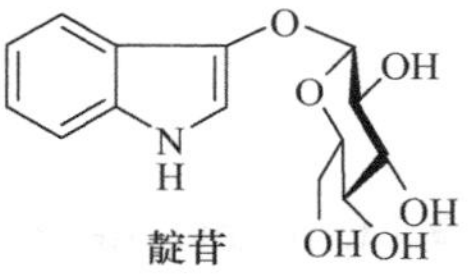　　　　　　靛苷

2. β-卡波林生物碱　卡波林生物碱（carboline alkaloids）被认为是吡啶骈吲哚（pyrido indoles）类生物碱，按照环合方式不同，分为 α-卡波林、β-卡波林、γ-卡波林、δ-卡波林。其中 β-卡波林类生物碱在自然界分布最广，数量最多，研究最为深入。其主要分布在植物界和海洋生物中，如从深水海绵（*Plakortis nigra*）中得到的具肿瘤抑制活性的化合物 plakortamine B。

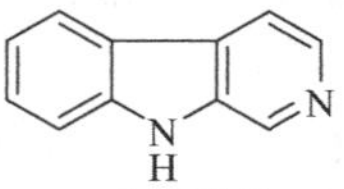

β-卡波林 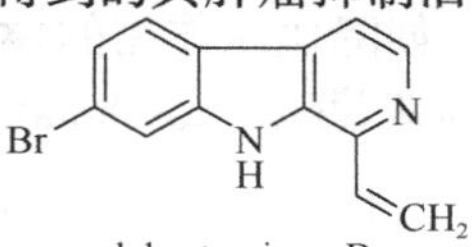　　　　　　plakortamines B

3. 半萜吲哚生物碱（semi-terpenoid indole alkaloids）　集中分布在麦角菌[*Ciavieps purpurea*（Fr.）Tulasne]中，又称为麦角生物碱（ergot alkaloids）。分子中含有一个以吲哚环合并喹啉环构成四环麦角碱母核体系，如具有兴奋子宫作用的麦角新碱（ergometrine）、麦角胺（ergotamine）等。

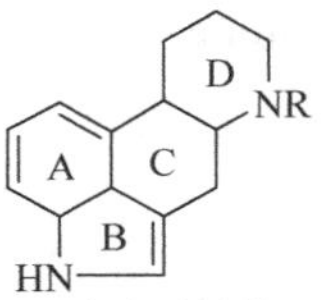

四环麦角碱母核 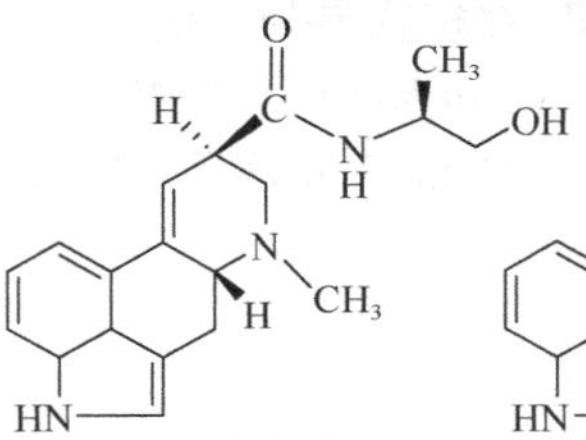　　　　　　麦角新碱 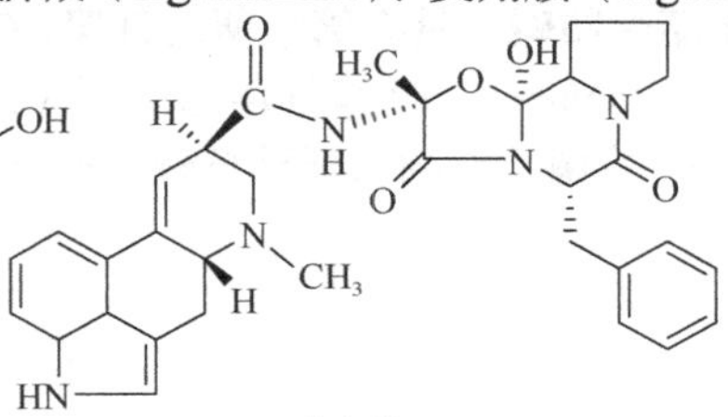　　　　　　麦角胺

4. 单萜吲哚生物碱（monoterpenoid indole alkaloids） 是天然产物中一类重要的活性物质，数目较多，结构复杂，特点是分子中具有吲哚核和 C_9 或 C_{10} 的裂环番木鳖萜及其衍生物的结构单元，如存在于番木鳖中具中枢兴奋作用的士的宁，具有降压作用的利血平（reserpine）及钩藤碱（rhynchophylline）。此外尚有柯南因（corynantheine）、长春胺（vincamine）及依波加明（ibogaminge）等亦属单萜吲哚类生物碱。

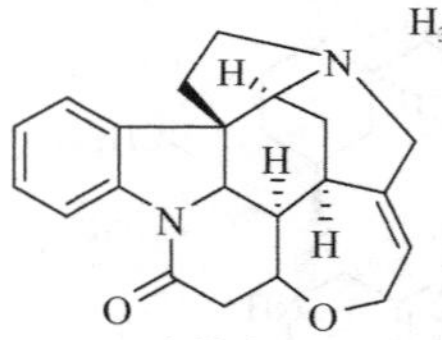

士的宁 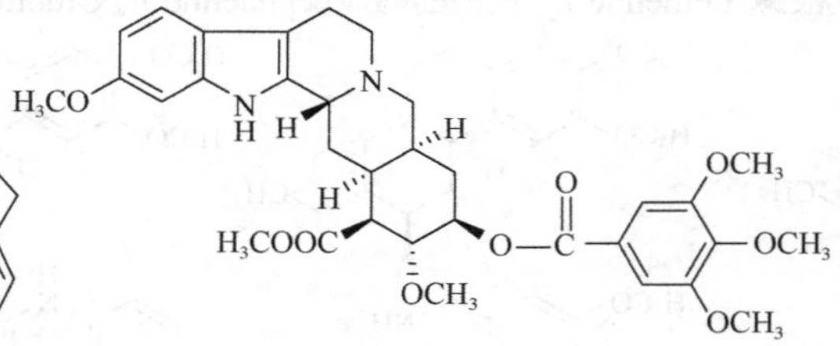　　　　　　　　利血平 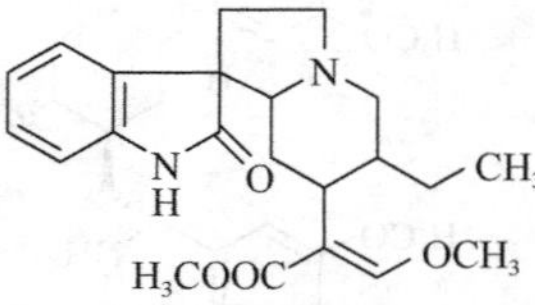　　　　　　　　钩藤碱

5. 双吲哚生物碱（bisindole alkaloids） 由二分子单萜吲哚类生物碱经分子间缩合而成，如从长春花中分离到的抗肿瘤药物长春碱（vinblastine）和长春新碱（vincristine）。

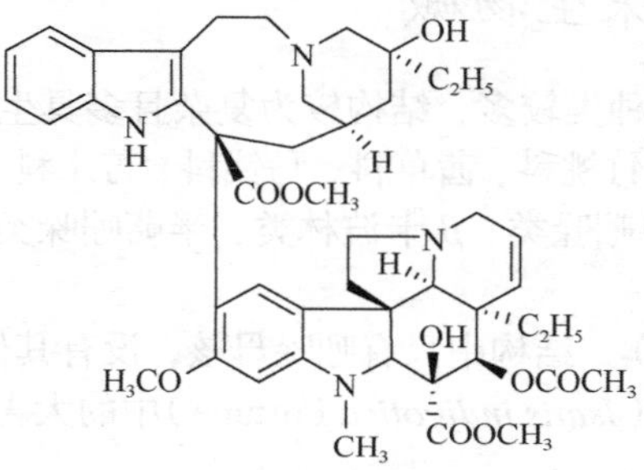

长春碱 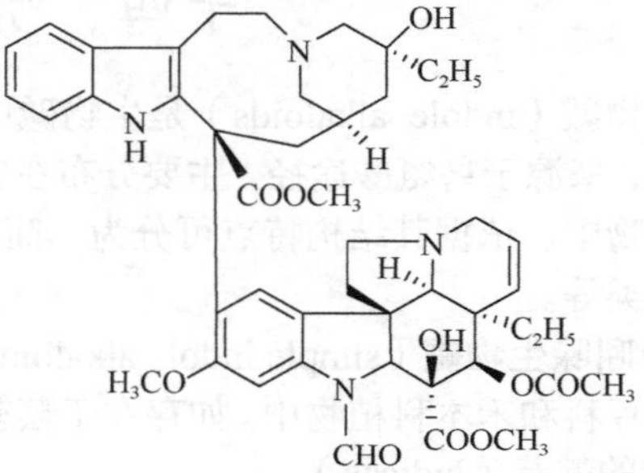　　　　　　　　　　　长春新碱

十五、萜类生物碱

萜类生物碱（terpenoid alkaloids）主要来源于异戊烯合成途径。按其结构中的碳原子个数可分为单萜生物碱（monoterpenoid alkaloids）、倍半萜生物碱（sesquiterpenoid alkaloids）、二萜（diterpenoid alkaloid）及三萜生物碱（triterpenoid alkaloids）。

1. 单萜生物碱 主要由环烯醚萜衍生而来，常与单萜吲哚类生物碱共存，多分布于猕猴桃科（Actinidiaceae）、龙胆科（Gentianaceae）、马钱科（Loganiaceae）、夹竹桃科及玄参科（Scrophulariaceae）植物中，如降血压作用的猕猴桃碱（actinidine）、抗炎镇痛作用的龙胆碱（gentianine）及强壮作用的肉苁蓉碱（boschniakine）等。

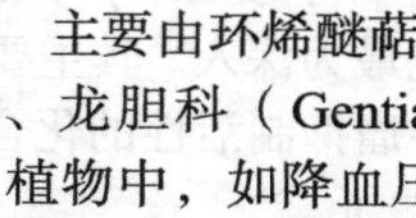

猕猴桃碱 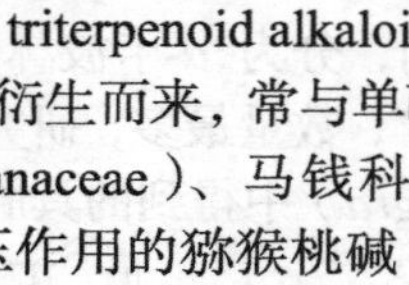　　　　　　　龙胆碱 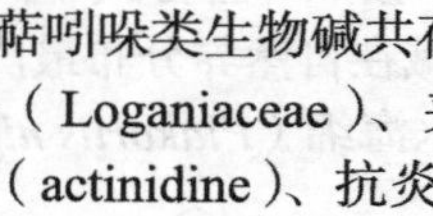　　　　　　　肉苁蓉碱

2. 倍半萜生物碱 具有倍半萜的骨架，在植物界分布很窄，主要集中在兰科（Orchidaceae）石斛属（Dendrobium）、睡莲科萍蓬草属（Nuphar）等植物中，如具止痛退热作用的石斛碱（dendrobine）、抗菌活性的黄萍蓬草碱（nuphleine）及萍蓬定（nupharidine）等。

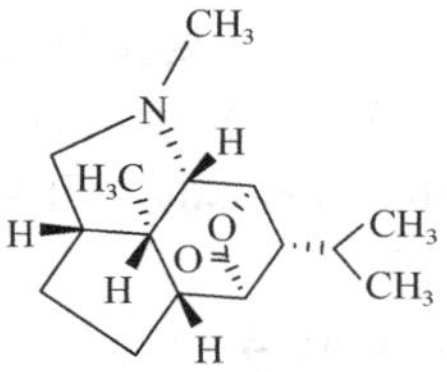

石斛碱 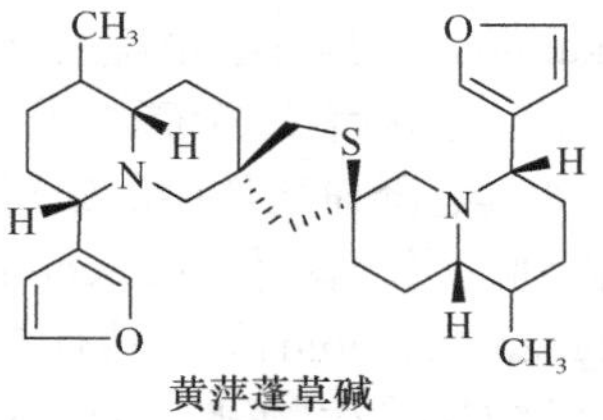   黄萍蓬草碱 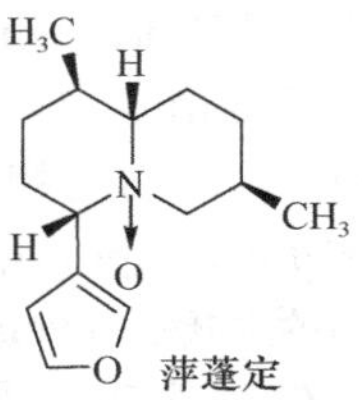   萍蓬定

3. 二萜生物碱 主要为含 19 个碳原子和 20 个碳原子构成的四环二萜（对映-贝壳杉烷）或五环二萜（乌头烷，aconitanes）型，分子中具有 β-氨基乙醇、甲胺或乙胺形成的杂环。主要分布于毛茛科乌头属（*Aconitum*）和翠雀属（*Delphinium*）及蔷薇科绣线菊属（*Spiraea*）植物中，如具镇痛作用的乌头碱（aconitine）、抗心律失常作用的关附甲素（guan-fu base A）及具有抗肿瘤活性的紫杉醇等。

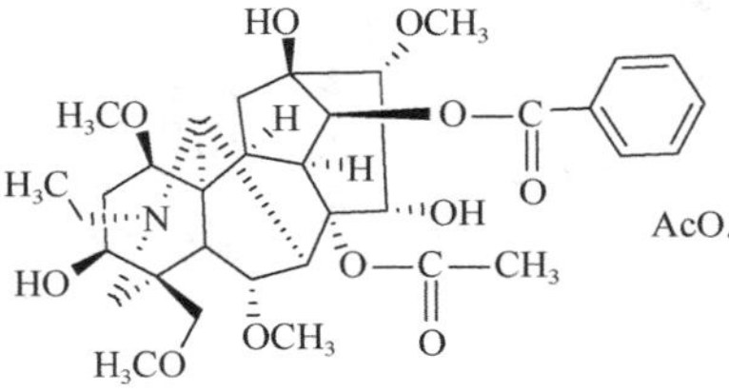

乌头碱 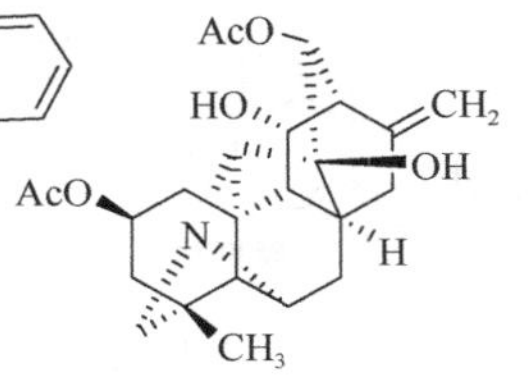   关附甲素

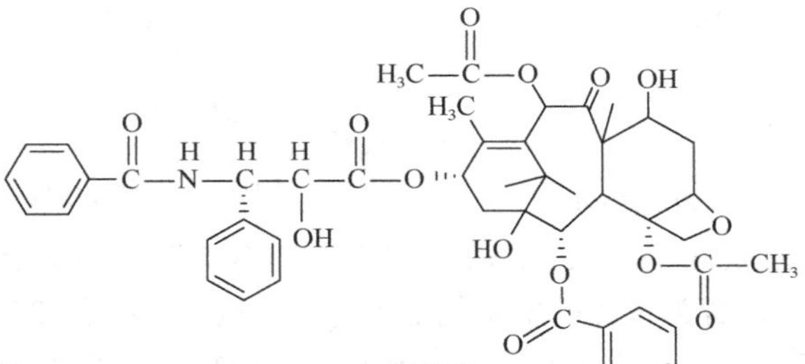

紫杉醇

4. 三萜生物碱 数目较少，结构中具三萜或降三萜骨架，主要分布于交让木科交让木属（*Daphniphyllum*）及黄杨科黄杨属（*Buxus*）植物中，如交让木碱（daphniphylline）及 *N*-benzoyl-16-acetylcyclobuxidine F 等。

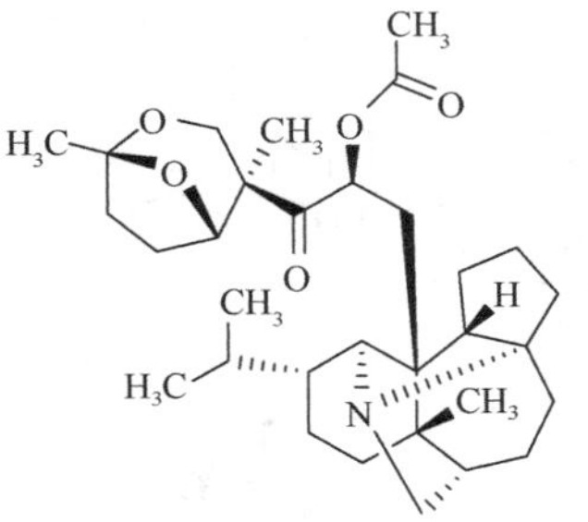

交让木碱 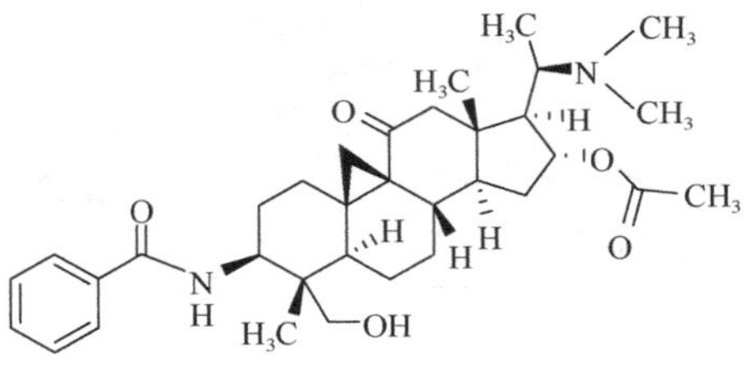   *N*-benzoyl-16-acetylcyclobuxidine F

十六、甾体生物碱

甾体生物碱（steroid alkaloids）是天然甾体的含氮衍生物，与萜类生物碱同属于非氨基酸来源生物碱，统称为伪生物碱。根据甾体的骨架分为孕甾烷生物碱、环孕甾烷生物碱和胆甾烷生物碱。

1. 孕甾烷生物碱（pregnane alkaloids）　具有孕甾烷的基本母核，主要指孕甾烷 C-3 或 C-20 位单氨基或双氨基的衍生物，其骨架一般含有 21 个碳原子，又称 C$_{21}$ 甾生物碱，主要分布于夹竹桃科、黄杨科及百合科植物中，如具有降血压作用的康斯生（conessine）及从黄杨科野扇花（*Sarcococca ruscifolia* stapt）叶中得到的野扇花碱（saracodine）。

2. 环孕甾烷生物碱（cyclopregnane alkaloids）　具有 19-环-4，4，14α-三甲基孕甾烷型结构，一般母核具有 24 个碳原子，又称 C$_{24}$ 甾生物碱，主要分布在黄杨科植物中，如具有增加冠脉流量、强心等作用的环常绿黄杨碱 D（cyclovirobuxine D）及从黄杨木中分离得到的环黄杨酰胺（cycloprotobuxinamine）等。

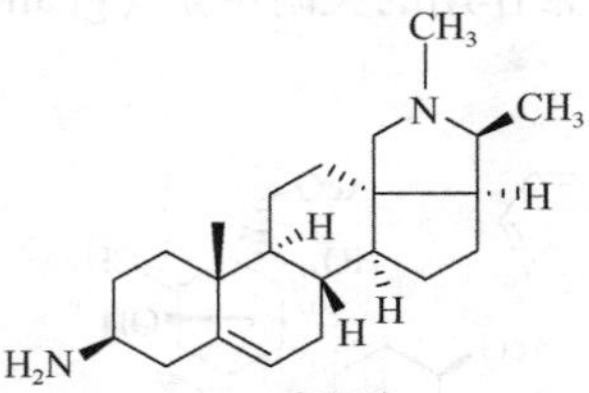

康斯生 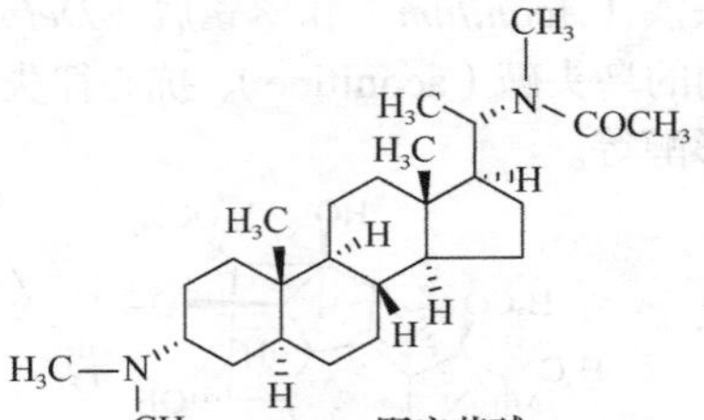　　　　　野扇花碱

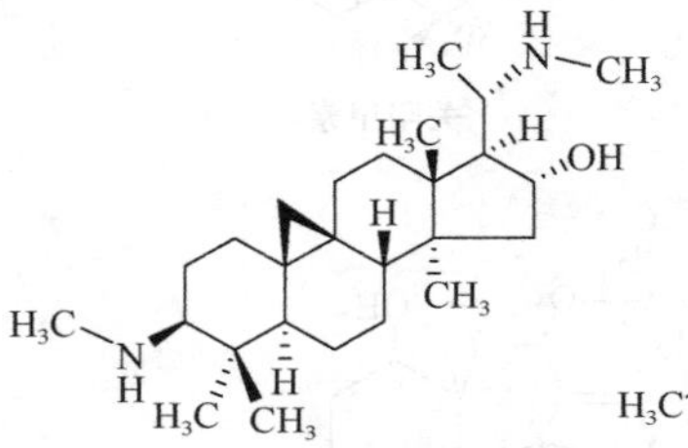

环常绿黄杨碱D 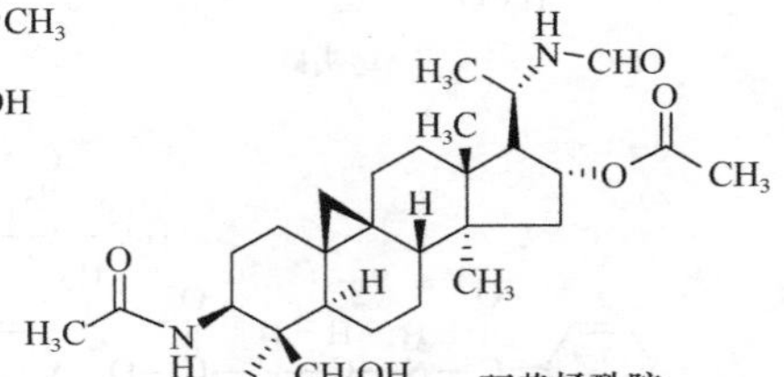　　　　　环黄杨酰胺

3. 胆甾烷生物碱（cholestane alkaloids）　按骨架可分为胆甾烷类生物碱和异胆甾烷类生物碱。胆甾烷类是以天然甾醇为母体的氨基化衍生物，一般母核具有 27 个碳原子，又称 C$_{27}$ 甾生物碱。常以苷的形式存在，主要分布于茄科和百合科植物中，如澳洲茄胺（solasodine）等；异胆甾烷类与胆甾烷类的主要区别在于五元环（C 环）与六元环（D 环）异位，其主要分布于百合科的藜芦属（*Veratrum*）和贝母属（*Fritillaria*）植物中，常以游离碱、酯及苷的形式存在，如藜芦胺（veratramine）、介藜芦胺（jervine）和平贝碱乙（pingpeimine B）等。

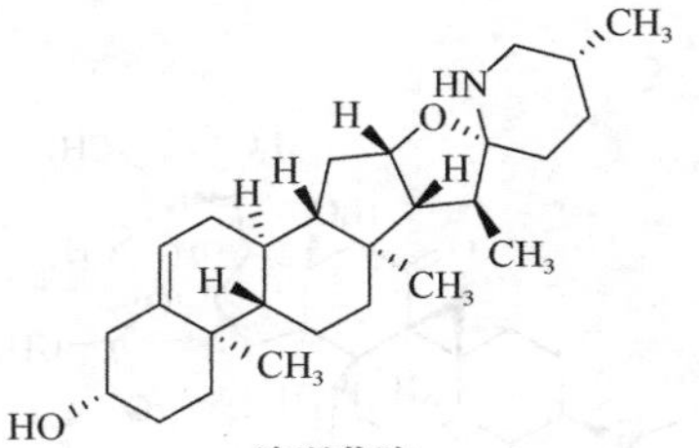

澳洲茄胺 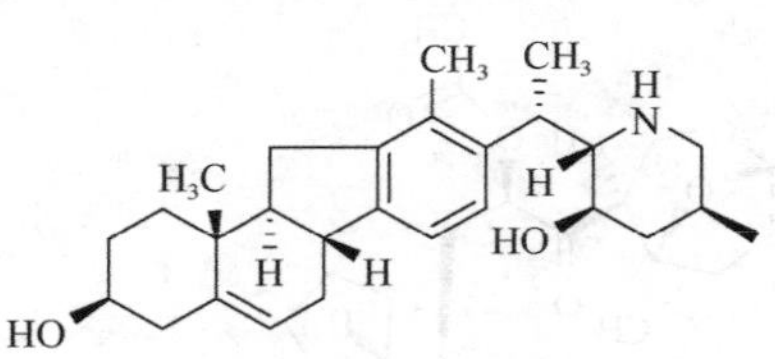　　　　　藜芦胺

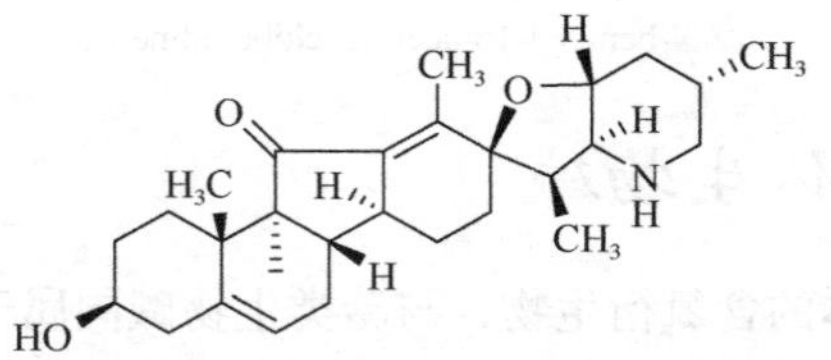

介藜芦胺 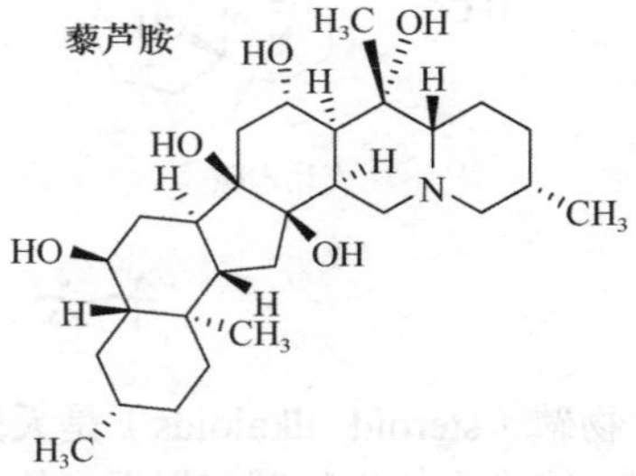　　　　　平贝碱乙

第三节 生物碱的理化性质

一、性 状

生物碱类化合物绝大多数由 C、H、O、N 元素组成，极少数分子含有 Cl、S 等元素。多数生物碱为结晶形固体，少数为无定形粉末，个别生物碱为液态。固体生物碱一般具有确定的熔点，极个别的，如防己诺林碱（fangchinoline）、浙贝乙素（verticinone B）等有双熔点现象。液态生物碱，如 *L*-烟碱、（–）-毒藜碱[（–）-anabasine]、槟榔碱（arecoline）等的分子中一般不含有氧原子或氧原子以酯键形式存在。液体生物碱及个别小分子生物碱，如麻黄碱等，常压下能够随水蒸气蒸馏而逸出。有的生物碱还具有升华性，如咖啡因等。

L-烟碱 毒藜碱 槟榔碱

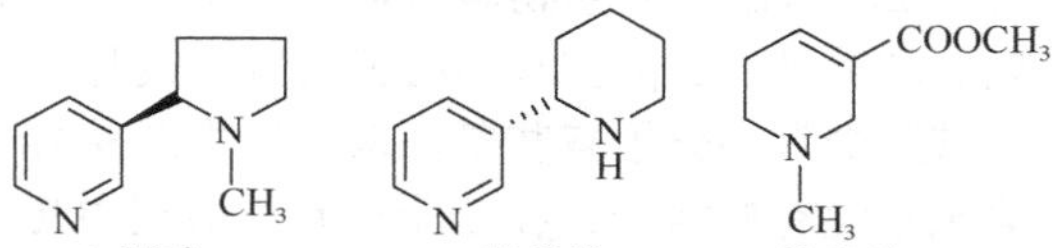

生物碱多数具有苦味，有些味极苦，如盐酸小檗碱；有的生物碱具辣味，如胡椒碱；个别生物碱具有甜味，如甜菜碱（betaine）等。

生物碱一般为无色，少数具有较长共轭体系的生物碱表现出各种颜色。例如，小檗碱、蛇根碱（reserpine）为黄色，小檗红碱（berberubine）为红色，一叶萩碱为淡黄色等。当生物碱结构中共轭系统发生变化，颜色也会随之发生改变。例如，小檗碱为黄色，当被还原成四氢小檗碱时，因共轭系统减小而变为无色。

蛇根碱 小檗红碱

小檗碱(黄色) 四氢小檗碱(无色)

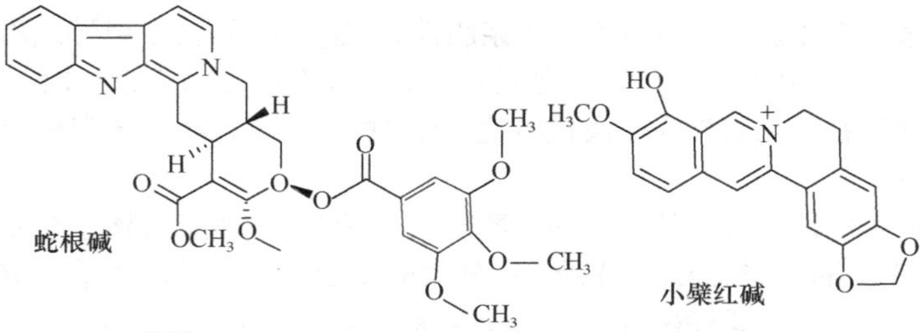

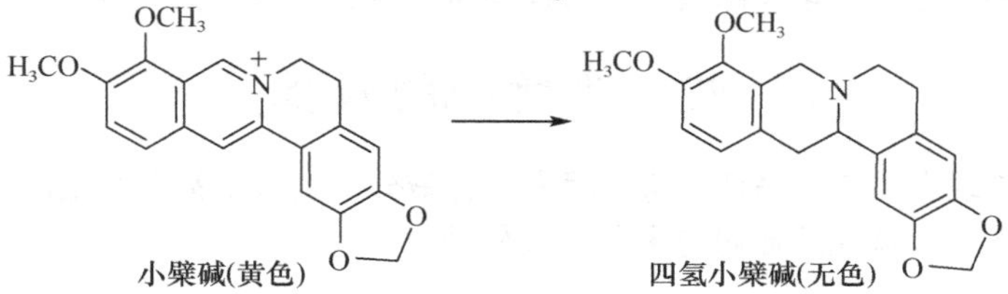

二、旋 光 性

生物碱结构中如有手性碳原子或手性氮原子，即叔氮原子处于环中或桥头上或氮原子上连有四个不同基团的季铵化合物，则具有旋光性。其旋光性与手性碳原子的构型有关，并具有加和性。此外，旋光性还受测定时所用的溶剂、pH、浓度、温度等因素的影响。例如，麻黄碱在三氯甲烷中测定时呈左旋光，而在水中测定则呈右旋光；烟碱在中性条件下呈左旋光，而在酸性条件下呈右旋光。北美黄连碱（hydrastine）在 95%以上高浓度乙醇中呈左旋光，而在低浓度乙醇中则为右旋光，且随乙醇浓度降低右旋性增加。除此之外，游离碱与其相应盐类有时旋光性也不一致，例如，吐根碱在三氯甲烷中为左旋光，其盐酸盐则为右旋光；长春碱为右旋光，而其硫酸盐则呈左旋光。

生物碱的生理活性与其旋光性有关。通常左旋体较右旋体的生物活性强。如 l-去甲乌药碱具有强心作用，而右旋体则没有强心作用；l-莨菪碱的散瞳作用比 d-莨菪碱强 100 倍等。也有少数生物碱其右旋体活性强于左旋体，如 d-古柯碱的局部麻醉作用强于 l-古柯碱。

三、溶 解 性

生物碱在不同溶剂中的溶解性能与结构中氮原子的存在状态、分子大小、结构中功能团种类和数目，以及溶剂性质等因素有关。

生物碱根据其溶解性能可分为亲脂性生物碱和水溶性生物碱。亲脂性生物碱数目较多，绝大多数叔胺碱和仲胺碱属于此类。该类生物碱易溶于苯、乙醚、卤代烷烃等亲脂性有机溶剂，特别是三氯甲烷（三氯甲烷为 Lewis 酸，对生物碱有良好的亲和性）中；在甲醇、乙醇、丙酮等亲水性有机溶剂中亦有较好的溶解度；但在水中溶解度较小或几乎不溶。水溶性生物碱数目较少，主要包括季铵型生物碱及少数小分子叔胺碱。该类生物碱易溶于水、酸水和碱水，也可溶于甲醇、乙醇和正丁醇等亲水性有机溶剂，在亲脂性有机溶剂中几乎不溶。

有些含 N-氧化物结构的生物碱，因其具有半极性的 N→O 配位键，其极性大于相应的叔胺碱，故水溶性增大，而脂溶性降低。例如，氧化苦参碱的水溶性大于苦参碱，苦参碱可溶于乙醚，而氧化苦参碱则不溶。

有些生物碱的结构中还具有一些酸性基团，如酚羟基、羧基等，表现出既有一定碱性又有一定酸性，故将这类生物碱称为两性生物碱。含酚羟基的两性生物碱，其溶解行为类似于亲脂性生物碱，且可溶于苛性碱溶液，如药根碱、吗啡等。含羧基的两性生物碱常形成分子内盐，其溶解行为类似于水溶性生物碱，如槟榔次碱（arecaidine）、那碎因等。

生物碱盐一般易溶于水，难溶或不溶于亲脂性有机溶剂，可溶于甲醇或乙醇。生物碱盐的水溶性大小与成盐所用酸的种类有关。一般情况下，生物碱的无机酸盐的水溶性大于有机酸盐，无机酸盐又以含氧酸盐的水溶性大于卤代酸盐，有机酸盐中又以小分子有机酸盐的水溶性大于大分子的有机酸盐。

有些生物碱盐类的溶解性不符合上述一般规律。有的生物碱盐可溶于亲脂性有机溶剂。例如，奎宁、辛可宁（cinchonine）、罂粟碱、山梗菜碱（lobeline）等的盐酸盐溶于三氯甲烷，麻黄碱草酸盐及小檗碱等一些季铵碱的卤代酸盐在水中溶解度较小或不溶等。

四、生物碱的碱性

生物碱通常表现出一定的碱性，这是因为生物碱分子结构中都含有氮原子之故。碱性是生物碱的重要性质之一，碱性的强弱与多种因素相关。

（一）生物碱碱性强度的表示方法

根据布朗斯特-劳里酸碱理论，碱是指任何可接受质子的分子或离子。生物碱分子结构中含有的氮原子上通常具有孤电子对，可以接受质子，故为碱。中性的水可看成 H^+ 和 OH^- 浓度相等的状态，当水中加入生物碱后，生物碱分子中的氮原子与 H^+ 结合，使溶液中 H^+ 的相对浓度降低，OH^- 的相对浓度增加，故显示出碱性。

生物碱碱性强弱通常可用其接受质子后形成的共轭酸的电解常数的负对数 pK_a 来表示。pK_a 值越大，意味着共轭酸的电离程度越小，氮原子与 H^+ 的结合能力越强，即碱性越强。反之，pK_a 越小，则碱性越弱。

一般可根据 pK_a 的大小，将生物碱分为：极弱碱（$pK_a < 2$）、弱碱（pK_a 2～7）、中强碱（pK_a

7～12）和强碱（$pK_a > 12$）。

处于不同基团中氮原子的 pK_a 大小顺序为：胍基[—NHC（＝NH）NH₂] > 季铵碱 > 脂肪（杂）胺 > 芳香（杂）胺 > 酰胺。

（二）生物碱碱性强弱与分子结构的关系

生物碱碱性强弱和氮原子上孤电子对的杂化方式、氮原子的电子云密度及分子的空间效应等因素有关。

1. 氮原子的杂化形式　氮原子在形成有机胺分子时,其外层价电子与碳原子外层价电子一样会形成杂化轨道,氮原子也同样有 sp、sp^2 和 sp^3 三种杂化形式,但为不等性杂化。氮原子的碱性强弱与杂化轨道中 p 电子成分比例相关,p 电子比例增加,则更容易供给电子,碱性增强。故不同杂化状态下氮原子的碱性强弱顺序为：$sp^3 > sp^2 > sp$。如四氢异喹啉,异喹啉,氰基（—CN）中的氮原子分别为 sp^3,sp^2 和 sp 杂化,其碱性则逐渐减弱,其中氰基（—CN）的碱性弱至近中性;再如烟碱中 1-位氮原子（sp^2, pK_a 3.27）的碱性弱于 2-位氮原子（sp^3, pK_a 8.04）。

季铵碱显强碱性,则是由于结构中的氮原子以离子状态存在,同时含有 OH⁻,在水中可直接电离出 OH⁻之故, 如小檗碱。

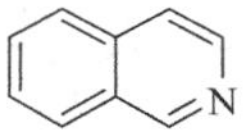

异喹啉
pK_a 5.4

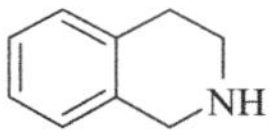

四氢异喹啉
pK_a 9.5

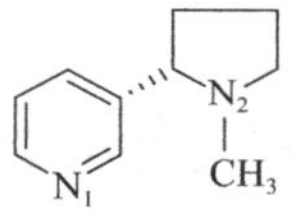

L-烟碱
N₁pK_a 3.27
N₂pK_a 8.04

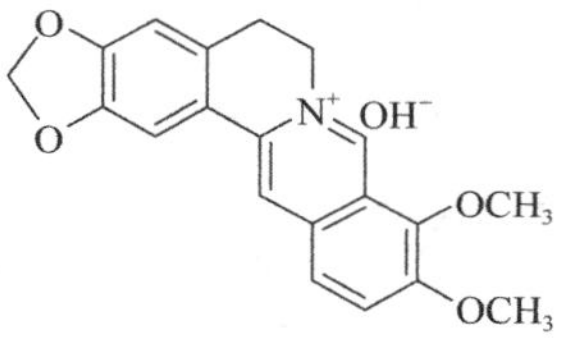

小檗碱
pK_a 11.5

2. 电性效应　生物碱中氮原子的电子云密度大小对其碱性影响较大,电子云密度增大,接受质子的能力增强,则碱性增强;反之,则碱性减弱。影响氮原子上电子云密度的主要因素有诱导效应、诱导-场效应和共轭效应等。

（1）诱导效应：邻近取代基的性质可影响氮原子上的电子云密度。取代基为供电子基团（如烷基）时,可增加氮原子电子云密度,使碱性增强。如氨（pK_a 9.75）< 甲胺（pK_a 10.64）< 二甲胺（pK_a 10.70）,随着氮原子上引入供电子基团（甲基）数量的增加,碱性增强;再如去甲麻黄碱（demethylephedrine）的碱性（pK_a 9.00）小于麻黄碱（pK_a 9.58）也是同样的道理。当取代基为吸电子基团（如苯基、羟基、羰基、酯基、醚基、酰基、双键等）时,可降低氮原子电子云密度,则使碱性降低。例如,可卡因（pK_a 8.31）碱性较托哌可卡因（tropococaine, pK_a 9.88）弱,是由于可卡因氮原子 β-位上酯酰基的吸电作用引起氮原子电子云密度降低所致;再如石蒜碱的碱性（pK_a 6.4）弱于二氢石蒜碱（pK_a 8.4）也是由于其氮原子附近有吸电子的双键所致。

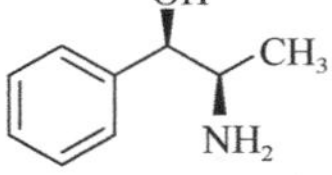

去甲麻黄碱
pK_a 9.00

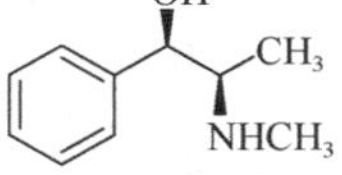

麻黄碱
pK_a 9.58

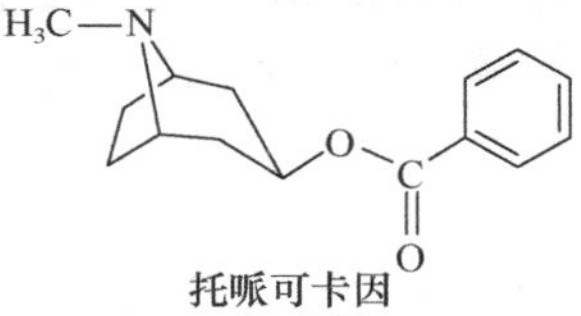

托哌可卡因
pK_a 9.88

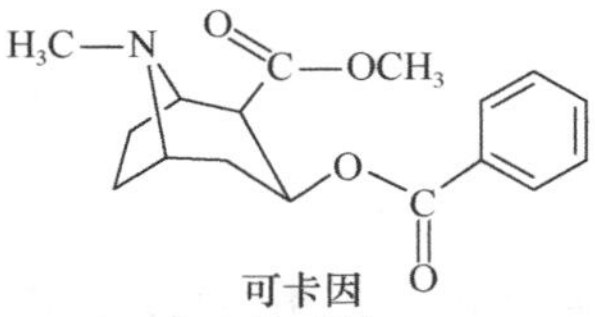

可卡因
pK_a 8.31

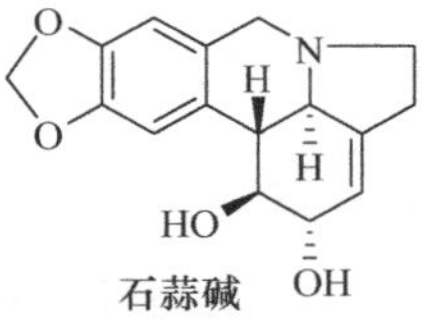

石蒜碱
pK_a 6.4

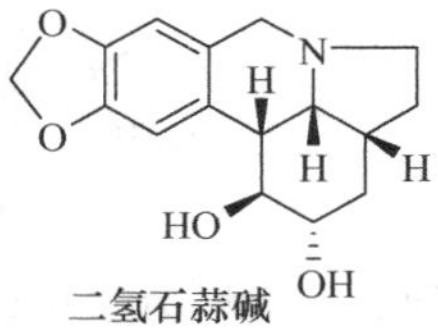

二氢石蒜碱
pK_a 8.4

当生物碱中的氮原子处于氮杂缩醛（酮）结构中时，因氮原子常常容易质子化形成季铵碱而表现出强碱性。例如，阿替生（atisine）的氮原子就处于氮杂缩醛中，故显强碱性（pK_a 12.9）；醇胺型小檗碱中的氮原子就处于氮杂半缩醛中，氮原子上的孤对电子与 α-羟基的 C—O 单键的电子发生转位，形成稳定的季铵型而呈强碱性（pK_a 11.5）。但是，如果氮杂缩醛（酮）中的氮原子处于稠环桥头时，由于形成的双键不稳定，则不能发生转位，无法形成季铵碱，反而因为 OR（或 OH）基团的吸电子诱导效应而使碱性降低。如阿马林，其结构中虽然有 α-羟胺结构，但是氮原子处于稠环桥头，不能转位，故为中等碱性（pK_a 8.15）；又如伪士的宁（pseudostrychnine）的碱性（pK_a 5.6）弱于士的宁的碱性（pK_a 8.2）也是由于结构中的 α-羟基只起吸电子作用，而不能使其转化为季铵型。

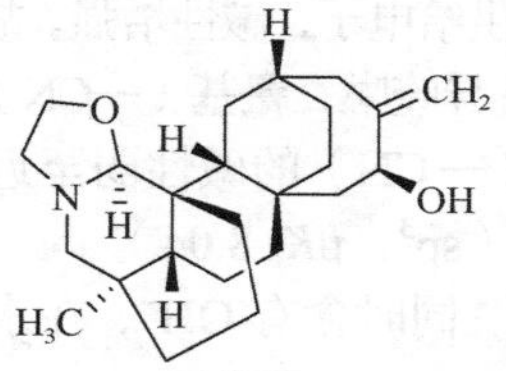

阿替生
pK_a 12.9

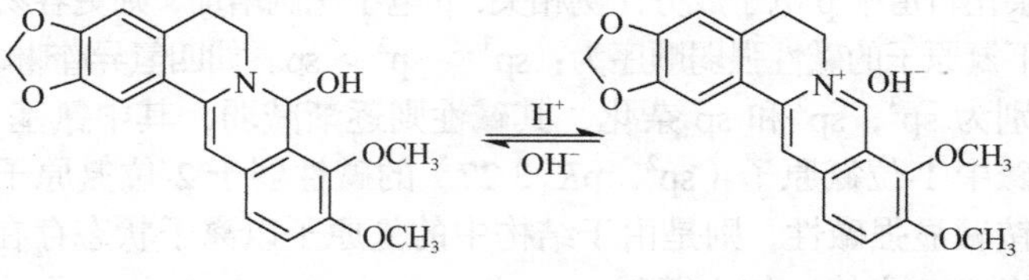

醇胺型小檗碱

小檗碱
pK_a 11.5

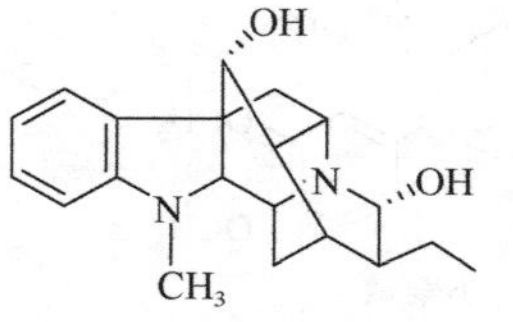

阿马林
pK_a 8.15

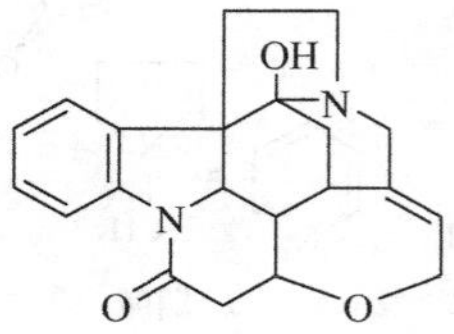

伪士的宁
pK_a 5.6

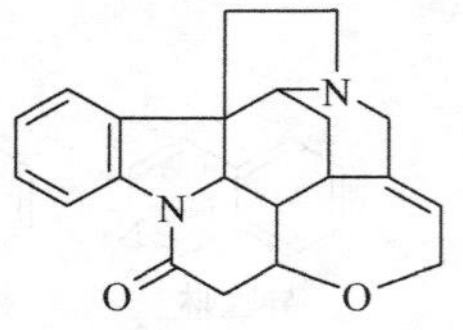

士的宁
pK_a 8.2

（2）诱导-场效应：同一生物碱分子中如果同时含有 2 个氮原子时，即使各个氮原子的杂化形式相同，甚至周围化学环境完全相同，各个氮原子的碱度总是有所差异的。这是因为当其中一个氮原子质子化后，就形成一个强吸电子基团。它会通过两种途径对另一个氮原子产生影响：第一种为诱导效应，即通过碳链传递吸引电子，降低另一个氮原子的电子云密度；但该效应的作用随碳链增长而逐渐降低；第二种为静电场效应，即第一个氮原子质子化后，会产生一个正静电场，该静电场通过空间直接阻碍质子与另一个氮原子的结合（同性排斥），该效应的作用随两个氮原子之间空间距离的增加而逐渐降低。由于这两种效应同时产生，故可统称为诱导-场效应。如鹰爪豆碱分子中两个氮原子均为 sp³ 杂化的脂杂环氮，但碱度差别却很大：ΔpK_a= 11.4 − 3.3 = 8.1，其原因是两个氮原子之间的碳链间隔较短（3 个碳原子），空间距离相近，彼此受诱导-场效应的影响较大所致。而吐根碱分子中两个氮原子也都是 sp³ 杂化的四氢异喹啉脂杂环氮，但两者碳链间隔较长（5 个碳原子），空间距离较远，彼此受诱导-场效应的影响较小，故两个氮原子的碱度差别较小：ΔpK_a = 8.43 − 7.56 = 0.87。

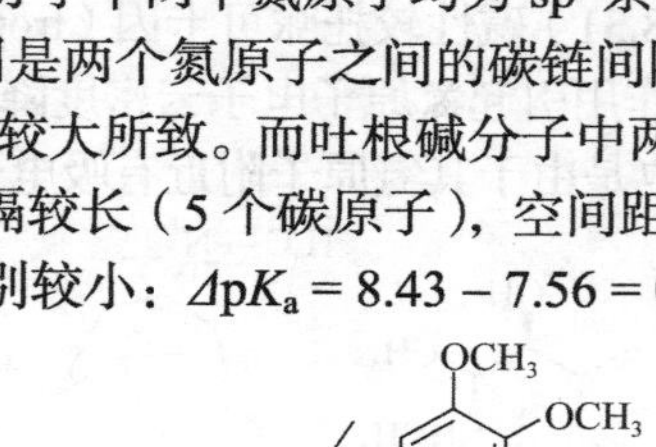

吐根碱
ΔpK_a 0.87

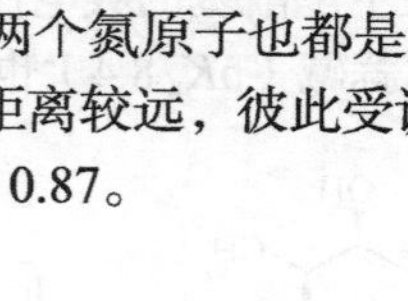

金雀花碱
ΔpK_a 8.1

（3）共轭效应：生物碱分子结构中氮原子与具有 π 电子的基团相连时，因氮原子上的孤电子对可与 π 电子形成 p-π 共轭，氮原子上的电子云密度降低，碱性减弱。常见的 p-π 共轭效应主要有：苯胺型、烯胺型和酰胺型三种类型。

苯胺氮原子上孤电子对可与苯环上大 π 电子形成 p-π 共轭体系，其碱性（pK_a 4.58）比环己胺（pK_a 10.14）弱得多。如毒扁豆碱分子结构中，N_1 和 N_2 均为 sp^3 杂化氮原子，但由于 N_1 与苯环形成 p-π 共轭体系，碱性很弱，pK_a 仅为 1.76，而 N_2 未处于 p-π 共轭体系中，碱性较强，pK_a 为 7.88，两者碱性差异较大。

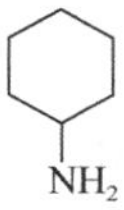

环己胺
pK_a 10.14

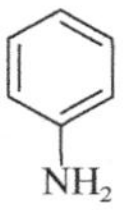

苯胺
pK_a 4.58

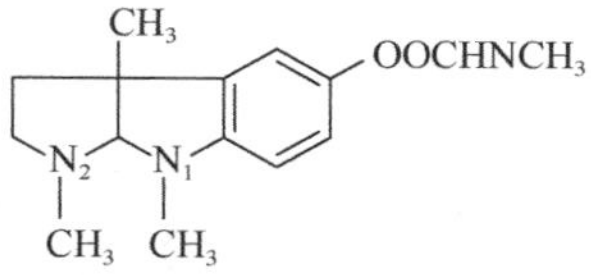

毒扁豆碱
pK_{a1} 1.76
pK_{a2} 7.88

有些生物碱的氮原子处于烯胺结构中（烯胺 A），通常存在下列转化。

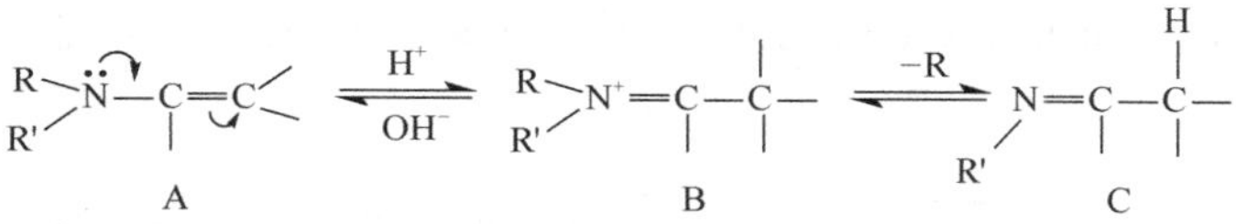

烯胺 A 可发生双键转位，形成季铵 B。若 A 为仲烯胺（R 或 R'═H），其季铵 B 不稳定，可进一步转化脱去 R（或 R'）成 C；若 A 为叔烯胺（R，R'为烷基），则其季铵 B 比较稳定，碱性较强。如 N-甲基-2-甲基二氢吡咯中的氮原子为叔烯胺，碱性较强（pK_a 11.94）。再如蛇根碱的碱性较强（pK_a 10.8），即是由于其结构易发生双键转位形成季铵所致。当然，如果叔烯胺的氮原子正处于稠环的桥头位置时，因受 Bredt's 规则（较小双环化合物的桥头原子上如有双键则不稳定）的影响，则不能形成季铵，反而会受到双键的吸电子诱导效应影响，碱性降低。例如，新士的宁（pK_a 3.8）的碱性小于士的宁（pK_a 8.2）。

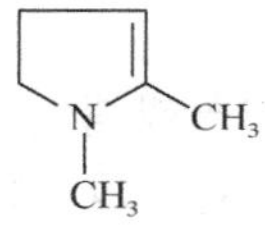

N-甲基-2-甲基二氢吡咯
pK_a 11.94

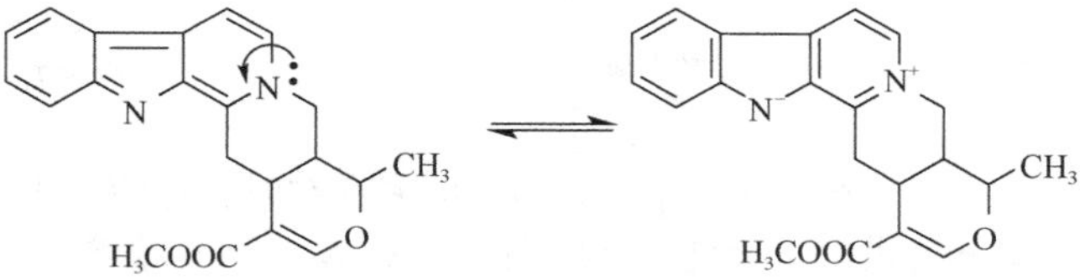

蛇根碱
pK_a 10.8

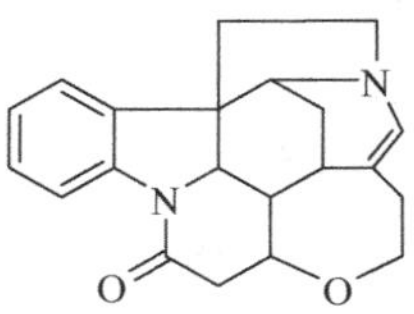

新士的宁
pK_a 3.8

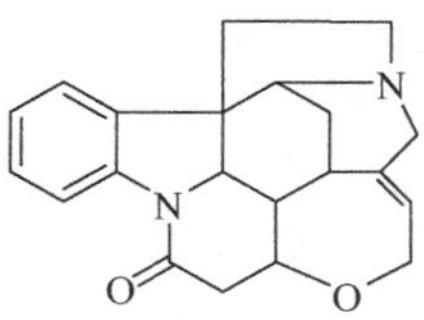

士的宁
pK_a 8.2

吡咯、吲哚环中的氮也属于烯胺，但由于氮原子上的孤电子对直接与碳原子上的 π 电子共同形成了大 π 共轭体系，其吸引质子的能力很弱，故碱性极弱（pK_a 0.4）。吡啶中的氮原子上的孤对电子并不参与大 π 共轭，故碱性较强（pK_a 5.25）。

咪唑为含双氮的五元 N 杂环，其中一个 N_1 原子与吡咯中的氮原子类似，碱性很弱；但 N_2 与吡啶中的氮原子类似，容易接受质子，显示较强碱性，同时当其接收质子后形成稳定性更好的共轭酸（能形成稳定的共振结构），将进一步增加其碱性，故咪唑的碱性比吡啶更强（pK_a 7.2）。由此，可以看出，具有—N—C═N—结构的生物碱，由于其接受质子后形成的共轭酸能产生稳定的共振结构，因此显强碱性。脒是最小的具有这种结构的化合物，故碱性强（pK_a 12.4）。

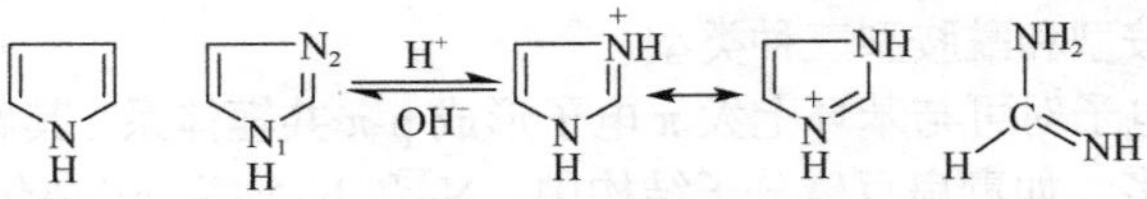

吡咯
pK$_a$ 0.4

咪唑
pK$_a$ 7.2

脒
pK$_a$ 12.4

脒（或含脒基），当接受质子后形成稳定性更强于脒的共轭酸共振结构，故碱性更强（胍：pK$_a$ 13.6）。

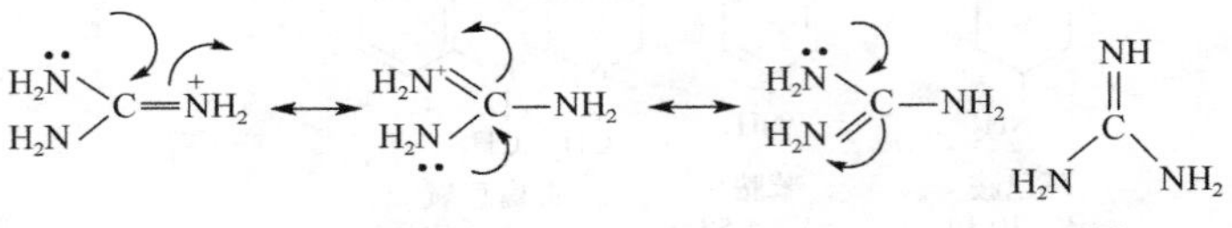

胍
pK$_a$ 13.6

当生物碱分子中的氮原子处于酰胺状态时，因氮原子上孤电子对与羰基形成 p-π 共轭，碱性极弱，几乎呈中性。如胡椒碱（pK$_a$ 1.42），秋水仙碱（pK$_a$ 1.84），咖啡因（pK$_a$ 1.22）的碱性都很弱。

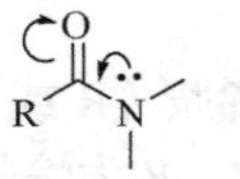

酰胺结构

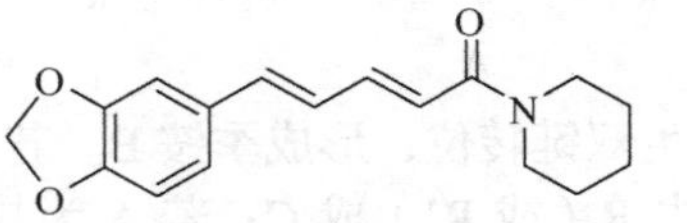

胡椒碱
pK$_a$ 1.42

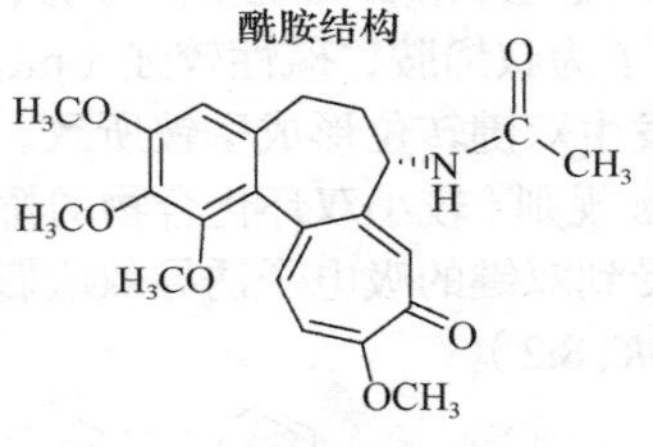

秋水仙碱
pK$_a$ 1.84

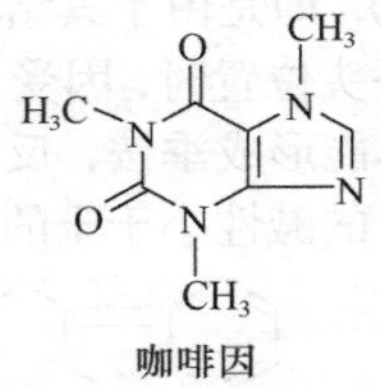

咖啡因
pK$_a$ 1.22

在共轭效应中，当有干扰 p-π 共轭的因素存在时，可使共轭效应减弱或消失，减少氮原子上孤电子对向 π 键供电子而使碱性增强。如 N, N-二甲基苯胺的碱性（pK$_a$ 4.39）强于邻甲基 N, N-二甲基苯胺的碱性（pK$_a$ 5.15），正是由于在其邻位引入一个甲基，使氮上孤电子对与苯环的 p-π 共轭效应降低，致使氮原子碱性稍强。

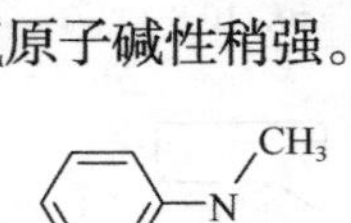

N,N-二甲基苯胺
pK$_a$ 4.39

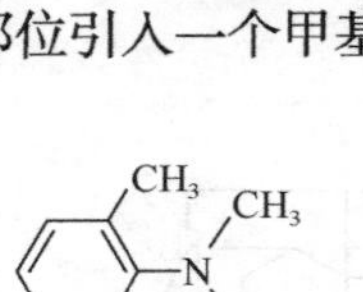

邻甲基N,N-二甲基苯胺
pK$_a$ 5.15

3. 空间效应　由于生物碱碱性强弱取决于氮原子接受质子的能力。因此生物碱结构中氮原子的空间范围内是否存在空间位阻也会对其碱性产生影响。当氮原子的空间范围内有立体障碍时，会阻碍氮原子接受质子，使其碱性降低，反之，则碱性增强。例如，东莨菪碱的碱性（pK$_a$ 7.50）较莨菪碱的碱性（pK$_a$ 9.65）弱，是由于东莨菪碱分子结构中存在的三元环氧取代基对氮原子产生了空间位阻作用而致；再如甲基麻黄碱分子结构中氮原子上较麻黄碱多一个甲基取代，按电子效应其碱性应增强，而实际的碱性却较麻黄碱弱，其原因亦是由于氮原子上多连的一个甲基所产生的空间位阻所致；利血平分子结构中有 2 个氮原子，其中吲哚氮近于中性，而脂环叔胺氮因受 C$_{19}$-C$_{20}$ 竖键的立体阻碍作用，碱性降低，其 pK$_a$ 仅为 6.07。

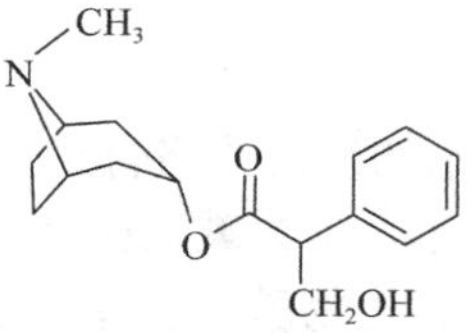

莨菪碱
pK$_a$ 9.65

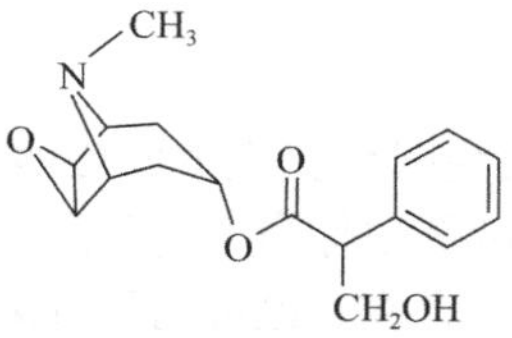

东莨菪碱
pK$_a$ 7.50

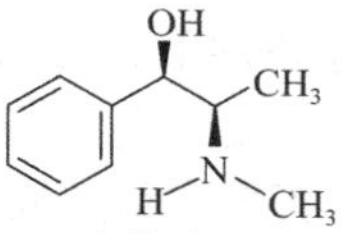

麻黄碱
pK$_a$ 9.56

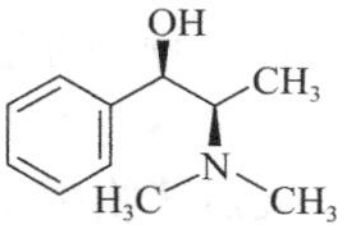

甲基麻黄碱
pK$_a$ 9.30

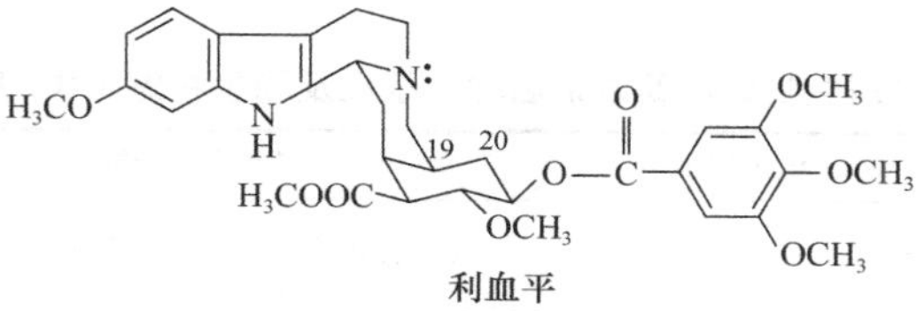

利血平
pK$_a$ 6.07

4. 分子内氢键 由于生物碱碱性强弱还取决于生物碱接受质子形成共轭酸的稳定性,共轭酸的稳定性越高,则碱性越强。因此,如果在生物碱的氮原子附近存在羟基、羧基等取代基团,且处于可与生物碱共轭酸的质子形成分子内氢键的位置时,将增加共轭酸的稳定性,从而使生物碱碱性增强。例如,和钩藤碱(rhynchophylline)的碱性(pK$_a$ 6.32)强于异和钩藤碱(isorhynchophylline,pK$_a$ 5.20),是由于和钩藤碱的共轭酸质子可与羰基形成分子内氢键,使其更稳定,而异和钩藤碱则不能形成分子内的氢键所致;又如 10-羟基二氢去氧可待因(10-hydroxy-dihydrodeoxycodeine),有顺反两种异构体,其中顺式羟基有利于和共轭酸形成分子内氢键,而反式羟基则不能,故而 10-羟基二氢去氧可待因的顺式结构的碱性强于反式。

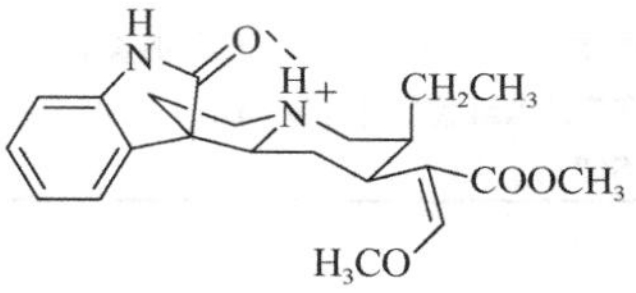

和钩藤碱
pK$_a$ 6.32

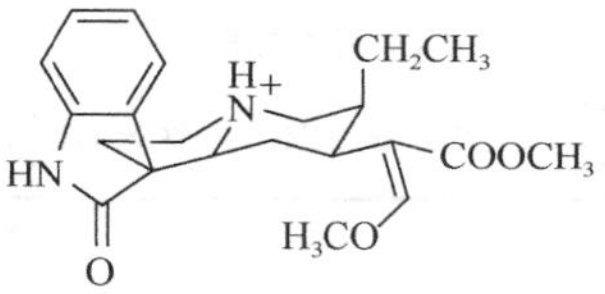

异和钩藤碱
pK$_a$ 5.20

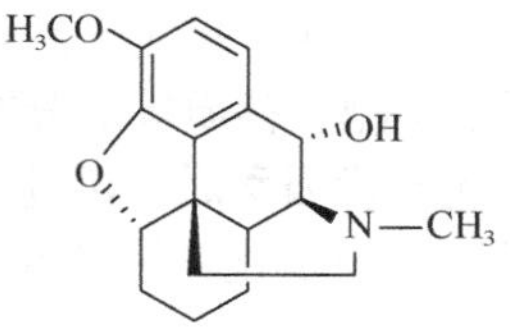

反式10-羟基二氢去氧可待因
pK$_a$ 7.71

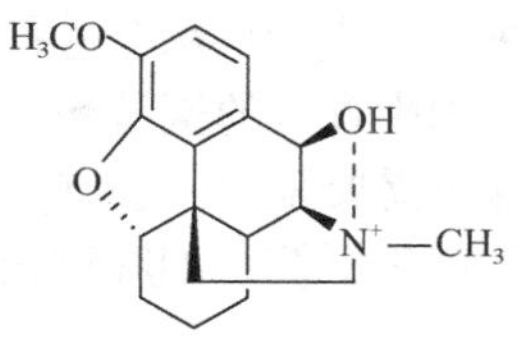

顺式10-羟基二氢去氧可待因
pK$_a$ 9.41

影响生物碱碱性的多种因素往往同时存在,在分析生物碱碱性强度时,常需要综合分析。一般来说,当诱导效应和空间效应同时存在时,空间效应对碱度的影响较大;当诱导效应和共轭效应同时存在时,共轭效应对碱度的影响较大。此外,溶剂、温度等外界因素对生物碱的碱性也有一定的影响,在分析时也要进行考虑。

五、生物碱的检识

在开展生物碱的相关研究中,需要一些方法来帮助判断天然药物中是否含有生物碱,以及在提取分离和结构鉴定中对生物碱成分进行监测,最常用的方法是利用生物碱的沉淀反应和显色反应来达到检识目的。

（一）生物碱的沉淀反应

大多数生物碱在酸性条件下，可与某些试剂反应生成难溶于水的复盐或络合物而生成沉淀，这些反应称为生物碱沉淀反应。这些试剂则称为生物碱沉淀试剂。生物碱沉淀反应，不仅可以检识天然药物中是否有生物碱类成分的存在，也可用于分离纯化生物碱；某些生物碱和沉淀试剂反应产生的沉淀具有很好的结晶和一定的熔点，还可用于生物碱的鉴定。

生物碱沉淀试剂种类较多，根据其组成，可分为碘化物复盐、重金属盐、大分子酸类等。常用生物碱沉淀试剂名称、组成及和生物碱反应产物见表 12-1。

表 12-1　常用生物碱沉淀试剂名称、组成及和生物碱（B）反应产物

试剂名称	试剂组成	主要反应产物	用途
碘化铋钾试剂（Dragendoff 试剂）	$KBiL_4$	黄～橘红色沉淀（$B \cdot HBiL_4$）	改良碘化铋钾，常用于色谱显色剂
碘化钾碘试剂（Wagner 试剂）	$KI-I_2$	棕色～褐色沉淀（$B \cdot I_2 \cdot HI$）	用于鉴别
碘化汞钾试剂（Mayer 试剂）	K_2HgI_4	类白色沉淀（$B \cdot H \cdot HgI_3$）	用于鉴别
10%磷钼酸试剂（Sonnen schein 试剂）	$H_3PO_4 \cdot 12MoO_3 \cdot H_2O$	白色或黄褐色无定形沉淀（$3B \cdot H_3PO_4 \cdot 12MoO_3 \cdot 2H_2O$）	用于分离
10%硅钨酸试剂（Bertrand 试剂）	$SiO_2 \cdot 12WO_3 \cdot nH_2O$	淡黄色或灰白色无定形沉淀（$4B \cdot SiO_2 \cdot 12WO_3 \cdot 2H_2O$）	用于分离或含量测定
10%磷钨酸试剂（Scheibler 试剂）	$H_3PO_4 \cdot 12WO_3 \cdot 2H_2O$	白色或黄褐色无定形沉淀（$3B \cdot H_3PO_4 \cdot 12WO_3 \cdot 2H_2O$）	用于分离
饱和苦味酸试剂（Hager 试剂）	2，4，6-三硝基苯酚	显黄色晶形沉淀（$B \cdot C_6H_4N_3O_7$）	用于分离或含量测定
三硝基间苯二酚试剂	三硝基间苯二酚	显黄色晶形沉淀（$2B \cdot C_6H_3N_3O_8$）	用于分离或含量测定
硫氰酸铬铵试剂（雷氏盐）（Ammonium reineckate）	$NH_4[Cr(NH_3)_2(SCN)_4]$	难溶性紫红色复盐（$B \cdot H[Cr(NH_3)_2(SCN)_4]$）	用于分离及含量测定

生物碱沉淀反应通常需在酸性水溶液中进行；苦味酸试剂和三硝基间苯二酚试剂也可在中性条件下进行。由于生物碱沉淀试剂对各种生物碱的反应灵敏度不同，因此鉴别时，通常需采用三种以上沉淀试剂进行反应后再综合进行判别。另外，在直接对天然药物的酸提取液进行沉淀反应试验时，由于植物中含有的氨基酸、蛋白质、多糖、鞣质等成分亦可与沉淀试剂反应而出现的假阳性结果，这时需要采用一些方法除去上述干扰因素后，再进行反应。个别生物碱与某些生物碱沉淀试剂不产生沉淀，如麻黄碱、咖啡因不与碘化铋钾试剂反应。

（二）显色反应

某些生物碱能与一些浓无机酸为主的试剂反应，呈现不同的颜色，这些试剂称为生物碱显色试剂。例如，Marquis 试剂（0.2ml 30%甲醛溶液+10ml 浓硫酸），对吗啡显紫红色，对可待因显蓝色；Fröhde 试剂（1%钼酸钠+5%钼酸铵+浓硫酸溶液）对吗啡显紫色渐变为棕绿色，对小檗碱显棕绿色，对利血平显黄色渐变蓝色；Mandelin 试剂（1%钒酸铵的浓硫酸溶液），对吗啡显蓝紫色，对可待因显蓝色，对阿托品显红色，对奎宁显淡橙色。

第四节　生物碱的提取分离方法

根据生物碱在药材体内存在的形式、生物碱碱性强弱及生物碱溶解度等不同理化性质可选择不同的提取分离方法。大多数生物碱是用溶剂提取法提出总生物碱后，再进行进一步分离与

纯化。

一、总生物碱的提取方法

（一）水或酸水提取法

生物碱盐类一般不溶于亲脂性有机溶剂而溶于水，可直接用水为溶剂提取生物碱盐类。

弱碱性或中性生物碱类，利用其可与酸生成盐，水溶性增加而被提取出来。一般常用 0.5 %～1.0 %的乙酸、盐酸或酒石酸等稀酸水液，采用浸渍法或渗漉法等方法提取；提取液用碱（氨水、石灰乳）碱化后，用有机溶剂（乙酸乙酯、三氯甲烷等）进行萃取，萃取液浓缩即可获得总生物碱。因为稀酸水液廉价易得，此法也是工业生产上常用的方法。

（二）有机溶剂提取法

有机溶剂可分为醇性溶剂（甲醇或乙醇）和亲脂性有机溶剂（如乙酸乙酯或三氯甲烷）两类。

醇性溶剂，特别是乙醇，对大多数游离生物碱及其盐类都有良好的溶解性，是一种普遍应用的提取溶剂。也可以在乙醇中加入一定量的稀酸，以提高提取效率。

醇提取法一般采用浸渍法、渗漉法或热回流提取法。

亲脂性有机溶剂对大多数游离生物碱有良好的溶解性，但不能溶解水溶性生物碱。对于主要含有游离生物碱的药材，可直接用乙酸乙酯或三氯甲烷进行提取。为了提高提取效率，一般可先将药材粉末用石灰乳、碳酸钠或稀氨水等碱水湿润后再提取。对于含油脂较多的药材，最好先用石油醚等溶剂脱脂后再进行提取。

亲脂性有机溶剂提取法一般采用冷浸法、回流提取法等，提取液回收溶剂后即得总生物碱。

二、总生物碱的预处理方法

采用酸水或溶剂提取法获得的提取物中，除生物碱外，常含有大量的杂质，需要做进一步的处理，方可获得较纯的总生物碱。处理方法主要有溶剂法、沉淀法和离子交换树脂法。

（一）溶剂法

溶剂法主要是利用生物碱盐具有良好水溶性，而游离生物碱具有良好脂溶性的特点进行进一步处理的方法。一般是将获得的提取物，先用酸水进行溶解，过滤除去非生物碱脂溶性杂质，酸水液调 pH 至碱性，然后用脂溶性有机溶剂进行萃取，回收溶剂，即可获得较纯的总生物碱。对水溶性生物碱，则可采用大极性有机溶剂（如正丁醇）进行萃取（图 12-2）。

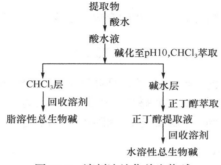

图 12-2　溶剂法纯化总生物碱

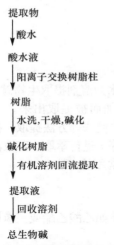

图 12-3　离子交换树脂法纯化总生物碱

（二）离子交换树脂法

离子交换树脂法是利用阳离子交换树脂可与生物碱阳离子发生离子交换反应，而被交换到树脂上，从而与其他杂质分离。然后碱化树脂，使生物碱游离后，再用有机溶剂洗脱，回收溶剂，即可获得较纯的总生物碱（图 12-3 ）。

（三）沉淀法

对于水溶性良好的季铵生物碱及一些具有羧基的生物碱类，溶剂法或离子交换树脂法进行处理并不能达到效果，这时可采用沉淀法处理。实验室常用雷氏盐沉淀法。雷氏盐可与生物碱生成的生物碱雷氏盐，从而从酸水液中沉淀出来。收集生物碱雷氏盐沉淀，溶于丙酮，加入硫酸银饱和水溶液，生成生物碱硫酸盐和雷氏银盐沉淀，滤出雷氏银盐沉淀后的滤液中，加入等摩尔氯化钡溶液，生成生物碱盐酸盐和硫酸钡沉淀，过滤，滤液蒸干即得水溶性生物碱盐酸盐（图 12-4 ）。

$$R^+ + NH_4[Cr(NH_3)_2(SCN)_4] \longrightarrow R[Cr(NH_3)_2(SCN)_4]\downarrow + NH_4^+$$

$$2R[Cr(NH_3)_2(SCN)_4] + Ag_2SO_4 \longrightarrow R_2SO_4 + 2Ag[Cr(NH_3)_2(SCN)_4]\downarrow$$

$$R_2SO_4 + BaCl_2 \longrightarrow 2RCl + BaSO_4\downarrow$$

上式中 R 代表季铵生物碱。

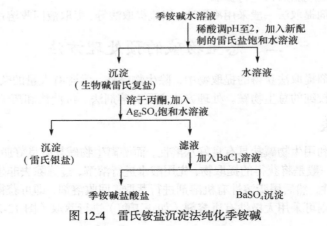

图 12-4　雷氏铵盐沉淀法纯化季铵碱

雷氏铵盐沉淀法因其价格较高及对环境的影响，工业生产中不常用，一般用在实验室。

三、生物碱的分离方法

用上述各种方法提取所得的总生物碱，往往是多种生物碱的混合物，亦含有一些非生物碱类化合物，尚需进一步分离。一般是先将总生物碱初步分成几个大的类别，再进一步分离成单一生物碱。所用方法通常是利用生物碱之间的溶解度差异、碱度差异、极性差异或功能团的差异进行分离。

（一）pH 梯度萃取法

pH 梯度萃取法是利用各生物碱的碱性常存在一定的差异，在不同 pH 条件下形成盐的稳定性也存在差异，而达到分离目的的方法。一般的方法程序是，将总生物碱溶于酸水液，调 pH，使之由低到高，每调一次 pH 后，即用三氯甲烷溶剂萃取。生物碱则依碱性由弱到强顺序，先后被萃取出来。回收有机溶剂，即可得到碱度不同的生物碱（图 12-5）。

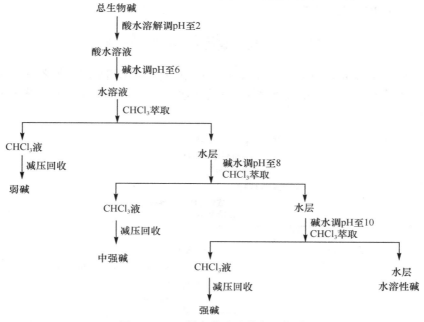

图 12-5　pH 梯度萃取法分离生物碱

（二）重结晶法

重结晶法是利用了生物碱或生物碱盐与杂质在一定的溶剂系统中的溶解度差异达到分离目的的方法。重结晶法适用与含量较高的生物碱的纯化。

例如，防己总碱中主要含粉防己碱（tetrandrine）与防己诺林碱（fangchinoline），粉防己碱极性稍小，在冷苯中溶解度稍大，可用冷苯将它们分离。生物碱与不同酸生成的盐在不同溶剂中的溶解度也可能存在明显的差异，可利用这种差异进行分离。例如，麻黄中含有的麻黄碱和伪麻黄碱为光学异构体，它们的草酸盐在水中的溶解度不同，麻黄碱草酸盐的溶解度比伪麻黄碱草酸盐小，自水中先结晶析出。

（三）利用特殊功能基不同进行分离

在生物碱结构中除含有碱性基团外，尚含其他基团，可利用这些基团的不同进行分离。例如，吗啡与可待因的分离，可待因结构中有酚羟基，可与碱生成盐而溶于水，而吗啡结构中没有酚羟基，不能生成盐，从而分离。

（四）色谱法

上述的分离方法并不能达到完全分离目的，往往需采用色谱法进行分离。常用的分离材料有硅胶、氧化铝、RP-18 与 Sephadex LH-20 等。硅胶色谱法常以石油醚-丙酮、氯仿-甲醇等混合有机溶剂为洗脱剂，因硅胶显弱酸性，常在洗脱剂中加入适量二乙胺（体积比约 1%）。而对生物碱苷、极性较大的生物碱或极性差异很小的生物碱的分离可采用反相色谱进行分离。制备型 HPLC 法现已常用于生物碱的分离，具有快速、分离能力强的特点，但分离量相对少。中压或低压柱色谱、制备薄层色谱、凝胶过滤色谱等也可适时用于生物碱的分离。

例如，用加压硅胶吸附柱色谱分离粉汉防己碱与汉防己乙素，以环己烷-乙酸乙酯-乙二胺

（6∶2∶1）洗脱，粉防己碱（—OCH₃）比粉防己碱（—OH）极性小，先被洗脱出柱。以氧化铝柱色谱分离长春碱与长春新碱，以苯-三氯甲烷（1∶2）洗脱，极性小的长春碱（—CH₃）先于长春新碱（—CHO）洗脱下来。

四、生物碱提取分离实例

伏毛铁棒锤（*Aconitum flavum*）为毛茛科乌头属植物，是民间常用草药之一，有祛瘀活络、止血镇痛等临床药理作用。从中分离得到 3-脱氧乌头碱（3-deoxyaconitine），提取分离方法如下（图 12-6）。

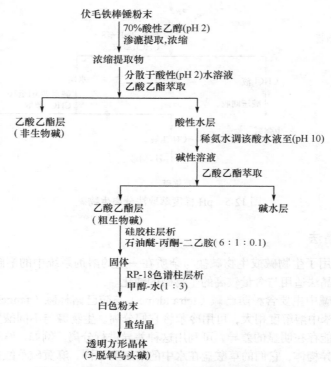

图 12-6　伏毛铁锤中 3-脱氧乌头碱的提取分离流程

第五节　生物碱的结构鉴定

20 世纪 60 年代以前，生物碱的结构鉴定主要通过化学方法，即将复杂的结构通过一些经典的反应，如 Hofmann 消除与 Emde 降解等，降解成几个稳定的片段，依据其降解规律和降解产物特点推测其结构。化学方法步骤烦琐，周期长，副产物多，样品用量大且难以回收，目前已经很少应用。20 世纪 60 年代以后，随着波谱技术（UV、IR、MS、NMR、ORD、CD 及 X 射线单晶衍射等）的快速发展，以及波谱法具有快速、准确、样品用量少且保证原结构的完整性等特点，已经取代了经典的化学方法，成为生物碱结构测定的主要方法，而化学方法称为辅助手段。

一、生物碱的检识

（一）药材中的生物碱检识

药材中是否含有生物碱，通常采用生物碱的沉淀反应进行试验。一般操作是将药材粉末用稀盐酸浸泡后，取酸水液，滴加沉淀试剂，观察是否出现相应的沉淀。由于药材中还存在可能干扰成分，如氨基酸等，通常需要几种沉淀试剂进行平行试验。

（二）薄层色谱中的生物碱检识

硅胶薄层色谱和氧化铝薄层色谱是分析生物碱最常用的色谱方法。

硅胶薄层色谱中，由于吸附剂硅胶显弱酸性，可导致生物碱形成离子状态和游离状态的动态平衡，形成拖尾或复斑，影响分析。为避免出现这种情况，常用两种方法加以克服，一是在展开剂中加入少量的二乙胺，既可以抑制硅胶本身酸性带来的拖尾，又可以增加展开剂的极性；二是用 $0.1 \sim 0.5 mol/L$ 的氢氧化钠溶液代替水来制备硅胶薄层板。

氧化铝薄层色谱中，常用碱性氧化铝为吸附剂，由于氧化铝显弱碱性，故通常用中性展开剂，不需加碱性有机溶剂。

薄层色谱展开后的显色，一般用改良碘化铋钾试剂为显色剂（生物碱显橙红色）；碘化铂钾、碘铂酸与三氯化锑等试剂也可以作为显色剂，对不同生物碱常显不同颜色。

二、经典化学方法在生物碱结构测定中的应用

（一）Hofmann 消除

Hofmann 消除又称彻底甲基化（exhaustive methylalion）反应。Hofmann 消除反应是首先将生物碱分子中的氮原子进行彻底甲基化，生成季铵盐，再加碱转化为氢氧化季铵衍生物。当氢氧化季铵衍生物在碱性溶液中继续加热，OH^- 向氮原子的 β-H 进攻，伴随 C—N 键的断裂，脱水而形成烯烃和三甲胺。根据烯烃的结构推测氮原子在生物碱结构中的位置，进而推测其基本母核结构。

Hofmann 消除的必要条件是氮的 β-位应有质子。其断裂方式有三种：①α-C-N$^+$ 先断裂，β-H 与 OH^- 结合产生水，形成烯烃化合物和三甲胺（E_1 型）；②β-H$^+$ 和 α-C-N$^+$ 同时断裂，除去水和三甲胺（E_2 型）；③β-H$^+$ 先于 α-C-N$^+$ 断裂，形成 β-C 负离子，继而产生 α，β-C 双键，除去水和三甲胺（E_1CB 型）。霍夫曼降解规则是质子易从与 α-C 相连的碳数较少的碳链的 β-C 上失去。在几何异构体中，与季氮呈反式的 β-H 较顺式的易被除去。

（1）氮原子与碳原子单键相连的生物碱 CH_3I 甲基化产物以 Ag_2O 处理，其产物季铵氢氧化物经加热，即获中性烯烃化合物与三甲胺。

（2）氮原子位于一个环上的生物碱氮原子在一个环上，经第一次 Hofmann 消除反应，生成二甲胺衍生物，再经第二次 Hofmann 消除反应，再生成三甲胺和未饱和的二烯烃衍生物。

（3）氮原子位于两个环上的生物碱氮原子结合在两个环上，则需经三次 Hofmann 消除反应，才能得到三甲胺和未饱和的三烯烃衍生物。

鉴定反应中的生成物，即可推测氮原子在生物碱分子中的结合状态。但 Hofmann 消除反应对某些类型的生物碱并不能达到降解的目的。如对于由吡啶、喹啉、异喹啉及四氢喹啉所衍生的生物碱，碳氢不能断裂，而只能产生脱甲醇的反应。

还有一些生物碱由于结构上的特点，在裂解过程中，也可能不能完全遵循上述反应途径。如石蒜碱（lycorine）在进行 Hofmann 消除反应时，生成物是经脱水而芳环化的衍生物。

（二）Emde 降解

Emde 降解（Emde degradation），是改进了的 Hofmann 消除反应，将生物碱经甲基化反应生成的季铵盐，经包括 Na-Hg，Na-液胺等还原反应，使 C—N 键断裂。Emde 降解多用于无 β-H 的生物碱的 C—N 键裂解，反应的产物与 Hofmann 消除反应的产物可能相同，或为其还原产物，也可能产物不同。

（三）布朗降解

布朗降解（Von Braun degradation），主要用于叔胺生物碱的降解。叔胺生物碱于乙醚或苯或三氯甲烷中加入 BrCN，加温 80～90℃，数小时，氮环裂开 C—N 直接与氮原子结合，溴则与邻碳结合，生成溴代烷和二取代氨基氰化物。

本法在氮环上开裂的部位与霍夫曼降解反应的产物不同，并且也能开裂 Hofmann 反应所不能开裂的氮环。但对氢化喹啉环不能开裂，对氢化异喹啉、二氢吲哚、氢化吡咯则能较易开裂，对氢化吡啶较为困难。

上述三种降解反应是过去研究生物碱基本骨架的经典方法，这些经典反应往往与其他化学反应（如脱氢反应、氧化反应等）相互配合使用，可收到较好的效果。

三、波谱技术在生物碱结构测定中的应用

（一）UV

UV 主要提供化合物的共轭体系信息，包括发色团和助色团的信息。

整体为发色团的生物碱，如吡啶、吲哚、喹啉、异喹啉与氧化阿朴啡类等，主体为发色团的生物碱，如莨菪烷类、二氢吲哚类、苄基异喹啉类与四氢原小檗碱类等，以及部分为发色团的生物碱，如吡咯嗪、喹嗪、萜类与甾体生物碱类等，UV 可以提供较为重要的共轭信息，对推测生物碱基本骨架或部分结构有一定的意义。

除结构本身的特征外，样品溶液的 pH 也影响其 UV 特征。

（二）IR

IR 主要提供分子结构中官能团的信息，对个别生物碱骨架的立体构型、官能团的位置及构型有一定意义。

对于生物碱类化合物来说，氨基是最主要的官能团。

含有 NH 结构的生物碱，ν_{N-H} 吸收在 3750～3000cm^{-1} 处呈现较弱的、尖锐的峰。第一胺（伯胺、伯酰胺）因为有对称和不对称伸缩振动，故显双峰，且两峰强度近似相等；第二胺（仲胺、仲酰胺和亚胺）只出现一个吸收峰；第三胺（叔胺、叔酰胺）在此区域没有吸收峰。

其他官能团的特征与其他天然产物基本一致，这里不再赘述。

IR 对于喹嗪环的两个六元环的稠合方式的鉴定具有重要的指导意义：在反式喹嗪环中，氮原子邻位碳上的氢有二个以上与氮原子的孤电子对呈反式直立关系者，且孤电子对不参与共轭时，则在 IR 中的 2800～2700cm^{-1} 出现两个以上明显的吸收峰，被称为 Bohlmann 吸收峰。而顺式异构体中，氮原子邻位碳上的氢只有一个与氮原子的孤电子对呈反式直立关系，则 Bohlmann 吸收带极弱。

喹嗪    E/F 环反式 有 Bohlmann 带    E/F 环顺式 无 Bohlmann 带

（三）MS

MS 可以提供生物碱的相对分子质量和分子式，还可提供生物碱的碎片离子峰信息，这对推到结构具有重要意义。

1. 分子离子峰的判断 生物碱类化合物的结构类型繁多，在进行质谱分析时，有的化合物可以获得很强的分子离子峰，但也有的化合物则很难分子离子峰。因此，在判断分子离子峰时，

应注意三原则：①处于高质荷比区域；②有合理丢失；③符合氮规则。生物碱为含氮化合物，氮规则尤为重要。

2. 侧链特征碎片离子 当生物碱母体较稳定时，如以芳香体系组成分子的整体或主体结构的生物碱（如喹啉类、4-喹酮类、吖啶类、β-卡波林类、去氢阿朴菲类与酮式阿朴菲类等），或者环系多、分子结构紧密的生物碱（如马钱子碱类、吗啡碱类、苦参碱类、秋水仙碱类、萜类生物碱、取代氨基甾体生物碱类等），其骨架较为难裂解，一般以 M⁺或[M−1]⁺峰为基峰或强峰。而裂解则主要发生在取代基或侧链上，如 4-喹酮类，β-卡波林类，秋水仙碱类和丰土那明丙素（fubtuphyllamine）的裂解。

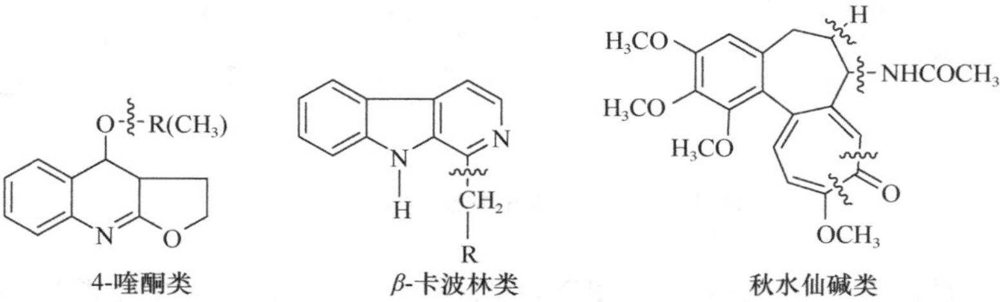

4-喹酮类　　　β-卡波林类　　　秋水仙碱类

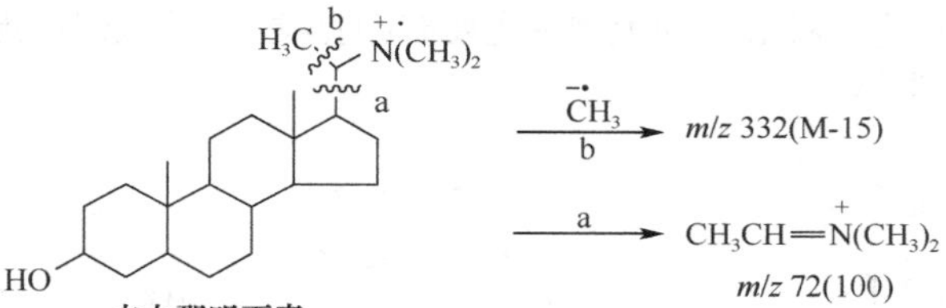

丰土那明丙素

3. 氮原子的 α-裂解产生的特征碎片离子 生物碱分子中的氮原子离子化后，容易对其 C_α-C_β 键，即 α-键产生影响，导致其断裂，称为 α-裂解。由于 α-裂解大多涉及骨架的裂解，故对生物碱的骨架测定有重要意义。

α-裂解后含氮的基团，或结构部分的碎片离子峰大都为强峰。当氮原子的 α-C 连接的基团为大基团时，更易于发生 α-裂解。容易发生 α-裂解的生物碱类，如氮杂环己烷及其衍生物类、四氢异喹啉类、双苄基四氢异喹啉类、四氢 β-卡波林类、莨菪烷类和甾体类生物碱等。

例如，金鸡宁碱（cinchonine）的裂解特征是先 α-裂解，C_2-C_3 键断开，形成一对互补离子 a 和 b（基峰），离子 b 又进一步 α-裂解等，产生其他离子（图 12-7）。

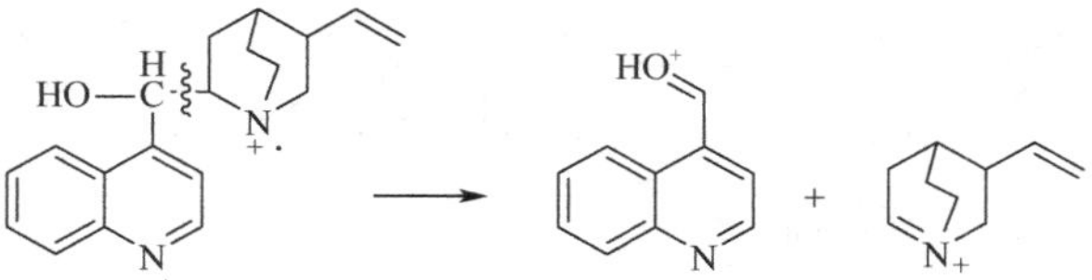

金鸡宁M⁺(m/z 294)　　　a (m/z 158)　　b (m/z 136)

图 12-7　金鸡宁的 α-裂解

再如浙贝甲素的 α-裂解与麦氏重排（图 12-8）。

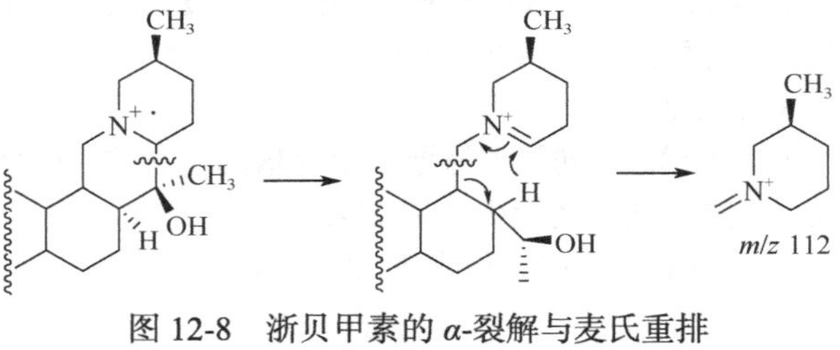

图 12-8　浙贝甲素的 α-裂解与麦氏重排

4. RDA 裂解产生的特征碎片离子 当生物碱分子中存在环己烯结构时,可发生 RDA 裂解,产生一对互补的碎片离子。如四氢原小檗碱,C 环发生的 RDA 裂解,产生保留 AB 环的 a 离子和 D 环的 b 离子,a 离子和 b 离子为一对互补离子,不但可以证实该生物碱的类型,还可以由相应的碎片峰 m/z 推断 A 环和 D 环上的取代基类型和数目 (图 12-9)。

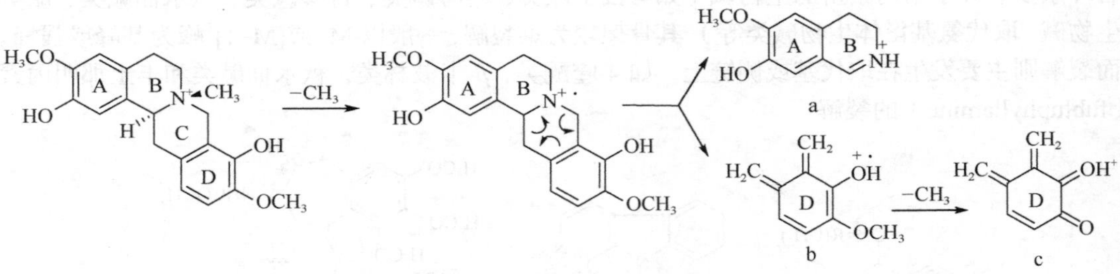

图 12-9 四氢原小檗碱的 RDA 裂解

需要注意的是,有些生物碱在发生 RDA 裂解后产生的不是一对互补离子,可进一步发生 α-裂解 (图 12-10)。可产生这种裂解的生物碱主要有吲哚类、四氢原小檗碱类、普罗托品类和无 N-烷基取代的阿朴啡类等。

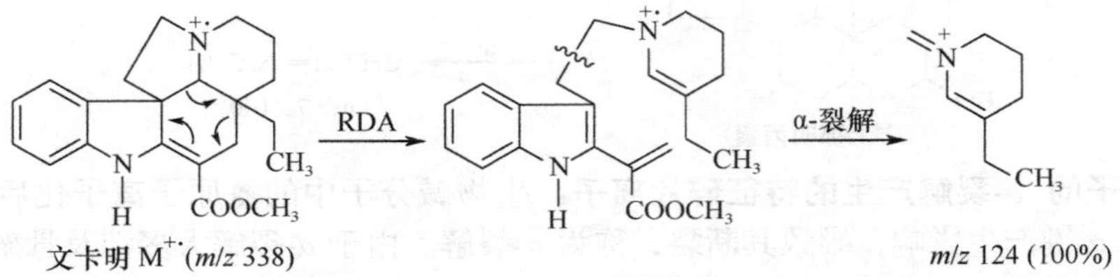

图 12-10 文卡明的 RDA 裂解和 α-裂解

5. 苄基裂解产生的特征碎片离子 苄基四氢异喹啉类、双苄基四氢异喹啉类等生物碱可产生苄基裂解,得到一对互补离子 (图 12-11)。

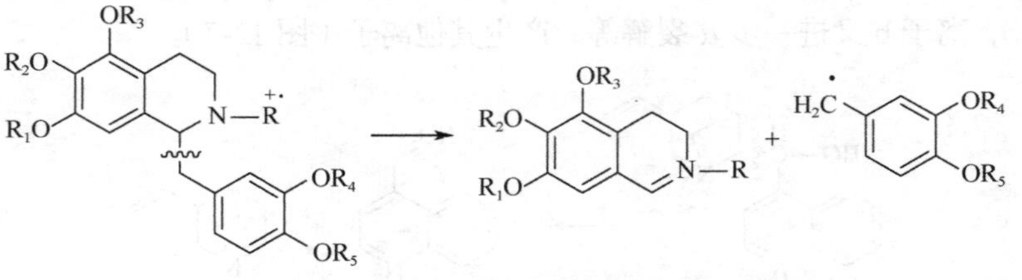

图 12-11 苄基四氢异喹啉生物碱的苄基裂解

(四) NMR

1. ^{1}H-NMR 是解析生物碱类化合物结构最有力的波谱技术之一。由于生物碱的结构类型复杂,无法一一进行说明。氮原子是生物碱的共同特征,本教材将主要介绍 N—H 及受 N 原子影响的周围氢核的 ^{1}H-NMR 特征。

(1) N—H:$\delta\,0.3\sim10.0$ (s),不同类型氮原子上氢核的化学位移受溶剂、温度及浓度的影响较大,并可因为加入重水进行交换而消失 (表 12-2)。

(2) N—CH$_3$:$\delta\,1.90\sim4.0$ (3H,s),见表 12-2。

表 12-2　不同类型 N—H、N—CH₃ 的化学位移值

N 原子类型	N—H	N—CH₃
叔胺	—	1.97~2.90
伯胺、仲胺	0.30~2.20	2.30~3.10
芳仲胺、芳叔胺	3.50~6.00	2.60~3.50
芳杂环	7.00~13.00	2.70~4.00
酰胺	5.20~10.00	2.60~3.10
季铵	—	2.70~3.50*

*溶剂为 DMSO-d₆，其余为 CDCl₃

（3）N—C$_\alpha$H—C$_\beta$H：一般 $\delta_{\alpha\text{-}H} > \delta_{\beta\text{-}H}$，如 S-反式轮环藤酚碱中，位于 N 原子位的 6-H₂（C-α）为 δ 4.43 和 4.57，8-H₂（C-α）为 δ 5.24 和 5.52；5-H₂（C-β）为 δ 3.15 和 3.13，13-H₂（C-β）为 δ 3.01 和 3.94。

有些生物碱具有芳香苯环，而氢核正处于苯环的正屏蔽区域，则受到芳环的屏蔽效应，化学位移值向高场移动。如 N, O, O-三甲基乌药碱，其 a 式中 A 环上 7-OCH₃ 位于芳环 C 环的屏蔽区，其化学位移值较 6-OCH₃ 更高场，N—CH₃ 不受影响，在相对低场；而在 b 式中，7-OCH₃ 则不受此芳环影响，化学位移值相对低场，而 N—CH₃ 受 C 环影响，处于相对高场。由上可推断 a、b 两式的结构。

N,O,O-三甲基乌药碱a式　　　　N,O,O-三甲基乌药碱b式

2. ¹³C-NMR　同 ¹H-NMR 谱一样，主要介绍围绕着生物碱的共有特征氮原子的一些特殊规律。

（1）N—C$_\alpha$—C$_\beta$—C$_\gamma$：一般规律为：脂肪链中，$\delta_{C_\alpha} > \delta_{C_\beta} > \delta_{C_\gamma}$，氮原子的电负性产生的吸电诱导效应依次递减。芳环中，则为：$\delta_{C_\alpha} > \delta_{C_\gamma} > \delta_{C_\beta}$。

（2）N—CH₃：δ 30.0~50.0。

（3）—CONH₂：δ 160.0~170.0。

哌啶　　　　吡啶　　　　烟碱

氮原子成盐后，对邻近碳原子化学位移会产生重要影响。在芳杂环中，N 原子成 N-甲基成盐后，使 α-C 的化学位移向高场移动，而 β-C 与 γ-C 则向低场移动。例如，罂粟碱中的亚胺氮生成 N-甲基盐后，α-C，即 C₁ 与 C₃ 向高场位移约 5 个化学位移单位，而 β-C 与 γ-C 的 C₄、C₈ₐ 与 C₄ₐ 向低场有不同程度位移。在脂杂环中，N 原子成盐后，使 α-C 的化学位移向低场移动，而 β-C 与 γ-C 则向高场移动，如 N-甲基四氢罂粟碱（laudanosine）成盐后，α-C，即 C₁、C₃ 与 N-甲基向低场位移 8~10 个化学位移单位，而 β-C 与 γ-C 的 C₄、C₈ₐ 与 C₄ₐ 则向高场有不同程度的位移。

罂粟碱　　　　　　罂粟碱N-甲基盐　　　　N-甲基四氢罂粟碱　　　四氢罂粟碱N,N-二甲基盐

多数生物碱分子较大，结构复杂，最终确定其结构需要多种波谱技术，特别是 2D-NMR 技术，进行综合分析才能完成，必要时，还需要结合化学方法。

四、生物碱结构解析实例

宣威乌头（*Aconitum nagarum* var. *lasiandrum*）主要生长于云南省宣威县富含腐殖质的棕色森林土中，民间药用取其根部，具镇痛、祛寒湿等功效，用于治疗虚脱、出汗、四肢厥冷、胃腹冷痛、风寒湿痹及跌打损伤等症。从该药材中分离得到了一个新颖的含四元氧环结构的二萜生物碱 A，其结构鉴定过程如下。

1. 基本理化性质　无色晶体，m.p. 232～233℃，$[\alpha]_D^{25}$：−50°（$c = 0.1$ g/100 ml，MeOH）

2. IR（KBr，cm^{-1}）v_{max} 3380（—OH），1460，1030（C—O—C），975（C—O—C），示结构中可能存在羟基和醚键。

3. MS　数据如下所示。①ESI-MS：*m/z* 360 [M+H]$^+$；②HR-ESI-MS：*m/z* 360.255 0 [M+H]$^+$，示分子式为 $C_{22}H_{33}NO_3$（计算值 360.253 3，$C_{22}H_{34}NO_3$）。

4. NMR 谱　A 的 NMR 数据表明共有 22 个碳原子，包括 3 个 CH$_3$，7 个 CH$_2$，8 个 CH 和 4 个 C。其中 2 个仲碳 [δ_H2.51（m）、2.47（d，$J = 11.0$ Hz）、2.38（m）和 2.18（m）；δ_C57.3 和 50.9]和 1 个叔碳（δ_C 66.4）与氮原子相连；3 个叔碳（δ_C 79.7、77.4 和 70.9）和 1 个季碳（δ_C 89.2）与氧原子相连，见表 12-3。

表 12-3　化合物的 NMR 数据（CDCl$_3$）

C	δ_H（J in/Hz）	δ_C	HMBC（H→C）	NOESY
1	3.88 1H，dd（8.0，7.0）	70.9 d	C_2、C_9、C_{10}、C_{20}	2β、5-H
2α	2.22 1H，m	32.1 t	C_1	2β、3α-H
2β	1.91 1H，m		C_4	1、2α、3β-H
3α	1.61 1H，dt（13.0，4.0）	38.0 t	C_4、C_5	2α、3β、18、19α-H
3β	1.33 1H，m		C_2、C_{19}	2β、3α、18-H
4	—	33.8 s		—
5	1.35 1H，d（8.0）	51.3 d	C_4、C_7、C_9、C_{18}、C_{20}	1、6β、18-H
6α	1.29 1H，dd（13.0，5.0）	22.5 t	C_5、C_7、C_8	6β、7、18、19β-H
6β	2.56 1H，dd（13.0，8.0）		C_4、C_7、C_8、C_{20}	5、6α、7、9-H
7	2.07 1H，d（5.0）	43.4 d	C_5、C_8、C_9、C_{10}、C_{14}	6α、6β、15-H
8	—	49.2 s		—
9	1.94 1H，d（7.0）	38.1 d	C_5、C_8、C_{10}、C_{11}、C_{14}、C_{15}、C_{20}	6β、11β-H
10	—	51.4 s		—
11α	2.11 1H，m	26.0 t	C_9、C_{10}	11β、14α-H
11β	1.86 1H，m		C_8、C_9、C_{12}、C_{13}	9、11α、12-H
12	4.82 1H，dd（8.0，4.0）	77.4 d	C_9、C_{16}	11β、13-H
13	2.72 1H，dd（8.0，4.0）	38.5 d	C_8、C_{11}、C_{12}、C_{15}、C_{16}、C_{17}	12、14α、14β、17

续表

C	δ_H（ J in/Hz）	δ_C	HMBC（H→C）	NOESY
14α	1.77 1H, d（13.0）	28.7 t	C_8、C_{12}、C_{13}、C_{15}、C_{16}	11α、13、14β、20-H
14β	1.06 1H, m		C_7、C_8、C_9、C_{12}、C_{16}	13、14α、15-H
15	3.51 1H, s	79.7 d	C_7、C_8、C_9、C_{17}	7、14β、17-H
16	—	89.2 s	—	—
17	1.383 H, s	21.8 q	C_{13}、C_{15}、C_{16}	13、15-H
18	0.74 3H, s	25.9 q	C_3、C_4、C_5、C_{19}	3α、3β、5、6α、19α、19β-H
19α	2.47 1H, d（11.0）	57.3 t	—	3α、18、19β-H
19β	2.18 1H, m		C_3、C_4、C_{18}、C_{21}	6α、18、19α-H
20	3.42 1H, br s	66.4 d	—	14α、21-H
21	2.51 1H, m	50.9t	—	20、22-H
	2.38 1H, m			
22	1.04 3H, t（7.0）	13.6 q	C_{21}	21-H

由以上数据与 ^{1}H-NMR 谱 [δ 0.74（3H，s，18-Me），3.42（1H，br s，20-H），2.07（1H，d，J=5.0Hz，7-H）和 δ1.04（3H，t，J= 7.0Hz，N—CH$_2$CH$_3$）] 推测该化合物是具有 12-表-欧乌头碱基本骨架的维特钦型生物碱。A 的 NMR 数据与化合物 12-表-欧乌头碱的对应数据比较发现，它们具有相同的 A 环和 B 环，而没有环外双键信号。1 个仲羟基位于 C_1 可以由 HMBC 谱中 1-H 和 C_2、C_9、C_{10} 及 C_{20} 相关信号得以确定，该羟基的构型由 NOESY 实验中 1-H 和 2β-H 及 5-H 相关信号确定为 α-构型。鉴于两者具有相近的 C_{15} 的化学位移值，化合物在 C_{15} 上同样也有一个含氧基团，该推测由 HMBC 谱图中 15-H 和 C_7，C_8 及 C_9 相关信号得到确认。15-H 的构型可由 NOESY 实验中 15-H 和 7-H 及 14-H 相关信号证明为 α-构型。从生物合成的观点分析剩下与氧原子相连的 1 个叔碳和 1 个季碳，应该分别是 C_{12} 和 C_{16}，该推论由 HMBC 谱中 C_{12} 和 C_{16} 分别与周围氢的相关信号得以确认。而且从 NOESY 数据中 15-H 和 17-H 的相关信号可以推断 C_{16} 上的含氧基团为 β-构型，见图 12-12。

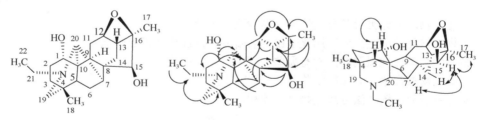

图 12-12　化合物的结构及重要 HMBC（H→C）和 NOESY（H←→H）相关

A 的不饱和度为 7，其中 6 个为化合物上的基本骨架所有，因此另外 1 个应该是环氧结构，可能存在于 C_{12}，C_{15} 和 C_{16} 中的两个碳之间。由于现有波谱数据无法确定该环氧的位置，最后培养了该化合物的单晶，运用 X 射线单晶衍射证明了环氧结构位于 C_{12} 和 C_{16} 之间，并证实了其绝对构型（图 12-13）。这是一个结构新颖的二萜生物碱，将其鉴定并命名为 16，17-二氢-12β，16β-环氧欧乌头碱（16，17-dihydro-12β，16β-epoxynapelline）。

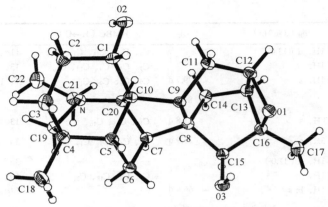

图 12-13　化合物 A 的 X 射线单晶衍射结构

本 章 小 结

　　生物碱类化合物是现代天然药物化学最早研究的一类化学成分。生物碱类多具生物活性，是临床药物的主要来源之一。本章主要介绍生物碱的结构特征、结构分类、物理与化学性质、提取与分离方法及化学结构测定方法。

　　重点：生物碱的生源-化学的结构分类，在自然界分布特征与存在形式；生物碱的碱性及影响因素，沉淀反应，理化性质，以及典型的提取与分离方法、薄层色谱与波谱鉴别特征。

　　难点：生物碱的生源-化学的结构分类，生物碱的碱性及影响因素，沉淀反应。

思 考 题

1. 简述生物碱的分类及其分类依据（至少列举 8 个）。
2. 生物碱常见的沉淀反应所用化学试剂有哪些？其反应条件是什么？
3. 影响生物碱碱性强弱的因素有哪些？
4. 分离生物碱常用的方法有哪些？
5. 简述离子交换树脂法分离生物碱的流程。

参 考 文 献

裴月湖，娄红祥. 2016. 天然药物化学. 7 版. 北京：人民卫生出版社

邱峰. 2013. 天然药物化学. 北京：清华大学出版社

阮汉利，张宇. 2016. 天然药物化学. 2 版. 北京：中国医药科技出版社

王锋鹏. 2008. 生物碱化学. 北京：化学工业出版社

徐任生. 2004. 天然产物化学. 2 版. 北京：科学出版社

张帆，王兴明，彭树林，等. 2006. 伏毛铁棒锤根部的二萜生物碱. 中国药学杂志，41（24）：1616-1619

Zhang F，Peng S L，Liao X，et al. 2005.. Three new diterpene alkaloids from the roots of *Aconitum nagarum* var. *lasiandrum*. Planta
　　Medica，71（11）：1073-1107

（黄　静　张　帆）

第十三章　海洋天然药物

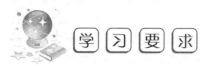

学 习 要 求

掌握：海洋天然药物的研究特点。

熟悉：常见海洋天然产物的主要结构类型及其特点。

了解：海洋天然药物的发展历史和来源；海洋天然产物的生物活性及其在拓展药源方面的意义；海洋天然药物的一般研究方法。

第一节　概　　述

随着生活水平的提高，人们对海鲜的消费越来越多。大家可能会质疑：海鲜也可以开发为药物？事实上，从某种角度看确实如此：从海滩随处可捡拾到的漂亮贝壳——芋螺中已开发上市强效镇痛剂齐考诺肽（ziconotide），从海兔中开发的泊仁妥西布凡多汀（brentuximab vedotin）已用于临床抗癌治疗，从海鱼中提取的Ω-3-脂肪酸乙酯可以治疗高三酰甘油血症……海洋药物（marine drugs）就是指由来源于海洋生物的天然产物所开发的药物。

尽管对陆生来源天然产物的研究方兴未艾，但海洋生物的生物多样性决定了海洋天然产物的结构多样性和生物活性多样性，使得海洋作为一个巨大的天然产物宝库，成为药学研究和新药开发的一个新的快速增长领域。海洋药物学就是应用现代化学和生物学技术从海洋生物中研究和开发新的药物的一门新兴的交叉应用学科。其历经半个多世纪的发展，已逐渐发展成为一个较完整的学科体系，研究领域在不断拓展，研究水平在迅速提高。研究领域涉及药物化学、药理学、分子生物学、生物资源学和临床医学等众多相关学科，其发展既得益于上述各学科的研究方法和技术的进步，同时也促进了各学科的相互融合和相互渗透。对海洋药物的研究，不仅可以发现新的海洋生物种类及结构新颖、生物活性和作用机制独特的化合物，还可推动提取分离和化学结构鉴定技术的提高，以及有机合成化学、有机化学理论、生物技术和生命科学的发展。本节仅从海洋药物的发展历史、研究特点和来源3个方面对其加以介绍。

一、海洋药物的发展历史

海洋约占地球表面积的 71.2%，占生物圈（biosphere）体积的 95%，是迄今所知最大的生命栖息地。多种多样的海洋生态环境造就了海洋生物的多样性、复杂性和特殊性，生物种类达 30 多门，超过 40 万种，生物总量占地球总生物量（biomass）的 87%。但与对陆生植物的研究相比，人们对海洋生物的认识还相当有限，利用率仅在 1%左右。

海洋药物学的发展大致可分为 4 个阶段：①1960 年以前为孕育期；②1960～1970 年为形成期；③1980 年进入快速发展期；④2000 年以后为成熟期。

（一）孕育期

海洋药物的现代研究萌芽可以追溯到 19 世纪末。1881 年 Stanford 发现了褐藻中的多糖褐藻胶；1909 年田原描述并命名了河鲀鱼卵的神经毒性成分河鲀毒素（tetrodotoxin，TTX）；1922 年日本学者从异足索沙蚕（*Lumbriconereis heteropoda*）体内分离到具有杀虫作用的沙蚕毒素（nereistoxin）；20 世纪 30 年代初，Bergmann 等开始了对海绵的研究，并于 20 年后从海绵 *Crypthoteca crypta* 中得到 3 种核苷类化合物 spongothymidine、spongouridine 和 spongosine，成为抗癌药 Ara-C 和抗病毒药 Ara-A 的先导化合物；1945 年意大利的 Giuseppe Brotzu 从撒丁岛海洋淤泥中分离到顶头孢霉菌（*Cephalosporium acremonium*）并发现了若干头孢菌素类化合物；1953 年从日本海藻 *Digenea simplex* 中分离得到海人草酸（kainic acid）等。尽管这些学者注意到了海洋天然产物的潜力，但由于当时正值合成药物和抗生素的黄金时代，海洋药物的研究一直没有引起科学界的重视。

（二）形成期

随着合成药物暴露出来的问题，特别是沙利度胺事件的出现，在世界范围内掀起了回归自然的热潮。20 世纪 60 年代，河鲀毒素的结构鉴定完成；以 spongothymidine 为模板合成的阿糖胞苷（cytarabine）被批准在临床用于治疗各种白血病；从柳珊瑚中得到前列腺素（15*R*）-PGA$_2$，改变了以往人们认为前列腺素只存在于哺乳动物的传统认识；日本科学家下村修从水母 *Aequorea victoria* 中分离出绿色荧光蛋白，后来成为当代生物化学研究的最重要工具之一，并因此获得 2008 年诺贝尔化学奖。这些发现提高了人们对海洋天然产物的认识水平，特别是在 1967 年举办的第一届海洋天然产物会议，提出了"向海洋要药（Drugs from the sea）"的口号，从而全面揭开了海洋药物研究与开发的帷幕。20 世纪 60 年代末至 70 年代初，出现了研究海洋药物的一个小高潮。在此期间，Scheuer 等相继出版了 *Chemistry of Marine Natural Products*、*Marine Natural Products-Chemical and Biological Perspectives*、*Marine Pharmacology* 和《海洋天然物化学》（日本化学会）等专著，标志着海洋天然产物化学已成为一门独立的新学科。

（三）快速发展期

进入 20 世纪 80 年代，随着分离技术和结构鉴定技术如 2D-NMR 和软电离质谱技术等的进步，海洋天然药物的研究发展迅速。一些结构比较复杂的海洋天然产物如短裸甲藻毒素（brevetoxin，1981）、大田软海绵酸（okadaic acid，1981）、苔藓虫素（bryostatin，1982）、岩沙海葵毒素（palytoxin，1982）、软海绵素（halichondrin，1985）及 cephalostatin 1（1988）等相继被分离并完成结构鉴定。20 世纪 90 年代，代表着现代结构鉴定技术最高水平的刺尾鱼毒素（maitotoxin，1993）完成了结构鉴定；中西香尔、平田义正、安元健和岸义人等因研究"赤潮"及调查西加鱼中毒事件等而对海洋聚醚类成分的研究备受关注；Pettit 等对耳状截尾海兔（*Dolabella auricularia*）中的抗肿瘤活性多肽 dolastatins 的研究，以及西班牙 PharmaMar 公司对红树海鞘（*Ecteinascidia turbinata*）中的生物碱 ecteinascidin 743（Et-743）的开发研究等工作，为之后海洋创新药物的临床应用奠定了基础。

（四）成熟期

进入 21 世纪，海洋药物研究经过数十年的积累取得了令人瞩目的成绩，特别在新药开发方面已逐步进入收获期，已有 7 种创新药物经 FDA 或欧洲药品管理局（European Medicines Agency，EMA）批准上市用于肿瘤、慢性疼痛等多种疾病的治疗，有数十种化合物处于各期临床研究中，有上千个海洋活性化合物处于成药性评价和临床前研究中。目前每年有上千篇海洋天然产物的文献报道，新结构的海洋天然产物以超过 1000 个/年的速度递增，并不断发现具有新型化学结构和显著生物活性的先导化合物，为海洋新药的研制提供了坚实的物质基础。

（五）我国海洋药物研究概况

我国是一个海洋大国，也是最早将海洋生物用作药物的国家之一，应用海洋药物的历史可追溯到 2000 多年前。早在公元前 3 世纪的《黄帝内经》中就有以乌贼骨为丸，饮以鲍鱼汁治疗血枯（贫血）的记载；《神农本草经》《本草纲目》《本草纲目拾遗》等早期医药学文献共收录海洋药物 110 种。现代的《中华海洋本草》（2009）记载了我国海洋药用生物物种 1479 种、海洋中药材 613 种；《中国药典》一部收载海洋中药材 11 种，含海洋中药材的中成药 100 余种。

20 世纪 70 年代末，中山大学龙康侯教授对南海珊瑚成分的研究，开启了我国现代意义的海洋药物研究。1978 年全国科学大会上"向海洋要药"的提案被国家采纳，以及后来提出的"开发海洋湖沼资源，创建中国蓝色药业"的战略设想，促进了我国海洋药物研究的繁荣。特别是 2015 年我国海洋战略的发布，为海洋药物研发提供了强劲动力。目前我国研究者已从各类海洋药源生物中发现了 3000 余个结构新颖的小分子化合物和 500 余个海洋多糖（寡糖）类化合物。特别是管华诗院士等在海洋多糖的研发中取得了丰硕的成果，上市了藻酸双酯钠、甘糖酯、岩藻糖硫酸酯、海力特和烟酸甘露醇等一系列海洋多糖药物，还有多个品种处于临床研究阶段，初步奠定了我国海洋药物产业化的基础。当然，这些药物品种单一（均属多糖类），尚未见化学药或基因工程蛋白质/多肽药物进入临床研究或批准上市，侧面反映出我国海洋药物总体创新能力尚待加强。

综上所述，国内外海洋药物研究正处在高速发展期，其热点领域主要包括：扩大海洋生物的化学研究；将海洋药物研究与组合化学技术，与基因工程、细胞工程、蛋白质工程和发酵工程等生物技术紧密结合；从多方面解决海洋创新药物研制中遇到的难题；扩展对海洋微生物资源的研究；探索性开展对深海、极地海洋生物的研究等。

二、海洋药物的研究特点

海洋药物研究与开发既有三大优势也有三大劣势。

（一）海洋药物研究的三大优势

1. 生物多样性　据不完全统计，可能具有重要开发潜力的海洋生物多达 15 万种以上，生物多样性远远超过陆地生物。而且，海洋生物生活在具有一定水压、较高盐度、较小温差、有限溶解氧、有限光照和低营养的海水化学缓冲体系中，生长环境与陆生生物迥然不同，造成其生存繁殖方式、适应机制和新陈代谢等的复杂性和特殊性。此外，海洋生物间存在各种共生共存，也存在着激烈的生存竞争；海洋生物具有很强的再生能力、防御能力和识别能力等。这些独特的功能或能力往往与其体内的次生代谢产物密不可分。

2. 化学多样性　海洋生物的多样性、复杂性和特殊性决定了海洋天然产物的化学多样性（结构复杂性和新颖性）。海洋生物的代谢产物结构类型十分丰富，不仅包含了陆地生物天然产物几乎所有的类型，还包含许多陆地生物中没有的、结构特殊的和生理活性明显的代谢产物，如大环内酯类、聚醚类、特殊肽类、C_{15} 乙酸原化合物、前列腺素类似物、皂苷类和有机卤化合物等。

3. 生物活性多样性　海洋天然产物的化学多样性造就了生物活性的多样性。而且，由于海洋生物物种之间的生态环境远比陆生生物复杂，物种间相互作用需要借助如信息素、种间激素、拒食剂等化学物质来实现，因此可产生比陆生生物活性更强的一些独特生理和药理作用物质。已发现的多种海洋天然产物在抗肿瘤、治疗心脑血管疾病、抗菌、抗病毒、神经系统活性、抗炎和抗过敏等方面表现出出色的药理活性。因此，海洋生物资源已成为拓展天然药用资源的新空间和创新药物发现的重要源泉。

（二）海洋药物研究的三大劣势

1. 药源的问题　海洋药物开发的一个重要瓶颈是药源问题。造成药源难以解决的主要原因包括：①对海洋生物的认识和研究仍相当有限，海洋生物的种类繁多，分布范围广泛，且某些品种的分布密度极低等，大量采集非常困难，或会造成对海洋生态不可逆的破坏；②海洋生物活性物质的含量大多较低，对原料的采集量又有较高要求；③目前海洋生物的研究对象多为海洋动物，动物样品采集后易腐败变质，会影响活性成分的研究；④海洋活性化合物的结构大多比较复杂，全合成困难或成本过高，难以通过化学手段解决药源问题；⑤海洋生物特别是一些低等海洋生物的养殖非常困难，多数在目前条件下无法实现。

各国科学家正在积极探索药源问题的解决办法，如从海水养殖（如草苔虫的养殖）、细胞培养（如海绵细胞的培养）、基因工程（用于一些海洋微生物及肽类、蛋白质活性成分的研究）和化学合成（如一些活性甾体、肽类的合成和修饰）等方面进行探索。但是，距离问题的完全解决尚需时日。

2. 提取分离困难的问题　海洋药物提取分离的困难在于：①许多活性成分在生物体内含量极微（如西加毒素在鱼体内的含量只有 $1 \times 10^{-9} \sim 10 \times 10^{-9}$）；②结构和理化性质极其类似的化合物常共存于同一生物体内，难以分开；③海洋药物研究较多的为动物样品，与植物样品相比，杂质多，分离程序差异大，分离困难。目前的解决办法主要依赖于多种先进的色谱分离手段，但成本较高。此外，也可直接制备活性部位用于新药开发，而不分离成单体，但创新度不足，较难获得国际公认。

3. 结构鉴定困难的问题　海洋天然产物大多结构极其复杂，结构鉴定较为困难。但随着各种先进波谱技术，如 FAB-MS、ESI-MS、1D-NMR、2D-NMR、3D-NMR、CD、X 射线单晶衍射等，及化学沟通技术的日新月异，目前结构鉴定问题已难以阻滞海洋药物的研发进程。

三、海洋药物的来源

几乎所有海洋生物都能够产生具有生物活性的次生代谢产物。其中，海洋植物主要为除微藻之外的各种藻类，而生长于潮间带的红树林植物也是较有特色的海洋植物，其代谢产物具有较丰富的结构多样性和生物活性多样性；海洋动物一直以来都是海洋药物学研究的主要对象，特别是多孔动物门（海绵动物门，Porifera）、腔肠动物门（Coelenterata）、软体动物门（Mollusca）、棘皮动物门（Echinodermata）和苔藓动物门（Bryozoa）等海洋低等无脊椎动物及脊索动物门的被囊动物亚门（Tunicata）等。海洋微生物则是近年来海洋药物研究领域的热点之一。

（一）藻类

海洋藻类（algae，seaweeds）是低等隐花植物，按生活习性可分为漂浮生活和附着生活两大类，是海洋中的初级生产者，承担着食物链的基础环节。海洋动物的许多活性物质直接或者间接来源于藻类。藻类资源丰富，全世界藻类有 30 000 余种，根据其光合色素的类型分为绿藻、褐藻和红藻等。多数海藻的代谢产物相对于其他海洋生物较为简单，以萜类为主，最大特点是富含卤素。此外，卤素取代的酚类化合物也是藻类的一类特征成分，特别是溴酚类。

（二）海绵

海绵（sponge）是一类原始而奇特的最简单的多细胞生物。海绵种类繁多，资源极为丰富，约占海洋生物总量的 1/15，已知有 15 000 多种，分布极为广泛。与海藻、珊瑚及其他无脊椎动物相比，海绵孕育着更多结构新颖的次生代谢产物，其中萜类化合物约占 37%，含氮化合物约占 41%。海绵与微生物在长期的进化过程中形成了密切的共生关系（symbiosis），微生物可占海绵本体干重的 30%～70%，因此，许多从海绵中获得的天然产物可能是其共生的微生物，如共生菌（symbiotic bacteria）的次生代谢产物。

（三）腔肠动物

腔肠动物（coelenterate）包括海葵、珊瑚和水母等，研究较多的是珊瑚（coral）。珊瑚是海洋低等无脊椎动物，全球约有 7000 多种，有"海洋中的热带雨林"之称。其代谢产物主要有脂类、萜类、甾体和前列腺素类化合物，其中萜类化合物约占 85%，且多具有抗肿瘤活性。

（四）软体动物

软体动物（molluscs）中，研究较多的是海兔（sea hare），它以海藻为食并可以储藏海藻中的化学成分。对海兔中生物活性物质的研究已有多个创新药物上市或进入临床试验。

（五）被囊动物

被囊动物（tunicate, ascidian）在进化地位上十分特殊，位于脊椎动物和无脊椎动物之间，约有 2000 种。其中海鞘类占绝大多数，从中发现了许多功能独特的新结构化合物，特别是含氮化合物约占 89%。如从加勒比海被囊动物红树海鞘中分离出来的 Et-743 是一个广受关注的抗癌药物，目前已经上市用于软组织肉瘤和卵巢癌的治疗。

（六）棘皮动物

棘皮动物（echinoderm）是具有特殊水管系统的一大类无脊椎动物，已知约 7000 种，常见的有海参、海星和海胆等。棘皮动物产生的甾体或三萜皂苷是其体内常见的毒素，多具有抗肿瘤活性。

（七）海洋苔藓动物

海洋苔藓动物（marine bryozoan），俗称苔藓虫，约 4000 余种，属于海洋污损生物。从草苔虫中分离的大环内酯类抗癌活性成分草苔虫素（bryostatins）是苔藓动物具有代表性的代谢产物，其他的代谢产物还包括生物碱、甾醇和脑苷脂等。

（八）海洋微生物

海洋微生物（marine microorganism），包括细菌、真菌和放线菌等，微藻也常被看作海洋微生物。海洋微生物产生结构特殊的大环内酯类、肽类、聚醚类和生物碱类等代谢产物。海洋微生物由于其次生代谢产物丰富、可重复发酵、采集中对海洋生态环境破坏小等特点，被认为是人类最可能开发利用的海洋药物资源的一大明星，已成为海洋新天然产物的重要来源；目前约 1/3 的海洋新化合物来源于海洋微生物，是海洋生物活性物质研究的热点之一。

第二节　海洋天然产物的结构类型

当前，从海洋生物中发现的天然产物超过 30 000 种，仅 2014 年就有 1378 个新的海洋天然产物被发现。海洋天然产物结构千差万别，按照化学结构分类主要有：大环内酯类、聚醚类、肽类、生物碱类、C_{15}乙酸原类、前列腺素类、萜类、甾体及其苷类和多糖类等。

一、大环内酯类

大环内酯类（macrolides）是海洋生物中常见的一类具有多种生物活性特别是抗肿瘤活性的化合物，结构中含有内酯环，环的大小差别较大，从十元环到六十元环均有。根据结构类型不同可以分为简单大环内酯类、含氧环的大环内酯类、多聚内酯类和其他大环内酯类。

（一）简单大环内酯类

简单大环内酯是由长链脂肪酸形成的环状内酯，环的大小各异，但环上常有羟基或烷基取代，多数仅有一个内酯环。例如，从海洋软体动物 *Aplysia depilans* 的皮中分离得到的 alplyolides A（**1**）和 B（**2**），为长链不饱和脂肪酸的内酯。此类化合物具有强的毒鱼活性，为自身的化学防御物质。

从海洋微生物 *Streptomyce* 属细菌代谢物中分离到的大环内酯类化合物 anthracimycin（**3**）具有显著的抗炭疽杆菌活性（MIC = 0.031μg/ml），对耐甲氧西林金黄色葡萄球菌（MRSA）也有一定的抑制作用。Palmyrolide A（**4**）是从蓝藻代谢物中分离到的一种大环内酯类化合物，可抑制小鼠大脑皮层神经元自发的钙离子流（IC_{50} = 3.7μmol/L），并具有潜在的钠离子通道抑制活性，保护小鼠神经细胞免受藜芦碱和乌本苷引起的钠离子超载的伤害（IC_{50} = 5.2μmol/L）。

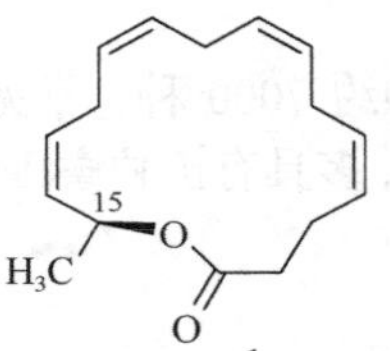

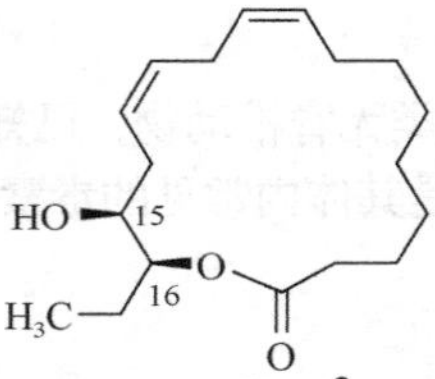

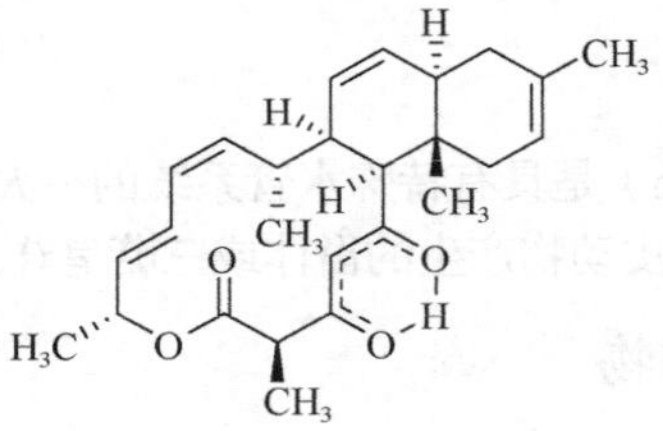

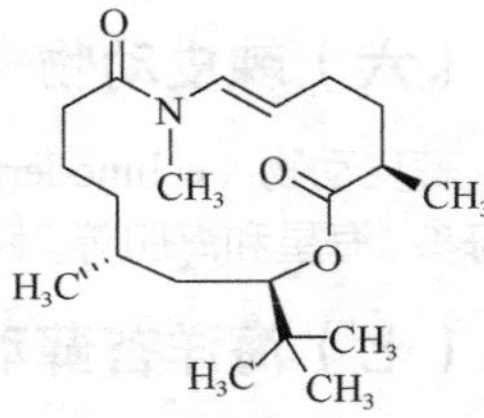

（二）含氧环的大环内酯类

简单大环内酯类在次生代谢过程中氧化、脱水，可形成含氧环的大环内酯类，其中氧环有三元氧环、五元氧环和六元氧环等，如从 *Amphidinium* 属不同的菌株培养液中分离得到的 amphidinolides B（**5**）和 C（**6**），有很强的细胞毒性，对 L-1210 和 KB 细胞的 IC_{50} 最低分别可达到 0.14ng/ml 和 0.06ng/ml。

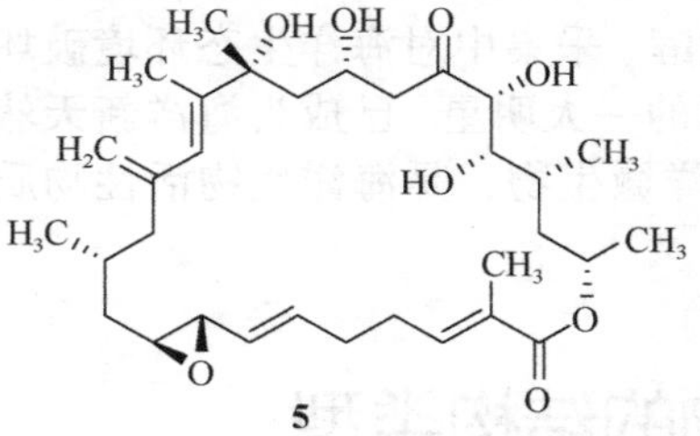

Enigmazole A（**7**）是第一个源于海洋生物的磷酸化大环内酯类化合物，通过美国国家癌症研究所（National Cancer Institute，NCI）60 种人肿瘤细胞株的细胞毒性筛选，表明其具有显著的广谱抗肿瘤活性，GI_{50} 达 1.7μmol/L。Bryostatin 1（**8**）是从苔藓动物总合草苔虫（*Bugula neritina*）中分离得到的化合物，具有抗肿瘤、免疫增强、诱导分化、增强其他细胞毒药物活性等作用，正处于 II 期临床研究阶段。

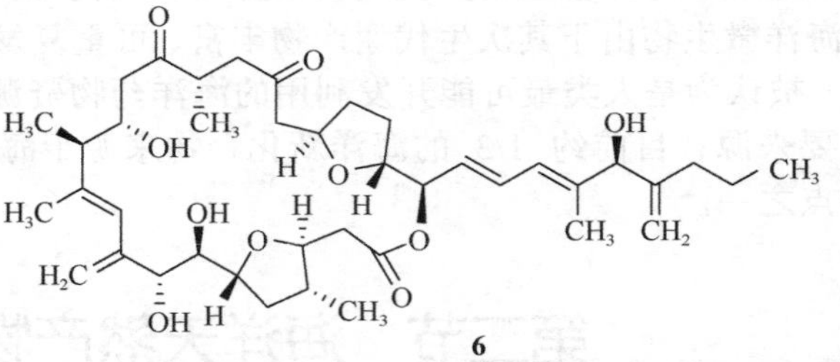

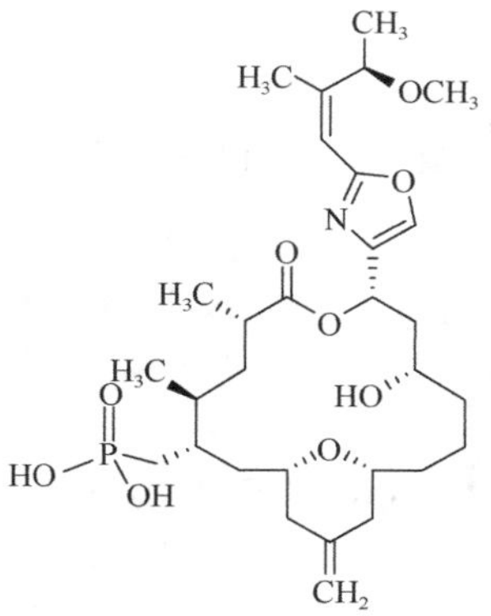

7

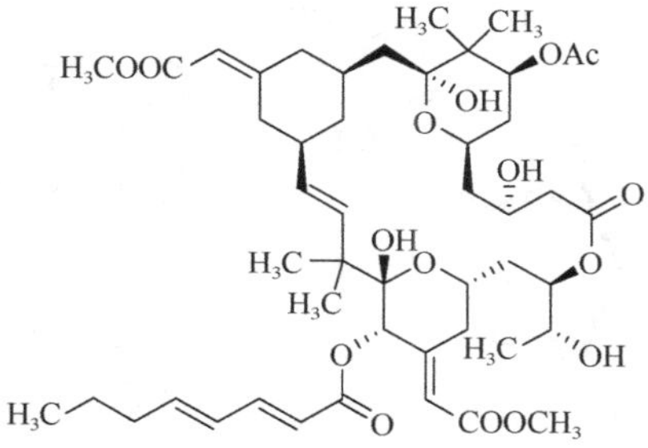

8

（三）多聚内酯类

多聚内酯的结构特点是内酯环上有两个以上的内酯键存在，多有抗真菌作用，如从红藻 *Varicosporina ramulosa* 中分离得到的 colletoketol（9），以及从海洋微生物 *Hypoxylon oceanicum* LL-15G256 中分离得到的 15G236γ（10）和 15G256δ（11），均具有抗真菌活性。

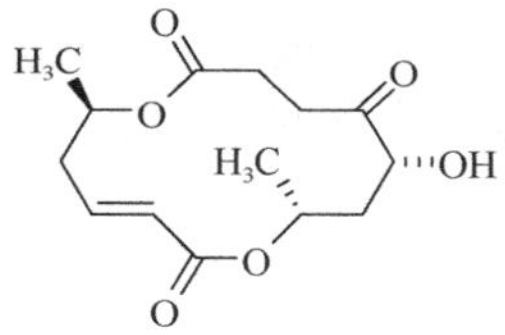

9

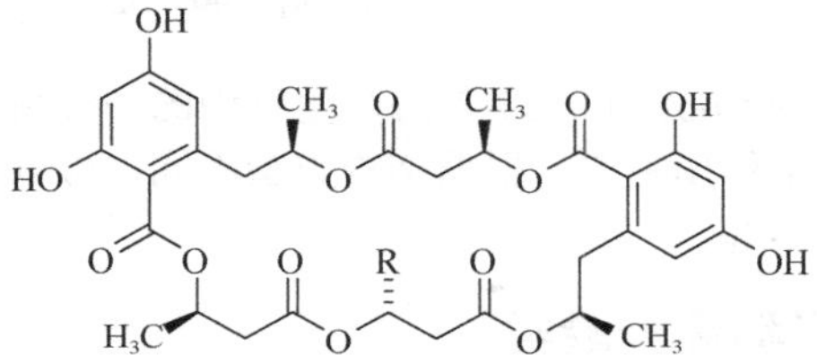

10 R=CH₂OH
11 R=CH₃

（四）其他大环内酯类

除上述介绍的大环内酯类外，在海洋天然药物中经常可以见到内酯环含有氢化吡喃螺环的化合物，如从海绵 *Hyrtios altum* 中分离得到的 altohyrtins A（12）、B（13）和 C（14）及从海绵 *Cinachyra* sp.中分离获得的 cinachyrolide A（15）等。化合物 15 的细胞毒活性高，IC$_{50}$ 值可达 0.03nmol/L，是目前发现的细胞毒活性最强的类别之一。

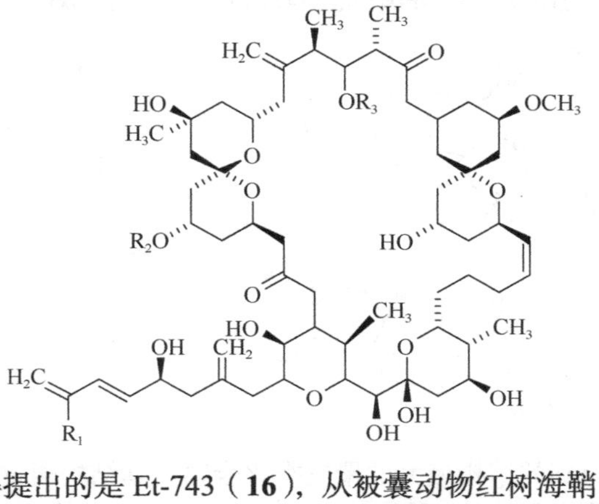

12 R₁=Cl, R₂ =R₃ =Ac
13 R₁=Br, R₂ =R₃ =Ac
14 R₁=H, R₂ =R₃ =H
15 R₁=Cl, R₂ =Ac,R₃=H

特别值得提出的是 Et-743（16），从被囊动物红树海鞘（*Ecteinascidia turbinata*）中分离得到，已作为创新药物上市，对晚期软组织肿瘤如直肠癌、乳腺癌、肺癌、黑色素瘤和间皮癌等有好的疗效，还能够抑制产生多药耐药基因 MDR1，因此不易产生多药耐药。其作用机制与一般烷化剂不同，能与组成 DNA 的鸟嘌呤结合，使 DNA 构象发生变化；Et-743 的第三个环又能与蛋白结合，从而表现出特殊的抗肿瘤作用机制。

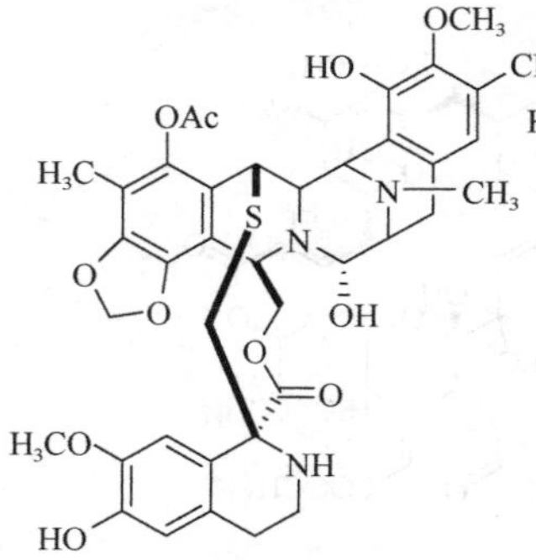

此外，从海洋微生物 *Nostoc linckia* 中分离得到的 borophycin（**17**）是含有硼原子的大环内酯化合物，对人 KB 细胞和 LoVo 肿瘤具有明显的抑制作用。抗疟霉素 aplasmomycin（**18**）也是从海洋微生物灰色链球菌中分离得到的含有硼原子的化合物。

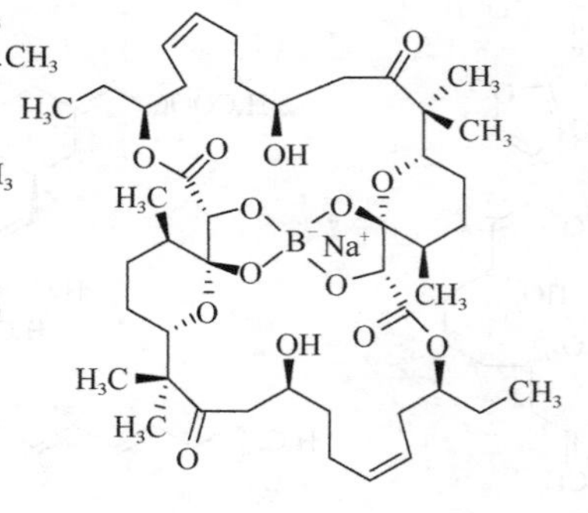

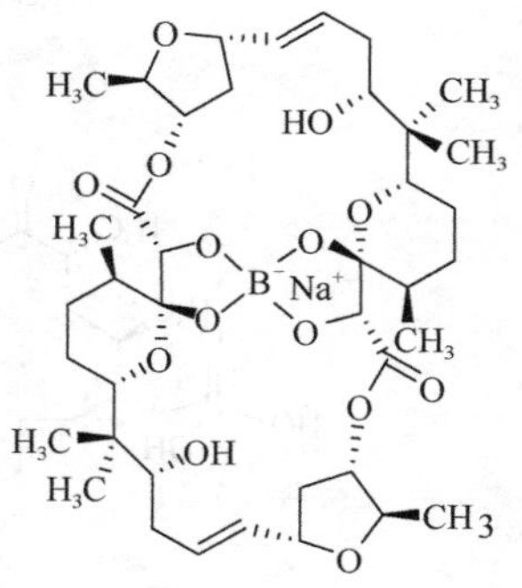

二、聚醚类化合物

聚醚类化合物（polyethers）是海洋生物中的一类特有的毒性成分，一些是沿海赤潮产生毒鱼作用的主要化学作用物质。根据结构类型不同，可以分为梯形稠环聚醚、线形聚醚、大环内酯聚醚和聚醚三萜等。

（一）梯形稠环聚醚类

梯形稠环聚醚类的结构特点是含有多个以六元环为主的醚环，醚环间反式骈合，聚醚的同侧为顺式，氧原子相间排列，形成一个梯子状结构，又称"聚醚梯"（polyether ladder），聚醚梯上有无规则取代的甲基等。这类化合物极性低，为脂溶性毒素。能够兴奋钠通道，在 16ng/ml 浓度即显示毒鱼作用。该类毒素能被贝壳类食用蓄积，当人误食这种贝壳后，往往产生神经毒性或胃肠道反应，严重者危及生命。

例如，从形成赤潮的涡鞭毛藻（短裸甲藻 *Ptychodiscus brevis*）中分离得到的毒性成分短裸甲藻毒素 B（brevetoxin B，**19**），是引起鱼类大量死亡的主要毒素；还有从一些泥鳗或其他微藻（如具毒岗比甲藻 *Gambierdiscus toxicus*）中分离到的西加毒素（ciguatoxin，**20**）和刺尾鱼毒素（maitotoxin，**21**）等都属于此类。

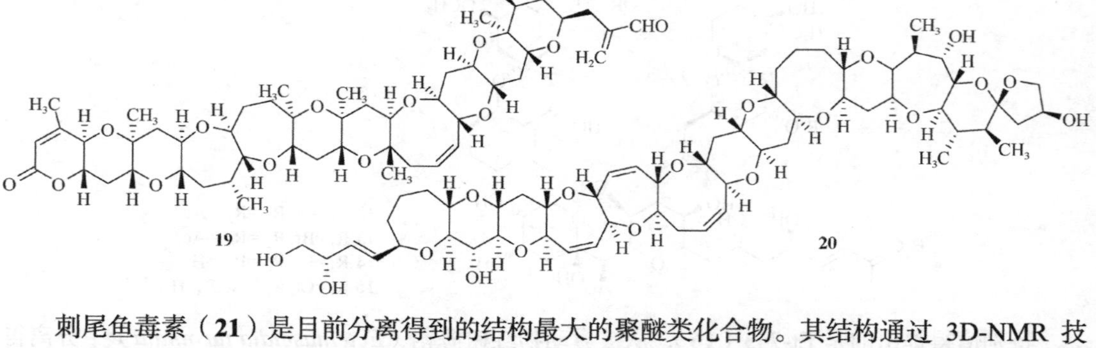

刺尾鱼毒素（**21**）是目前分离得到的结构最大的聚醚类化合物。其结构通过 3D-NMR 技术、化学降解并与已知合成小分子化合物比较，于 1993 年得以确定。此化合物是目前被明确鉴定结构的，相对分子质量最大的非聚合物天然产物（分子式 $C_{164}H_{256}O_{68}S_2Na_2$），亦被认为是目前发现的非蛋白质类毒性最大的化合物之一，对小鼠的 LD_{50} 为 50ng/kg。

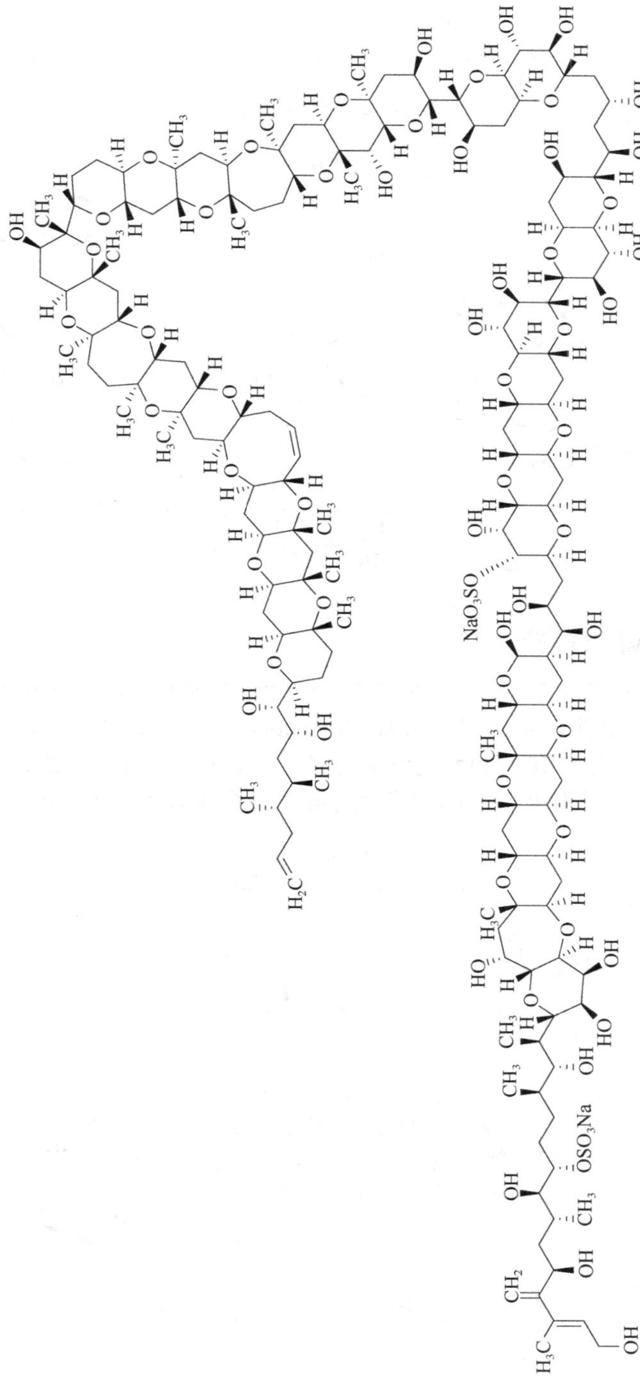

（二）线形聚醚类

线形聚醚类同样含有高度氧化的碳链，但与聚醚梯类化合物不同的是其结构中仅有部分羟基形成醚环，因多数羟基游离而具有水溶性。例如，从多种岩沙海葵 *Palythoa* spp.中分离的岩沙海葵毒素（palytoxin，**22**）含有 129 个碳原子，64 个手性中心。利用 ^{1}H-NMR、^{13}C-NMR 和 ^{15}N-NMR 等核磁共振技术对该化合物的信号进行了完全归属。岩沙葵毒素对小鼠的 LD_{50} 为 0.15μg/kg，对兔的 LD_{50} 为 25ng/kg，可与 Na^+/K^+ 泵结合，抑制 ATP 酶活性。

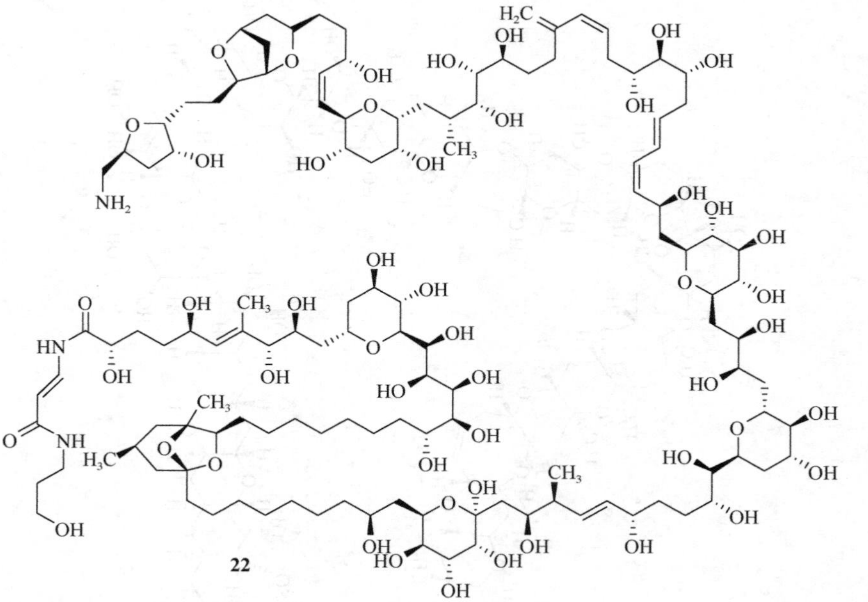

22

（三）大环内酯聚醚类

有的聚醚类化合物可以首尾相连，形成大环内酯，如扇贝毒素 2（pectenotoxin 2，PTX2，**23**）；有的聚醚局部形成大环，如从海绵 *Halichondrai okadai* 中分离得到的软海绵素 B（halichondrin B，**24**），对 B-16 黑色素瘤细胞的 IC_{50} 为 0.093ng/ml。**24** 在 5.0μg/kg 剂量时，对接种了 B-16 黑色素瘤细胞和 P388 白血病细胞小鼠的生命延长率（T/C）分别高达 244% 和 236%。

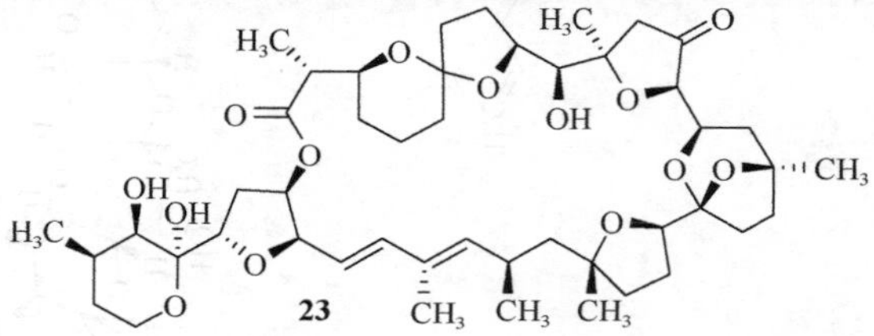

23

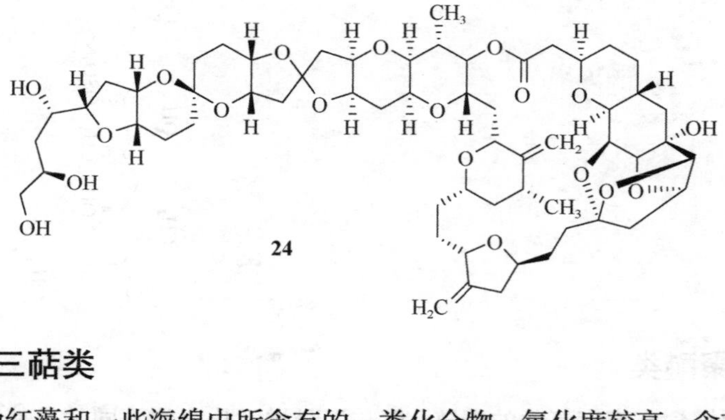

24

（四）聚醚三萜类

聚醚三萜类为红藻和一些海绵中所含有的一类化合物，氧化度较高，含有多个醚环，但生源过程则是由角鲨烯衍生而来，亦可归属于三萜类化合物，如从红藻（*Laurencia intricata*）中分离得到的 teurilene（**25**）。

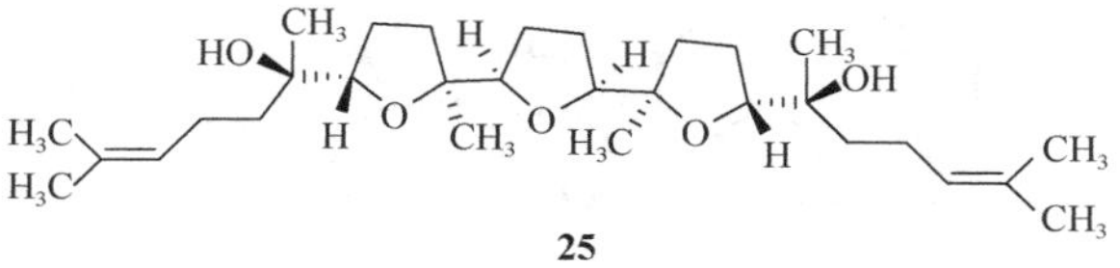

25

三、肽类化合物

自 1902 年第一个生物活性多肽促胰液素（secretin）问世以来，至今已有数万种生物活性多肽被发现。海洋生物已成为此类生物活性物质的一个重要来源。由于海洋特殊环境的影响，组成海洋多肽化合物的氨基酸除常见的氨基酸外，还有大量的特殊氨基酸，如 β-氨基异丁酸（**26**）、L-baikiain（**27**）、海人酸（α-kainic acid，**28**）和软骨藻酸（domoic acid，**29**）等。有些氨基酸本身具有多种生物活性。海洋肽类化合物常见的有直链肽类、环肽类、肽类毒素类和其他肽类等。

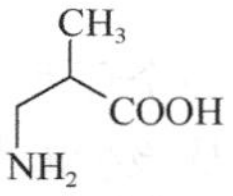

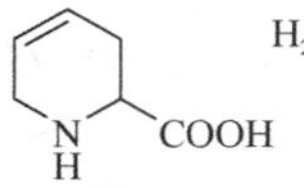

（一）直链肽类

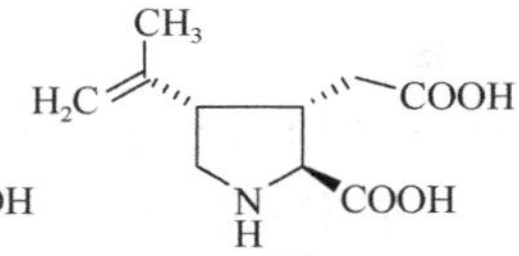

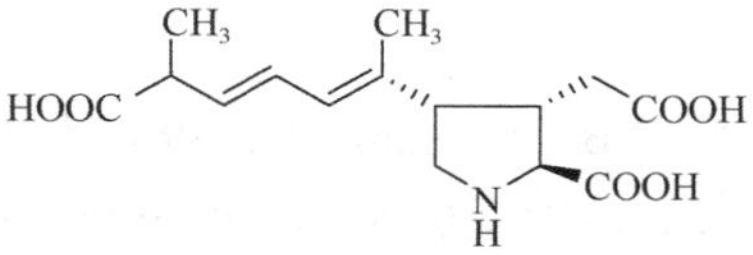

例如，从被囊动物 *Didemnum rodriguesi* 中分离得到的 minalemines A～F（**30**～**35**），为含有胍基的直链肽，其中，**33**～**35** 因含有磺酸基而具有良好水溶性。

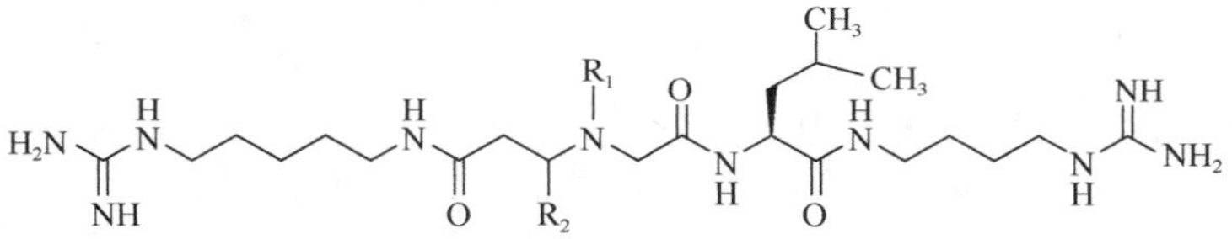

	R_1	R_2
30	H	C_7H_{15}
31	H	C_8H_{17}
32	H	C_9H_{19}
33	SO_3H	C_7H_{15}
34	SO_3H	C_8H_{17}
35	SO_3H	C_9H_{19}

海兔毒素（dolastatins）是一类从耳状截尾海兔（*Dolabella auricularia*）中分离到的抗癌活性肽，主要是直链肽，也有少数环肽（如 dolastain 3）。Dolastatins 10（**36**）和 15（**37**）即是具有较强肿瘤细胞毒性的直链肽，如 **36** 对 P388 白血病细胞的 IC_{50} 为 0.04ng/ml。**37** 的一种合成衍生物 cemadotin（LU103793）已经进入 II 期临床试验，但其对转移性胸腺癌和非小细胞肺癌的治疗率较低并易产生严重的毒副作用。

值得欣喜的是，以 **36** 的衍生物 monomethyl auristatin E（**38**）为主要成分的免疫偶联物制剂泊仁妥西布凡多汀（brentuximab vedotin，SGN-35）已于 2011 年被 FDA 批准上市（商品名 Adcetris®），用于间变性大 T 细胞系统性恶性淋巴瘤和霍奇金淋巴瘤的治疗。同样以 dolastatins 类直链肽为主要成分的免疫偶联物制剂还有 glembatumumab vedotin（CDX-011）和 SGN-75，分别处于 II 期和 I 期临床研究阶段。

（二）环肽类

海洋环肽类化合物主要来源于海鞘、海兔、海绵和海藻（主要是微藻）等类海洋生物，较之于陆地生物来源的环肽，其结构更为独特和丰富。

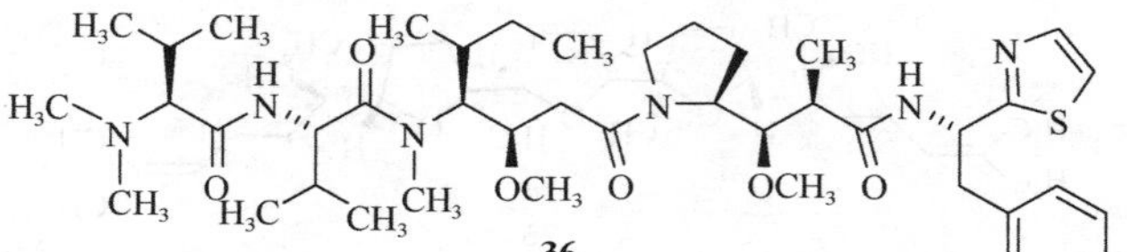

36

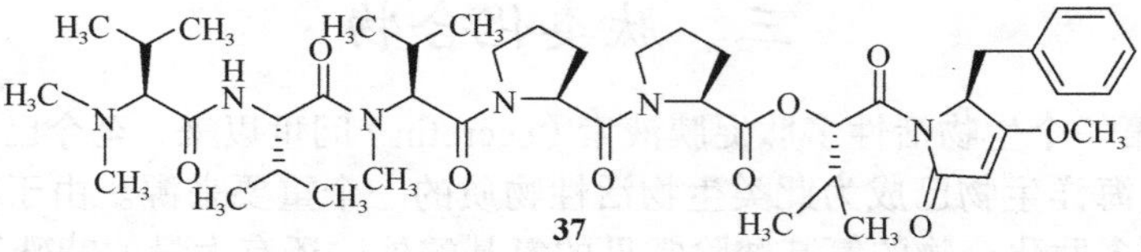

37

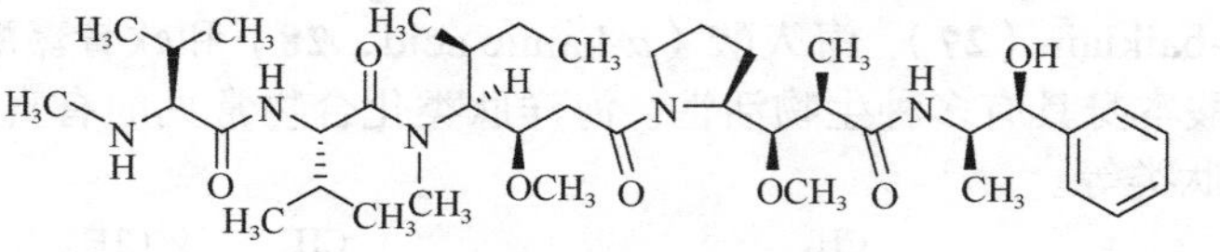

38

膜海鞘素 B（didemnin B，**39**）是 1984 年经 FDA 批准进入临床研究的一个环肽化合物，从加勒比海膜海鞘（*Trididemnum solidum*）中分离得到，但未能开发成功。从该种海鞘中发现的脱氢膜海鞘素 B（dehydrodidemnin B）亦从另一种地中海海鞘 *Aplidium albicans* 中分离得到，又命名为 plitidepsin 或 Aplidine®（**40**），结构上与 **39** 仅相差 2 个氢原子，对多种肿瘤有效并部分克服了 **39** 的较强毒副作用。**40** 被欧盟委员会（European Commission，EC）和 FDA 作为孤儿药用于多发性骨髓瘤的治疗，已于 2012 年 12 月由西班牙 PharmaMar 公司启动Ⅲ期临床研究。

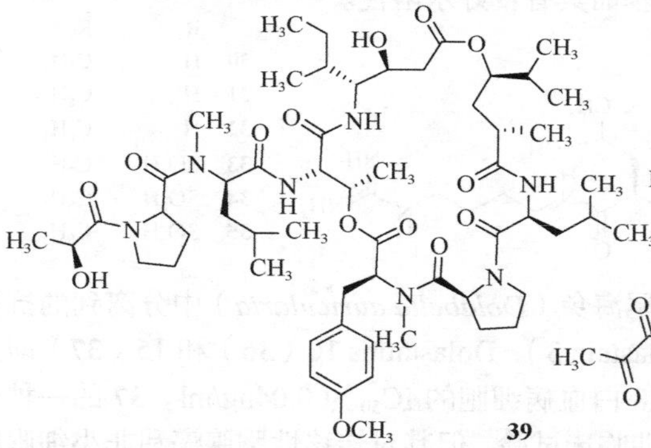

39

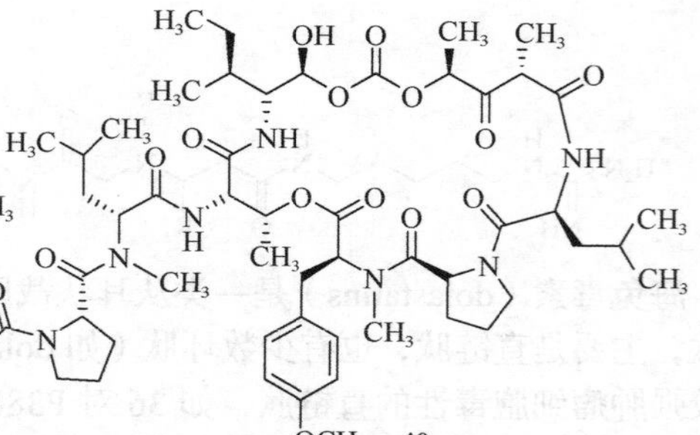

40

从海兔 *Elysia rufescens* 中分离得到的环肽 kahalalide F（**41**）对结核杆菌具有较高的抑制活性。PharmaMar 公司合成了该化合物的类似物 elisidepsin（PM02734），已作为抗癌药物进入Ⅱ期临床试验。

（三）肽类毒素

一些具有显著神经系统或心脑血管系统毒性的多肽和蛋白质成分常被统称为肽类毒素，如芋螺毒素（conotoxins）、海葵毒素、海蛇毒素、水母毒素、章鱼毒素和海胆毒素等。

芋螺毒素作为一类具有神经药理活性的多肽，存在于芋螺属（*Conus*）软体动物分泌的毒液中，被认为是其"捕食武器"。此类毒素一般含有 7~41 个氨基酸。分子多样性是芋螺毒素的显著特征，据估计在已知的数百种芋螺中可能存在数万种甚至十几万种结构不同的芋螺毒素，具有镇痛、神经保护、抗惊厥和镇咳等方面的巨大应用潜力，是新药开发的重要潜在资源。不同结构的芋螺毒素的作用靶标不同，有的作用于配体门控离子通道（烟碱受体、5-HT$_3$ 受体和 NMDA 受体等），有的作用于电压门控离子通道（Ca^{2+} 通道、Na$^+$ 通道和 K$^+$ 通道等），有的作用于加压素受体、神经紧张素受体和磷脂等，据此可以根据作用靶标分类。

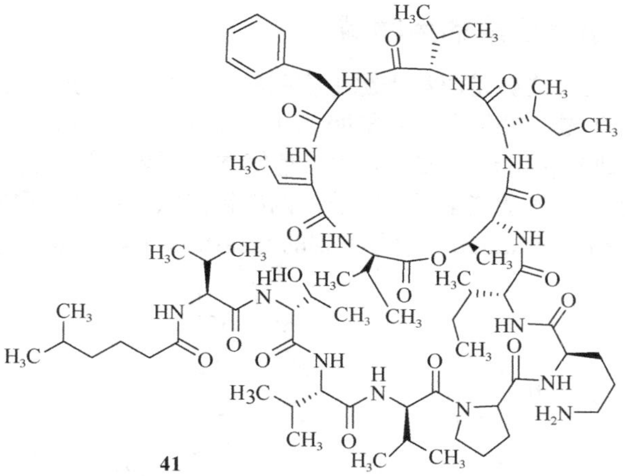

41

对芋螺毒素药理多样性的发现是科学史上的一个经典故事：20 世纪 80 年代初，美国犹他大学 Olivera 教授实验室允许本科生参与科研工作，一批 18 岁左右的大学新生积极介入了芋螺毒素毒性的研究。他们没有固有科研模式的束缚，抛开当时该实验室乃至大多数实验室长期惯用的所谓的标准方法即腹腔内膜注射法，而直接将芋螺毒组分注射到哺乳动物中枢神经系统。这一创新性的实验结果显示：用颅腔注射法引发了大量的小鼠不同的行为症状反应，从而才逐步揭开了芋螺毒素药理多样性的面纱。在此基础上这些学生继续开展深入的研究，Clark 发现了"睡虫肽"（sleeper），Griffin 发现了"懒虫肽"（sluggisher），McIntosh 发现了"摇荡肽"（shaker），目前这些毒素多数已进入临床研究阶段。特别是从"摇荡肽"中分离出的齐考诺肽（ziconotide，ω-芋螺毒素 MVIIA，**42**）已完成Ⅲ期临床试验，分别于 2004 年和 2005 年获得美国和欧洲授权上市，商品名 Prialt®，用于治疗适合鞘内注射并且对全身镇痛药等不能耐受或无效的严重慢性疼痛患者。该化合物来自幻芋螺（*Conus magus*），是含有 25 个氨基酸的线性多肽，结构中的 6 个半胱氨酸通过 3 个二硫键连接形成稳定的三维结构。ω-芋螺毒素 MVIIA 为钙离子通道抑制剂，具有极强的镇痛作用，ED_{50} 为 49nmol/L，其镇痛作用和持续时间均强于吗啡。

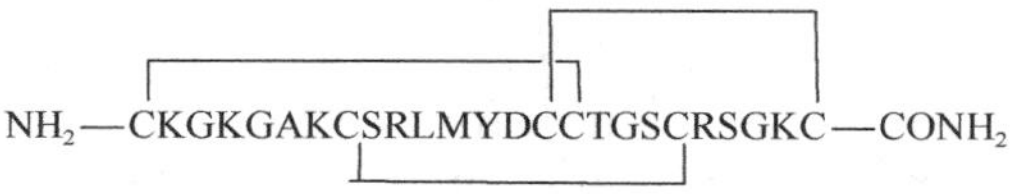

$$\text{NH}_2\text{—CKGKGAKCSRLMYDCCTGSCRSGKC—CONH}_2$$

42

（四）其他肽类

随着对海洋中存在的肽类化合物的研究日益深入，一些结构新颖、活性广泛的新肽不断被发现。已从海藻、腔肠动物、软体动物、被囊动物等海洋生物及寄生或共生在这些生物体内的微生物中发现了大量肽类化合物。有相对分子质量较小的二肽、寡肽，也有相对分子质量较大的多肽、蛋白质，它们是活性化合物的重要来源。这些肽类成分不仅可作为新药进行开发，也常被用于生物工程等其他领域的研究。研究较多的肽类化合物包括海藻凝集素、藻胆蛋白、鲨素、麝香蛸素、鲨鱼软骨血管形成抑制因子、降钙素、海洋生物酶和抗冻蛋白等。

四、生物碱类化合物

生物碱是海洋生物的第二大类次生代谢产物，主要来自海绵，其次是海鞘和海洋微生物等，大多有抗肿瘤、抗菌、抗病毒、抗炎等活性，而且结构复杂多变。根据生物碱类化合物的结构，可分为由氨基酸衍化而成的生物碱、甾体和萜类生物碱、肽类生物碱、含有喹啉环的生物碱、含有异喹啉环的生物碱和其他类型的生物碱。

（一）由氨基酸衍化而成的生物碱

由氨基酸衍化而成的生物碱是海洋来源生物碱的主要组成部分。作为生物碱前体的氨基酸有芳香族氨基酸（苯丙氨酸、酪氨酸、色氨酸）和二氨基酸（鸟氨酸、赖氨酸）等，如从海绵 *Rhaphisia pallida* 中得到的 pallidin（**43**）是含有色氨酸的哌嗪醌类生物碱；来源于一种海绵的 xestospongin C（**44**）是 2 个氧杂喹诺里西啶环由两串锯齿状亚甲基链构成的大环化合物，结构奇特；从橙杯珊瑚（*Tubastrea aurea*）中分离到的 tubastrine（**45**）则含有胍基结构。

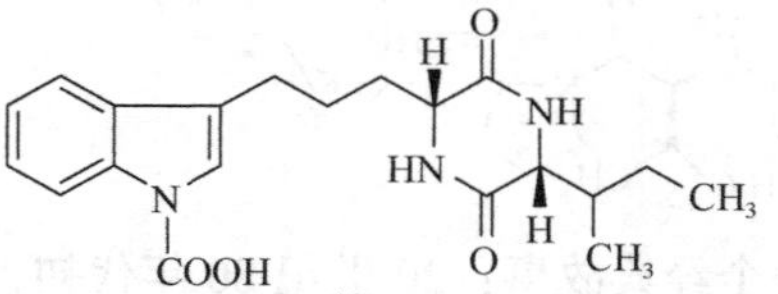

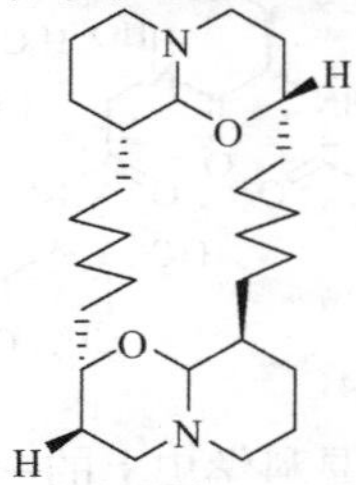

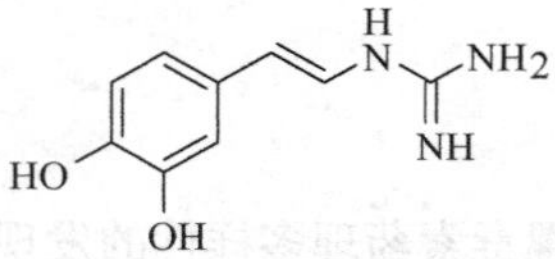

（二）甾体和萜类生物碱

甾体和萜类生物碱在海洋生物中也有存在。例如，从白斑角鲨（*Squalus acanthias*）中获得的一种甾体生物碱 squalamine（**46**），为有效的内皮细胞增殖抑制剂，目前作为治疗老年性黄斑变性药物已进入 II 期临床试验，作为新生血管抑制剂类抗癌药物已完成 II 期临床研究。Ageloxime B（**47**）是从中国南海群海绵（*Agelas mauritiana*）中分离到的二萜生物碱，对新型隐球菌和耐甲氧西林金黄色葡萄球菌均具有一定的抑制作用，IC_{50} 分别为 4.96μg/ml 和 9.20μg/ml。

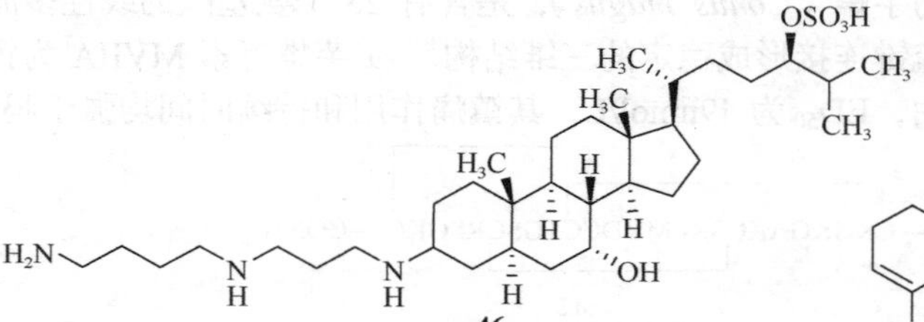

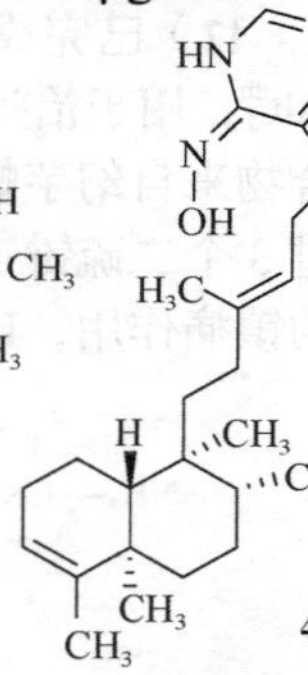

（三）肽类生物碱

从海绵 *Geodia baretti* 中分离到溴代脱氢色氨酸和脯氨酸构成的环状二肽 **48** 是典型的肽类生物碱。从被囊动物 *Lissoclinum patella* 中获得的含有噻唑环的亲脂性环肽 ulithiacyclamide（**49**）对 L-1210 和人 T 细胞白血病 ALL 细胞的 ED_{50} 分别为 0.35μg/ml 和 0.01μg/ml。

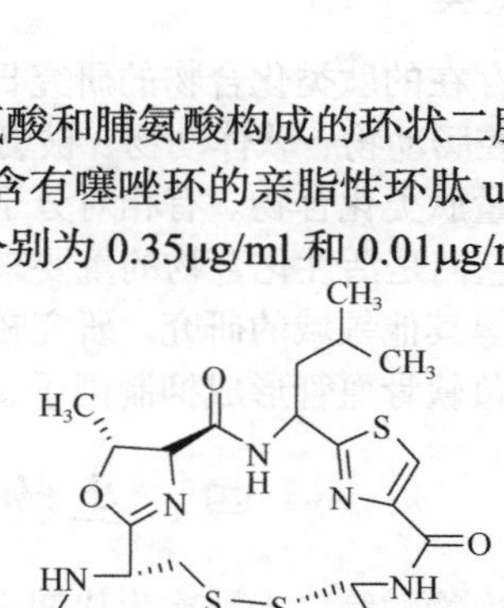

（四）含有喹啉环的生物碱

从 *Eudistoma* 属被囊动物中得到的喹啉类生物碱 eudistone A（**50**）具有抗病毒和抗菌活性。从海鞘 *Cystodytes dellechiajei* 中分离到的喹啉类生物碱 cystodimine A（**51**）也具有抗菌活性，对大肠埃希菌和藤黄微球菌的 MIC 分别为 1.2μmol/L 和 2.4μmol/L。Methyl-penicinoline（**52**）和 penicinoline（**53**）是从海洋真菌 *Penicillium* sp.的代谢物中分离到的生物碱，具有一定的细胞毒性，抑制肝癌细胞的 IC_{50} 分别为 11.3μmol/L 和 13.2μmol/L。

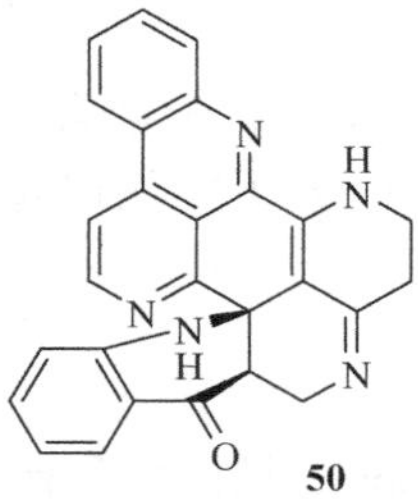

50

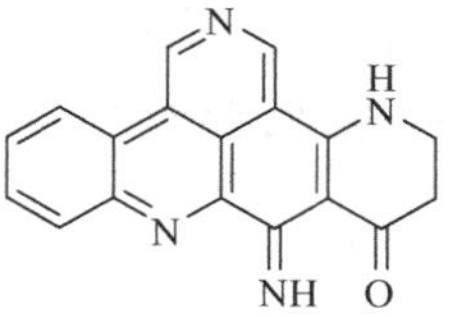

51

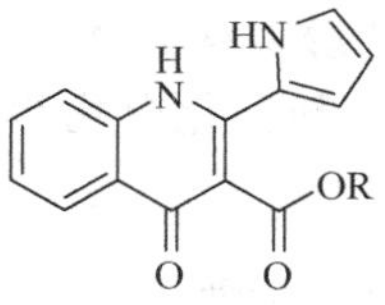

52 R=CH_3
53 R=H

（五）含有异喹啉环的生物碱

从裸鳃类 *Jorunna funebris* 中得到的 jorumycin（**54**）具有抗肿瘤和抗菌的活性。从海洋细菌中得到的含有异喹啉环的生物碱 saframycin C（**55**）亦具有抗肿瘤活性。

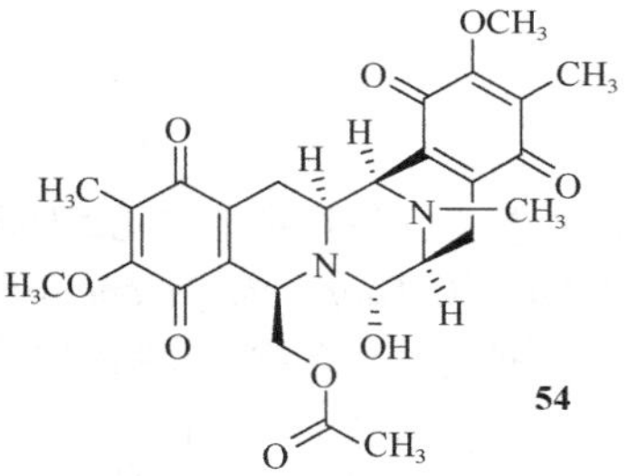

54

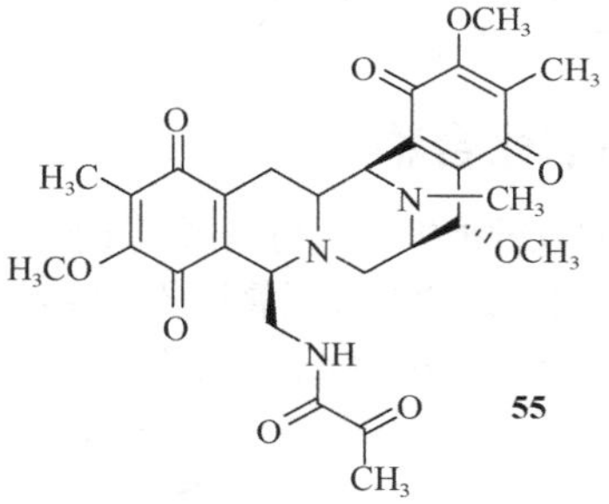

55

（六）其他类型的生物碱

其他类型的生物碱还包括嘌呤苷、脲苷、核苷、脑苷脂及各种杂环生物碱，当然，因为生物碱的定义至今尚无一个令人满意的表述，对其中的部分类别是否归属于生物碱尚存争议。从 *Mycale* 属海绵中分离得到的 mycalisine A（**56**）为一种修饰的核苷，可强烈抑制海星受精卵的分裂，ED_{50} 为 0.5μg/ml。从日本海绵 *Agelas mauritiamus* 中分离得到一类神经酰胺苷（脑苷脂）类化合物 agelasphins，体外试验无细胞毒性，但对荷瘤小鼠的体内试验表明其为有效的抗肿瘤剂，可激活巨噬细胞和 NK 细胞，从而发挥抗肿瘤作用。其合成的衍生物 KRN 7000（**57**）目前已进入Ⅱ期临床研究。从海绵 *Stelletta* sp.中提取得到的吡啶-吡咯杂环生物碱（S）-stellettamide B（**58**）具有诱导海鞘类动物幼虫变态的作用。

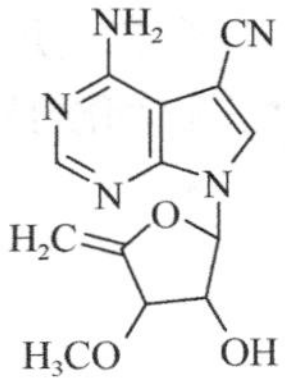

56

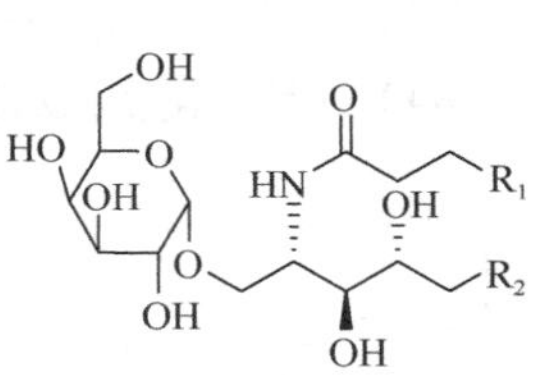

R_1=$(CH_2)_{21}CH_3$; R_2=$(CH_2)_{11}CH_3$

57

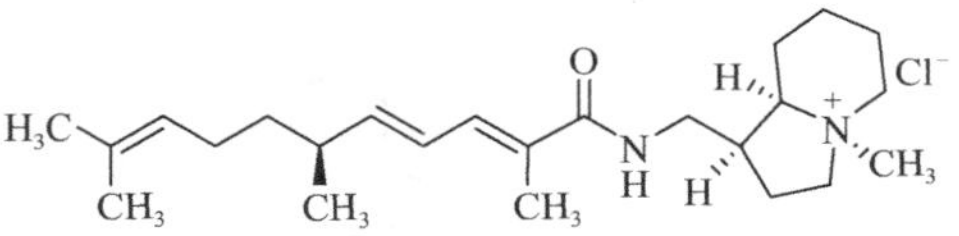

58

五、C₁₅ 乙酸原化合物

乙酸原化合物（acetogenin）系指由乙酸乙酯或乙酰辅酶 A 生物合成的一类化合物，陆生番荔枝科（Annonaceae）植物等含有该类型化合物达 300 多个。这里主要介绍从十六碳-4，7，10，13-四烯酸（**59**）衍生而来的 15 个碳原子的非萜类化合物。

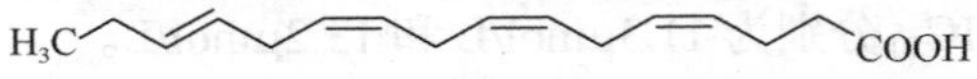

59

非萜类 C₁₅ 乙酸原化合物主要存在于红藻 *Laurencia* 属中，包括直链型、环氧型、碳环型和其他类似乙酸原化合物等结构类型，结构相对简单，分子中往往含有氧原子和（或）卤族元素。

（一）直链化合物

无氧取代的 C₁₅ 乙酸原化合物，如 trans-laurencenyne（**60**），结构中含有三键。直链化合物可以被氧化形成含有羟基或被卤族元素所取代的衍生物，如 **60** 的双键被氧化形成相应的 6，7-二醇衍生物 **61**。

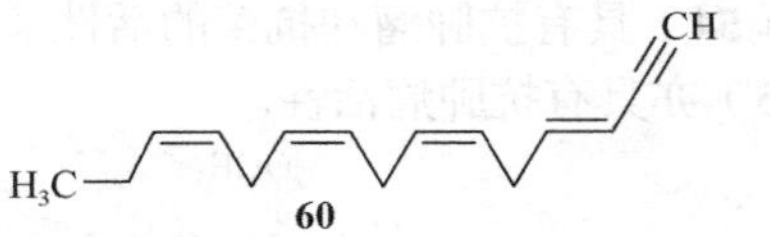

60 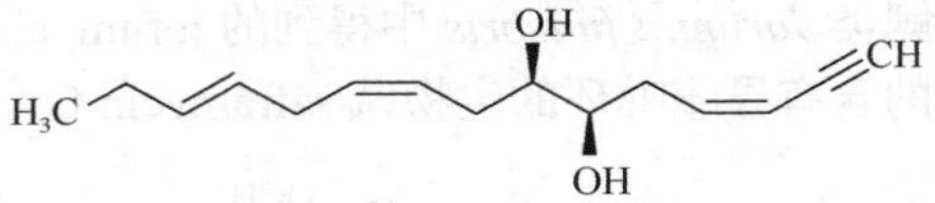　　　　　　　　　　　　　　　　**61**

（二）环氧化合物

不同位置的双键被氧化后可以形成不同大小的氧环，从三元氧环到十二元氧环不等，如化合物 bisezakyne A（**62**）为含有五元氧环的 C₁₅ 乙酸原化合物。从 *Laurencia japonensis* 中分离得到的 japonenynes A（**63**）和 B（**64**）是含有五元和六元含氧环稠合的化合物，在结构中有溴原子取代。

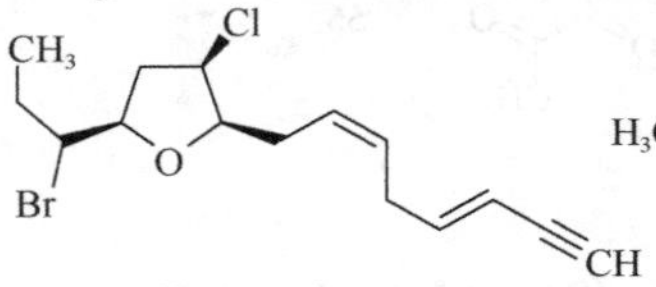

62 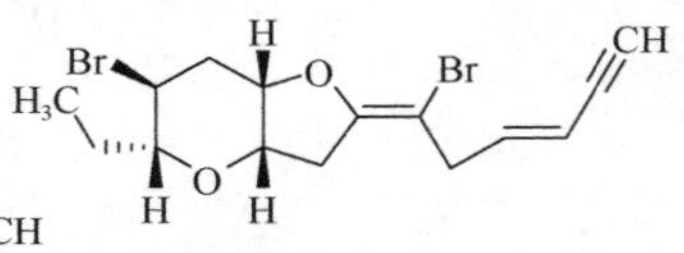　　　　　　　　　**63** 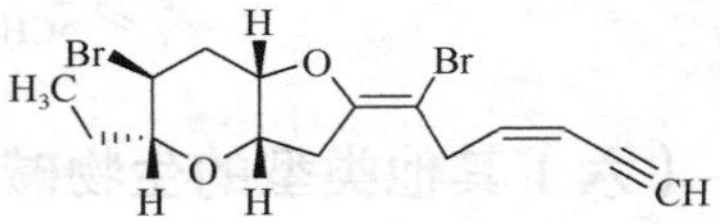　　　　　　　　　**64**

E-isoprelaurefucin（**65**）为含有七元氧环的化合物，laurencienyne B（**66**）为含八元氧环化合物，（+）-obtusenyne（**67**）为含九元氧环化合物，分别从 *Laurencia* 属不同种的红藻中分离得到。

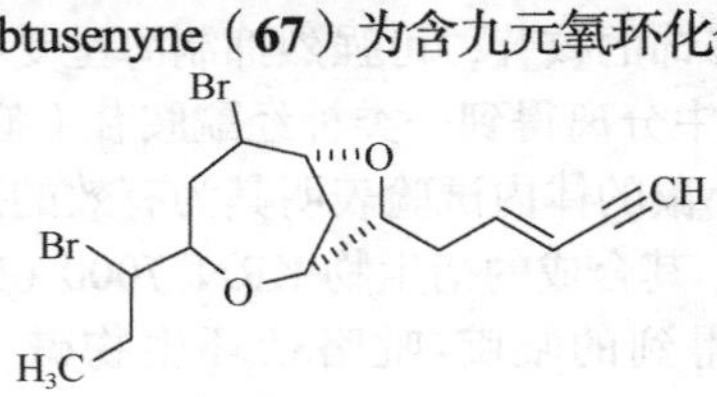

65 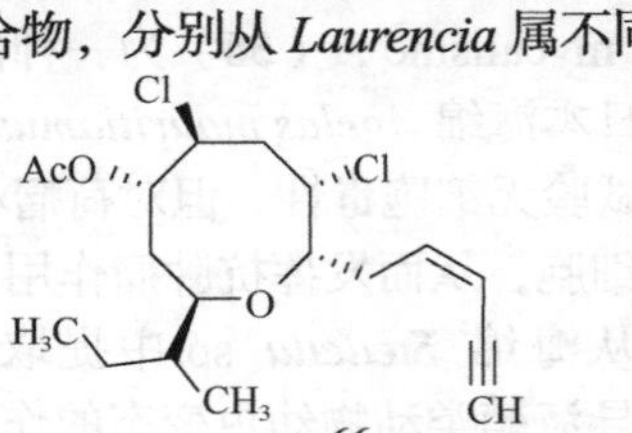　　　　　　　　　**66** 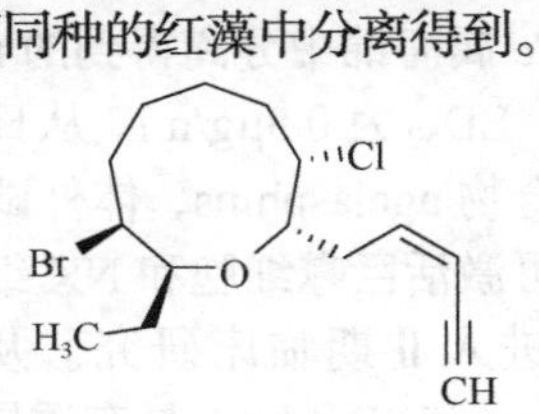　　　　　　　　　**67**

从 *L. obtuse* 中分离得到的 obtusallene Ⅰ（**68**）的结构中含有十二元氧环，同时还含有六元氧环桥和丙二烯结构。从 *L. poitei* 中分离得到的 poitediene（**69**）则是氧化度相对较高的二溴代化合物。

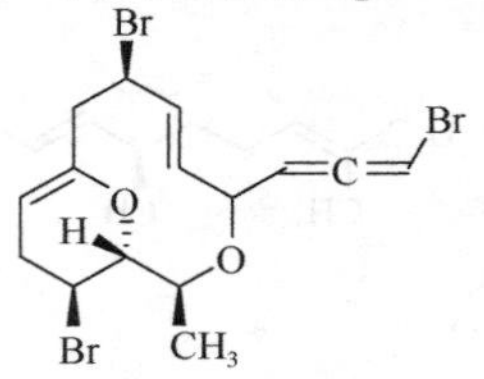

68 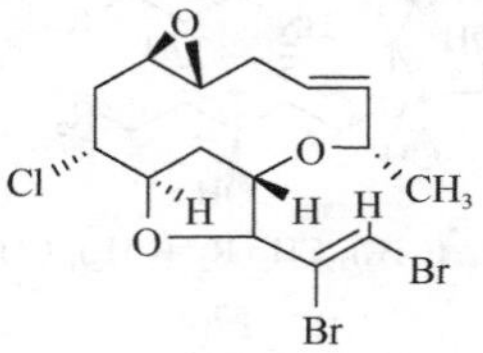　　　　　　　　　**69**

（三）碳环化合物

从马来西亚红藻中分离得到的 lembynes A（**70**）和 B（**71**）是分子中含有碳环的化合物，前者结构中含有 1 个六碳环，后者结构中则含有 1 个五碳环，且均含有五元氧环。

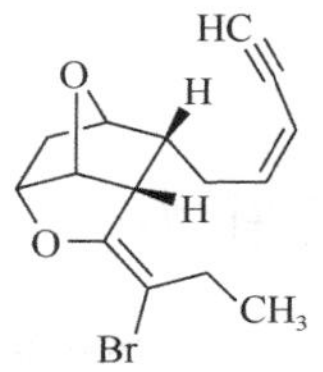

70 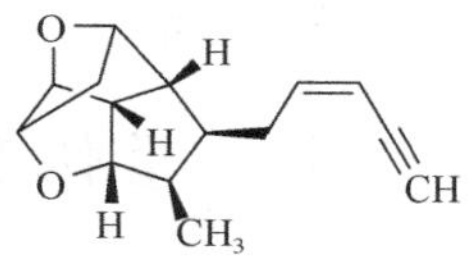　　　　　**71**

（四）其他类似乙酸原化合物

从海洋生物中分离得到的一些化合物在结构中含有类似的乙烯或乙炔结构，成直链或环状而无分支，其生源途径与 C_{15} 乙酸原化合物相同，如从海绵 *Xestospongia naria* 中分离到的二炔酸 **72** 是十八碳溴代不饱和酸，即属于 C_{15} 乙酸原类似化合物。

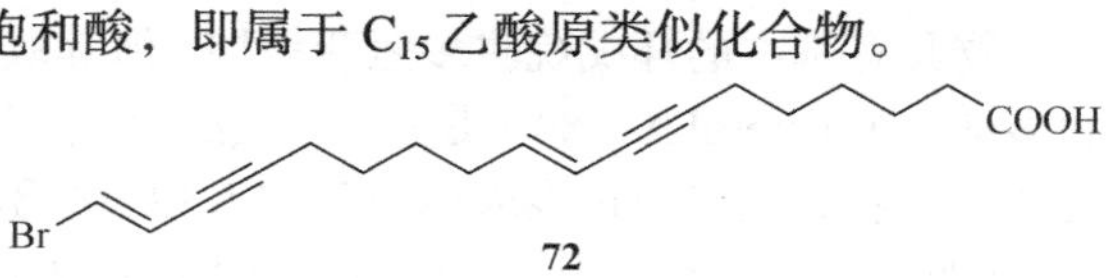

72

六、前列腺素类似物

前列腺素（prostaglandins，PGs）是一类具有重要生物活性的、含 20 个碳原子的非二萜不饱和脂肪酸衍生物，一般由 1 个环戊烷骨架与 1 个七碳侧链和 1 个八碳侧链组成。1969 年 Weinheimer 等从海洋腔肠动物佛罗里达柳珊瑚（*Plexaura homommalla*）体内首次分离得到前列腺类似物（15R）-PGA$_2$（**73**）及其衍生物 **74**。这一发现引起人们从海洋生物中寻找前列腺素的兴趣，陆续从海洋生物中分离得到多种前列腺素类似物。不过，近年来已鲜见该类型的新化合物被发现。

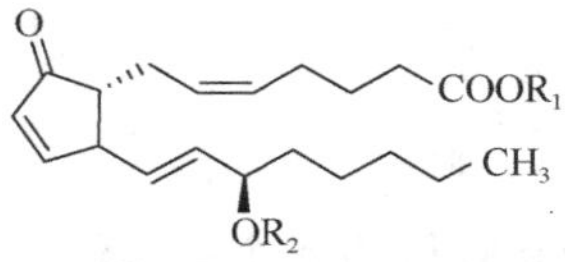

73 R$_1$=R$_2$=H
74 R$_1$=CH$_3$, R$_2$=Ac

从日本珊瑚 *Clavularia viridis* 中分离得到的前列腺素类似物有 17,18-dehydroclavulone Ⅰ（**75**）和 clavulactone Ⅰ（**76**）。从海鞘中分离到 clavirins Ⅰ（**77**）和Ⅱ（**78**）。

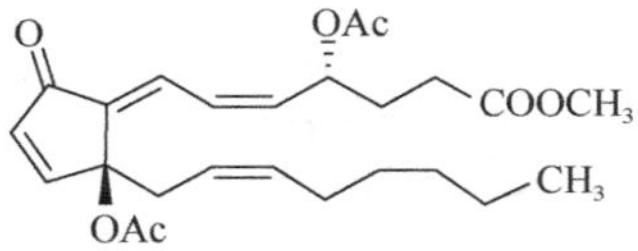

75 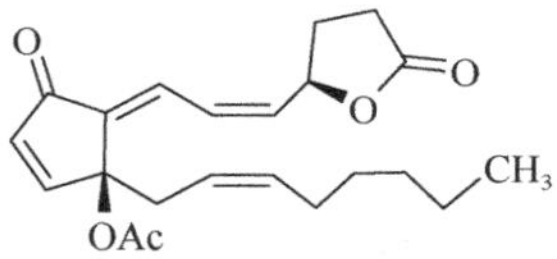　　　　　**76** 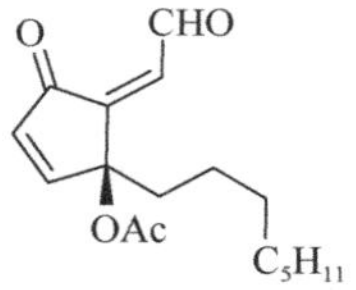　　　　　**77** 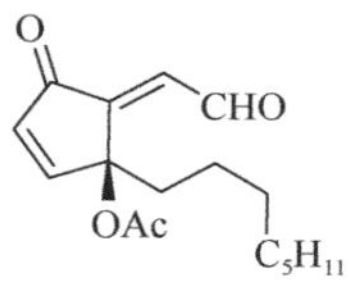　　　　　**78**

除表现出前列腺素样活性外，从海洋生物中分离得到的前列腺素类化合物还具有一定的抗肿瘤活性，特别是一些含卤素取代的化合物，如从八放珊瑚 *Clavularia viridis* 中分离到的含溴前列腺素 bromovulone Ⅲ（**79**）对前列腺癌细胞 PC-3 和结肠癌细胞 HT-29 的 IC$_{50}$ 均为 0.5μmol/L。

79

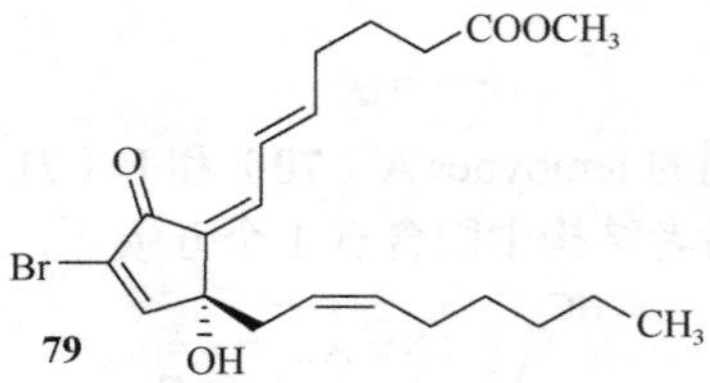

七、甾体及其苷类

甾体是海洋生物中含有的一类重要生物活性成分。与陆生植物所含甾体的结构相比，除具有基本的环戊烷骈多氢菲甾核外，海洋甾体化合物具有更为丰富的结构骨架和支链结构，如分子高度氧化且伴有碳键断裂而形成开环甾体结构等。根据其结构差异，可以分为简单甾体化合物、开环甾体化合物和甾体苷类等类型。

（一）简单甾体化合物

海洋中的简单甾体化合物具有基本的环戊烷骈多氢菲甾核，但其取代基类型和存在形式比陆生植物甾体更为新颖和多样。Agosterol A（**80**）是从 *Spongia* 属海绵中分离得到的多羟基乙酰化甾醇，能够完全逆转 2 种细胞膜糖蛋白过度表达引起的人肿瘤细胞多药耐药性（MDR），分子结构中各基团均为活性必需基团。从 *Axinyssa* 属海绵中分离获得的 9（11）-dehydroaxinysterol（**81**）对人卵巢癌、肺癌、胸腺癌、前列腺癌、胃癌、黑色素瘤等肿瘤细胞具有强的生长抑制活性，IC_{50}均小于 1.0μg/ml。从软珊瑚 *Litophyton viridis* 中分离得到的 litosterol（**82**）为 19-羟基甾醇，具有显著的抗结核活性，对结核杆菌的最小抑制浓度（MIC）为 3.13μg/ml。

80

81

82

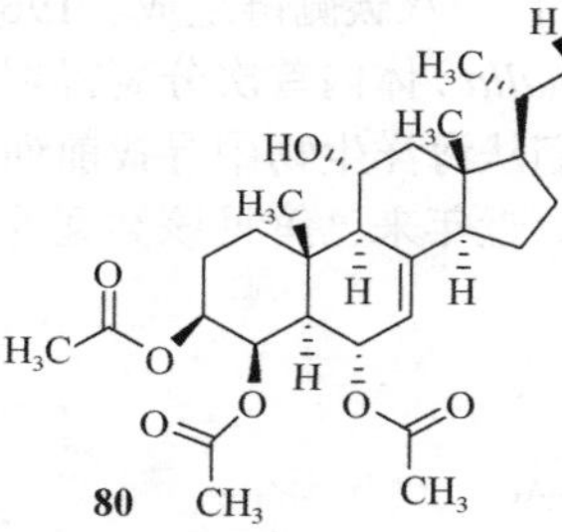

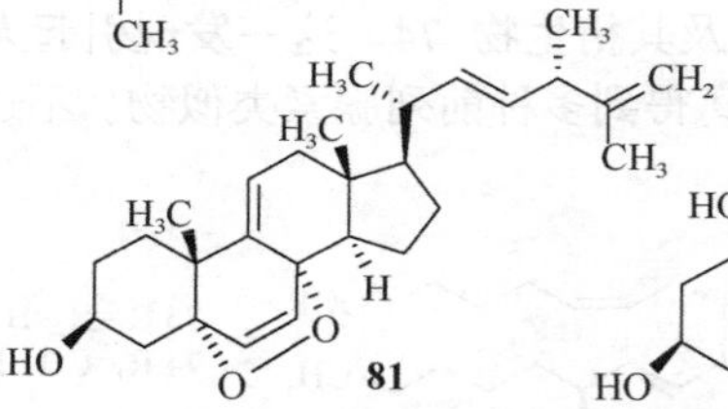

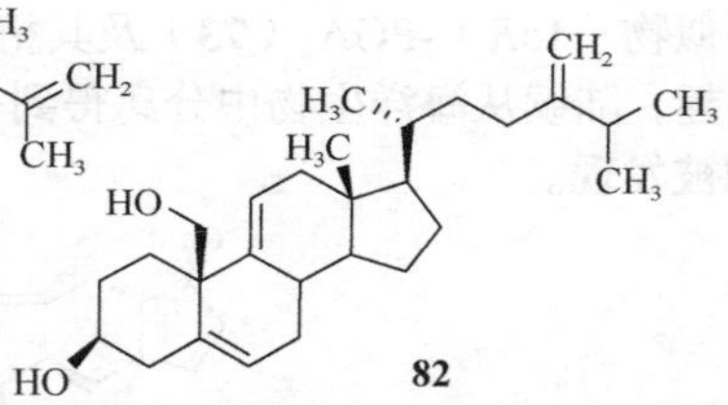

从软珊瑚 *Sarcophyton crassocaule* 中分离获得的 4 个甾体化合物 **83**～**86** 具有类似马尿素（hippurin）的结构，化合物 **83** 和 **85** 为 C_{22} 异构体。从 *Crella* 属海绵中分离得到的 crellastatin A（**87**）是 2 个甾醇通过侧链相互连接，结构非常罕见，具有一定的细胞毒活性。

83 R=H
84 R=Ac

85 R=H
86 R=Ac

87

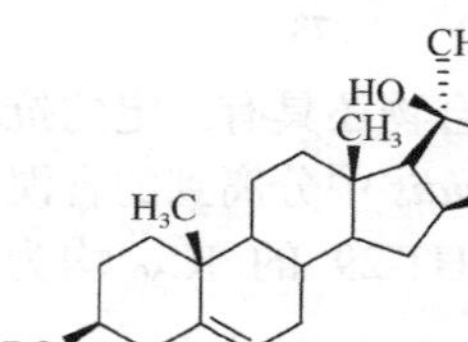

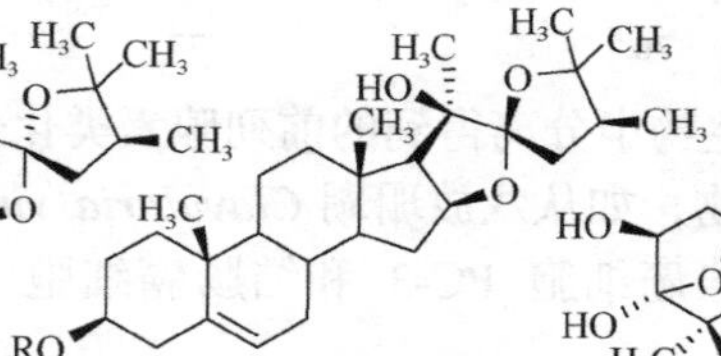

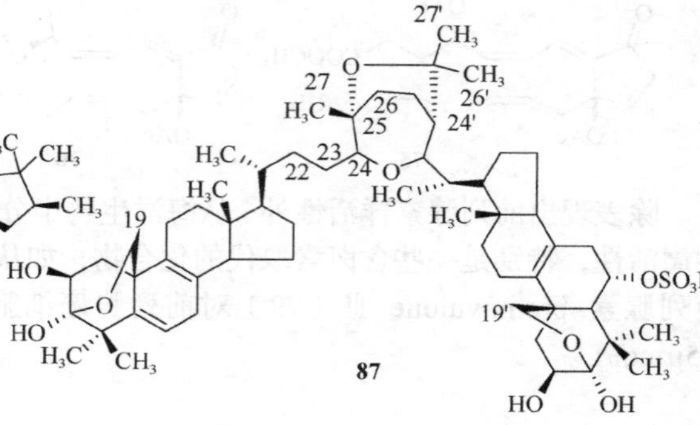

（二）开环甾体化合物

开环甾体化合物主要存在于海绵、柳珊瑚和软珊瑚等海洋生物中。开环的位置有多种，其中 9，10-开环甾体和 9，11-开环甾体居多。

9，10-开环的甾体具有 B 环开环结构，是一组维生素 D 结构类似物，多数具有生物活性。例如，从 *Astrogorgia* 属柳珊瑚中分离得到的 astrogorgiadiol（**88**）能够抑制海星卵细胞分裂；从 *Muricella* 属柳珊瑚中分离获得的 calicoferols F～I-1（**89**～**91**）对人白血病 K562 细胞具有显著的细胞毒活性，其 LC_{50} 为 3.2～12.1μg/ml；此外，化合物 **88**、**90** 和 **91** 对磷脂酶 A_2 具有抑制作用。

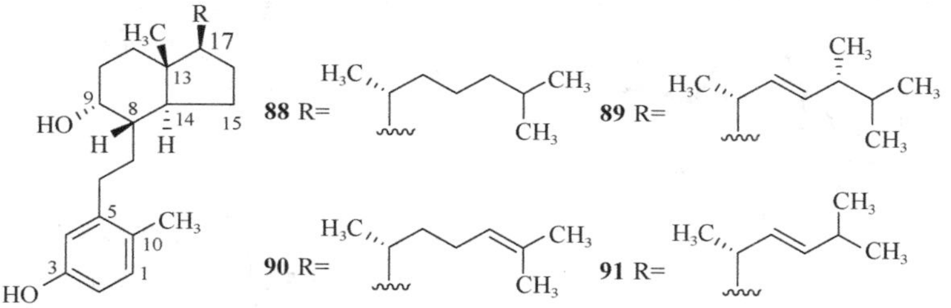

9，11-开环的甾体化合物主要存在于海绵、海鞘和肠腔动物（水母纲、珊瑚纲等）体内，C-9 位均含有羰基基团，如 **92** 是从 *Pleraplysilla* 属海绵中分离获得，对小鼠白血病细胞、敏感和耐药的人胸腺癌细胞有较强的细胞毒活性，EC_{50} 均小于 10μg/ml。从海绵 *Spongia agaricina* 中分离得到的 **93**，分子中含有 5，6-环氧基团，对小鼠白血病 P388、人肺癌 A549、人结肠癌 HT29 和人黑色素瘤 MEL28 等 4 种细胞株有显著的细胞毒活性。其他 9，11-开环甾体包括从 *Sclerophytum* 属软珊瑚中分离获得的 nicobarsterol（**94**）和从海绵 *Euryspongia arenaria* 中获得的 stellattasterenol（**95**）等，它们分子中都有通过醚键形成的七元环。

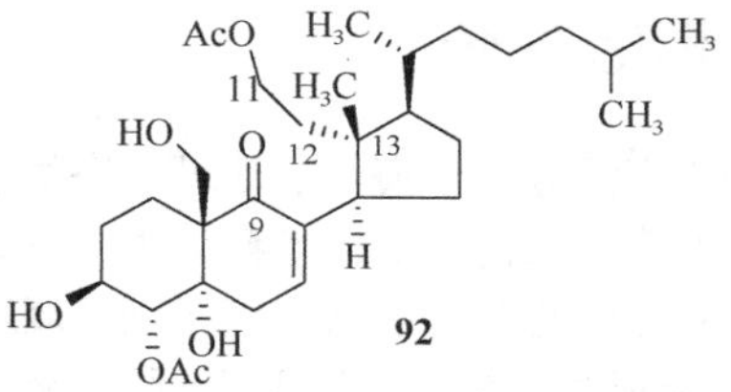

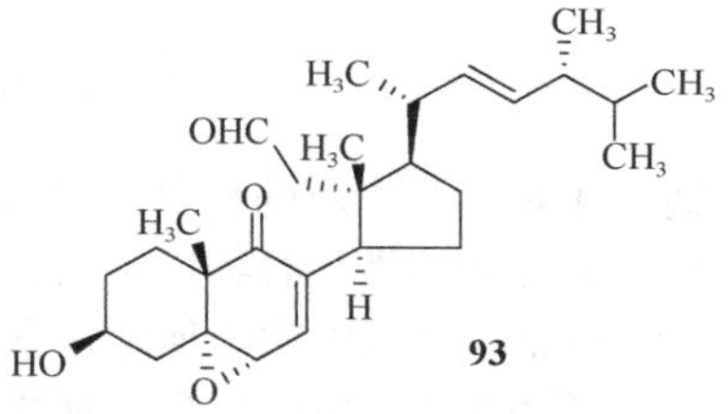

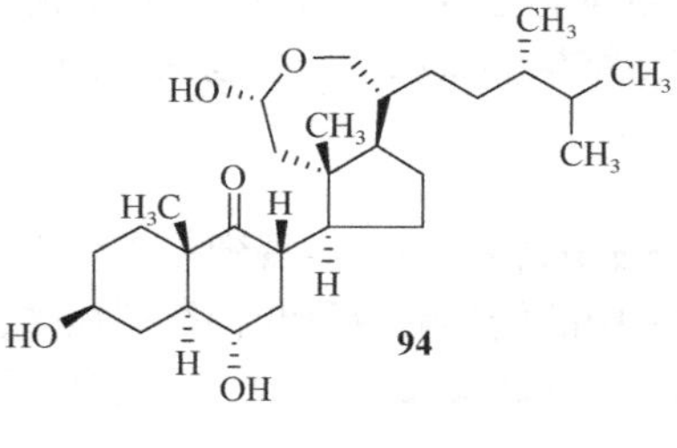

（三）甾体苷类

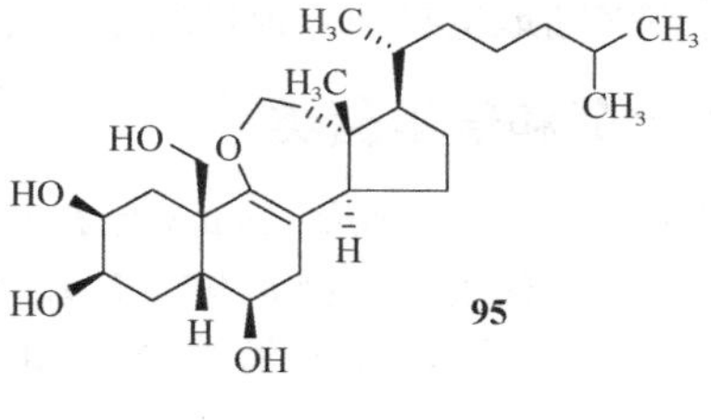

尽管从其他海洋生物得到的甾体化合物中也发现少数以糖苷的形式存在，但海星（starfish）无疑是甾体苷类化合物最丰富的来源。海星甾体苷按照结构特点可分为 3 类：环式甾体皂苷、多羟基甾体苷和海星皂苷（asterosaponin）。近 40 年来已从海星纲 3 个主要目（瓣海星目、桩海星目、钳棘目）的 70 余种海星中至少分离获得 500 种的甾体化合物，基本为后两类成分。从 *Echinaster* 属海星中发现的 sepositoside A（**96**）为环式甾体皂苷，在化学分类学上被认为是该属的特征成分。从海星 *Anasterias minuta* 中分离得到的 minutoside A（**97**）则属于多羟基甾体苷类成分，具有一定的抗真菌活性。海星皂苷专指具有 $\Delta^{9(11)}$-3β，6α-二羟基甾体母核，并

在 3 位硫酸化、6 位糖基化的一类特定的大分子甾体化合物，如从至少 15 种海星中发现的 thornasteroside A （**98**）。海星皂苷已被证实具有多种生理和药理活性：溶血活性、肿瘤细胞毒性、抗病毒作用、抗革兰阳性菌活性、阻断哺乳动物神经肌肉传导作用、Na^+-K^+-ATP 酶抑制作用、抗溃疡作用及抗炎、麻醉和降血压活性等。

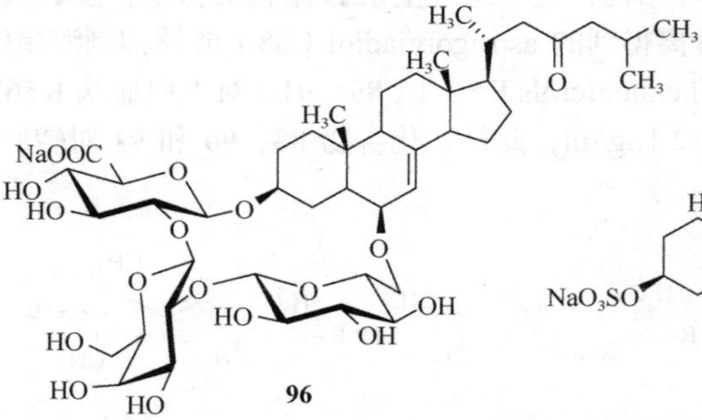

96 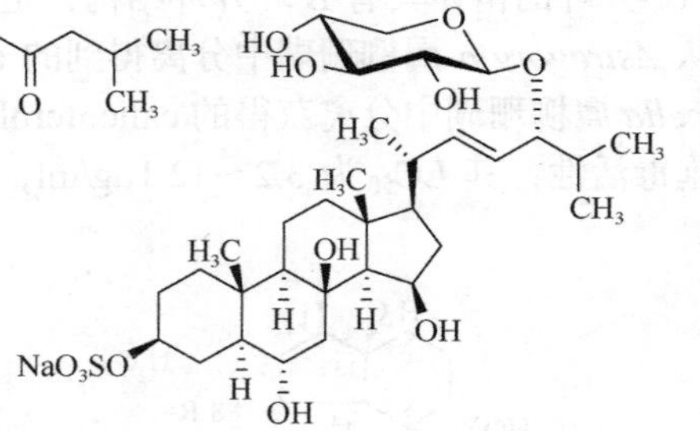   97

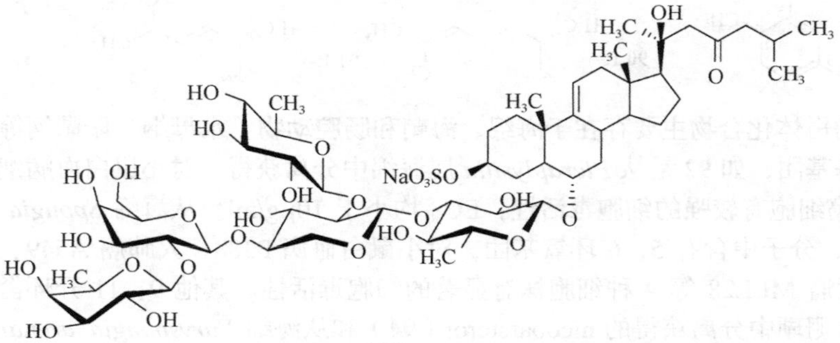

98

八、萜类化合物

萜类是海洋生物活性物质的重要组成部分，广泛分布于海藻、珊瑚、海绵、软体动物等海洋生物中。海洋来源的萜类化合物以单萜、倍半萜、二萜、二倍半萜为主，三萜和四萜的种类和数量都较少。例如，红藻中的凹顶藻含有多种类型的含卤单萜和倍半萜；珊瑚次生代谢产物中以倍半萜和二萜为主等。由于海洋生物的生存环境与陆地生物显著不同，海洋生物次生代谢产物中含有许多陆地生物中未曾发现过的具有新结构类型和特殊生物活性的萜类化合物。

（一）单萜和倍半萜类

从红藻 *Plocamium cartilagineum* 与 *Laurencia nidifica* 中分离得到多个卤素取代的开链或成环单萜及倍半萜，代表化合物如 **99**～**101**。海绵中的倍半萜数量和种类都很多，新的碳骨架层出不穷。例如，从一种 *Hyrtios* 海绵中得到的 15-oxopuupehenol （**102**），具有显著的抗肿瘤和抗疟疾活性。

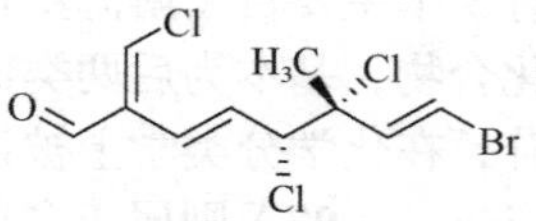

99 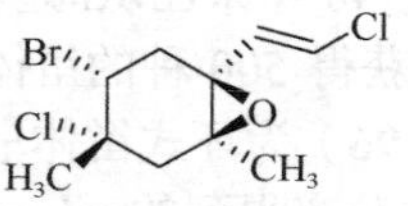   100 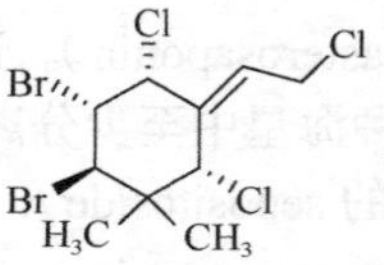   101 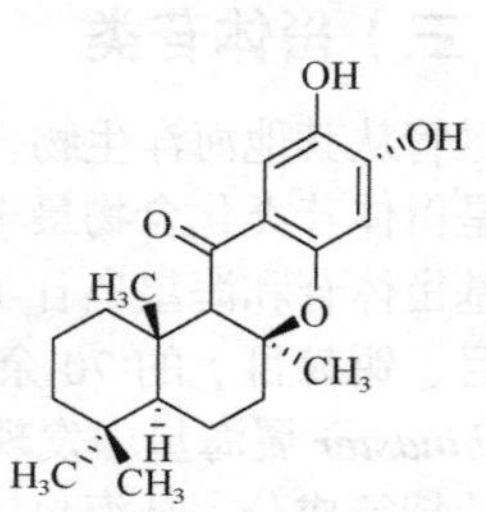   102

（二）二萜类

海绵、腔肠动物、红藻、绿藻和褐藻类海洋生物等都含有二萜类化合物，如边缘列子藻（*Stoechospermum marginnatum*）中的 spatane 型二萜 17, 18-epoxy-5R, 16-dihydroxyspata-13-ene（**103**）；厚缘藻（*Dilophus okamurai*）中的开环 spatane 型二萜 dilkamural（**104**）；同属舌形厚缘藻（*D. ligulatu*）中的 xenicane 型二萜 dilopholide（**105**）。Xenicane 型二萜是褐藻次生代谢产物的特征化合物类型，不少具有抗肿瘤活性。褐藻 *Callophycus serratus* 中的含有苯甲酰基的溴代大环内酯二萜 bromophycolide H（**106**）对乳腺癌细胞 DU4475 有较强的抑制作用。柳珊瑚 *Dichotella gemmacea* 中的 briarane 型二萜 gemmacolide Y（**107**）对肿瘤细胞 A549 和 MG63 具有显著的细胞毒性，IC_{50} 均小于 0.3 μmol/L，briarane 型二萜的结构特殊，近年来在珊瑚中有大量发现。

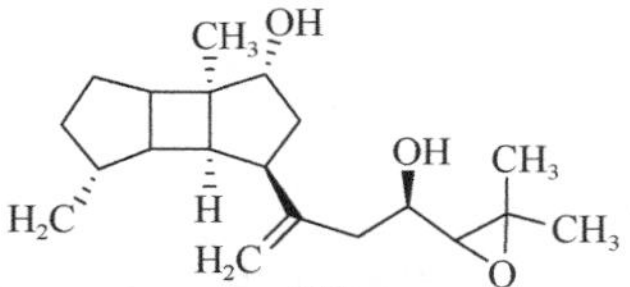

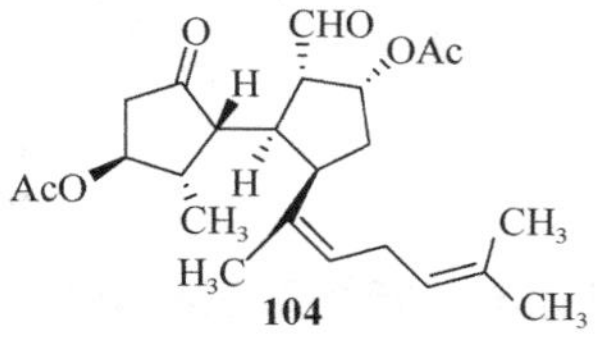

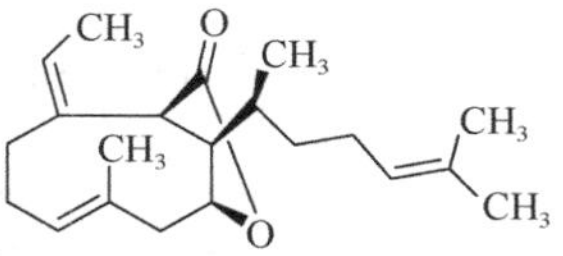

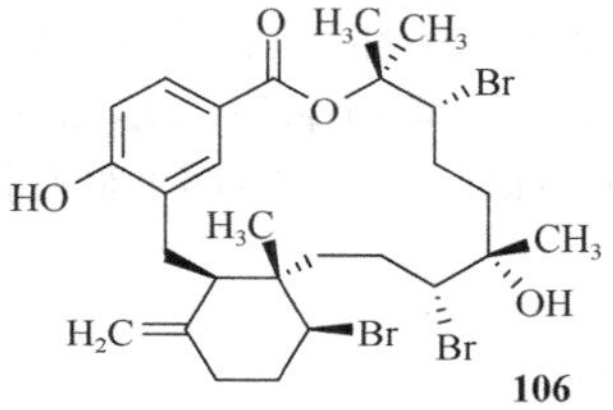

（三）二倍半萜类

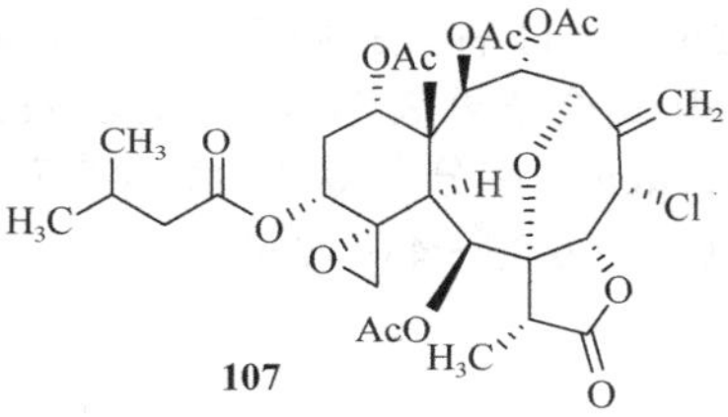

二倍半萜类化合物在海洋生物中比陆地生物中少，但在海绵中有较多发现，多有抗菌活性，如从土耳其一种海绵 *Ircinia variabilis* 中分离得到的 variabilin（**108**）等。从 *Fasciosciongia cavernosa* 中分离得到的 cacospongionolide F（**109**）则具有强的细胞毒性。Alotaketal A（**110**）从海绵 *Hamigera* sp.中分离得到，具有独特的 alotane 结构，能够激活 cAMP 分子信号通路，EC_{50} 为 18nmol/L。

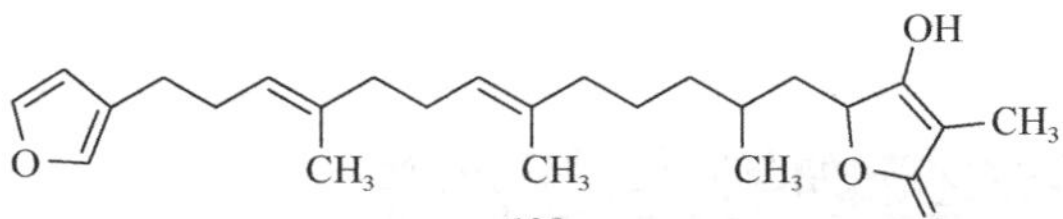

（四）三萜类

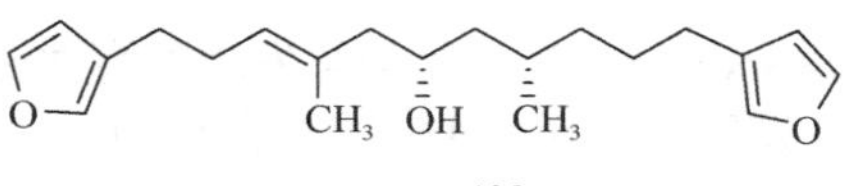

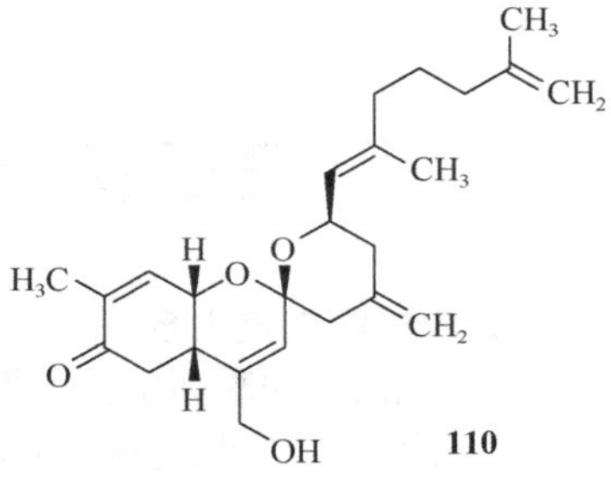

从海洋生物中分离到的游离三萜化合物并不多，仅部分海藻和海绵中含有，属于角鲨烯衍生物的聚醚类化合物，即前文所述聚醚三萜。多数情况下含两个环系，即环氧庚烷-环烷烃骨架。Teurilene（**26**）和 intricatetraol（**111**）等是从红藻 *Laurencia intricata* 中分离得到的聚醚三萜，表现出较强的细胞毒活性，对 HeLa S_3 细胞的 IC_{50} 为 4.3μg/ml。Sipholenone B（**112**）、sipholenol（**113**）和 sipholenone A（**114**）则是从海绵 *Siphonochalina siphonella* 中分离得到，具有抗结核

作用。

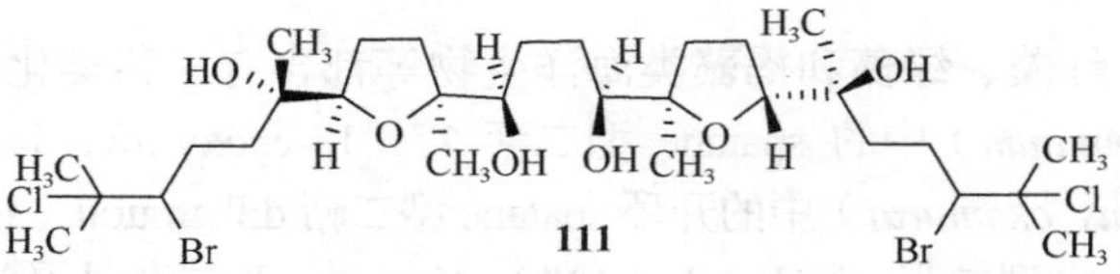

111

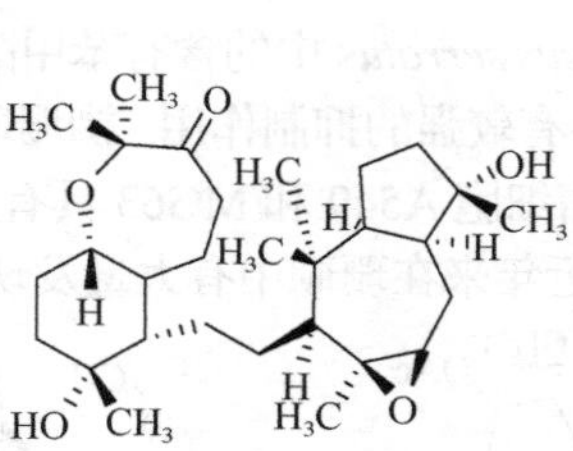

112

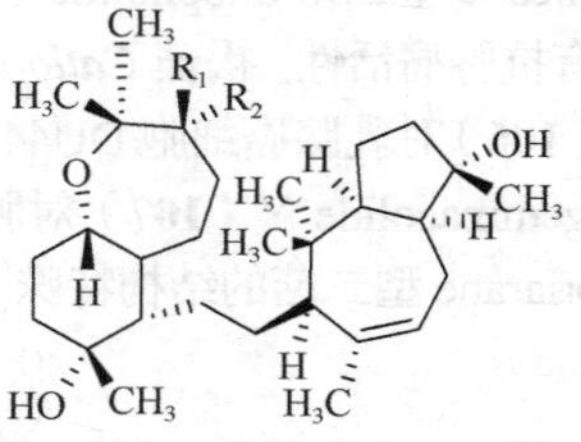

113 R₁ = H, R₂ = OH
114 R₁, R₂ = O

另外，从海绵和海参中发现有羊毛脂烷型三萜皂苷。其中，以海参皂苷（sea cucumber glycosides）的存在更为广泛，目前已分离到近 300 种，具有抗肿瘤、抗真菌、抗病毒和溶血等多种生理和药理活性，如从方柱五角瓜参（*Pentacta quadrangulasis*）中分离得到的海参皂苷 philinopside A（**115**）对 11 种人肿瘤细胞显示显著的细胞毒活性，同时还能抑制肿瘤新生血管的生成，动物体内试验结果表明其对小鼠 S180 肉瘤的抑制率为 59.4%；从二色桌片参（*Mensamaria intercedens*）中分离得到的海参皂苷 intercendenside A（**116**）对人肺癌 A549 等 10 种肿瘤细胞株的 IC_{50} 为 0.96～4.0μg/ml。

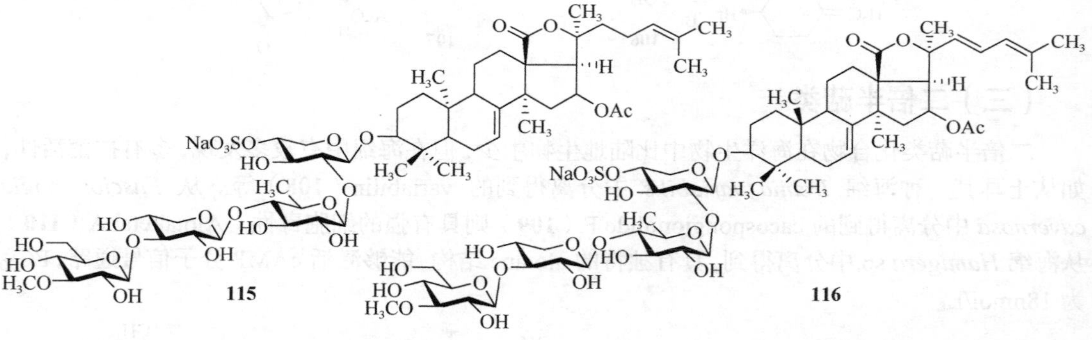

115

116

第三节　海洋药物的生物活性

实际上，β-内酰胺类抗生素头孢菌素 C（cephalosporin C）应该是最早发现的海洋药物之一，于 20 世纪 50 年代从海洋真菌中分离得到，目前已发展成系列的头孢类抗菌药物，成为临床抗感染的主要用药之一。20 世纪 60 年代的抗结核一线药物利福霉素（rifamycin）亦源自海洋细菌。除这 2 种药物以外，目前在国际上上市（FDA 和 EMA 批准）的海洋小分子药物至少有阿糖胞苷、阿糖腺苷、齐考诺肽、曲贝替定、甲磺酸艾日布林、泊仁妥西布凡多汀和Ω-3-脂肪酸乙酯等 7 种，还有近 30 种海洋天然产物处于各期临床研究之中。表 13-1 列出了这些目前已上市和处于各期临床研究中的主要海洋药物。

表 13-1 已上市和处于临床研究中的主要海洋药物

编号	药物名称	研发阶段	结构类型	生物来源	分子靶点	适应证
1	阿糖胞苷（cytarabine，Ara-C）	上市	核苷酸	海绵	DNA 聚合酶	急、慢性淋巴细胞和髓性白血病
2	曲贝替定（trabectedin，Et-743，Yondelis®）	上市	生物碱（大环内酯）	海鞘	DNA 烷基化	软组织肉瘤、卵巢癌
3	甲磺酸艾日布林（eribulin mesylate，E7389，Halaven®）	上市	大环内酯	海绵	微管	晚期难治性乳腺癌
4	泊仁妥西布凡多汀（brentuximab vedotin，SGN-35，Adcetris®）	上市	抗体-药物偶联物	海兔	CD$_{30}^+$微管	霍奇金淋巴瘤
5	阿糖腺苷（vidarabine，Ara-A）	上市	核苷酸	海绵	病毒 DNA 聚合酶	单纯病毒疱疹感染
6	齐考诺肽（ziconotide，Prialt®）	上市	多肽	芋螺	N-型钙离子通道	鞘内注射用于慢性顽固性疼痛
7	Ω-3-脂肪酸乙酯（omega-3-acid ethyl esters，Lovaza®）	上市	脂肪酸酯	海鱼	三酰甘油合成酶	高三酰甘油血症
8	普利提环肽（plitidepsin，Aplidine®）	III期临床	环肽	海鞘	Racl 和 JNK 激活	急性淋巴母细胞性白血病、多发性骨髓瘤
9	索博列多汀（soblidotin，TZT-1027）	III期临床（停止）	多肽	海兔	微管	非小细胞肺癌
10	河鲀毒素（tetrodotoxin）	III期临床	生物碱	河豚	钠离子通道	慢性疼痛
11	草苔虫内酯 1（bryostatin 1，NSC339555）	II期临床	大环内酯	苔藓虫	蛋白激酶 C	白血病、食管癌等
12	glembatumumab vedotin（CDX-011）	II期临床	抗体-药物偶联物	海兔	NMB 糖蛋白+微管	乳腺癌
13	普利纳布林（plinabulin，NPI2358）	II期临床	二嗪哌酮（环二肽）	海洋曲霉菌	微管	小细胞肺癌
14	艾莉丝环肽（elisidepsin，PM02734，Irvalec®）	II期临床	环肽	海兔	溶酶体膜	鼻咽癌、胃癌
15	泰斯多汀（tasidotin，synthadotin，ILX-651）	II期临床（停止）	多肽	海兔	微管	非小细胞肺癌、黑色素瘤等
16	cemadotin（LU103793）	II期临床	多肽	海兔	微管	胸腺癌、非小细胞肺癌
17	PM00104（Zalypsis®）	II期临床	生物碱	被囊类裸鳃动物	DNA 结合	宫颈癌、子宫内膜癌等
18	KRN7000	II期临床	脑苷脂	海绵	巨噬细胞和 NK 细胞	实体瘤
19	LAQ824（NVP-LAQ824）	II期临床	生物碱	海绵	组蛋白脱乙酰酶抑制	多发性骨髓瘤
20	squalamine lactate（MSI-1256F）	II期临床	甾体生物碱	鲨鱼肝脏	内皮细胞增殖抑制	老年性黄斑变性、非小细胞肺癌
21	DMXBA（GTS-21）	II期临床	生物碱	海生蠕虫	α-烟碱型乙酰胆碱受体	早老性痴呆
22	IPL576，092	II期临床	甾醇	海绵	炎症调控因子	抗炎平喘
23	玛丽佐米（marizomib，salinosporamide A，NPI-0052）	I期临床	β-内酯-γ-内酰胺	海洋放线菌	20S 蛋白酶体	多发性骨髓瘤
24	HTI-286	I期临床	多肽	海绵	微管	前列腺癌、膀胱癌等
25	哈米特林（hemiasterlin，E7974）	I期临床	多肽	海绵	微管	鼻咽癌、前列腺癌
26	brentuximab vedotin（SGN-75）	I期临床	抗体-药物偶联物	海兔	CD$_{70}^+$微管	肾细胞癌、非霍奇金淋巴瘤
27	ASG-5ME	I期临床	抗体-药物偶联物	海兔	SLC44A4$^+$微管	胰腺癌
28	lurbinectedin（PM01183）	I期临床	生物碱（大环内酯）	海鞘	DNA 烷基化	急性白血病等

续表

编号	药物名称	研究阶段	结构类型	生物来源	分子靶点	适应证
29	spisulosine（ES-285）	I 期临床	脂肪胺	海蛤	诱导神经酰胺	实体瘤
30	discodermolide（XAA296A）	I 期临床	多羟基内酯	海绵	微管	紫杉醇抗性肿瘤
31	拟柳珊瑚素（pseudopterosins）	I 期临床*	二萜糖苷	珊瑚	花生四烯酸代谢	创伤修复

* 拟柳珊瑚素因其显著的抗炎作用已被开发成多种化妆、护肤品的添加剂，如以 pseudopterosin E 为主要有效成分的 Resilience™ 乳膏具有减轻皮肤皱纹的功效

一、抗肿瘤活性

半个多世纪以来，从海洋生物中分离到了数千种在体外试验中显示较强肿瘤细胞毒性的化合物，其中数百种成分经动物体内试验显示显著的抗肿瘤作用，有数十种化合物已进入临床研究阶段，4 种海洋抗癌药物已经上市。表 13-1 所列出的 31 种目前已上市和处于各期临床研究中的代表性海洋药物中，就有 24 种用于肿瘤化疗。因此，诸多学者预言："今后最有前途的抗癌药物将来自海洋。"

除前文中已有论述的化合物外，普利纳布林（plinabulin，**117**）是分离自海洋曲霉菌 *Aspergillus* sp.的低分子环二肽的合成衍生物，可选择性作用于内皮微管蛋白的秋水仙碱结合位点，抑制微管蛋白聚合，阻断微管装配；PM00104（**118**，Zalypsis®）来源于分离自被囊类裸鳃动物 *Joruna funebri* 的一种生物碱，是经化学合成而得到的结构类似物，它能与 DNA 形成加合物从而导致 DNA 双链断裂，使细胞分裂停止在 S 期，从而诱导肿瘤细胞死亡；玛丽佐米（**119**）于 2003 年分离自海洋放线菌 *Salinispora tropica*，是第二代可逆性的蛋白酶体阻滞剂；discodermolide（**120**）为多羟基内酯，分子中含有六元内酯环，该化合物还具有免疫抑制活性。

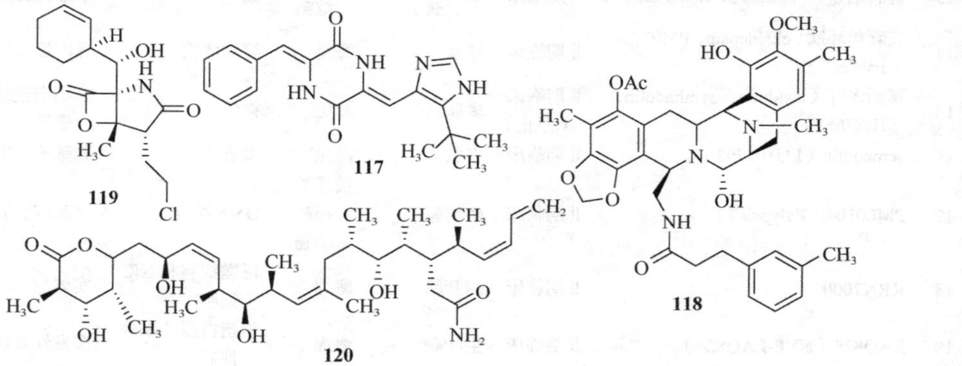

二、神经系统活性

源于海洋的神经系统活性物质主要为各种海洋生物毒素，结构类型主要涉及聚醚、肽类和生物碱等。海洋生物毒素特异作用于神经和肌肉细胞膜上的离子通道，从而影响与离子通道有关的一系列细胞调控活动，具有广泛的神经系统活性。表 13-2 列出了一些具有神经系统活性的海洋生物毒素，其中从河鲀中得到的生物碱类化合物河鲀毒素（**121**）拟作为镇痛药物治疗慢性疼痛，现已进入Ⅲ期临床试验。

表 13-2 代表性的具有神经系统活性的海洋生物毒素

毒素	主要作用靶点	结构类型	主要来源
石房蛤毒素（saxitoxin，STX）	钠离子通道阻滞剂	生物碱	石房蛤、*Alexandrium* 属甲藻等
河鲀毒素（tetrodotoxin，TTX）	钠离子通道阻滞剂	生物碱	河鲀、蝾螈等，细菌等微生物

续表

毒素	主要作用靶点	结构类型	主要来源
膝沟藻毒素（gonyautoxin，GTX）	钠离子通道阻滞剂	生物碱	膝沟藻
短裸甲藻毒素（brevetoxin，BTX）	钠离子通道激活剂	聚醚	短裸甲藻
岩沙海葵毒素（palytoxin，PTX）	钠、钾离子通道	聚醚	岩沙海葵
西加毒素（ciguatoxin，CTX）	电压依赖型钠离子通道激活剂	聚醚	西加鱼类、具毒岗比甲藻
刺尾鱼毒素（maitotoxin，MTX）	电压依赖型钠离子通道激活剂、钙离子通道活化	聚醚	岗比毒甲藻
虾夷扇贝毒素（yessotoxin，YTX）	钠离子通道激活剂	聚醚	*Dinophysis* 属多种甲藻、具刺膝沟藻等
海葵毒素（anthoplerin toxin，AP）	钠、钾离子通道	多肽	海葵

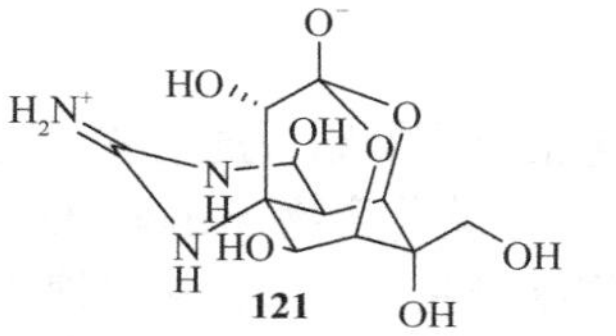

121

三、心脑血管活性

海洋天然产物在心脑血管疾病方面的研究主要涉及核苷、海洋生物毒素和藻酸双酯钠等海洋多糖。例如，从海洋软体动物 *Anisodoris nobilis* 中分离得到的 doridosine（**122**）属于核苷类药物，可以减慢心律、减弱心肌收缩力、舒张冠脉血管，具有持续降压作用；岩沙海葵毒素（**22**）和类水母毒素等具有降压、抗心律失常等作用；麝香蛸毒素是迄今所知最强的降压物质，效应比硝酸甘油强数千倍；一些硫酸多糖如藻酸双酯钠等具有降血脂、改善心脑供血的作用。

四、抗病毒活性

海洋抗病毒活性物质主要存在于海绵、珊瑚、海鞘、海藻等海洋生物中，结构类型主要是萜类、核苷、硫酸多糖、生物碱和其他含氮杂环类化合物。阿糖腺苷（vidarabine，Ara-A，**123**）是第一个源自海洋核苷的抗病毒药物，于 20 世纪 70 年代被批准用于治疗单纯疱疹病毒感染。从海绵 *Dysidea avara* 中分离得到的 avarol（**124**）和 avarone（**125**）为萜类化合物，可抑制 HIV 逆转录酶活性，对病毒的装配和释放也有阻断作用。海藻硫酸多糖能够干扰 HIV 病毒吸附和渗入细胞，阻断病毒与靶细胞的结合，并可以与病毒结合形成无感染力的多糖病毒复合物，当其浓度为 $2 \times 10^3 \text{U/ml}$ 时，对病毒逆转录酶的抑制率高达 92%，而对正常细胞无影响。

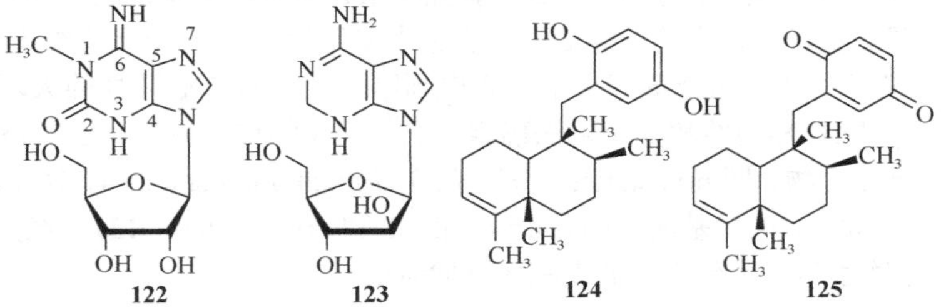

122　　　　**123**　　　　**124**　　　　**125**

五、抗 菌 活 性

海洋抗菌活性物质主要来自于海洋微生物所产生的次生代谢产物及海绵和海藻等。Marinopyrrole A（**126**）是从 *Streptomyces* 属海洋放线菌中分离得到的含双吡咯环的卤代生物碱，对耐甲氧西林金黄色葡萄球菌具有显著的抑制活性，MIC$_{90}$ 为 0.31μmol/L。从一种 *Marinispora* 海洋放线菌的次生代谢产物中分离到了聚酮类化合物 marinomycin A（**127**），亦为大环内酯，对 MRSA 和耐万古霉素肠球菌显示显著的抑制活性，如对后者的 MIC$_{90}$ 可达 0.13μmol/L。

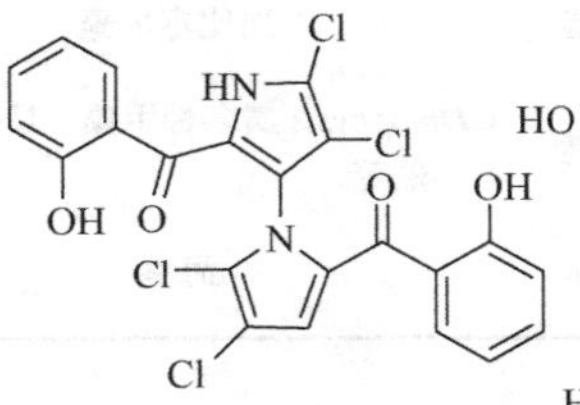

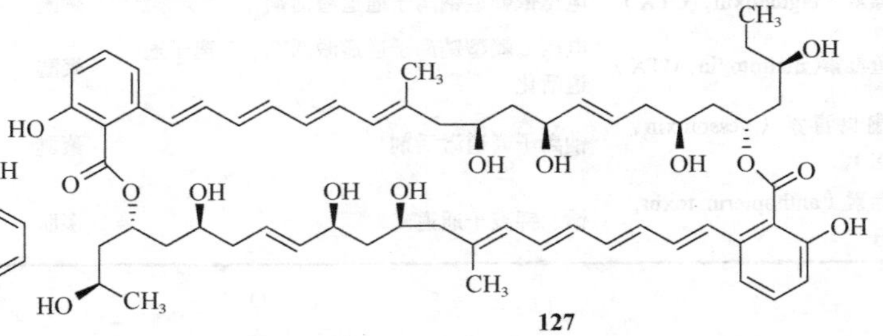

海洋天然产物的生物活性还包括免疫抑制、抗结核、抗炎、抗过敏等。例如，从帛球海绵 *Luffariella variabilis* 中分离到的二倍半萜化合物 manoalide（**128**）抑制磷脂水解酶 A$_2$，具有良好的抗炎活性，目前正处于 I 期临床研究。又如，从海绵 *Xestospongia bergquistia* 中分离得到的五环甾体 xestobergsterols A（**129**）和 B（**130**）能够抑制 anti-IgE 诱导的小鼠腹膜肥大细胞组胺的释放，IC$_{50}$ 分别为 0.05μmol/L 和 0.1μmol/L，为临床常用抗过敏药物 IC$_{50}$ 的数千分之一。

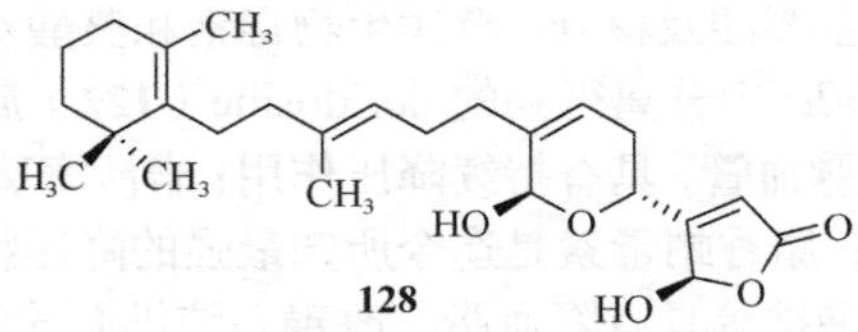

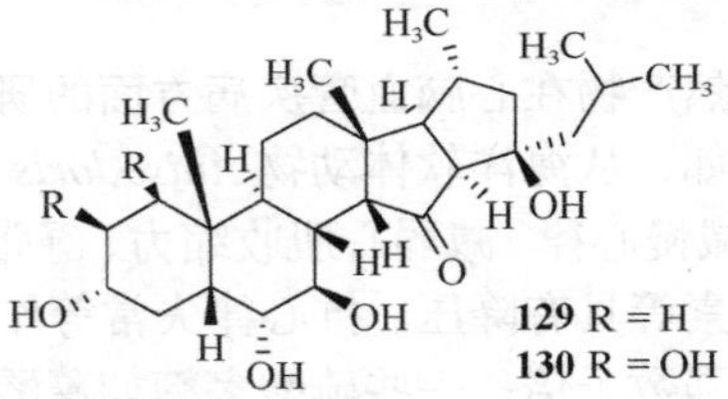

第四节　海洋药物的研究实例

由于海洋生物生活环境的特殊性，使得海洋生物活性物质具有种类繁多、结构特异、活性强而含量少等特点。因此，从海洋中探寻药物往往要经历一个比从陆生植物中发现药物更为漫长的过程。本节仅以 bryostatins 为例来说明海洋药物的开发。

从总合草苔虫（*Bugula neritina*）中提取的抗癌活性成分苔藓虫素（bryostatins，草苔虫内酯）类大环内酯是从海洋生物中开发抗癌药物最典型的例子之一，代表着海洋药物研究的发展趋势。1968 年，美国亚利桑那州立大学 Pettit 研究小组在对海洋无脊椎动物和脊椎动物的广泛研究中，首次发现了总合草苔虫的抗癌活性。经过十多年的努力，Pettit 小组于 1982 年成功地从采集于加利福尼亚海域的总合草苔虫中分离得到第一个具有抗癌活性的大环内酯类化合物 bryostatin 1 （**8**），并用 X-射线单晶衍射法确定了它的完整结构。目前，已从苔藓虫中得到 24 个同类的活性单体化合物，即 bryostatins 1～21 及 9-*O*-methylbryostatins 4, 16 和 17，其结构上的主要差别在于 C$_7$ 和 C$_{20}$ 取代基的不同。Bryostatin 1 和 bryostatin 4 （**131**）经美国国家癌症研究所（NCI）的生物鉴定，都已进入 II 期临床试验阶段。

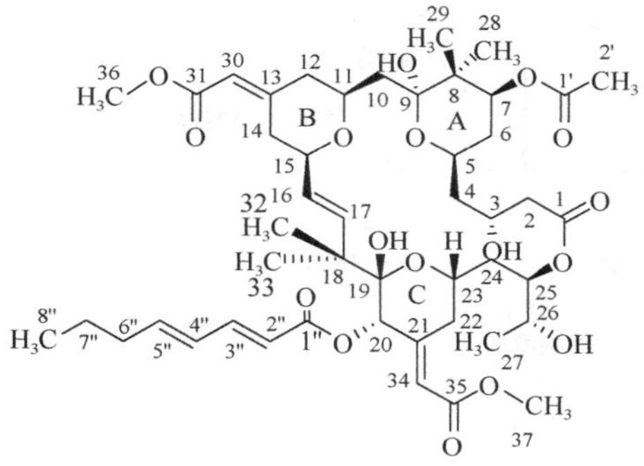

bryostatin 1 (**8**)

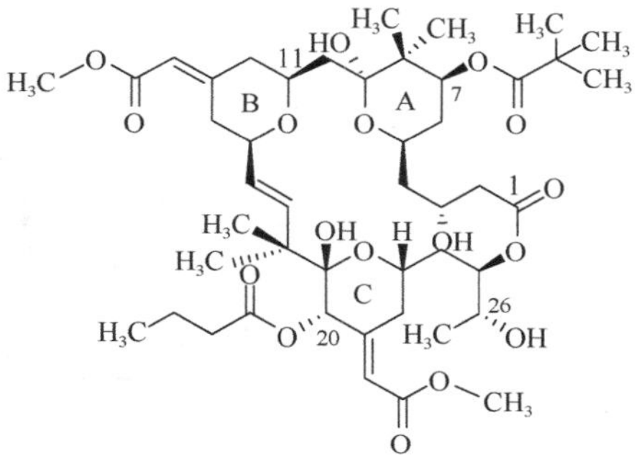

bryostatin 4 (**131**)

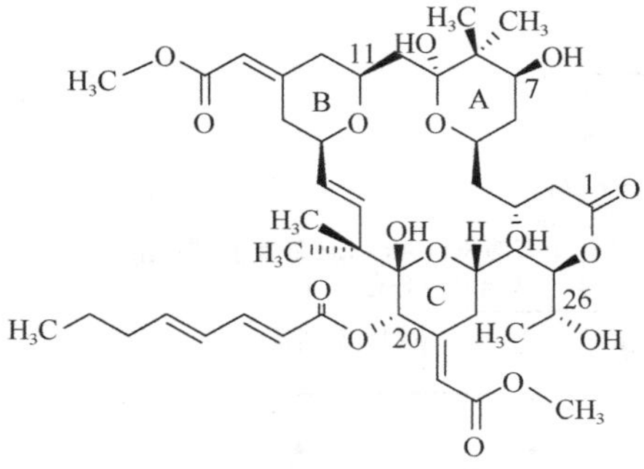

bryostatin 2 (**132**)

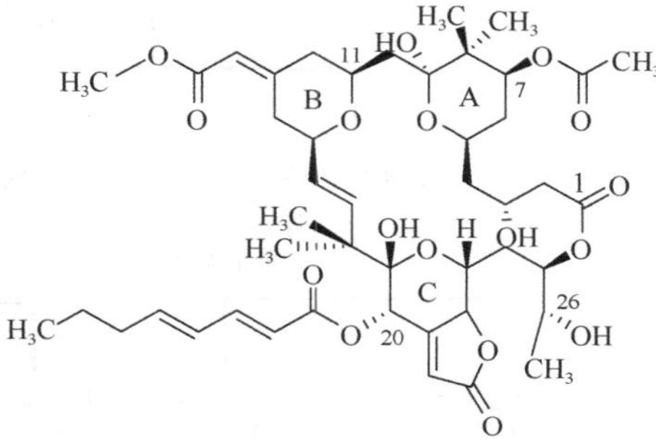

bryostatin 3 (**133**)

一、提 取 分 离

Bryostatins 类化合物属脂溶性成分，是一种具有 26 元环的大环内酯类化合物。其具体分离多采用活性追踪的方法，对于如何将粗提物中的非活性部分除去，寻找其活性最强部分，Pettit 小组摸索出了一套行之有效的方法，大体如图 13-1 所示。

按照图 13-1 的分离流程获得活性部位，进一步分离纯化，可以获得相应的单体化合物（**8**，**132** 和 **133**）。此类化合物定性鉴别多采用薄层色谱法，TLC 条件是以正己烷-丙酮（7∶3）为展开剂，大茴香醛为显色剂[茴香醛-乙酸-硫酸（1∶97∶2）]，R_f 值为 0.2～0.3。通过重结晶获得的 bryostatin 1 的最终含量虽未报道，但按 1988 年 NCI 组织实施的从南加州海域采集的天然样本计算，用近 2 年的时间采集 13 000kg 样品，经溶媒提取和化学分离，最后仅得到 18g 样品，可见此类化合物在天然界的含量有限。

二、结 构 确 定

Bryostatin 21 的结构鉴定

Bryostatin 21（**134**）是一个最近发现的大环内酯，为白色粉末。根据其 HR-ESI-MS 在 m/z 903.4347 处显示的[M+Na]峰，可以得知其分子式为 $C_{45}H_{68}O_{17}$，提示分子中含有 12 个不饱和度。UV 光谱在 225nm 显示有吸收峰。IR 光谱提示了分子中羟基（3459cm^{-1}）和羰基（1723cm^{-1}）的存在。这些光谱特征结合初步的 ^{1}H-NMR 和 ^{13}C-NMR 分析，可以推测化合物为 bryostatin 类成分。

COSY 谱显示分子中含有 6 个独立的结构单元：a（C_2-C_3）、b（C_4-C_5-C_6-C_7）、c（C_{11}-C_{12}）、d（C_{14}-C_{15}-C_{16}-C_{17}-C_{18}-C_{32}）、e（C_{22}-C_{23}-C_{24}-C_{25}-C_{26}-C_{27}）、f（$C_{2''}$-$C_{3''}$-$C_{4''}$），如图 13-2 所示。其核心的苔藓吡喃环（bryopyran）可以分解为 A、B 和 C 这 3 个结构片段进行解析。

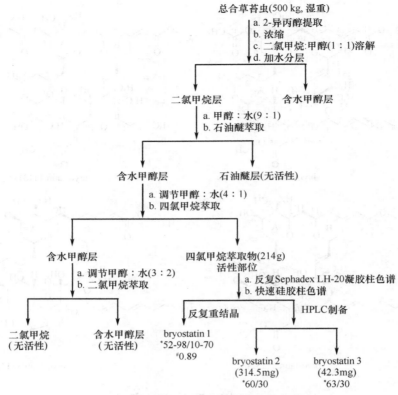

图 13-1　Bryostatins 类化合物的提取与分离

*. P388 生命延长%/剂量（μg/kg）；#.P388 ED（μg/kg）

片段 A 包含 C_1 到 C_{10}。基于 26-H（δ_H 2.53）到 C_1（δ_C 172.4），4-H_2（δ_H 1.58/1.94）到 C_2（δ_C 42.1），5-H（δ_H 4.24）到 C_3（δ_C 68.3）的 HMBC 相关，可以确定 C_1 到 C_7 的连接次序。根据 6b-H（δ_H 1.72）到 C_8（δ_C 41.3），28-H_3（δ_H 1.05）和 29-H_3（δ_H 0.95）到 C_7（δ_C 72.5），C_8（δ_C 41.3）和 C_9（δ_C 101.8），10b-H（δ_H 2.12）到 C_9 的 HMBC 相关，确定了 C_7 到 C_{10} 的连接，同时也确定了两个甲基 CH_3-28 和 CH_3-29 都连接在 C_8 位。

片段 B 包含 C_{11} 到 C_{18}。结构单元 c 和 d 通过季碳 C_{13} 连接可以经 12-H_2（δ_H 2.11/2.22）/C_{13}，14b-H（δ_H 3.68）/C_{12}（δ_C 44.1）及 14b-H/C_{13} 的 HMBC 相关确定。

片段 C 包含 C_{19} 到 C_{27}。C_{19} 到 C_{21} 的连接是基于 20-H（δ_H 4.99）与 C_{19}（δ_C 99.5），C_{21}（δ_C 150.9），C_{22}（δ_C 31.6），以及 22b-H（δ_H 3.70）与 C_{20}（δ_C 73.2），C_{21} 的 HMBC 相关确定的。

从甲氧基 35-H_3（δ_H 3.72）及烯烃 30-H（δ_H 5.69）到羰基 C_{31}（δ_C 166.7），从甲氧基 36-H_3（δ_H 3.69）及烯烃 33-H（δ_H 6.05）到羰基 C_{34}（δ_C 166.7）的两组 HMBC 相关，确定了分子中 2 个丙烯酸甲酯基团的存在。这两个丙烯酸甲酯基团分别连接在 C_{13} 和 C_{21}，由 30-H/C_{12}，C_{14}（δ_C 36.4），33-H/C_{20}，C_{21}，C_{22} 的 HMBC 相关确定。由 3′-H_3（δ_H 1.20），4′-H_3（δ_H 1.20），5′-H_3（δ_H 1.20）到 $C_{1'}$（δ_C 178.0）和 $C_{2'}$（δ_C 39.0）的 HMBC 相关，确定分子中存在 1 个三甲基乙酸基团，该基团经 7-H（δ_H 5.11）/$C_{1'}$ 的 HMBC 相关，确定连接在 C_7 位上。同样的，分子中的由 COSY 和 HMBC 相关证实存在的 1 个丁酸片段连接在 C_{20} 位。通过与已知草苔虫内酯类化合物对比核磁数据，可以确定分子中 3 个六元氧环的存在，同时也确定了 3 个羟基分别连接在 C_3，C_9，C_{19} 和 C_{26}（δ_C 70.2）位。

从 10a-H（δ_H 1.70）到 C_{12}，10a-H 到 C_9，C_{11}（δ_C 71.3）的 HMBC 相关，可以将结构片段 A 和 B 经 C_{10} 连接到一起。结构片段 B 和 C 经 C_{18}-C_{19} 连接到一起，可由 32-H_3（δ_H 0.90）与 C_{18} 及 C_{19} 的 HMBC 相关得以证实。虽然没有观察到 25-H（δ_H 5.21）与 C_1 的 HMBC 相关，但是考虑到分子中还剩余的 1 个不饱和度及 C_{25}（δ_C 73.5）化学位移处于较低场的特点，可以

确定 C_{25} 与 C_1 是通过 1 个氧原子相连的。这样，bryostatin 21 的平面结构确定如图所示。在结构方面，C_{18} 位缺少 1 个甲基，这与其他所有已知 bryostatin 类化合物相比明显不同。

　　Bryostatin 21 的相对构型是通过偶合常数分析和 NOESY 相关分析确定的，如图 13-2 所示。近乎相同的 NMR 化学位移和偶合常数提示了 bryostatin 21 与其他所有的已知 bryostatin 类化合物具有相同的相对构型。C_{16}/C_{17} 双键的相对构型确定为反式是依据于两者氢信号较大的偶合常数（16.2Hz）。基于 20-H 与 33-H 之间存在强 NOESY 相关，并且缺少 33-H 与 22-H 之间的 NOESY 相关，可以确定 C_{21}/C_{33} 的双键为 E 构型。5-H/7-H、7-H/29-H_3、29-H_3/11-H、11-H/15-H、15-H/17-H、17-H/18-H 及 3-OH/26-OH 之间存在的 NOE 相关信号，证实这些氢在同一平面，为 α-取向。同样，32-H_3/19-OH、32-H_3/20-H、20-H/19-OH、23-H/26-H 及 3-H/23-H 之间的 NOE 相关信号，证实这些氢也在同一平面，为 β-取向。因此，bryostatin 21 的相对构型确定为 $3R^*$，$5R^*$，$7S^*$，$9S^*$，$11S^*$，$15R^*$，$18S^*$，$19S^*$，$20S^*$，$23S^*$，$25R^*$，$26R^*$。综上所述，确定了 bryostatin 21 的化学结构。Bryostatin 21 的 ^{1}H-NMR 和 ^{13}C-NMR 信号归属见表 13-3。

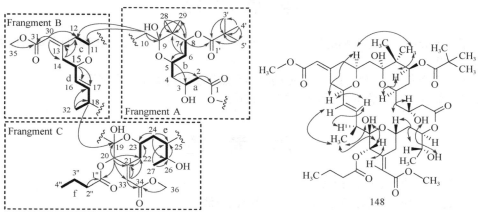

图 13-2　Bryostatin 21 的关键 COSY，HMBC 及 NOESY 相关
——COSY；→key HMBC；←——selected NOE

表 13-3　Bryostatin 21 的 ^{1}H-NMR 和 ^{13}C-NMR 信号归属

No.	δ_C	δ_H（J in Hz）	No.	δ_C	δ_H（J in Hz）
1	172.4, C		12b		2.11, d（8.4）
2a	42.1, CH$_2$	2.47, dd（12.0, 2.4）	13	156.5, C	
2b		2.53, d（12.0）	14a	36.4, CH$_2$	1.94, d（10.2）
3	68.3, CH	4.14, m	14b		3.68, d（10.2）
3-OH		4.24, d（12.6）	15	78.7, CH	4.16, m
4a	39.8, CH$_2$	1.58, dt（14.4, 3.6）	16	132.4, CH	5.41, ddd（1.2, 7.2, 15.6）
4b		1.94, t（12.6）	17	132.5, CH	5.92, dd（4.8, 16.2）
5	65.6, CH	4.20, t（17.4）	18	39.7, CH	2.66, m
6a	33.1, CH$_2$	1.44, q（12.0）	19	99.5, C	
6b		1.72, m	19-OH		5.46, s
7	72.5, CH	5.11, dd（4.8, 11.4）	20	73.2, CH	4.99, s
8	41.3, C		21	150.9, C	
9	101.8, C		22a	31.6, CH$_2$	2.02, m
10a	42.1, CH$_2$	1.70, m	22b		3.70, m
10b		2.12, m	23	64.6, CH	4.05, m
11	71.3, CH	3.96, t（8.4）	24a	35.6, CH$_2$	1.84, m
12a	44.1, CH$_2$	2.22, d（8.4）	24b		1.99, m

续表

No.	δ_C	δ_H （J in Hz）	No.	δ_C	δ_H （J in Hz）
25	73.5, CH	5.21, m	33	120.5, CH	6.05, s
26	70.2, CH	3.78, m	34	166.7, C	
26-OH		3.20, brs	35	51.1, CH_3	3.72, s
27	19.6, CH_3	1.23, d（6.6）	36	51.0, CH_3	3.69, s
28	17.0, CH_3	1.05, s	1'	178.0, C	
29	21.0, CH_3	0.95, s	2'	39.0, C	
30	114.3, CH	5.69, s	3'	27.1, CH_3	1.20, s
31	166.7, C		4'	27.1, CH_3	1.20, s
32	10.9, CH_3	0.90, d（6.6）	5'	27.1, CH_3	1.20, s

注：测定溶剂为 $CDCl_3$。^{1}H-NMR 为 600 MHz，^{13}C-NMR 为 150 MHz

本 章 小 结

本章主要介绍了海洋药物的发展历史、研究特点、来源、海洋天然产物的主要结构类型及其生物活性等。

重点：海洋药物的研究特点、常见的海洋天然产物结构类型、生物活性。

难点：海洋天然产物的主要结构类型及其特点。

思 考 题

1. 简述海洋药物研究的特点。
2. 简述海洋药物提取分离困难的原因及解决方法。
3. 目前研究较多的海洋生物类别主要有那些？
4. 试述海洋来源大环内酯类化合物的结构特征和分类。
5. 试述海洋药物的来源。
6. 按生物活性分类，目前研究较多的海洋生物活性物质的结构类型主要有哪些？
7. 试述造成海洋药物开发瓶颈的药源问题产生的原因。

参 考 文 献

刘宸畅, 徐雪莲, 孙延龙, 等. 2015. 海洋小分子药物临床研究进展. 中国海洋药物, 34（1）：73-89

裴月湖, 娄红祥. 2016. 天然药物化学. 7 版. 北京：人民卫生出版社

邱峰. 2013. 天然药物化学. 北京：清华大学出版社

阮汉利, 张宇. 2016. 天然药物化学. 2 版. 北京：中国医药科技出版社

易杨华, 焦炳华. 2006. 现代海洋药物学. 北京：科学出版社

易杨华. 2004. 海洋药物导论. 上海：上海科学技术出版社

张书军, 焦炳华. 2012. 世界海洋药物现状与发展趋势. 中国海洋药物杂志, 31（2）：58-60

Blunt J W, Copp B R, Keyzers R A, et al. 2016. Marine natural products. Natural Product Reports, 33：382-431

Mayer A M S, Glaser K B, Cuevas C, et al. 2010. The odyssey of marine pharmaceuticals：a current pipeline perspective. Trends in Pharmacological Sciences, 31（6）：255-265

Newman D J, Cragg G M. 2014. Marine-sourced anti-cancer and cancer pain control agents in clinical and late preclinical development. Marine Drugs, 12：255-278

Yu H B, Yang F, Li Y Y, et al. 2015. Cytotoxic bryostatin derivatives from the South China Sea bryozoan *Bugula neritina*. Journal of Natural Products, 78：1169-1173

（汤海峰）

第十四章　天然抗生素类化合物

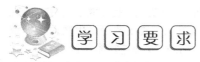

学习要求

掌握：天然抗生素类化合物的研究特点。

熟悉：常见天然抗生素类化合物的主要结构类型、特点及代表成分。

了解：天然抗生素类化合物的发展历史和来源；天然抗生素类化合物的生理活性及其在药物研发中的意义；天然抗生素类化合物的提取分离方法。

第一节　概　　述

自 20 世纪 40 年代初青霉素用于临床以来，抗生素为人类健康做出了卓越的贡献，随着这一领域的发展，抗生素的含义也在不断地充实。通常，抗生素（antibiotics）指微生物在其生命活动过程中产生的、在低微浓度下具有抗微生物感染、抗肿瘤和抗病毒作用的次生代谢产物及其衍生物。天然抗生素类化合物（natural antibiotics）即微生物生命活动产生的，在低微浓度下具有抗微生物感染、抗肿瘤和抗病毒作用的次生代谢产物，排除了抗生素定义中所包含的半合成和全合成抗生素。本节从天然抗生素发展历史、研究特点和来源三个方面对其加以介绍。

一、天然抗生素类的发展历史

（一）天然抗生素的经验应用阶段

天然抗生素的发展始于人类和疾病做斗争的实践。几千年前就有利用微生物治病的案例，如我们的祖先在 2500 年前就用豆腐上的霉来治疗疮、痈等疾病，欧洲和南美洲等地的人们在几百年前也曾用发霉的面包和玉蜀黍来治疗溃疡、肠感染和化脓疮伤等疾病。随着近代细菌学的发展，从 19 世纪 70 年代起，各国学者相继发现了一些微生物间的拮抗作用，如 1876 年物理学家 Tyndall 曾记载青霉菌属的一个霉株对细菌的生长有抑制作用。19 世纪末 20 世纪初，人们开始利用微生物间的拮抗作用，采用"替代疗法"或"细菌疗法"来治疗感染性疾病。最早采用这种方法治疗疾病的是意大利人 Cantani，他在 1885 年将命名为 Bacttermo 的一个混合菌喷到一个重症结核患者的咽部，结果发现在患者的痰里找不到结核菌而能找到 Bacttermo，同时，患者的情况也见好转。

（二）现代天然抗生素时代

从微生物替代疗法到人类认识到微生物的次生代谢产物是其拮抗其他微生物的物质基础，经历了 80 多年的漫长岁月。1929 年，英国医生弗莱明（Fleming）偶然观察到已接种葡萄球菌的培养基被点青霉污染，而且在点青霉菌落附近，葡萄球菌的生长明显受到抑制。将青霉菌接种于新的培养基上，其培养液有明显的抑制革兰阳性菌的作用，由此推测，青霉菌的代谢产物可以抑制革兰阳性菌的生长。之后，Fleming 团队从其培养液中制备了青霉素（penicillin）提取液，由此开创了抗生素发现和应用的先河。20 世纪 30 年代，实验室制备的青霉素提取液已少量应用于临床。20 世纪 40 年代，第二次世界大战的爆发使青霉素需求量激增，青霉素 G 工业生产获得成功，由此开创了现代的和科学的"抗生素时代"。

（三）天然抗生素黄金时代

1. 天然抗生素的快速发现和应用　青霉素在临床上的奇异疗效，激发了世界各国学者的研究热情。美国科学家 Waksman 通过对链霉菌属的系统研究，于 1944 年从链霉菌中发现了链霉素（streptomycin），并很快投入生产。链霉素作为又一个重要抗生素的问世更增强了研究者研究抗生素的信心。人们开始按照微生物的分类，有计划地逐一试验真菌、放线菌等微生物对人类致病菌及植物致病菌的抗菌性能，寻找具有抗菌活性的次生代谢产物。在发现链霉素的随后几年里，发现新抗生素的报道平均每年达一二百种，其中不少被用于临床，由此造就了一个抗生素的黄金时代。这一时代的显著特征之一是短时间内发现直接来源于微生物的天然抗生素，并很快投入生产及临床应用。从青霉素的发现到 20 世纪 50 年代末，青霉素、灰黄霉素（griseofulvin）、短杆菌肽（gramicidin）、链霉素（streptomycin）、氯霉素（chloramphenicol）、多粘菌素（polymyxin）、金霉素（chlortetracycline）、新霉素（neomycin）、制霉菌素（nystatin）、土霉素（oxytetracycline）、四环素（tetracycline）、万古霉素（vancomycin）和利福霉素（rifamycin）等一大批天然抗生素被发现并用于临床，而且直到 21 世纪的今天仍一直是重要的临床抗感染药物。

自 20 世纪 60 年代起，人们在继续寻找抗菌抗生素的同时，开始从微生物次生代谢产物中筛选具有抗肿瘤、抗病毒等活性的抗生素。期间发现的抗肿瘤抗生素柔红霉素（daunorubicin）、丝裂霉素 C（mitomycin C）和博来霉素（bleomycin）及抗病毒抗生素阿糖霉素 A（又名他利霉素 tallysomycin）等，都是目前仍具有应用价值的天然抗生素。

20 世纪 90 年代，发现了替考拉宁（teicoplanin）、雷莫拉宁（ramoplanin）和达托霉素（daptomycin）等抗耐药菌抗生素，为临床控制耐药菌感染起到了重要作用。

2. 半合成抗生素的应用　抗生素发展并未仅仅停留在天然抗生素的发现和直接应用上。事实上，随着青霉素和其他抗生素的大量使用，变态反应、耐药性等问题陆续被发现。因此，到 20 世纪 60 年代，抗生素发展出现了一个新的研究领域——半合成抗生素，即通过天然抗生素的结构改造，寻找稳定、高效、低毒的天然抗生素的衍生物。大量比天然抗生素更具特色的半合成抗生素问世，如一系列广谱、耐酸、耐酶的半合成青霉素及第二代到第五代头孢菌素的问世，这成为抗生素黄金时代的另一显著特征。

二、天然抗生素类化合物的研究特点

天然抗生素的研究和开发具有五大优势，即微生物的物种多样性、微生物次生代谢产物的化学多样性、生理活性多样性、易诱变性和资源可持续利用性。

（一）生物多样性

微生物是地球上出现最早、分布最广、多样性最为丰富的生物类群。在地球演化三十多亿年的历史长河中，微生物不断适应和改变着不同时期的地球环境，与地球环境共进化。微生物微小的个体和长期的进化，使它们形成了极高的多样性。由于微生物的记载较动植物晚得多，故现已记载的微生物仅约 20 万种（1995 年），多是那些与人类生产生活关系较为密切的微生物物种。但是，据理论预测，地球上微生物的总数应该为 50 万～600 万种。目前每年新发现的微生物种数正在急剧增长，仅真菌每年即有 1500 种新种发现，尚有约 90% 的土壤微生物还无法在实验室中加以培养鉴定。微生物物种的多样性使其蕴藏着无穷的遗传多样性，这不仅包括遗传物质的多样性，而且包括传导、转化、结合及准性生殖等微生物特有的遗传变异方式的多样性。随之而来的是微生物生理代谢类型的多样性和生态的多样性。微生物的能量代谢类型包括光能和化能，营养代谢类型包括自养和异养。微生物广泛分布于地球表面各处及各种极端环境，可以适应几乎任何生境，如高温、低温、高酸、高碱、高盐、高压或高辐射等极端环境，且微生物之间、微生物与其他生物间存在着众多重要的相互依存关系（互生、共生、寄生等）。总之，微生物不仅物种数量巨大，而且其繁殖速度之快、个体数量之大、能量和物质代谢类型之多、生态适应性之广，都是动植物所不可比拟的。微生物物种多样性、遗传多样性、生理代谢类型多样性、生态多样性与其次生代谢产物的多样性密不可分。

（二）化学多样性

微生物次生代谢产物蕴藏着巨大的化学多样性。据统计，目前已知的微生物次生代谢产物的数量超过 50 000，涉及 β-内酰胺类、四环素类、氨基苷类、大环内酯类、多烯类、肽类、醌类、烯二炔类等多种骨架类型。这些微生物次生代谢产物的骨架结构新颖独特，与植物次生代谢产物结构迥异。这种化学结构的新颖性和多样性为天然抗生素类化合物的发现和应用提供了坚实基础和有力保障。

（三）生理活性多样性

微生物次生代谢产物的结构多样性是其生理活性多样性的来源。目前发现的天然抗生素具有丰富多样的生理活性。主要为具有抗微生物活性，其次为抗肿瘤、抗病毒活性。

天然抗生素的抗微生物活性所涉及的微生物包括数百种不同的致病菌和其他微生物，包括革兰阳性菌（Gram-positive bacteria）、革兰阴性菌（Gram-negative bacteria）、真菌（fungus）和酵母（yeast）等。其中最多的有枯草芽孢杆菌（*Bacillus subtilis*）、金黄色葡萄球菌（*Staphylococcus aureus*）、藤黄微球菌（*Micrococcus luteus*）、大肠埃希菌（*Escherichia coli*）、铜绿假单胞菌（*Pseudomonas aeruginosa*）和白色念珠菌（*Candida albicans*）等。

（四）易诱变性

易诱变性是微生物适应环境变化做出的应答，是微生物不同于动植物的非常重要的特征之一。采用各种诱变技术，一方面可以获得各种突变菌株，增加微生物次生代谢产物的化学多样性；另一方面可以获得天然抗生素的高产菌株用于工业发酵。此外，人工原生质体融合技术、基因重组技术的参与，可以定向地筛选基因工程菌，以其作为生物反应器生产天然抗生素。

（五）资源可持续利用性

从动植物中发现新的抗微生物、抗病毒、抗肿瘤药物面临生长周期长、资源紧缺、采集困难、生态环境破坏、开发利用不可持续等问题，而微生物生长繁殖速度快，可以在实验室内大量培养，通过微生物发酵来发现和利用天然抗生素比从高等动植物中更为现实，具有无可比拟的优势。

三、天然抗生素类化合物的来源

所有微生物在其生命活动中都会产生次生代谢产物，但不同微生物产生天然抗生素的能力极其不同，即天然抗生素存在特异性的微生物产生菌。最为重要的天然抗生素产生菌包括原核的单细胞细菌、真核的真菌及所有的丝状放线菌。

在原核的单细胞细菌中，枯草杆菌和假单胞菌是普遍的天然抗生素产生菌。近期研究发现，黏细菌属（*Myxobacterium*）和藻青菌属（*Cyanobacterium*）也可以产生一些重要的天然抗生素类化合物。

在真核的真菌中，不完全真菌、子囊菌、几种其他丝状真菌及内生真菌是重要的天然抗生素产生菌；也有报道担子菌能够产生天然抗生素。近来研究人员对植物内生真菌、海洋真菌的兴趣不断增加，将其作为发现新天然抗生素类化合物的重要来源。

放线菌是最为重要的天然抗生素产生菌，包括链霉菌属（*Streptomyces*）和一些稀有放线菌。链霉菌最为重要，在临床应用的 100 种左右的天然抗生素及其衍生物药物中，大多数来源于链霉菌。作为天然抗生素产生菌的稀有放线菌，主要有小单胞菌属（*Micromonospora*）、马杜拉放线菌属

（*Actinomadura*）、链轮丝菌属（*Streptoverticillium*）、游动放线菌属（*Actinoplanes*）、诺卡菌属（*Nocardia*）、糖多孢菌属（*Saccharopolyspora*）和孢囊链霉菌属（*Streptosporangium*）的微生物。

目前已发现的约 50 000 种微生物次生代谢产物中，具有活性的天然抗生素约 22 500 种。在已发现的天然抗生素中，来源于细菌的约为 3800 种，占 17%；来源于真菌的约 8600 种，占 38%；来源于放线菌的约 10 100 种，占 45%，其中 7600 种来源于链霉菌，2500 种来源于稀有放线菌。

第二节　天然抗生素类化合物的分类

天然抗生素结构类型多样，主要有 β-内酰胺类、四环素类、氨基糖苷类、大环内酯类、多烯类、肽类、醌类、烯二炔类等。

一、β-内酰胺类

β-内酰胺类抗生素（β-lactam antibiotics）指分子中含有四元的 β-内酰胺环的抗生素，是发展最早、临床应用最广、品种数量最多的一类抗生素。β-内酰胺环是该类抗生素发挥生物活性的必须基团。

β-内酰胺类抗生素具有抗菌活性，因而具有很好的抗感染性作用。其作用机制是通过抑制黏肽转肽酶（peptidoglycan transpeptidase）而抑制细菌细胞壁的合成，从而使细胞不能定型、不能承受细胞内高渗透压，引起溶菌进而死亡。由于哺乳动物细胞没有细胞壁，故 β-内酰胺类抗生素对细菌具有很大的选择性，而对哺乳动物细胞则毒性很小。

依据 β-内酰胺环是否骈合有其他杂环及所骈合的杂环类型，天然 β-内酰胺类抗生素又可分为青霉素类（penicillins）、头孢菌素类（cephalosporins）、碳青霉烯类（carbapenems）、青霉烯类（penems）、氧青霉烷类（oxypenams）和单环 β-内酰胺（monobactam）。除青霉素类和头孢菌素类之外的其他类型属于非经典的 β-内酰胺类。

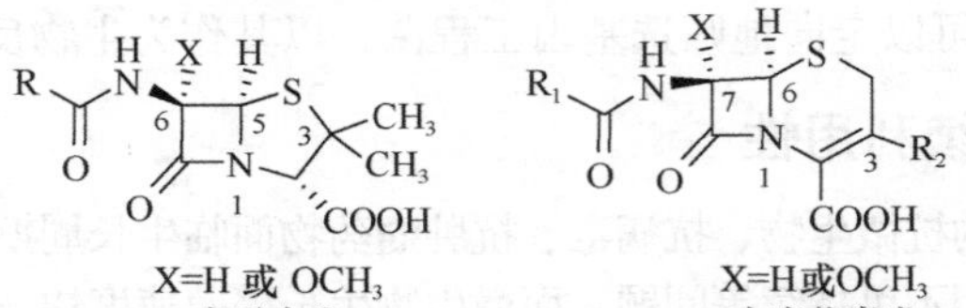

X=H 或 OCH₃　　　　　X=H或OCH₃
青霉素类　　　　　　　头孢菌素类

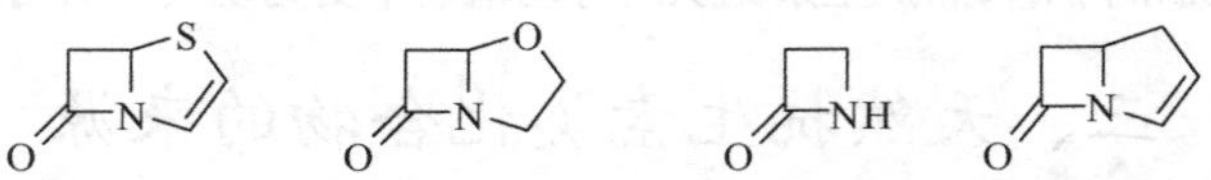

青霉烯　　　氧青霉烷　　　单环β-内酰胺　　　碳青霉烯

除共有一个四元的 β-内酰胺环外，β-内酰胺类抗生素的结构还具有以下特点：①除单环 β-内酰胺类为单环外，β-内酰胺环通过氮原子和邻近的第三碳原子与第二个杂环稠合；②在与氮相邻的碳原子上（2 位）连有一个羧基；③青霉素类、头孢菌素类、单环 β-内酰胺类中，β-内酰胺环羧基的邻位有一个酰胺基侧链；④两个稠合环不共平面，青霉素和头孢菌素分别沿 N_1—C_5 轴、N_1—C_6 轴折叠。

（一）青霉素类

天然青霉素类是从土壤中的点青霉（*Penicillium notatum*）的培养液中分离得到，包含多个组分，其中以青霉素 G（penicillin G）和青霉素 N（penicillin N）最为重要。6-氨基青霉烷酸（6-amino penicillanic acid，6-APA）是其抗菌活性的基本母核。

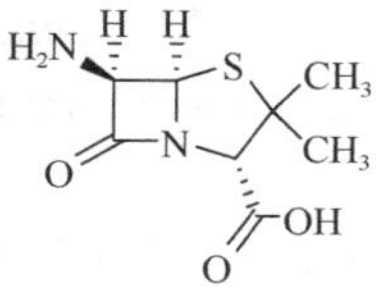

青霉素 G，又称苄青霉素（benzylpenicillin），在天然青霉素类中抗菌作用最强，含量最高，是第一个用于临床的抗生素。临床上使用其钠盐的粉针剂，主要用于革兰阳性菌，如链球菌、葡萄球菌、肺炎球菌所引起的全身或严重的局部感染。目前青霉素 G 虽然可以全合成，但成本高，所以还是以粮食发酵生产为主。青霉素 G 在临床应用中存在三大问题，主要是不耐酸而不能口服、不耐酶而耐药及抗菌谱窄。为解决这三大问题，以 6-APA 为原料，通过在青霉菌培养液中加入各种人工合成的前体而改变酰胺侧链上的取代基，发展了许多半合成青霉素。

6-氨基青霉烷酸

目前临床上应用的半合成青霉素类产品按性能大致可分为耐酸青霉素、耐酶青霉素、广谱青霉素。青霉素 V 是应用于临床的第一个半合成青霉素，也是最重要的半合成青霉素，通过在青霉素的发酵液中加入人工合成的前体苯氧乙酸而得到，由此开启了一系列半合成青霉素的研制和应用。耐酸青霉素如非奈西林（phenethicillin）、丙匹西林（propicillin）和阿度西林（azidocillin）等，耐酶青霉素如苯唑西林（oxacillin）、氯唑西林（cloxacillin）和美西林（mecillinam）等。

青霉素 N，也称阿地西林（adicillin），广谱青霉素研究始于该物质。其对革兰阳性菌作用远低于青霉素 G，但对革兰阴性菌的效用则高于青霉素 G，且侧链氨基是其抑制革兰阴性菌的重要基团。据此设计合成了一系列侧链带有氨基的半合成广谱青霉素，如氨苄西林（ampicillin）和阿莫西林（amoxicillin）等。

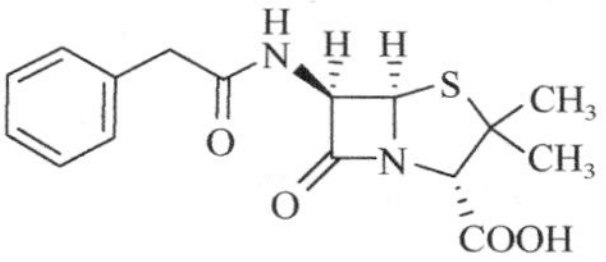

青霉素G

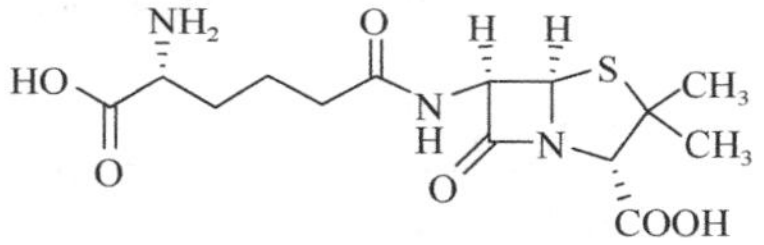

青霉素N

（二）头孢菌素类

天然头孢菌素类有头孢菌素 C（cephalosporin C）和头霉素 C（cephamycin C）。

头孢菌素 C，从顶头孢霉菌（*Gephalosporium acremonium*）中分离得到，因其抗菌谱广、毒性小而得到进一步发展。与青霉素类似，7-氨基头孢烷酸（7-aminocephalosporanic acid，7-ACA）是其抗菌活性的基本母核。

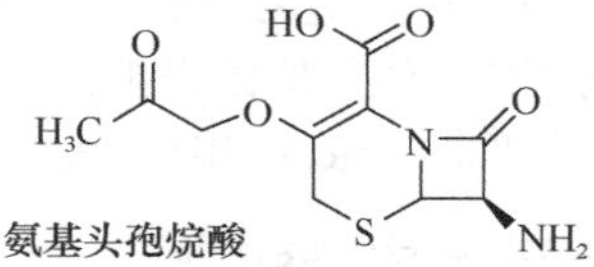

7-氨基头孢烷酸

由于氢化噻嗪环中 C_2—C_3 的双键与 β-内酰胺环中 N-1 的未共用电子对共轭，同时四元六元环稠合体系的环张力较青霉素类减小，因此较青霉素类更为稳定，表现为对酸较稳定、耐青霉素酶。此外，头孢菌素 C 除对革兰阳性菌具有活性，对革兰阴性菌亦有活性，但其抗菌活性不够强，而且口服不吸收，因此未能用于临床。借鉴青霉素的结构改造经验，以其为先导物，发展了很多半合成头孢菌素。现临床用头孢菌素均为半合成抗生素。和青霉素类相比，头孢菌素类药物的可修饰部位多，故已上市的半合成头孢菌素类抗生素也比较多。按其发明年代的先后和抗菌性能的不同，在临床上常将头孢菌素划分为一至五代，分别以头孢噻吩（cefalotin）、

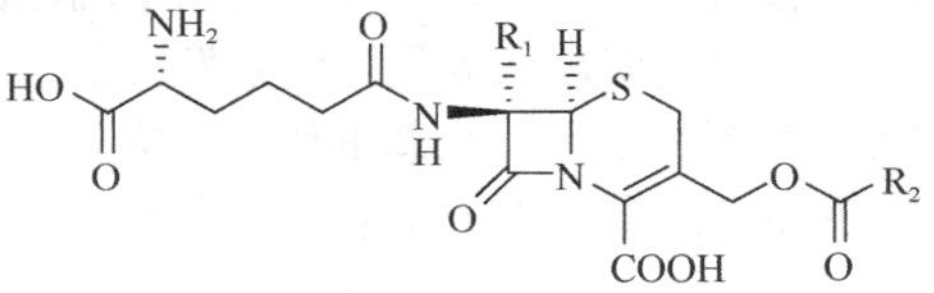

头孢菌素 C R_1 = H R_2 = CH$_3$
头霉素 C R_1 = OCH$_3$ R_2 = NH$_2$

头孢氨苄（cefalexin）、头孢呋辛（cefuroxime）、头孢吡肟（cefepime）和头孢洛林酯（ceftarolinefosamil）为代表。

头霉素 C，为 *Streptomyces lactamdurans* 的代谢产物，具有头孢菌素类的母体结构，但其 7 位氢原子为甲氧基取代，故对 β-内酰胺酶稳定。经改造其 7 位侧链，可得到一系列应用于临床的半合成头孢霉素类，如头孢西丁（cefoxitin）、头孢美唑（cefmetazole）和头孢米诺（cefminox）。

（三）碳青霉烯类

天然碳青霉烯类有沙纳霉素（thienamycin）和橄榄酸类（olivanic acids）。

沙纳霉素，又称硫霉素，是 20 世纪 70 年代中期从 *Streptomyces cattleya* 发酵液中分离得到的，不仅抗菌谱广，对葡萄球菌等革兰阳性菌及铜绿假单胞菌、类杆菌等革兰阴性菌有显著的抗菌活性，而且是 β-内酰胺酶抑制剂，具有耐酶的特性。但其化学性质不稳定，并且在体内易受肾脱氢肽酶（DHP-1）的降解。通过对其进行结构改造，得到了一类新型的 β-内酰胺类抗生素药物，如 20 世纪 80 年代上市的亚胺培南（imipenem）及 20 世纪 90 年代上市的美罗培南（meropenem）等。亚胺培南克服了沙纳霉素化学不稳定的缺陷，但和沙纳霉素类似，在体内易受肾脱氢肽酶的降解，临床上必须与肾脱氢肽酶抑制剂西司他丁（cilastatin）合用；美罗培南则对肾脱氢肽酶稳定，可以单用，是临床第一个能单独使用的碳青霉烯类抗生素。

橄榄酸类，是另一类天然碳青霉烯类抗生素，从 *Streptomyces olivaceus* 的培养液中分离得到，也是广谱抗生素，并是各种 β-内酰胺酶的有效抑制剂。

沙纳霉素　　　　　　　橄榄酸

（四）氧青霉烷类

氧青霉烷类唯一的重要成员为克拉维酸（clavulanic acid）。

克拉维酸，又称棒酸，从棒状链霉菌（*Streptomyces clavaligerus*）的发酵液中分离得到。它虽抗菌活性较弱，却是一种有效的 β-内酰胺酶抑制剂，是第一个用于临床的 β-内酰胺酶抑制剂。由于其对青霉素酶的抑制作用强于对头孢菌酶的抑制作用，因此，当与对 β-内酰胺酶敏感的广谱青霉素类联用时，可起协同作用，使其抗菌谱扩大、耐酶作用增强。临床上常与青霉素、阿莫西林、替卡西林（ticarcillin）联合应用。

克拉维酸

（五）单环 β-内酰胺类

单环 β-内酰胺类抗生素的发展起于诺卡霉素（nocardicins）的发现。

诺卡霉素 A～G，是从 *Nocardia uniformis* 的发酵液中分离出的一组单环 β-内酰胺类抗生素，A 为其中活性最强的一个。该类成分对酸、碱及 β-内酰胺酶都比较稳定，对某些革兰阴性菌如铜绿假单胞菌、变形菌具有抑制作用，且毒性小。由于抗菌活性弱，诺卡霉素未能用于临床。但与其他 β-内酰胺类抗生素相比，天然诺卡霉素只有单个 β-内酰胺环却具有抗菌活性，这一事实颠覆了 β-内酰胺环不与另一个环骈合就没有抗菌活性的传统认识。以此为基础，利用诺卡霉素母核进行结构修饰，得到应用于临床的第一个全合成单环 β-内酰胺类抗生素氨曲南（aztreonam）。氨曲南被认为是抗生素发展的一个里程碑，为寻找无变态反应、高效、广谱的 β-内酰胺类抗生素提供了一个新的研究方向。随后，卡芦莫南（carumonam）、替吉莫南（tigemonam）等单环 β-内酰胺类抗生素相继上市。

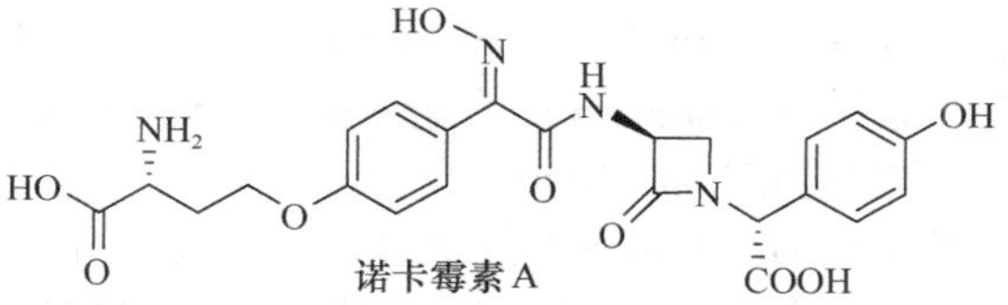

诺卡霉素A

上述各种非经典β-内酰胺类都是有效的β-内酰胺酶抑制剂。

二、四环素类

天然四环素类（tetracyclines）是由放线菌产生的一类具有并四苯（naphthacene）四环骨架的广谱抗生素，包括金霉素（chlortetracycline）、土霉素（oxytetracycline）和四环素（tetracycline）。金霉素和土霉素分别由 *Streptomyces auraofaciens* 和 *S. rimosus* 的培养液中分离得到，四环素是 *S. auraofaciens* 在不含氯的培养基中产生的代谢产物。

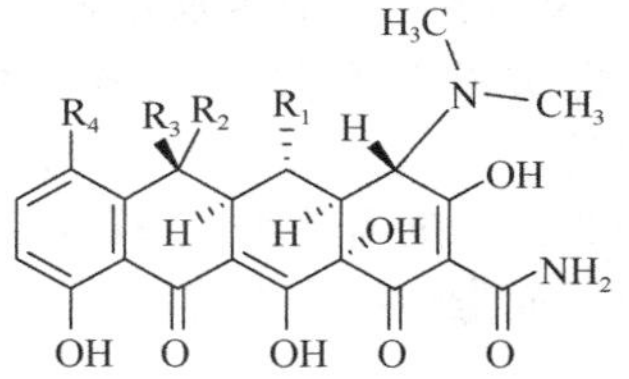

	R_1	R_2	R_3	R_4
金霉素	H	CH_3	OH	Cl
土霉素	OH	CH_3	OH	H
四环素	H	CH_3	OH	H

天然四环素类可通过抑制细菌核糖体蛋白质的合成来抑制细菌生长，因而具有广谱抗菌作用，可用于各种革兰阳性菌、革兰阴性菌引起的感染，对某些立克次体、滤过性病毒和原虫也有作用。并四苯结构、A 环中 1～4 位的取代基、A 环发色团、B-C-D 环发色团、立体结构是其抗菌活性的必须结构，结构改变则活性消失。

该类抗生素遇日光变色，对酸、碱均不够稳定，在酸性和碱性条件下抗菌活性减弱或消失，细菌对该类抗生物易产生严重的耐药性；此外，该类抗生素毒副作用也比较多，如与钙离子可形成不溶性黄色络合物沉积于牙齿和骨骼上，形成四环素牙并抑制骨骼生长。鉴于这些缺陷，天然四环素类的临床应用受到一定限制。为了解决天然四环素类抗生素的稳定性和耐药性的问题，通过结构修饰，得到了很多半合成产物，其中多西环素（doxycycline）和米诺环素（minocycline）抗菌活性最强，代替土霉素和四环素用于临床，但前者前庭不良反应较大，后者肝毒性较大，限制了两者的使用。此外，耐药性的问题也一直没有突破。20 世纪 90 年代，从放线菌 *Dactylosporangium* 发酵液中分离得到 dactylocyline，其抗菌谱、抗菌活性与四环素相似，但对四环素耐药菌有良好效果，为四环素类抗生素的发展提供了新的思路。

三、氨基糖苷类

天然氨基糖苷类抗生素（aminoglycoside antibiotics）是由链霉菌、小单胞菌和细菌所产生的具有氨基糖苷结构的抗生素，常以链霉胺（streptamine）、2-脱氧链霉胺（2-deoxystreptamine）和放线菌胺（spectinamine）为苷元，与特定的氨基糖形成糖苷键。氨基糖苷类抗生素可以和细菌核糖体 30S 亚基结合，导致翻译错误，合成无功能蛋白质，从而抑制细菌生长。该类抗生素极性、水溶性较高，且具有碱性，临床用其硫酸盐或盐酸盐的注射液。由于具有肾毒、不可逆耳聋、耐药等缺陷，临床应用需特别注意。

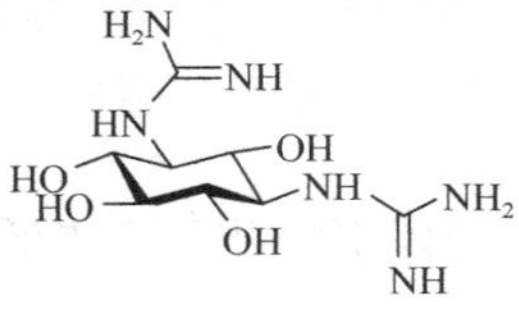

链霉胺 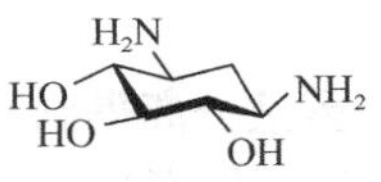　　　　2-脱氧链霉胺 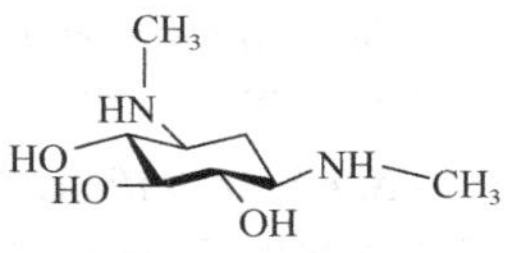　　　　放线菌胺

用于临床的该类天然抗生素主要包括链霉素（streptomycin）、卡那霉素（kanamycin）、妥布霉素（tobramycin）、庆大霉素（gentamicin）、小诺米星（micronomicin）、新霉素（neomycin）、巴龙霉素（paromomycin）和核糖霉素（ribostamycin）等。

链霉素，为第一个天然来源的氨基糖苷类抗生素，由 *Streptomycin griseus* 的发酵液分离得到，具有很强的抗结核分枝杆菌作用，用于治疗各种结核病，特别是对结核性脑膜炎和急性浸润性肺结核有很好的疗效。

链霉素

卡那霉素，由 *S. kanamyceticus* 的发酵液分离得到，含有卡那霉素 A、B、C 三个组分，以 A 为主。其抗菌谱广，对革兰阴性菌、革兰阳性菌和结核杆菌都有效。临床上用于败血症、心内膜炎、呼吸道感染、肠炎、菌痢和尿路感染等。

妥布霉素，由 *S. tenebrarius* 的发酵液分离得到，抗菌谱比卡那霉素广，对革兰阴性菌和革兰阳性菌都有效，对铜绿假单胞菌的活性较好，而毒性比庆大霉素低。

	R_1	R_2	R_3	R_4
卡那霉素 A	OH	OH	NH_2	H
卡那霉素 B	NH_2	OH	NH_2	H
卡那霉素 C	NH_2	OH	OH	H
妥布霉素	NH_2	H	NH_2	H

庆大霉素，由绛红小单胞菌（*Micromonospora purpurea*）的发酵液分离得到，含有庆大霉素 C_1、C_{1a}、C_2 三个组分，其抗菌谱广，尤其对革兰阴性菌、大肠埃希菌、铜绿假单胞菌、肺炎杆菌，痢疾杆菌有良好效用。临床上主要用于铜绿假单胞菌或某些耐药阴性菌引起的感染和败血、尿路感染、脑膜炎和烧伤感染等。庆大霉素毒性较卡那霉素小。

小诺米星，又称沙加霉素（micronomicin），由 *Micromonospora sagamiensis* var. *nonoreducans* 的发酵液分离得到，其抗菌谱与庆大霉素相似，抗菌作用强于庆大霉素。临床主要用于大肠埃希菌、痢疾杆菌、变形杆菌、克雷伯菌属及葡萄球菌引起的支气管炎、肺炎、腹膜炎、肾盂肾炎及膀胱炎等。其耳毒性约为庆大霉素的 1/4。

	R_1	R_2	R_3
庆大霉素 C_1	CH_3	CH_3	H
庆大霉素 C_{1a}	H	H	H
庆大霉素 C_2	CH_3	H	H
小诺米星	H	CH_3	H

新霉素，由 *Streptomyces fradiae* 的发酵液分离得到，包括新霉素 A、B 和 C 三种成分，以 B 为主，A 和 C 活性较 B 低，毒性却较 B 大很多。临床主要以外用制剂使用，治疗皮肤和眼部感染。

巴龙霉素，由 *Streptomyces rimosus* subsp. *paromoycinus* 的发酵液分离得到，是临床用于治疗各种菌痢的肠道专用药。

核糖霉素，由 *S. ribosididificus* 的发酵液分离得到，其抗菌作用比卡那霉素低，但毒性却比大多数的氨基糖苷类抗生素都低，临床应用较安全。

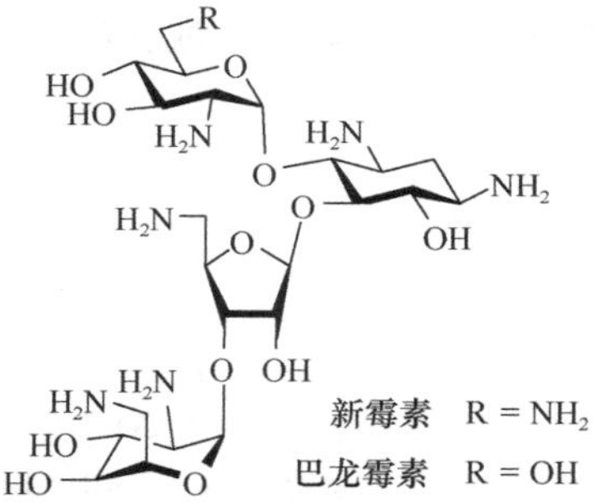

新霉素　R = NH₂
巴龙霉素　R = OH
核糖霉素

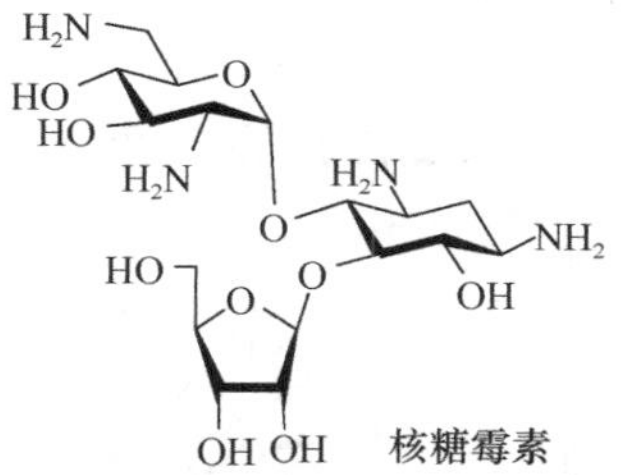

为克服该类天然抗生素的耐药性，发展了半合成的卡那霉素衍生物阿米卡星（amikacin）及庆大霉素 C_{1a} 衍生物依替米星（etimicin）。

四、大环内酯类

大环内酯类化合物主要存在于海洋药物和微生物中，由于结构新颖，非常不同于陆生动植物的次生代谢产物，且具有多种重要生物活性，已经成为天然药物化学研究和新药发现的重要领域和研究热点之一。大环内酯类抗生素（macrolide antibiotics）是由链霉菌产生的、具有大环内酯结构的一类弱碱性抗生素，以一个 12～20 元环（常为 14 或 16 元环）的大环内酯为母体，并通过母体内酯环上的羟基和去氧氨基糖或 6-去氧糖形成苷键。

该类抗生素的抗菌谱和抗菌活性相似，对革兰阳性菌和某些革兰阴性菌、支原体等有较强的作用。其抗菌机制为通过与敏感菌的核糖体 50S 亚基结合而阻断转肽作用或 mRNA 转位，从而抑制细菌蛋白质合成。该类抗生素与临床常用的其他抗生素之间无交叉耐药性，但与同类药物的化学结构相近，仍可产生交叉耐药性。

用于临床的天然大环内酯类抗生素主要有红霉素（erythromycin）、螺旋霉素（spiramycin）和麦迪霉素（midecamycin）等。

红霉素，为 14 元环大环内酯，由红色链丝菌（*Streptomyces erythreus*）产生，包含红霉素 A、B 和 C 三个组分，A 为主要抗菌成分，B 和 C 较 A 活性低，而毒性却较 A 大，故临床使用的红霉素即指 A，B 和 C 则被视为杂质。红霉素具有很强的抗革兰阳性菌作用，对部分革兰阴性菌如百日咳杆菌、流感杆菌、淋球菌、脑膜炎球菌等也有效，为耐青霉素金黄色葡萄球菌和溶血性链球菌引起的感染的首选药物。红霉素对酸不稳定，可将其制成不溶于水的盐或酯增加口服生物利用度，也可将其制成水溶性盐的注射剂；红霉素 C_9 肟衍生物和 C_6 羟基甲基化衍生物增加了对酸的稳定性，改善了药物药动学性质，提高了生物利用度，临床常用罗红霉素（roxithromycin）、阿奇霉素（azithromycin）和克拉霉素（clarithromycin）等。

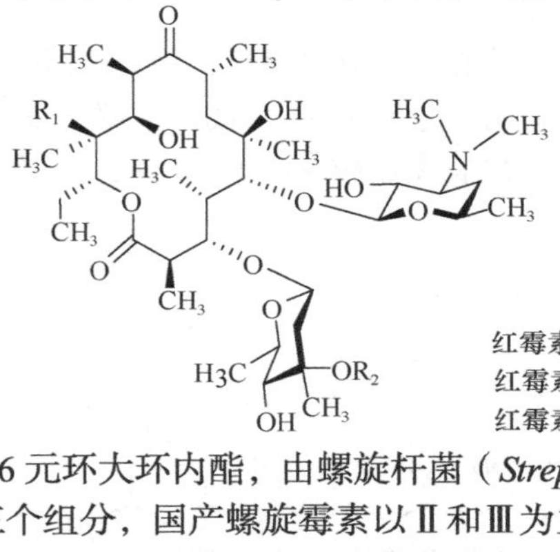

	R_1	R_2
红霉素 A	OH	CH₃
红霉素 B	H	CH₃
红霉素 C	OH	H

螺旋霉素，为 16 元环大环内酯，由螺旋杆菌（*Streptomyces spiramyceticus*）产生，包含螺旋霉素Ⅰ、Ⅱ和Ⅲ三个组分，国产螺旋霉素以Ⅱ和Ⅲ为主，国外以Ⅰ为主。螺旋霉素除与红霉素具有相同的作用外，还对艾滋病患者的隐孢子虫病、弓形体病等有良好疗效，且不良反应较

红霉素低。其对酸不稳定，可根据前药原理制成其 3″，4″的乙酰化物，即乙酰螺旋霉素（acetylspiramycin）。

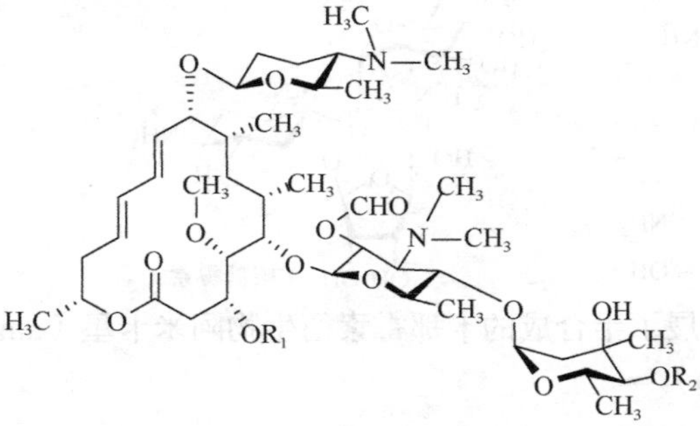

	R₁	R₂
螺旋霉素 Ⅰ	H	H
螺旋霉素 Ⅱ	COCH₃	H
螺旋霉素 Ⅲ	COCH₂CH₃	H
乙酰螺旋霉素 Ⅰ	H	COCH₃
乙酰螺旋霉素 Ⅱ	COCH₃	COCH₃
乙酰螺旋霉素 Ⅲ	COCH₂CH₃	COCH₃

　　麦迪霉素，为 16 元环大环内酯，由 *Streotomyces mycasofacies* 产生，包含 midecamycin A₁~A₄四个组分，以 A₁为主。midecamycin 对葡萄球菌、链球菌、肺炎双球菌等有效率高，且毒性低。将其酰化可增加亲脂性进而增加药物进入细菌细胞的能力，如米卡霉素（miokamycin）。

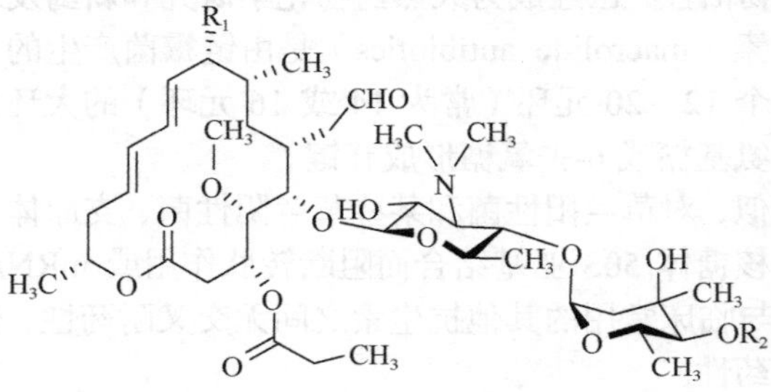

	R₁	R₂
麦迪霉素 A₁	OH	COCH₂CH₃
麦迪霉素 A₂	OH	COCH₂CH₂CH₃
麦迪霉素 A₃	O	COCH₃
麦迪霉素 A₄	O	COCH₂CH₃

五、多 烯 类

　　多烯类抗生素（polyene antibiotics）具有含 25～37 个碳原子的亲脂性大环内酯环，且该环内具有三、四、五、六或七个共轭双键，环上连有一个氨基糖。

　　该类抗生素具有抗真菌作用，主要用于深部真菌感染。其结构中共轭双键的数目与其体外抗真菌活力正相关，而与其对哺乳动物细胞的毒性负相关。该类抗生素可通过与真菌细胞膜上的甾醇结合，使细胞膜通透性改变，导致钾离子、核苷酸、氨基酸等细胞内含物外漏，引起真菌细胞代谢失常而死亡。多烯类抗生素是第一类能有效对抗深层真菌感染的药物。

　　迄今已发现该类抗生素约 60 种。制霉菌素（nystatin）和两性霉素 B（amphotericin B）最具代表性，为临床重要抗真菌天然抗生素。

　　制霉菌素，从 *Streptomyces noursei* 的培养液中分离得到，具共轭四烯结构。它是第一个应用于临床的多烯类抗真菌药物，多用于胃肠道念珠菌病，特别是继发性感染者，还用于治疗肺胸腔及眼部烟曲霉菌、口腔组织胞质病、皮肤黑热病及阴道滴虫病等，对寻常痤疮亦有效。

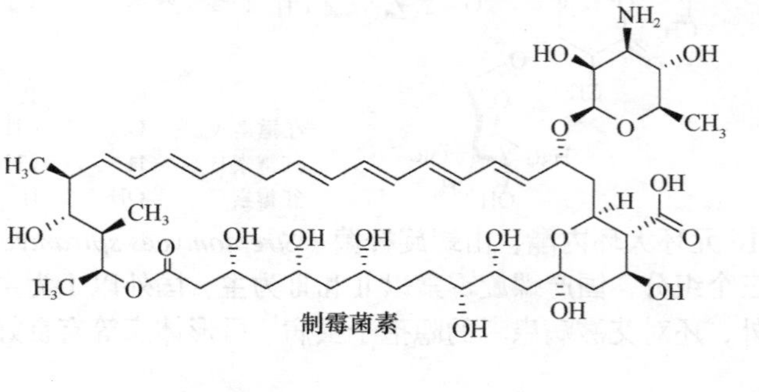

制霉菌素

两性霉素 B,从 *S. nodosus* 的培养液中分离得到,具有共轭七烯结构,它是全身或深部真菌感染的首选药物,如隐球菌脑膜炎、真菌性菌血症、真菌性心内膜炎、肺部真菌感染、真菌性肠炎、真菌性角膜溃疡病及阴道炎等。但其治疗指数较窄,临床应用受到了一定的限制。其脂质体剂型的应用,可有效改善高剂量时对哺乳动物的毒性。

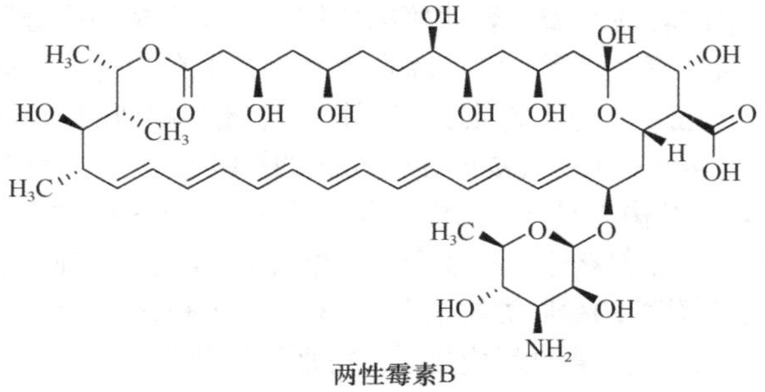

两性霉素B

六、肽 类

微生物来源的肽类抗生素(peptide antibiotics)是一类由放线菌、真菌和细菌产生的具有肽键结构的高分子化合物,具有抗菌、抗真菌及抗肿瘤等作用。其生物合成多不依赖于核糖体,而依赖于非核糖体多肽合成酶(nonribosomal peptide synthetase,NRPSs)。此类抗生素共有的结构特点是具有两亲性,即分子中含有亲水性氨基酸组成的亲水端,同时含有非极性氨基酸或脂肪链组成的疏水端。

常见的肽类抗生素主要有糖肽类(glycopeptides)、具有脂肪酸侧链的环肽类和不具有脂肪酸侧链的环肽类。

(一)糖肽类

糖肽类抗生素是由多个氨基酸构成肽环或肽链,并与糖以苷键结合而成的一类天然抗生素。按其活性,主要分为以下两类。

1. 抗耐药革兰阳性菌糖肽类 此类糖肽的结构特点是氨基酸构成肽环结构,是目前临床治疗耐药革兰阳性菌感染的首选药物,包括万古霉素(vancomycin)、替考拉宁(teicoplanin)和雷莫拉宁(ramoplanin)等。

万古霉素,1956 年从东方链霉菌(*Streptomyces orientalis*)的发酵液中分离得到,主要成分为万古霉素 B,其结构中含 7 个氨基酸,且 7 个氨基酸残基的芳香侧链交叉连接,形成一个

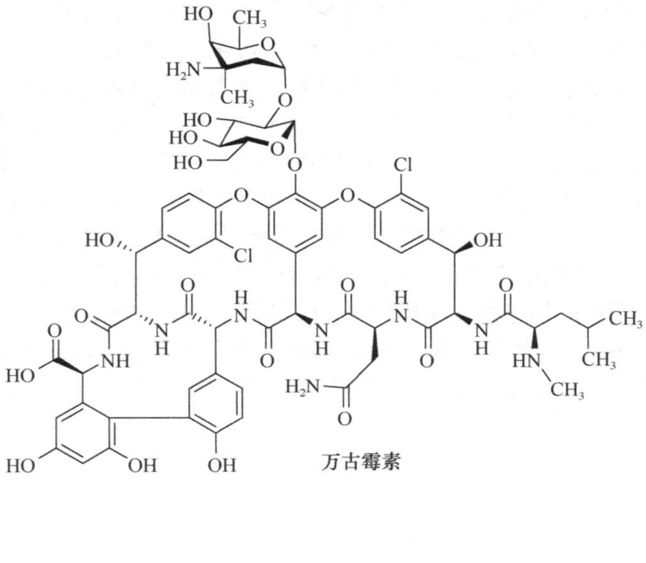

万古霉素

具有刚性的圆盖形（dome-shape）结构，此外，结构中尚含双糖结构。该药 1958 年上市，主要用于治疗严重的革兰阳性菌感染，特别是耐甲氧西林金黄色葡萄球菌（MRSA）、耐甲氧西林表皮葡萄球菌（MRSE）及肠球菌感染，是临床治疗 MRSA 感染的首选药物，被誉为"王牌抗生素"。其作用机制主要为：作用于细菌细胞壁（UDP-胞壁酸五肽）前体 D-丙氨酸-D 丙氨酸，以阻断肽聚糖合成中的转糖基酶和转肽酶的作用，从而阻断细胞壁肽聚糖的合成，导致细菌死亡。其不良反应包括耳毒、肾毒、红人综合征等。我国在 20 世纪 60 年代自主研发的去甲基万古霉素（norvancomycin）与万古霉素具有同样的疗效和相似的不良反应。

替考拉宁，1978 年从 *Actinoplanes teichomyceticus* 的发酵液中分离得到，主要成分为替考拉宁 A2-1～A2-5，为万古霉素的结构类似物，结构中含 7 个氨基酸组成的肽环，区别在于七肽中氨基酸类型和交联方式不同，此外，结构中尚有 3 个分子糖及 1 个酰基脂肪酸侧链。替考拉宁是继万古霉素之后开发的另一种抗耐药菌的糖肽类抗生素，具有与万古霉素相似的抗菌活性、相同的作用机制，相近或更优的临床疗效，而且毒性反应更低，特别是肾毒性更低，不引起红人综合征。

	R_1
替考拉宁 A2-1	$COCH_2CH_2CH=CHCH_2CH_2CH_2CH_3$
替考拉宁 A2-2	$COCH_2CH_2CH_2CH_2CH_2CH_2CH(CH_3)_2$
替考拉宁 A2-3	$COCH_2CH_2CH_2CH_2CH_2CH_2CH_2CH_3$
替考拉宁 A2-4	$COCH_2CH_2CH_2CH_2CH_2CH(CH_3)CH_2CH_3$
替考拉宁 A2-5	$COCH_2CH_2CH_2CH_2CH_2CH_2CH(CH_3)_2$

雷莫拉宁，1984 年从游动放线菌 *Actinoplanes* sp.（ATCC33076）的发酵液分离得到，包含雷莫拉宁 A_1、A_2、A_3、A_1'、A_2'、A_3'、ramoplanose 七个组分，以 A_2 为主，约占 75%，其结构中均含有环多肽、配糖和脂肪酸侧链，其中环多肽部分包含 17 个氨基酸残基，依配糖及脂肪酸侧链的不同，构成七个组分。与万古霉素、替考拉宁相比，雷莫拉宁具有更广谱的、更强效的抗革兰阳性菌活性，对葡萄球菌、链球菌、放线菌、棒状杆菌、梭菌、乳杆菌等多种菌属都具有很强的抗菌活性，对耐药肠球菌、多药抗性菌包括万古霉素耐药粪肠球菌（VRE）和MRSA 有效。其作用机制不同于万古霉素和替考拉宁，通过与肽聚糖中间体 Ⅱ 型脂（G35-MurNAc-peptide-GlcNAc）结合来干扰细胞壁的合成。鉴于其广谱、高效的抗菌作用及独特的作用机制，雷莫拉宁被认为是一类新型的广谱抗革兰阳性菌药。目前在皮肤细菌中还没有产生耐药性。该药 2005 年即进入Ⅲ期临床研究，主要针对 VRE 和 MRSA 感染。

以上微生物来源的糖肽通常被称为第一代糖肽抗生素。通过研究糖肽类抗生素的构效关系，对微生物来源的天然产物进行化学修饰，已得到第二代糖肽类抗生素，并已上市用于临床，如达巴万星（dalbavancin）、奥利万星（oritavancin）和泰拉万星（telavancin）。第二代糖肽类抗生素在药效学、药动学特点上优于第一代；其抗菌作用机制不同于第一代，交叉耐药情况有所改善；半衰期延长，给药方案得到优化。

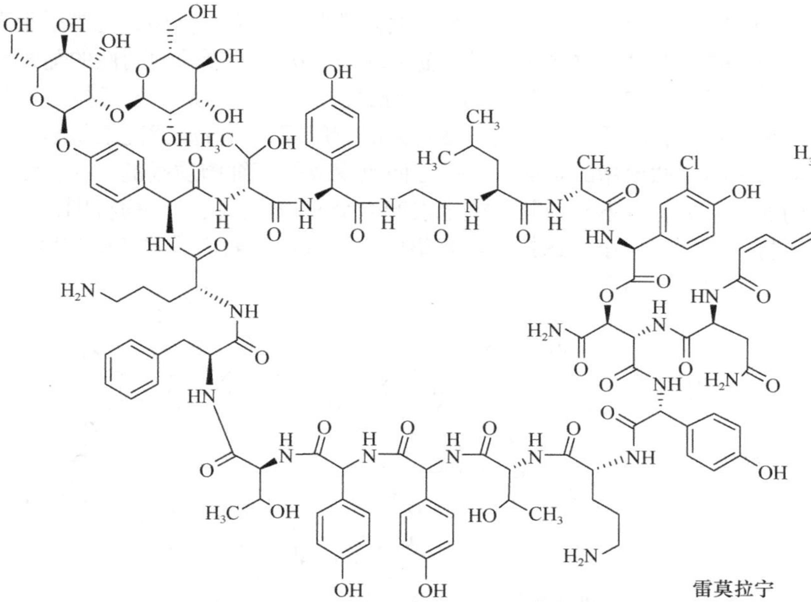

雷莫拉宁

2. 抗肿瘤糖肽类　博来霉素（bleomycin），又称争光霉素、平阳霉素，为轮枝链霉菌
（*Streptomyces verticillus*）和 72 号放线菌培养液中分离出的一类水溶性碱性糖肽抗生素。国际
市场上所用的博来霉素为博来霉素 A_2 和 B_2 的混合物；国内原来开发的平阳霉素以博来霉素
A_5 为主，尚混有少量 A_2、B_2 及培洛霉素（peplomycin）。结构中含多个少见的氨基酸，且氨基
酸形成肽链而不形成肽环。该类抗生素可嵌入肿瘤细胞 DNA，引起 DNA 形状和长度改变，抑
制胸腺嘧啶核苷酸掺入 DNA，从而干扰肿瘤细胞 DNA 的合成。临床用于治疗头颈部肿瘤、恶
性淋巴瘤及皮肤癌等上皮细胞癌等，具有抗瘤作用强、抗瘤谱广、不引起白细胞减少、不抑制
机体免疫功能、不损害造血系统等优点。

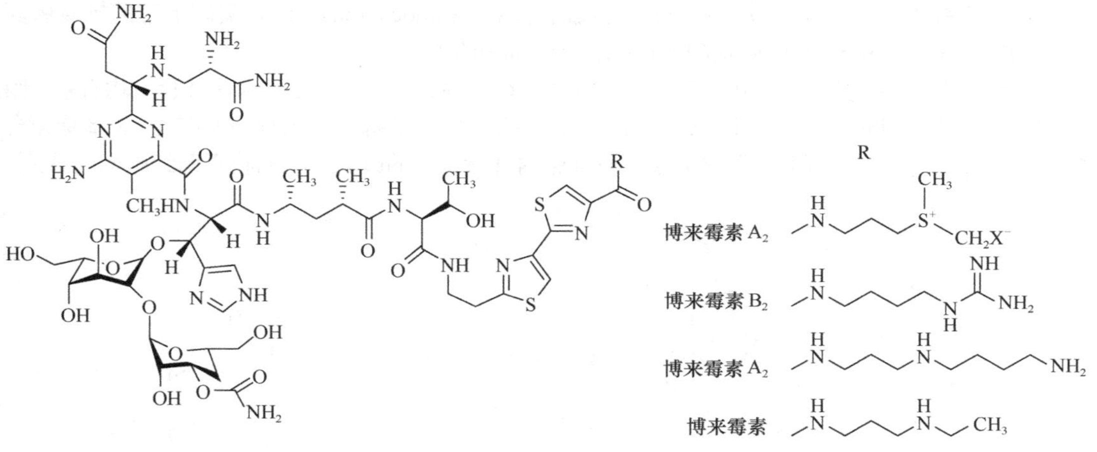

（二）具有脂肪酸侧链的环肽类

该类抗生素由多个氨基酸构成肽环，肽的 N 末端与脂肪酸酰胺化形成的一类抗生素。按其
活性，主要分为以下几类。

1. 抗耐药革兰阳性菌类　达托霉素（daptomycin），由玫瑰孢链霉菌（*Streptomyces
roseosporus*）的发酵液中分离得到，其结构中含有 13 个氨基酸，其中 10 个氨基酸组成 1 个肽
环，另外 3 个氨基酸排列成线状伸出环外成侧链，末端的色氨酸 N_2 连有一个正癸酸（十碳脂

肪酸）。达托霉素于 2003 年上市，对绝大多数革兰阳性菌都有抑制作用，主要用于高致病耐药菌，如 MRSA、VRE、糖肽类中等敏感的金黄色葡萄球菌（GISA）、凝固酶阴性的葡萄球菌（CNS）和耐青霉素肺炎链球菌（PRSP）的感染。其抗菌活性高于万古霉素和替考拉宁。与上述糖肽类抗生素的作用机制不同，达托霉素作用于敏感菌的磷脂膜，一方面扰乱细胞膜对氨基酸的转运，从而阻碍细菌细胞壁肽聚糖的合成；另一方面改变或损坏细胞质膜的性质。细菌对其产生自发获得性耐药非常罕见，且不易与其他抗生素产生交叉耐药。由于结构特别，抗耐药菌活性高，抗菌机制独特，毒副作用小，达托霉素有望成为继万古霉素之后的备用抗生素。

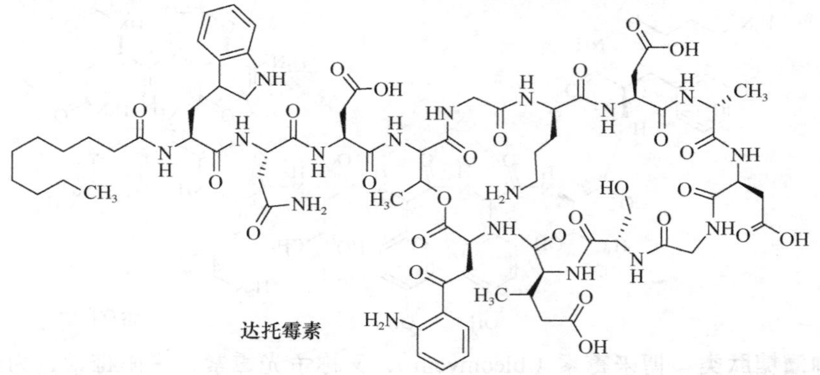

达托霉素

2. 抗真菌类 以棘白菌素类（echinocandins）和纽莫康定类（pneumocandins）为代表。

棘白菌素类，由构巢曲霉 *Aspergillus nidulans* 和 *A. rugulosus* 产生，包含棘白菌素 B、C、D 三个组分，以 B 为主，其结构均含 7 个氨基酸构成的环肽和脂肪酸侧链。棘白菌素类主要对卡氏肺囊虫和白色念珠菌具有较强的抗菌活性，但由于其具有一定的溶血毒性，故未能用于临床。通过对棘白菌素 B 进行结构改造得到的抗真菌药物阿尼芬净（anidulafungin）已进入Ⅲ期临床阶段。

纽莫康定类，由 *Zalerion arboricola* 产生，野生菌株 ATCC20868 产生 A_0、A_1、A_3、A_4、B_0 五个组分，其结构类似于棘白菌素类，含 7 个氨基酸构成的环肽和脂肪酸侧链。该类成分由于对卡氏肺囊虫（*Pneumocystis carinii*）有效而得名 pneumocandins，已在美国上市的抗真菌药物卡帕芬净（caspofungin）为纽莫康定 B_0 的半合成衍生物。

棘白菌素类和纽莫康定类由于对多种念珠菌、地方性真菌、曲霉菌及卡氏肺囊虫均有效，因而越来越受到人们的关注。其主要作用机制是能够非竞争性地抑制真菌细胞壁中 1，3-葡聚糖合成酶的活性，进而引起真菌细胞壁的裂解及细胞内外渗透压的改变，从而将真菌细胞彻底杀死。

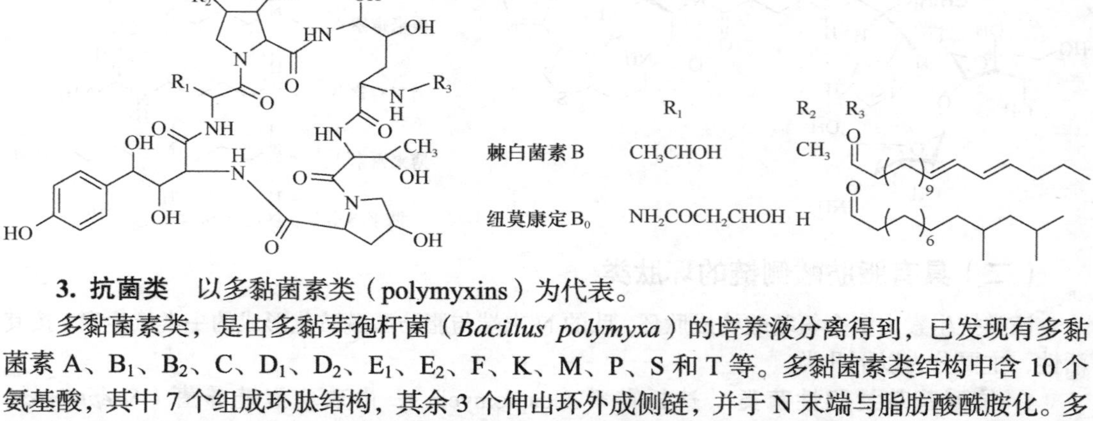

	R_1	R_2	R_3
棘白菌素 B	CH₃CHOH	CH₃	
纽莫康定 B_0	NH₂COCH₂CHOH	H	

3. 抗菌类 以多黏菌素类（polymyxins）为代表。

多黏菌素类，是由多黏芽孢杆菌（*Bacillus polymyxa*）的培养液分离得到，已发现有多黏菌素 A、B_1、B_2、C、D_1、D_2、E_1、E_2、F、K、M、P、S 和 T 等。多黏菌素类结构中含 10 个氨基酸，其中 7 个组成环肽结构，其余 3 个伸出环外成侧链，并于 N 末端与脂肪酸酰胺化。多黏菌素是杀菌性抗生素，抗菌谱较窄，仅对革兰阴性需氧菌（变形杆菌除外）具有较强的抗菌活性，对铜绿假单胞菌效果最好，常用于治疗烧伤感染及全身感染。其抗菌机制为作用于敏感菌细胞膜，改变或破坏膜结构，导致细胞重要内容物外漏而杀菌。由于抗菌谱窄，肾毒性和神经毒性较明显，该抗生素于 20 世纪 80 年代遭临床弃用。但近年发现其对多药耐药革兰阴性菌株特别是鲍曼不动杆菌、铜绿假单胞菌高度敏感，并取得较好临床疗效，有望在抗感染临床治疗中发挥新的作用。

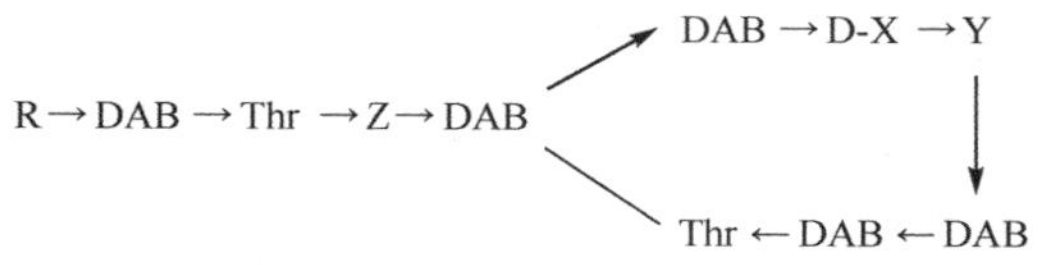

		R	X	Y	Z
R→DAB→Thr→Z→DAB　DAB→D-X→Y　Thr←DAB←DAB	多黏菌素 B₁	(+)-6-甲基辛酰基	Phe	Leu	DAB
	多黏菌素 B₂	6-甲基庚酰基	Phe	Leu	DAB
	多黏菌素 D₁	(+)-6-甲基辛酰基	Leu	Thr	*D*-ser
	多黏菌素 D₂	6-甲基庚酰基	Leu	Thr	*D*-ser

(DAB =*L* - α,γ - 二氨基丁酸)

（三）不具脂肪酸侧链的环肽类

此类抗生素结构中，多个氨基酸虽构成环肽结构，但没有脂肪酸侧链。按其活性，主要有以下类型。

1. 抗菌类　以杆菌肽（bacitracins）为代表。

杆菌肽，最早从一个受伤的小女孩 Margaret Tracy 身上分离的菌株的培养液中得到，并由此得名，目前的生产菌株为枯草芽孢杆菌（*Bacillus subtilis*）。杆菌肽中，以杆菌肽 A 为主，且活性最强。杆菌肽对革兰阳性菌具有很强的活性，作用机制为抑制细菌细胞壁黏肽的合成。临床常与多黏菌素（polymyxin B）和新霉素（neomycin）制成广谱抗菌合剂，外用治疗局部感染。此外，杆菌肽可作为动物饲料添加剂，用于增重和提高饲料转化率。

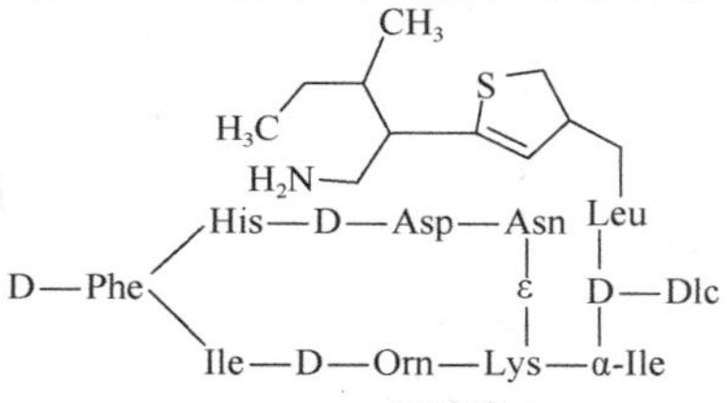

杆菌肽 A

2. 抗结核类　以卷曲霉素（capreomycin）和紫霉素（viomycin）为代表。

卷曲霉素，由 *Streptomyces capreolus* 产生，包含卷曲霉素 Ⅰ_A、Ⅰ_B、Ⅱ_A、Ⅱ_B四个活性组分。临床使用Ⅰ_A、Ⅰ_B占90%以上的卷曲霉素，为临床二线抗结核药，因其有显著的肾毒性，只适用于链霉素和异烟肼（isoniazid）无效的病例，且必须和其他抗结核药物合用。

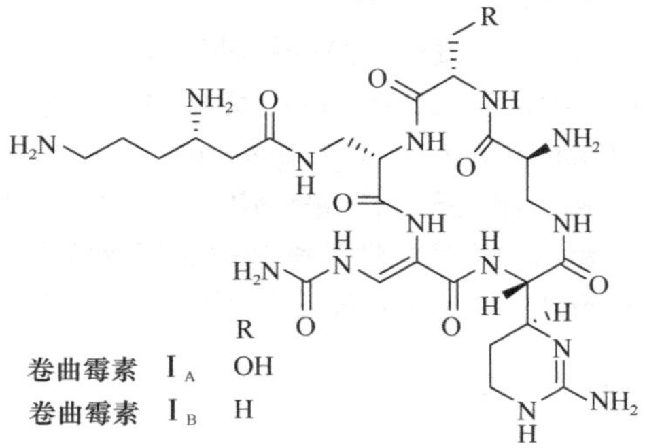

卷曲霉素 Ⅰ_A　OH
卷曲霉素 Ⅰ_B　H

紫霉素，由 *Streptomyces puniceus* 及 *S. Floridae* 产生。紫霉素为蛋白质合成抑制剂，可特别作用于 70S 核糖体的 mRNA 上，可阻断 50S 或 30S 核糖体之一或两者链的增长，抑制分枝杆菌的生长，为临床二线抗结核药。因具有肾毒性、肝损伤、听力丧失等毒副作用，只适用于耐药性感染和链霉素及异烟肼治疗失败的病例，且必须与其他抗结核药物合用。

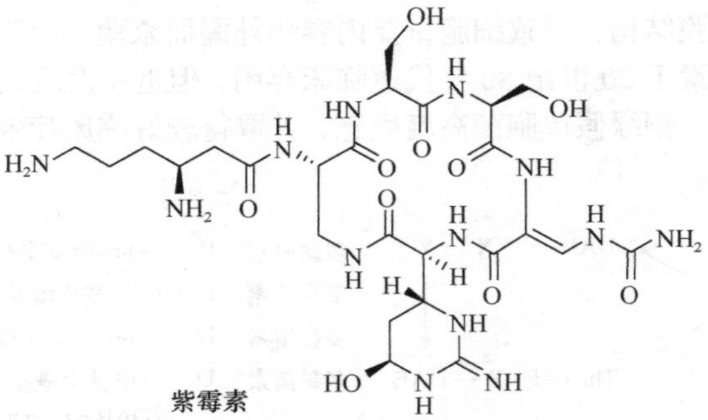

紫霉素

3. 抗肿瘤类 以放线菌素 D（dactinomycin D）为代表。

放线菌素 D，又称更生霉素（kenshengmycin），由微小链球菌（*Streptomyces parvullus*）、黑色链霉菌（*Streptomyces melanochromogenes* No.1779）产生，为鲜红色或红色结晶，或橙红色结晶性粉末。该抗生素可通过与肿瘤细胞 DNA 可逆结合，抑制以 DNA 为模板的 RNA 多聚酶，从而抑制肿瘤细胞 RNA 的合成。临床主要用于治疗肾母细胞瘤、恶性淋巴瘤、绒毛膜上皮癌、霍奇金病、恶性葡萄胎等。

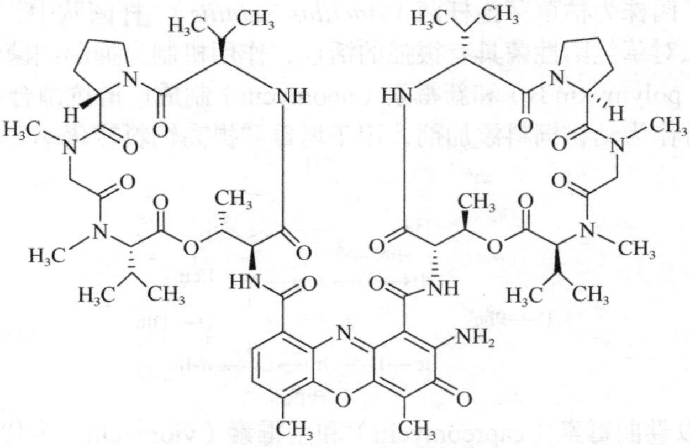

放线菌素D

七、醌 类

蒽醌类抗生素是 20 世纪 70 年代发展起来的抗肿瘤抗生素，以多柔比星（doxorubicin）、柔红霉素（daunorubicin）和阿柔比星（aclarubicin）为代表，均为蒽醌糖苷类成分，呈橘红色。

多柔比星，又称阿霉素（adriamycin），由 *Streptomyces peucetium* var. *caesius* 产生，主要用于治疗乳腺癌、甲状腺癌、肺癌、卵巢癌、肉瘤等实体瘤。柔红霉素，由 *S. peucetins* 产生，与多柔比星作用相同，临床上主要用于治疗急性粒细胞白血病及急性淋巴细胞白血病。阿柔比星，又称阿克拉霉素（aclacinomycin），由 *S. galilaeus* 产生，用于治疗子宫体癌、胃肠道癌、胰腺癌、肝癌和急性白血病等。

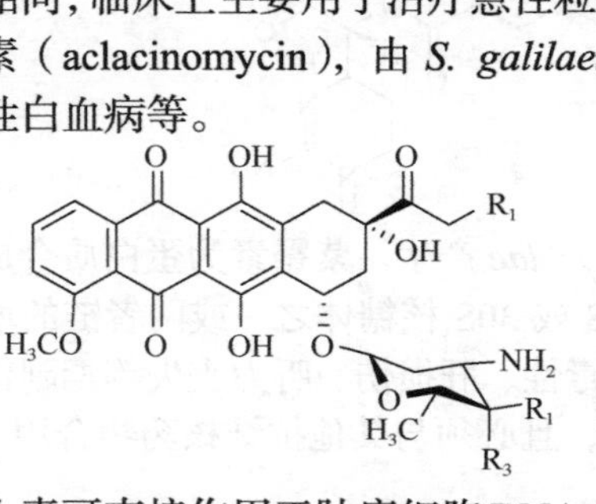

	R_1	R_2	R_3
多柔比星	OH	H	OH
柔红霉素	H	H	OH
表柔比星	OH	OH	H

蒽醌类抗生素可直接作用于肿瘤细胞 DNA，通过将分子非极性端插入 DNA 双螺旋的碱基，

使 DNA 裂解，从而发挥抗肿瘤作用。骨髓抑制和心脏毒性为该类抗生素主要毒副作用，通过结构修饰发展了一些毒副作用较小的蒽醌类抗生素用于临床，如表柔比星（epirubicin）或表阿霉素（epiadriamycin）、吡柔比星（pirarubicin）和依达比星（diarubicin）等。

八、烯 二 炔 类

烯二炔类抗生素（enediyne antibiotics）是一类具有环烯二炔结构、大多由马杜拉放线菌属（*Actinomadura*）和小单胞菌属（*Micromonospora*）等稀有放线菌产生的抗生素。烯二炔类抗生素是迄今发现的抗肿瘤活性最强的一类抗生素，对多种肿瘤，尤其是血液肿瘤有良好的抑制活性。其抗肿瘤作用机制为烯二炔发色团嵌入 DNA 双螺旋的小沟中，活化为双自由基，夺取 DNA 链的氢原子，使 DNA 断裂。该类抗生素由于结构独特和作用机制新颖而备受关注。

目前已发现烯二炔类抗生素 20 余种，按照烯二炔环的大小可分为九元环烯二炔和十元环烯二炔两类。

（一）九元环烯二炔类

通常九元环烯二炔发色团不稳定，其相应抗生素大多含有辅基蛋白，如新制癌菌素（neocarzinostatin，NCS）和力达霉素（lidamycin，LDM）等。

新制癌菌素，1965 年由制癌链霉菌（*Streptomyces carcino-staticus*）中分离得到。其分子结构由一个辅基蛋白和一个九元环烯二炔发色团结合而成。NCS 对白血病 L-1210 细胞具有很强的作用，临床已用于白血病、胃癌、胰腺癌等肿瘤的治疗。

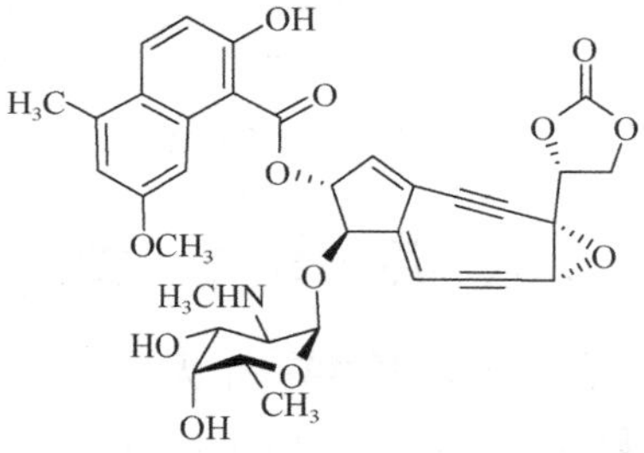

新制癌菌素

力达霉素，1988 年从我国湖北省潜江县土壤中分离出的一株链霉菌 *S. globisporus* c-1027 中分离得到。其分子结构由一个含 110 个氨基酸的酸性辅基蛋白和一个九元环烯二炔发色团通过共价键结合而成。LDM 是我国发现的抗肿瘤活性强烈的大分子抗肿瘤抗生素，对白血病 L-1210 细胞、P388 细胞、HP 黑色素瘤细胞具有极强的作用，其抗肿瘤活性是阿霉素的 10 000 倍，现已进入Ⅲ期临床研究。

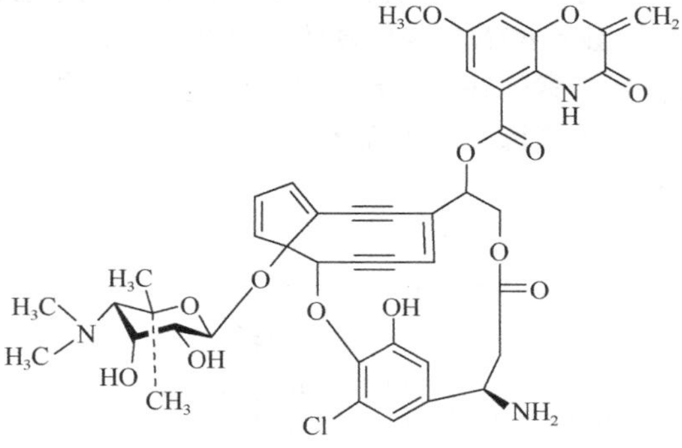

力达霉素

（二）十元环烯二炔类

十元环烯二炔发色团的结构一般较为稳定，能以小分子化合物的形式单独存在，如卡利奇霉素（calicheamicins，CLM）。

卡利奇霉素，1987 年从稀有放线菌小单胞菌（*Micromonospora echinospora* spp *calichensis*）的发酵液中分离鉴定的几个结构相似的小分子脂溶性化合物。其中 CLMγ₁ 活性最强，临床上应用最多。其分子结构含有 1 个 1，5-二炔-3-烯的烯二炔核心，1 个甲基三硫部分，以及 1 个全取代苯和 4 个糖基，并具有共轭大环的结构对称性。CLM 对淋巴细胞白血病 P388、黑色素瘤 B16 细胞具有极强的活性，其抗肿瘤活性是阿霉素的 1000 倍。CLM 单抗偶联物吉妥单抗于 2000 年在美国上市，用于复发性急性髓细胞性白血病，虽因安全性问题及疗效不明显于 2010 年撤市，但近两年又被发现可改善急性髓性白血病年轻患者的生存情况，故而受到业界学者的重新审视。

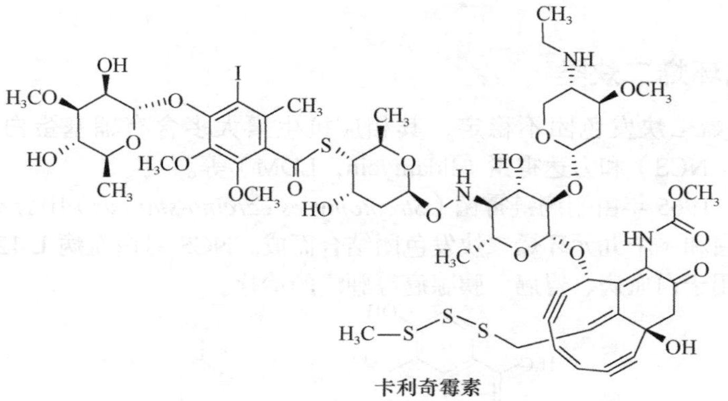

卡利奇霉素

九、其 他 类 型

氯霉素（chloramphenicol），是人类发现的第一个天然广谱抗生素，也是第一个人工全合成的抗生素。天然氯霉素由委内瑞拉链霉菌（*Streptomyces venezuelae*）培养液中分离得到，具有对硝基苯基、丙二醇和二氯乙酰氨基，后者与抗菌活性有关。由于其丙二醇部分具有两个手型碳原子，故具有四个光学异构体，但仅 1*R*，2*R*-（−）或 *D*-（−）苏阿糖型（threo）有活性。目前临床使用的氯霉素为其人工合成产物，但人工合成品的活性较天然氯霉素低。氯霉素抗菌谱广，对革兰阴性菌和革兰阳性菌均有抑制作用，但对革兰阴性菌的效力更强，临床上主要用以治疗伤寒、副伤寒、斑疹伤寒等，是控制伤寒、斑疹伤寒的首选药；此外，对百日咳、沙眼、细菌性痢疾及尿道感染等也有疗效。其作用机制与大环内酯类抗生素相似，通过作用于敏感菌的核糖体 50S 亚基，特异性阻断 mRNA 与核糖体结合并抑制转肽作用，从而抑制细菌蛋白质合成，进而抑制细菌生长。氯霉素的缺点是导致骨髓的造血功能损伤而引起再生障碍性贫血，应避免长期和多次应用。其结构修饰物用于临床的有琥珀氯霉素（chloramphenicol succinate）和甲砜霉素（thiamphenicol）。

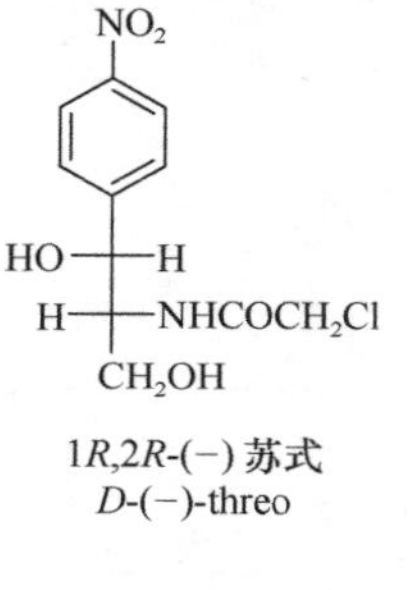

1*R*,2*R*-(−) 苏式	1*S*,2*S*-(+) 苏式	1*S*,2*R*-(+) 赤式	1*R*,2*S*-(−) 赤式
D-(−)-threo	*L*-(+)-threo	*D*-(+)-erythro	*L*-(−)erythro

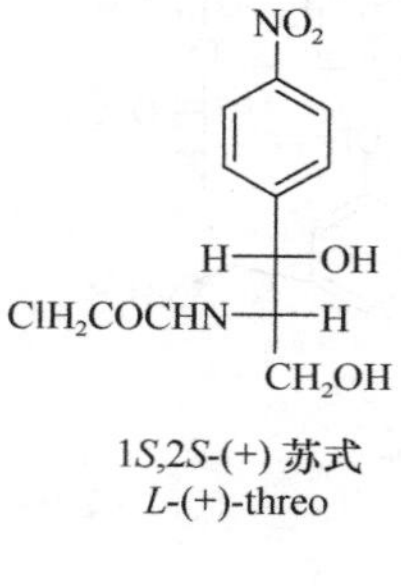

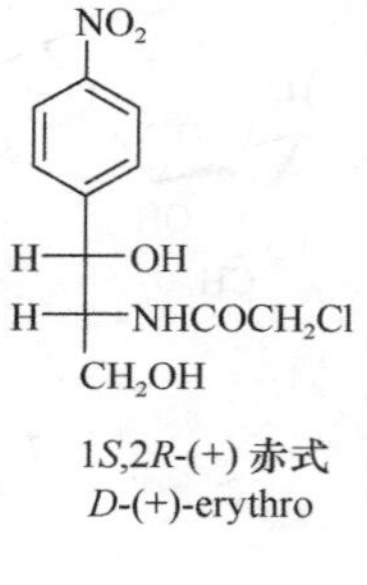

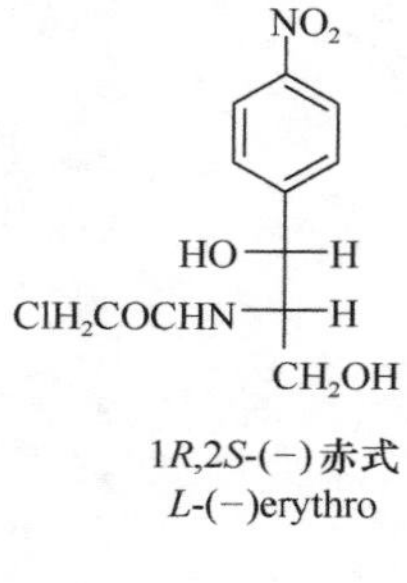

利福霉素（rifamycins），为大环内酰胺类抗生素（macrolactum antibiotics），由链丝菌（*Streptomyces mediterranci*）的发酵液中分离得到，包含利福霉素 A、B、C、D、E 等组分，仅 B 分离得到纯品。利福霉素 B 的内酰胺环是由一个平面芳香萘核与一立体脂肪链相连所成的桥环，含有 27 个碳原子。利福霉素为重要的抗结核抗生素，可作用于敏感菌的 DNA 依赖的 RNA 聚合酶（DPRP）的 β-亚单位，从而抑制该酶的活性，进而抑制敏感菌 RNA 合成。利福霉素 B 抗菌作用弱，将菌株进行变异处理，已能直接生产利福霉素 SV 用于临床，其对革兰阴性菌和结核杆菌的作用强于利福霉素 B，但口服吸收较差，对革兰阴性菌的作用弱。通过对利福霉素 SV 进行结构修饰，得到抗结核活性比其高 32 倍的利福平（rifampin），并以其为基础，进一步得到抗菌谱相似但抗结核效力更高的利福定（rifandin）和利福喷丁（rifapentine）。天然利福霉素均呈碱性，性质不稳定，应避光保存和使用。

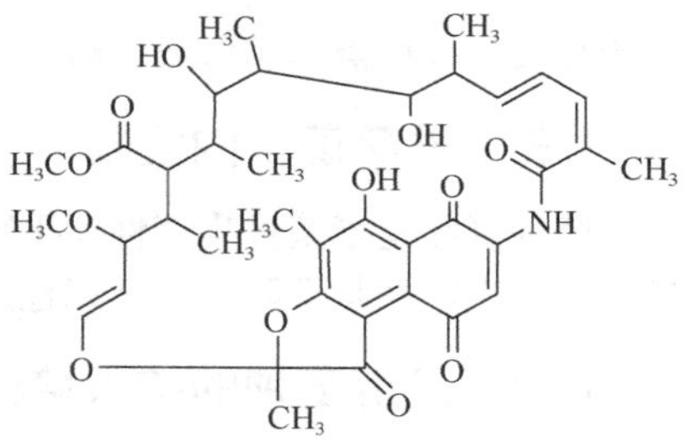

利福霉素

环丝氨酸（cycloserin），由 *Streptomyces orchidaceous* 的发酵液分离得到。天然的环丝氨酸为 D-（+）-异构体，为 D-丙氨酸的刚性类似物，可竞争抑制 D-丙氨酸消旋酶和 D-丙氨酸连接酶，从而干扰分枝杆菌细胞壁肽聚糖的合成，进而抑制分枝杆菌的生长，为临床二线抗结核药物。由于其抗结核作用小，毒副作用大，只在结核复发或其他抗结核药物耐药时使用，且必须与其他药物合用。

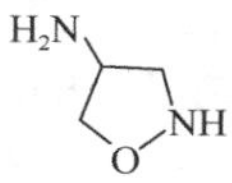

环丝氨酸 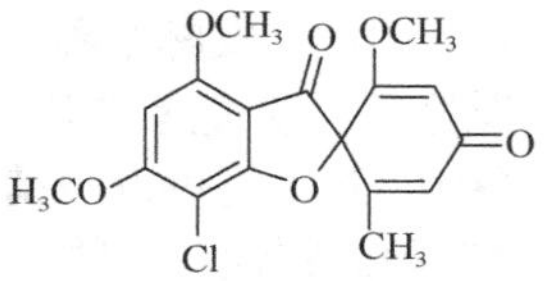 灰黄霉素

灰黄霉素（griseofulvin），由灰黄青霉菌（*Penicillium griseofulvum*）的培养液中分离得到，展青霉（*Penicillium patulum*）和黑青霉（*Penicillium nigricans*）等青霉菌都能产生这种化合物，为天然非多烯类抗真菌抗生素。灰黄霉素能够有效地抑制表皮癣菌、小孢子菌和毛发癣菌等皮肤真菌的生长，对寄生性浅部霉菌的作用最显著，可用于头癣、手足甲癣等体表霉菌感染的治疗。其作用机制可能是由于灰黄霉素具有与鸟嘌呤相似的结构，可以竞争性干扰真菌细胞的 DNA 合成，从而抑制其生长。灰黄霉素有一定毒性，一般外用，可口服，但不宜长期服用。

第三节 天然抗生素类化合物的提取分离

由于天然抗生素可以通过微生物发酵的方式快速、大量地累积，因此，天然抗生素的获得不受或很少受资源的制约。天然抗生素的提取分离也有其自身的特点和规律性，主要表现在发酵和发酵液的预处理。后续的提取分离方法和高等动植物次生代谢产物的提取分离方法基本类似。

一、发 酵

天然抗生素类化合物的发酵是指微生物在有氧或无氧条件下，通过代谢活动，大量积累次生代谢产物的过程。发酵过程可直接影响或通过影响后续过滤和提取分离过程而间接影响天然抗生素的产量和质量。

（一）发酵菌种的选育

发酵菌种可直接购买，也可自然选育即从自然界分离筛选获得，也可以通过诱变育种、杂交育种、原生质体融合育种、基因工程定向育种等方式获得高产优良菌株。

（二）发酵菌种的保藏

菌种保藏即选择适宜的保藏方法，保持菌种较高的存活率，避免菌种的死亡和生产性状的下降，防止杂菌污染，在适宜条件下，菌种可重新恢复原有的生物学活性而进行生长繁殖。

常见的天然抗生素产生菌保藏方法有干燥保藏法和液体超低温保藏法。针对不同的菌种，可采用适宜的保藏方法，如细菌、放线菌、产孢子丝状真菌常采用干燥保藏法，而不产孢子的丝状真菌常采用液体超低温保藏法。

（三）发酵菌种的复壮

菌种复壮是指菌种生产性状下降或污染杂菌后，通过分离纯化方法恢复其生物学性状，或尚未发生生产性状下降前有意识地进行纯种分离，保持其生物学性状。

（四）发酵菌种的扩大培养和发酵培养

1. 培养基的制备和灭菌　发酵培养基是人工制备的、适合发酵菌种生长繁殖和积累代谢产物的营养基源，其中营养成分和配比对发酵菌种的生长繁殖、代谢产物的累积、分离提取、产量和质量都会产生相当大的影响。因此，发酵培养基应尽可能获得最大的产率，并最大限度地减少副产物的生成，尽量减少搅拌及后期过滤和提取纯化的难度。

天然抗生素发酵培养基制备中，除了提供发酵菌代谢必需的碳源、氮源、微量元素等物质，为了提高发酵产率，常根据发酵菌种的特性和生物合成调控的需要，在培养基中添加前体物质、促进剂和抑制剂等物质。前体物质可直接参与抗生素合成，控制生物合成方向；生长因子促进剂可促进菌体生长发育、缩短发酵周期；不同的抑制剂或可抑制其他产物的生成，或可延迟菌体自溶。此外，也可根据需要，在发酵培养基中加入改善通气效果的促进剂，或加入某些促进剂和抗生素结合，从而降低发酵液中抗生素浓度而使生物合成向有利于向抗生素合成的方向进行。制备好的发酵培养基需进行灭菌，天然抗生素产生菌发酵常采用液体培养基，常通过高温短时处理对其进行灭菌。

2. 接种　在无菌条件下，取菌龄为对数生长期的菌种接种于培养基或培养液中，一般天然抗生素的接种量为 0.7%～1.5%，有时可以到 2%～3%。

3. 菌种的扩大培养和发酵培养　扩大培养是将保存的菌种接入试管或液体培养基中活化后，再经过三角瓶（或肩瓶）液体摇床培养，以及种子罐逐级扩大培养而获得一定数量和质量的纯种的过程，其目的是为发酵提供接种量足够的、发酵活力高的微生物纯培养物（种子）。天然抗生素发酵菌种的扩大培养类型通常为好氧液体浅层培养和好氧液体深层通气培养两种。前者不需要搅拌通气，如实验室阶段的发酵培养；后者需要搅拌通气，如生产车间阶段的种子罐发酵培养。

发酵培养是以扩大培养获得的种子进行投料，在发酵罐中大规模累积天然抗生素的过程。其培养类型常为好氧液体深层通气培养。

影响扩大培养和发酵培养产量、质量及后续过滤、提取纯化工艺的因素主要包括培养基组成、配比及浓度、菌龄、接种量、温度、pH、溶解氧、空气流量、搅拌速率、发酵罐压、泡沫控制、染菌情况、效价、放罐时间等，需研究确定并在生产中严格控制。

二、发酵液的预处理

经过发酵后的发酵液中除含有 0.01%～5%（即 100～50 000U/ml）的抗生素，尚含有大量的杂质，其中包括未用完的基质、蛋白质等其他代谢产物、抗生素合成中的中间体同系物、抗生素的降解产物、菌丝体、发酵过程中加入的促进剂、抑制剂、消泡剂、助滤剂等。

大多数天然抗生素为水溶性抗生素，释放到菌丝体外的发酵液中，少数天然抗生素为水不溶抗生素，存在于菌丝体内。无论哪种抗生素，提取分离前必须经过固液分离，获得质量良好的发酵液或菌丝体。固液分离通过过滤来实现。

为了加快过滤速度、提高过滤收率、提高滤液质量，便于后续提取分离，需对发酵液进行预处理。对过滤速度和收率影响较大的因素应尽量在过滤前进行预处理，对后续提取分离有影响的因素也可在过滤后进行预处理。预处理方法的选择通常应综合考虑目标抗生素对温度、pH和各种化学试剂的稳定性、溶解性及后续提取纯化方法要求。发酵液预处理时，通常针对以下两大类物质进行。

（一）无机离子的去除

发酵液中 Ca^{2+}、Mg^{2+}、Fe^{2+} 等无机离子的存在，对后续采用离子交换法提取抗生素时的抗生素交换容量有很大影响，因此要尽可能除去。

1. 沉淀法　是常用的除去无机离子的方法，在过滤前加入能和无机离子形成不溶性化合物的化学物质，可使无机离子自发酵液中沉淀析出，过滤时随菌丝体一起除去，如 Ca^{2+} 可形成硫酸盐、草酸盐沉淀除去，Fe^{2+} 可与黄血盐形成普鲁士蓝沉淀（$Fe_4[Fe(CN)_6]_3$）除去。使用沉淀法时，应注意滤液的 pH，避免抗生素降解。

2. 离子交换树脂法　过滤后将发酵液先通过离子交换树脂，除去无机离子，应通过选择合适的树脂类型、调节抗生素存在状态，尽量避免抗生素的损失。

（二）菌丝体及蛋白质的处理

菌丝体和可溶性蛋白质可使发酵液形成胶体，影响过滤速度；还可在后续液-液萃取提取抗生素时造成乳化，影响滤液质量；此外，在萃余液（液-液萃取后的水相）蒸馏回收溶媒时，蛋白的析出会影响回收效率。因此，必须通过预处理将其凝固，常用下列方法凝固蛋白。

1. 等电点法　蛋白质在等电点时不带电荷，溶解度、黏度最小，可在溶液中沉淀析出，利用蛋白质的这一特性，通过调节 pH，使蛋白质在等电点凝固沉淀。

2. 蛋白质变性法　蛋白质变性后，溶解度降低，可自溶液中析出，可通过加热使蛋白质变性；也可在酸性条件下使蛋白质与三氯乙酸、苦味酸、单宁、水杨酸等有机酸形成复合物而变性；或在碱性条件下使蛋白质与 Ag^{2+}、Cu^{2+}、Zn^{2+}、Ca^{2+}、Ba^{2+}、Mg^{2+} 等形成复合物而变性；此外，蛋白质多带负电荷，可通过加入带正电荷的絮凝剂如 PAMC（聚丙烯酰胺阳离子型），使蛋白质变性。

3. 超滤法　利用超滤膜截留除去蛋白质。此法除蛋白，抗生素的收率高，质量好，也有利于后续的提取及溶媒回收。

4. 酶解法　发酵基质中淀粉、糊精残余物影响过滤速度，可通过淀粉酶、蛋白酶使其降解，降低发酵液黏度。

三、过　　滤

过滤的难易与菌种的类型、发酵条件（培养基组成、发酵周期、菌丝状态、消泡剂用量、染菌情况）、发酵终点有关。实验室常采用离心过滤实现固液分离，生产中常利用板框压滤机、鼓式真空过滤机、离心分离机过滤。此外，生产中过滤时常以硅藻土、纸浆或预处理时形成的无机盐沉淀作为助滤剂，并选择合适的过滤介质。

四、提　取

过滤后，多数抗生素存在于发酵液中，少数抗生素存在于滤饼中。通常，结构类型相同的抗生素，可以采用类似的方法进行提取，但需要改变提取条件。常见的抗生素提取方法有以下四种。

（一）沉淀法

沉淀法适用于胞外抗生素即水溶性抗生素的提取。本法是最简单经济的抗生素提取方法，由于浓缩倍数高，因而也非常有效。其原理在于抗生素可以在其等电点沉淀，也可以和某些无机、有机离子或分子形成复合物而沉淀，从而和发酵液中其他杂质分开，过滤后可将抗生素沉淀在适宜条件下分解精制，如四环素类在其等电点（pH 5.4）可沉淀析出，在碱性条件下也可和 Ca^{2+}、Mg^{2+} 等金属离子形成复合物。

（二）溶媒萃取法

1. 液-液萃取法　　也适用于水溶性抗生素的提取。天然抗生素以不同的化学状态存在时，在水和亲脂性有机溶剂中的溶解性不同，因此，可通过调节发酵过滤液的 pH，使抗生素由离子态转为分子态，从而由发酵过滤液转入有机相，如青霉素在 pH 2～5 的酸性条件下以游离态存在，可溶于乙酸丁酯，而在中性条件下以盐存在，可溶于水，因此可在酸性条件下用乙酸丁酯从发酵滤液中萃取青霉素。利福霉素、红霉素、林可霉素、麦迪霉素、新生霉素等的提取也采用此法。

液-液萃取法的优点是可连续化操作，反应速度快，生产周期短，选择性高，浓缩倍数大。但该法易发生乳化，水和有机溶媒用量大，有较高的回收设备和防火防暴设施的要求。可通过前述蛋白质预处理方法预防乳化的发生；一旦发生乳化，可采用盐析、加表面活性剂、加 $CaCO_3$ 吸水等方法破乳。由于某些抗生素对酸、碱、温度、重金属离子、染菌等敏感，因此，采用液-液萃取法提取抗生素时，应充分考虑这些因素对抗生素稳定性的影响，尽量采取最适的条件，获得最大的收率。

2. 液-固萃取法　　适用于胞内抗生素即水不溶抗生素的提取。发酵液过滤后取滤饼，经过干燥、分散、制粒处理后，采用合适的有机溶媒将抗生素从菌丝体内溶出，如制霉菌素、灰黄霉素、曲古霉素、两性霉素等多烯类天然抗生素的提取。

（三）离子交换法

离子交换法也适用于水溶性抗生素的提取。抗生素在一定 pH 条件下以离子态存在，碱性抗生素带有正电荷，酸性抗生素带有负电荷，因此可以自发酵滤液中被交换到相应的离子交换树脂上，如链霉素、庆大霉素、卡那霉素等氨基苷类抗生素的提取。采用离子交换法提取抗生素时，应充分考虑目标抗生素对 pH 的稳定性，避免抗生素降解损失。

（四）吸附法

可利用活性炭、硅藻土、大孔树脂等吸附剂，从发酵滤液中吸附某些抗生素。活性炭吸附多用于抗生素的脱色，目前较少用于抗生素的提取，但对于未知抗生素的提取仍不失为一种有效的方法。大孔树脂法提取抗生素，兼有活性炭吸附和离子交换法的优点，有良好的吸附选择性，不受抗生素稳定性的制约，节省有机溶剂，如麦白霉素（meleumycin）、红霉素、林可霉素（lincomycin）、头孢菌素 C 等的提取。

五、精　制

（一）脱色去热源

常采用活性炭吸附脱色去热源；也可采用离子交换树脂脱色；采用 DEAE 葡聚糖凝胶除热源。

（二）结晶和重结晶

通过前述预处理、过滤、提取、浓缩、脱色去热源等过程，抗生素的纯度一般可达到 60%～70%，采用前述沉淀法中所述的方法进行结晶和重结晶，有时可进一步提高抗生素纯度到90%以上。

（三）柱色谱法

与高等动植物次生代谢产物的柱色谱分离类似，可采用各种吸附色谱、分配色谱、凝胶色谱或离子交换色谱进行分离。

本 章 小 结

本章主要介绍了天然抗生素类化合物的发展历史、研究与开发所具有的五大优势、天然抗生素类化合物的来源和主要结构类型。

重点：天然抗生素研究与开发的五大优势；天然抗生素类化合物的来源和主要结构类型。

难点：天然抗生素类的结构类型。

思 考 题

1. 广义天然抗生素和狭义天然抗生素的区别和联系是什么？

2. 从微生物中发现新药较从动植物中发现新药有哪些优势？

3. 天然抗生素类化合物的主要结构类型有哪些？分别具有怎样的结构特点？每一类型的代表化合物在药物研发中有什么重要意义？

4. 天然抗生素类化合物的常规提取分离方法有哪些？

5. 通过查阅文献，了解天然抗生素和微生物药物在研究范畴方面有何异同，微生物次生代谢产物除抗感染、抗肿瘤、抗病毒之外的其他生理活性有哪些？

参 考 文 献

陈代杰. 2008. 微生物药物学. 北京：化学工业出版社

陈冠容. 2011. 多黏菌素临床应用进展及应对超级细菌. 医药导报, 30（2）：135-140

陈建钱. 2016. 微生物制药研究进展与发展趋势. 生物化工, 2（2）：61-63

陈淑珍, 甄永苏, 邵荣光. 2010. 力达霉素抗肿瘤作用及其分子机制研究新进展, 35（6）：401-408

李娜, 王凤山, 厉保秋. 2007. 肽类抗生素的研究进展. 中国生化药物杂志, 28（3）：216-219

陆萍, 冯芬, 杨恬然, 等. 2015. 脂肽类抗生素及其作用机制. 微生物学杂志, 35（5）：89-93

裴月湖, 娄红祥. 2016. 天然药物化学. 7 版. 北京：人民卫生出版社

田洪涛. 2007. 现代发酵工艺原理与技术. 北京：化学工业出版社

杨茂裕, 顾觉奋. 2014. 双烯二炔类抗癌药——新制癌菌素的研究进展. 抗感染药学, 11（2）：89-92

杨世林, 热娜·卡斯木. 2010. 天然药物化学（案例版）. 北京：科学出版社

杨臻峥, 邢爱敏, 郑晓楠, 等. 2014. 烯二炔类抗肿瘤抗生素及其靶向药物研究近况. 药学进展, 38（8）：747-753

尤启冬. 2012. 药物化学. 7 版. 北京：人民卫生出版社

张庆娟. 2013. 烯二炔类抗肿瘤抗生素卡丽奇霉素的研究进展. 临床合理用药, 6（10）：177-178

张石革. 2009. 糖肽和环脂肽抗生素的进展与临床评价. 中国医院用药评价与分析, 9（2）：88-90

仉文升, 李安良. 1999. 药物化学. 北京：高等教育出版社

Denyer S P, Hodges N A, Gorman S P. 2007. 药物微生物学. 7 版. 司书毅, 洪斌, 余利岩, 译. 北京：化学工业出版社

（薛培凤　高建萍）

第十五章 天然药物的发现及研发

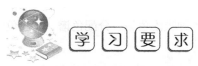

熟悉：天然药物的研发过程。
了解：天然药物研发策略及一般方法。

第一节 概 述

药物是保障人类防病治病的重要工具。目前，药物的发现主要有三大途径，一是来源于天然动植物的天然药物，二是化学合成药物，三是生物药物（包括基因药物）。在这三大途径中，来源于天然动植物的天然药物一直占据着重要的位置。天然药物不仅可以直接作为临床药物，同时，也是化学合成药物的良好模板，是合成化学的先导化合物，通过结构修饰和改造，可以发现疗效更高、结构更简单、便于工业化生产的、安全可控的药物。据统计，1981～2010年，上市的小分子药物中有60%直接或间接来源于天然产物。

在国内外新药研究的历史上，天然创新药物的研究往往成为药物研究领域新的突破口，如对紫杉醇和辣椒碱的研究分别发现了作用于微管的抗癌新靶点和辣椒碱受体的镇痛新靶点。

自然界生物的多样性、生物代谢的多样性和生态环境的复杂性，产生了天然产物结构的多样性，为新药的研究与发现提供了极为丰富的资源。

天然产物在新药开发中的重要作用主要体现在以下三方面。

一、天然产物是最大最好的先导化合物来源库

大自然中生物资源十分丰富，伴随着漫长时间的演化和适应性选择，产生了结构类型繁多的次生代谢产物。目前在已发现的天然产物中，约40%的基本骨架类型在已有的有机合成化合物库中从来没有出现过，一些人工很难合成的化合物在生物体内通过酶的作用很容易就能形成。

另外，天然产物具有生物活性多样性的特点，很多天然产物分子本身就具有药的性质或可称之为"类药"，从中寻找先导化合物比人工合成成功率更高。大自然是最好的、无穷无尽的天然化合物库。

天然产物备受世界各国医药研发者的青睐。国外很多制药公司和研究机构，如美国辉瑞、德国拜耳、瑞士诺华、英国葛兰素史克、美国国家癌症研究所等都在以多种方式大力扩建自己的天然产物化学成分实物库和数据库，以占领新药研发的源头。据报道，美国国家癌症研究所通过与世界各地的高校或研究所建立合作关系，收集大量的植物、海洋生物、真菌等样品，建立其天然产物筛选库，到2009年末已收集并制备了230 000多个样品。美国、欧盟、日本、韩国等一些国家和地区的许多医药研究机构都在加紧进行天然植物药的研发工作。我国政府在2002年发布了《中药现代化发展纲要（2002年至2010年）》，以此为标志，我国揭开大力发展天然植物药的中药现代化进程。

我国幅员辽阔，经纬度跨度都较大，复杂的地形、地貌特征和气候条件孕育了大量珍稀生

物资源，为人们从植物有效成分中筛选先导化合物提供了极其有利的自然条件。而且，中医药在我国有几千年的悠久历史，经过漫长的发展演变过程，逐步通过人体实验的直接形式，基本明确了部分动物、植物、矿物及微生物等的药理效应和毒性反应，为人们筛选先导化合物提供了极其有益的提示。因此，在我国进行天然药物研究更具有得天独厚的、无可比拟的优势。

新中国成立以来，我国在创新药物研究方面取得的有影响的重要成果主要也来自于天然药物的研究，如屠呦呦教授团队首创的抗疟天然药物——青蒿素及其衍生物，挽救了数百万人的性命，在国际上产生了巨大的影响，并因此获得了 2015 年诺贝尔生理学或医学奖。

青蒿素（artemisinin）是从中药黄花蒿（*Artemisia annua*）中分离得到的新型带过氧基团的倍半萜内酯化合物，打破了之前抗疟药均为含氮化合物的框架，是继氯喹之后又一重大突破。以青蒿素为先导化合物得到一系列衍生物，其中蒿甲醚（artemether）抗疟效果比青蒿素强，且无明显毒副作用和无致突变、致癌和致畸作用，成为进入国际药品主流市场的具有我国自主知识产权的抗疟新药。

二、天然产物具有独特的生物活性机制

在长期的生物进化过程中，天然产物与生物体之间已经形成了极其特殊、复杂的相互作用关系，如有的天然产物以单体原形形式在体内直接作用于特定靶点，有的进入体内经代谢后产生新的代谢产物然后再作用于特定靶点而发挥作用，有的进入体内后通过调控内源性物质间接地发挥药理活性，有的是作用于多个靶点（multi-targets）并发生协同作用（synergic effect），还有的是需要一个活性物质群组共同发挥疗效等，如石蒜（*Lycoris radiata*）中的加兰他敏（galanthamine）在人体内的代谢产物 *N*-去甲基加兰他敏（*N*-desmethyl galanthamine），在选择性抑制乙酰胆碱酯酶（AchE）活性上比加兰他敏强 10 倍；再如吗啡在体内的代谢产物吗啡-6-*O*-*β*-*D*-葡萄糖醛酸苷（morphine-6-*O*-*β*-*D*-glucuronide），脑室内给药的镇痛活性比原形化合物（吗啡）强 45 倍。这些原形化合物又称为前体效应物质（material of precursoreffect），类似于合成药物中的前药（prodrug），但又与前药有一定区别。

紫杉醇、长春碱和喜树碱等天然药物的发现，不仅带来了有效的药物，还因其全新作用机制的发现，给科学家带来了更大的惊喜，成为探索生命科学和药理学的工具，进一步促进了对药物更深入的研究。

其中，紫杉醇是近年发现的疗效显著的抗癌药物之一，1992 年获美国 FDA 批准上市用于治疗卵巢上皮癌，也可用于转移性乳腺和小细胞肺癌及头颈部癌的治疗。

微管是真核细胞独特的组成部分，具有包括有丝分裂、染色体的移动、细胞形成的调节、激素的分泌和膜上受体的固着等重要的细胞功能。紫杉醇之所以引起世界范围相关学科的科技人员的关注，正是因为它独特的微管解聚作用。紫杉醇的化学结构，分子中含有多个不同位置和立体取向的含氧取代基，母核含有 9 个手性中心，侧链含有 2 个手性中心，同时其分子骨架呈"笼状"结构，使得经常会出现重排反应和邻位基团参与反应等。这些对化学家而言，为研究选择性反应提供了很好的机会。

另外，紫杉醇在原植物红豆杉（*Taxus brevifolia*）中含量极低，植物生长缓慢，为公认的濒临灭绝珍惜植物，紫杉醇本身又存在水溶性差、易产生多药耐受性等缺点。因此进行构效关系和结构修饰优化研究，以寻找更高效低毒、抗瘤谱广、综合性能好又不依赖自然资源的新一代紫杉醇类抗癌药具有重要的意义。结构修饰改造最成功的代表是紫杉醚（taxotere），其活性高于紫杉醇，临床研究表明，紫杉醚可用于治疗乳腺癌、卵巢癌、胰腺癌、非小细胞肺癌和头颈部癌等疾病，是迄今为止，紫杉醇结构改造唯一被批准上市的新药。

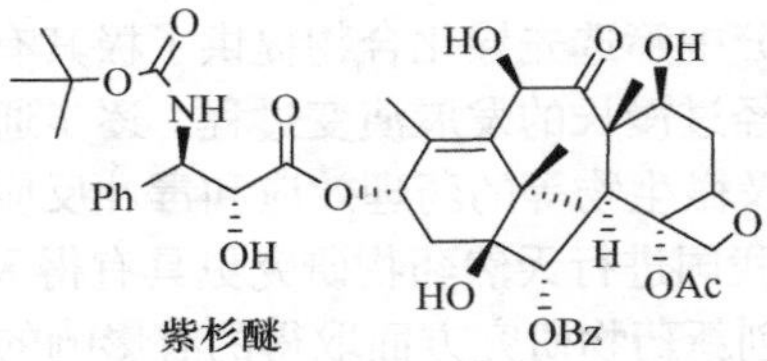

紫杉醚

三、天然产物具有立体构型的优势

药物的药效和毒性与其立体构型或构象有着密切的关系。众所周知麻黄碱和伪麻黄碱的立体构型不同，药效也有明显差异；从蛇足石杉（*Huperzia serrata* Trev.）中分离得到的石杉碱甲（huperzine A），为一种高效 AchE 抑制剂，具有提高记忆效率的功能，是治疗老年痴呆症的一个非常有前景的药物。实验证明，石杉碱甲的手性对其生物活性至关重要，（−）-石杉碱甲抑制 AchE 活性的能力几乎是其外消旋混合物的 2 倍，是（+）-石杉碱甲的 33 倍。

受沙利度胺事件的影响，近年来手性药物在新药创制中越来越被重视，尤其在合成药物研发中手性异构体的合成已是一种必然的发展趋势，并将在 21 世纪占据化学合成药的主导地位。天然产物绝大部分具有手性立体单一构型，不存在外消旋混合物的问题，这也正是天然产物在 21 世纪药物开发中的优势之一。

第二节 天然候选药物的发现

天然候选药物，也即天然先导化合物（lead compound），也称之为新化学实体（new chemical entity），是指通过各种方法和途径得到的具有某种特定生物/药理活性的天然化合物。天然候选药物的发现是创制全新天然药物的前提，也是决定创新药物研发周期的决定性因素。

一、研 究 方 法

总体来说，天然药物开发的策略可分为经典的化学导向研究法和近 30 年来逐渐发展的活性导向研究法两种。

（一）化学导向法

化学导向法（chemical oriented），是以经典的植物化学研究思路为基础，其突出特点是以化合物为核心，关键环节是获得尽可能多的不同类型的化合物。其研究程序通常是先根据天然药物在传统医学或者民间应用情况，或者植物的亲缘关系等确定研究对象，有时也随机选取研究对象，再通过现代天然药物化学的研究方法从中获得各种类型的化合物，应用 UV、IR、NMR 及 MS 等波谱技术鉴定其结构后，最后再进行活性测试，最终发现天然候选药物。这种研究方法的优点是得到了化合物的单体，能够准确判定其结构，数据翔实可靠，因此从 20 世纪至今普遍使用并已经取得显著的成果。

近年来随着以 LC-DAD/MS，LC-NMR 和 LC-NMR/MS 为代表的色谱-波谱联用技术不断发展，可将色谱的高效分离与波谱的鉴定能力集于一体，已经成为天然化合物的结构推测的一个强有力工具，尤其在一些较难分离得到纯品的微量成分研究中大展身手。将推断出的结构进行化学合成，得到大量的结构新颖的化合物，通过活性测试后即可成为天然候选药物。但此方法的缺点也显而易见：操作烦琐，工作量大，微量成分的检测与分离更是一个巨大的挑战；而且，经过一系列艰辛工作得到的单体最后发现没有生物活性的情况更是屡见不鲜。

（二）生物活性导向法

生物性导向法（biological activity oriented，bioactivity-guided），实际上是活性评价与化学活性成分的分离相结合的策略，这是 20 世纪 80 年代以后发展起来的一种研究方法。采用这种策略的关键是必须对每一步骤的分离样品都要进行生物活性评价，活性筛选技术和高效快速筛选体系的建立和有效发挥功能将起到决定性作用。将活性测试贯穿整个成分分离流程的方法，由于其可在一定程度上避免无效工作而受到国内外科研人员的青睐，"bioactivity-guided" 或 "bioassay-guided" 越来越多地应用于植物化学成分的研究工作之中。其具体方案是：先筛选出具有一定活性的有效部位，再分离该有效部位至单一化合物，这种情况适用于有效成分含量较高或其生物活性极高的情况（即使在有效部位混合物中其仍能显示较强的生物活性），这样针对有效部位追踪分离得到单一活性化合物，可减少工作量。美国国立卫生研究院（NIH）下属的国家癌症研究所（National Cancer Institute，NCI）在提取、分离植物成分进行抗肿瘤筛选时即采用该流程进行（图 15-1）。

这种方法目的明确，强调并实现了化学研究与生物活性研究的密切结合。但此研究方法也有明显的缺点，即活性评价与化学分离不能同步而制约研究进度，生物活性实验方法的灵敏度不够会导致有效成分的遗漏，随着分离纯化的进行，发现生物活性下降甚至最后分离得到的单体反而没有活性。

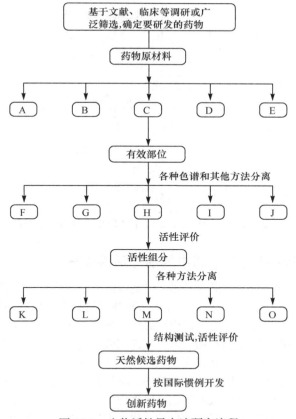

图 15-1　生物活性导向法研究流程

无论采用上述哪种研究策略，都是相辅相成，都为了一个共同的目标：发现生物活性先导化合物。采用哪种研究策略要综合考虑具体条件进行设计并通过实践摸索。

二、天然候选药物的来源

（一）来源于天然动植物及矿物中的原生生物活性成分

天然动植物及矿物来源的活性成分研究一般是经过文献资料或民间用药的调查或者通过现代药理学的筛选研究（含体内、体外研究），发现某种动物、植物、矿物或微生物具有药用价值然后将其中的某种成分开发成候选药物。这是传统的、经典的一个来源，目前市售的很多天然药物都是基于这个方法进行研究的，其大致流程如图 15-2 所示。

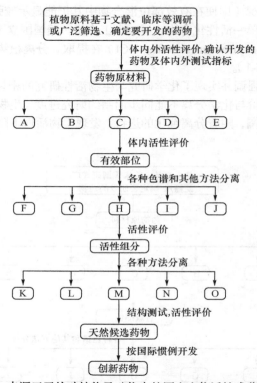

图 15-2　来源于天然动植物及矿物中的原生生物活性成分研究流程

（二）来源于天然药物及中药中的前体活性成分

有些天然产物的化学成分本身并无活性，但是经过生物体内代谢之后会变成活性极强的物质。天然药物含有众多的组分，大多在体内经由多种酶系进行多种生物转化形成各种代谢产物，如氧化、还原、水解和结合等。经这一过程后原形成分可能失活也可能活化。许多组分尽管是药材中的主要成分，但由于其生物利用度低、代谢消除迅速等原因而并非药效成分；另外，部分组分在体内通过生物转化生成活性代谢产物而发挥了药效作用。

天然药物（中药）发挥药效作用的物质基础，应是其在生物体内对与疾病相关的多个靶标具有调节作用的原形成分组及活性代谢物组。这体现了天然药物（中药）的"多成分、多靶点"的整体观治疗特征，一些间接来源于该药材的、代谢而来的生物活性物质（前药）也应是药效物质基础必不可少的组成部分。这些前药本身并无生物活性，但它们的体内代谢产物却具有很强的生物活性。这也是某一些中药单体成分"体外无效（或低效），体内高效"的主要原因。例如，中药秦皮（*Cortex Fraxini*）具有清热利湿的作用，在临床上用于治疗痢疾效果良好，其中的主要成分秦皮甲素（esculin）并无抗菌活性，但经体内代谢成3，4-二羟基苯丙酸后，其抗菌作用优于氯霉素；同样穿心莲内酯（andrographolide）也存在类似现象。

现有研究已表明天然药物（中药）单体成分在体内可能会以代谢产物的"多成分协同效用"形式发挥疗效。这些现象充分表明某些天然药物的体内活性代谢产物才是其直接发挥临床治疗作用的物质基础，对于这些生物活性成分的研究需采用体内代谢的方法进行，即将天然药物（既可以是动植物原材料，也可以是其活性部位，甚至是某种具体成分）给动物食用后，分别收集动物的粪便、尿、胆汁，然后采用各种提取分离方法分离它们中的代谢产物，并采用谱学和对照品对照的方法，确定它们的化学结构，在化学结构确定的情况下进行生物活性评价，对有开发价值的化合物使用上述类似的方法进一步深度开发。

（三）来源于血清药物化学和血清药理学

一种天然药物（中药）中含有的化学成分一般高达数百种，而且随着研究的深入，会有新的微量成分被不断发现。而复方中药中的化学成分数量则更加巨大。要对这些药物中所有的化学成分进行系统的研究，进而发现具有开发价值的候选成分，需要花费大量的人力、物力和财力。有时即使有充分的财力，由于种种客观原因也难以完成这一庞大的工作。考虑到天然药物中的化学成分一般只有入血之后才能发挥疗效，虽然一个天然药物中含有的化学成分非常多，但能够被吸收入血的成分毕竟有限，如果只研究被吸收入血的化学成分（血清药物化学）及其药理作用（血清药理学），必将大大简化所要研究的成分，而且还可以排除那些虽然体外有活性，但因其不能被吸收入血而无法发挥药效的伪活性成分的干扰（假阳性），以及找出那些有活性的前体成分（假阴性）。这是一个理论上具有重要价值的思维。但在实际工作中，有一些具体困难还有待进一步解决。例如，天然药物中化学成分的含量相差巨大，化学成分与血浆蛋白的结合率随成分的不同而相差巨大，化学成分被吸收入血后会很快地被分布、吸收、代谢和排泄，动物的数量有限而难于积累到足够量的样品等问题的存在。所以目前采用血清药物化学或血清药理学的方法研究天然药物中生物活性成分的进展并不明显，已有的相关研究，得出的一些成分多数是含量较高的已知成分或其代谢产物。

（四）来源于海洋生物和极地微生物

目前已有超过6000种海洋天然产物被发现，其中不少化学成分结构新颖、复杂、具有很强的生物活性。来源于被囊动物红树海鞘（*Ecteinascidia turbinata*）的ecteinascidin-743（Et-743，trabectedin）对直肠癌、乳腺癌、肺癌、黑色素瘤等有显著的疗效，2007年10月欧盟已批准该药（商品名Yondelis）用于晚期软组织肿瘤的治疗，成为第一个现代海洋药物。我国海域辽阔，海洋生物资源丰富，因此开发海洋药物具有极其广阔的前景。

地球的南北两极承载着丰富多样、却绝大部分还是未知的微生物资源。微生物在极地自然生态环境中的物质循环、能量流动、生物地球化学过程中承担着重要的作用，蕴藏着生命起源、生物进化，甚至是外太空生命探索等多方面的信息，同时更是生物遗传、物种、生物种群多样性和新药开发的宝贵资源。

综上，总结进行天然候选药物的研究，需兼顾到4个因素：材料的稀有性（研究相对比较薄弱）、结构的新颖性、功能的独特性及资源的持续可供性。海洋天然产物和极地微生物都具备这些因素，这为新的天然候选药物的筛选和研发提供了新思路。

第三节 新药研发的一般程序

从天然药物中寻找天然活性成分，并开发成新药的途径多种多样，一般来说不应拘泥于某一种特定模式，而应具体情况具体分析，根据研究的具体特点采用不同的研究程序。

无论采用何种研究途径和方法进行新药开发，大体上都要经过以下 6 个阶段（图 15-3）。

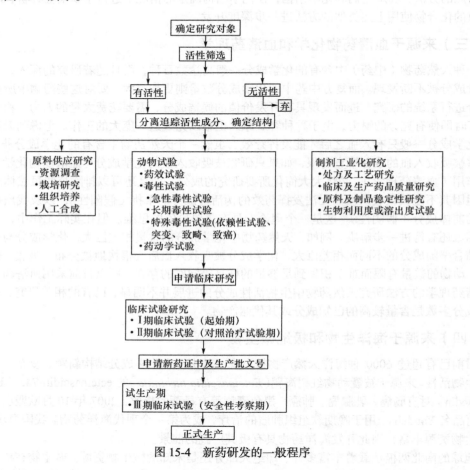

立题 ⟹ 活性初筛 ⟹ 临床前研究 ⟹ 申请临床 ⟹ 临床研究 ⟹ 试生产

图 15-3　新药开发的 6 个阶段

根据国际上开发新药的成熟经验，结合我国国情，天然药物（一类新药）研发的一般流程大致如图 15-4 所示。

确定研究对象

活性筛选

有活性　　无活性 → 弃

分离追踪活性成分、确定结构

原料供应研究
·资源调查
·栽培研究
·组织培养
·人工合成

动物试验
·药效试验
·毒性试验
·急性毒性试验
·长期毒性试验
·特殊毒性试验(依赖性试验、突变、致畸、致癌)
·药动学试验

制剂工业化研究
·处方及工艺研究
·临床及生产药品质量研究
·原料及制品稳定性研究
·生物利用度或溶出度试验

申请临床研究

临床试验研究
·Ⅰ期临床试验（起始期）
·Ⅱ期临床试验（对照治疗试验期）

申请新药证书及生产批文号

试生产期
·Ⅲ期临床试验（安全性考察期）

正式生产

图 15-4　新药研发的一般程序

显然，新药开发是一个非常复杂的高技术密集型系统工程，涉及化学药理制剂，临床医学毒理等多学科领域。根据国际成熟经验，大约平均筛选 1 万个化合物才有希望研制成功 1 个一类新药上市，成功率极低、难度极大，周期至少 10~12 年，多的 15 年，投资为 2 亿~2.5 亿美元。当然，中药或天然药物已有千百年临床实践经验积累，从中开发一些新药，其成功率较高，可能会缩短一些过程，但其工程量之大、投入之多，也可想而知。这样一项高风险的系统工程，在实施的过程中要遵循科学化、责任、利益、风险对称原则，同时也存在一定的寿命周期。

如前所述的"立题—初筛活性—临床前研究—申请临床—临床研究—试生产"6 个阶段构成了新药研发的整个生命周期。其中"立题"和"初筛活性"主要包括基础研究和应用研究，以确定可以用作预临床试验的药物；"临床前研究"包括了为确定药物安全性和有效性所做的试验和动物试验及其准备工作;"申请临床"则是指填写新药调查申请表;"临床研究"包括Ⅰ、Ⅱ、Ⅲ阶段的临床试验及其准备工作;后续工作包括填写新药申请表,登记活动等新药申请进行中的复查等所要求做的额外工作及"试生产"。在新药研发生命周期的前两个阶段,项目的风险概率最大,成功的潜在概率较小,随着项目在生命期内开展,成功的概率增大,风险出现的概率减少,但影响力在增大,一旦出现,对项目影响巨大。

这种高风险的投入迫使各研究部门及企业千方百计地保护自己的利益,故多数研制单位从天然药物或中药中筛选分离得到新结构新活性的化合物,并判断其有可能开发利用前景时,总是先申请专利,进行知识产权保护,而且也只有当自己的发明得到确切保护后才开始做大量长期全面的战略投入。

从天然药物或中药中开发一类创新药物的前提在于能从天然产物或中药中分离得到新的活性化合物。没有新结构、新活性的化合物,一类创新药物的开发研究就变成了无源之水,无本之木,这也是为什么近年来国际天然药物化学研究领域重视生物活性物质的倾向不断得到强化的根本原因。

本 章 小 结

本章主要介绍了天然来源的创新药物的发现和研发程序。天然产物从数量上来说是最大最好的先导化合物来源库,天然产物生物活性机制独特和天然产物具有立体构型的优势。介绍了天然候选药物的发现方法。介绍了新药研发一般程序。

重点:了解如何从天然动植物中发现生物活性的过程和新药研发的一般程序。

难点:如何快速高效的发现活性成分。

思 考 题

1. 为什么说天然产物是新药的重要来源?
2. 天然药物发现的方法有哪些?
3. 目前可以从哪些方向去寻找可能的天然候选药物?
4. 新药的研发一般包含有哪些环节的工作?

参 考 文 献

陈修平,钟章锋,徐曾涛,等. 2011. 基于药效物质基础的中药药物代谢动力学. 世界科学技术(中医药现代化),13(1):137-142
裴月湖,娄红祥. 2016. 天然药物化学. 7版. 北京:人民卫生出版社
史清文,李力更,霍长虹,等. 2010. 天然药物化学研究与新药开发. 中草药,41(10):1583-1589
杨世林,热娜·卡斯木. 2010. 天然药物化学(案例版). 北京:科学出版社
Newman D J,Cragg G M. 2012. Natural Products As sources of new drugs over the 30 years from 1981 to 2010. Journal of Natural Products,75(3):311-335
Qiu,J. 2007. Traditional medicine:A culture in the balance. Nature,448(7150):126-128

(谢 静)

汉英对照索引

A

阿地西林（adicillin） 289

阿度西林（azidocillin） 289

阿克拉霉素（aclacinomycin） 300

阿洛糖（allose） 216

阿马林（ajmaline） 223

阿米卡星（amikacin） 293

阿莫西林（amoxicillin） 289

阿尼芬净（anidulafungin） 298

阿奇霉素（azithromycin） 293

阿柔比星（aclarubicin） 300

阿糖胞苷（cytarabine） 256

阿糖霉素 A（又名他利霉素 tallysomycin） 286

阿糖腺苷（vidarabine，Ara-A） 279

阿替生（atisine） 238

阿托品（atropine） 225

阿魏酸（ferulic acid） 91

矮地茶（Ardisia japanese） 96

矮陀陀胺碱 A（pachyaximine A） 217

艾杜糖醛酸（iduronic acid） 70

爱得尔庭（edultin） 102

安息香（benzoin） 91

安息香科 Styracaceae 91

桉（Eucalyptus robusta Smith） 159

桉油精（cineole） 155, 168

桉油精（eucalyptol） 24

桉属（Eucalyptus） 24

氨苄西林（ampicillin） 289

氨基苷类抗生素（aminoglycoside antibiotics） 291

氨基酸（amino acids） 13

氨曲南（aztreonam） 290

奥利万星（oritavancin） 296

奥斯脑（osthole） 102

澳洲茄胺（solasodine） 234

agelasphins 269

Ageloxime B 268

Aplidine 266

B

八放珊瑚（Clavularia viridis） 271

八角（Illicium verum Hookf） 90

八角枫科（Alangiaceae） 231

八区律（octant rule） 59

巴豆苷（crotonoside） 72

巴龙霉素（paromomycin） 292

巴马亭（palmatine） 230

菝葜（Smilax china L.） 210

菝葜科（Smilacaceae） 208

菝葜皂苷（smilagenin） 210

菝葜皂苷元（sarsasapogenin） 210

白斑角鲨（Squalus acanthias） 268

白饭树属（Flueggea） 226

白果素（bilobetin） 118

白花前胡丙素（praeruptorin C） 102

白花前胡丙素[（＋）-praeruptorin A] 5

白花酸藤（Embelia ribes） 136

白桦醇（betulin） 184

白桦酸（betulinic acid） 184

白蘑科（Tricholomataceae） 96

白屈菜红碱（chelerythrine） 230

白屈菜碱（chelidonine） 230

白色念珠菌（Candida albicans） 287

白檀[Symplocos paniculata（Thumb.）Miq.] 160

白薇（Cynanchum atratum Bunge） 217

白薇苷 A（cynatratoside A） 217

白芷[Angelica dahurica(Fisch. Ex Hoffm.)Benth. et Hookf. Franch. Et Sav] 92

百部科（Stemonaceae） 223

百合科（Liliaceae） 119, 138, 197, 199, 208, 218, 226

百里香酚（thymol） 170

半化学吸附（semi-chemical adsorption） 33

半萜吲哚生物碱（semi-terpenoid indole alkaloids） 231

棒状链霉菌（Streptomyces clavaligerus） 290

孢囊链霉菌属（Streptosporangium） 288

胞壁质（murein） 70

北柴胡（Bupleurum chinense DC） 182

北美黄连碱（hydrastine） 235

北美乔柏（Thuja plicata） 156

北美香柏（Thuja occidentalis） 156

贝母属（Fritillaria） 234

倍半木脂素（sesquiligans） 106

倍半萜类 158

被囊动物（tunicate，ascidian）　259

被囊动物亚门（Tunicata）　258

苯胺乙基交联葡聚糖凝胶（AQE-sephadex）　41

苯丙醇类化合物（benzenepropanol compounds）　90

苯丙醛类化合物（phenyl proanol compounds）　90

苯丙素类化合物（phenylpropanoids）　89

苯丙酸类化合物（styrene acrylic compounds）　91

苯丙烯类（phenylpropenes）　90

苯菲啶类生物碱（benzophenanthridine alkaloids）　230

苯基萘木脂素类（arylnaphthalene lignans）　104

苯基色满酮（2-phenyl chroman）　112

苯基色原酮（2-phenyl chromone）　112

苯甲酰基（benzoyl）　126

苯醌类（benzoquinones）　135

苯骈二氧六环木脂素类（benzodioxane lignans）　106

苯骈呋喃木脂素类（benzofuran lignans）　105

苯骈色原酮（xanthone）　119

苯乙基四氢异喹啉生物碱（phenylethyl tetrahydroisoquinoline alkaloids）　230

苯唑西林（oxacillin）　289

吡啶骈吲哚（pyrido indoles）　231

吡咯嗪生物碱（pyrrolizidine alkaloid）　225

吡咯生物碱（pyrrolidine alkaloid）　225

吡喃香豆素（pyranocoumarins）　94

吡柔比星（pirarubicin）　301

荜澄茄（Piper cubeba）　105

荜澄茄脂素（cubebin）　105

边缘列子藻（Stoechospermum marginnatum）　275

蝙蝠葛碱（dauricine）　229

苄基四氢异喹啉生物碱（benzyl tetrahydroisoquinolinealkaloids）　228

苄青霉素（benzylpenicillin）　289

变形螺甾烷醇类（pseudo-spirostanols）　209，210

表阿霉素（epiadriamycin）　301

表柔比星（epirubicin）　301

别欧前胡素（alloimperatorin）　93

滨蒿内酯（scoparone，七叶内酯二甲醚）　93

槟榔次碱（arecaidine）　236

槟榔碱（arecoline）　235

冰醋酸-乙酰氯反应（Tschugaeff reaction）　186

丙二酸单酰辅酶 A（malonyl CoA）　13

丙匹西林（propicillin）　289

丙酮酸（pyruvic acid）　14

丙烯苯（propenyl benzene）　103

丙烯酰胺凝胶（Bio-Gel P）　41

并四苯（naphthacene）　291

波数（wavenumber）　48

泊仁妥西布凡多汀（brentuximab vedotin）　255，265

博来霉素（bleomycin）　286，297

薄层色谱（thin-layer chromatography，TLC）　37

薄荷（Mentha haplocalyx）　23，175

薄荷醇（menthol）　155

补骨脂（Psoralea corylifolia Linn.）　92

补骨脂素（psoralen）　93，102

布朗降解（Von Braun degradation）　248

Bletilla striata　137

Bryostatin 1　260

C

苍术（Atractylodes lancea）　159

草麻黄（Ephedre sinica）　119

草酸（oxalic acid）　1，223

查耳酮（chalcone）　20

查耳酮类（chalcones）　117

查帕拉尔橡树（Larrea divaricata）　103

柴胡皂苷 a、柴胡皂苷 c 和柴胡皂苷 d（saikosaponins a、saikosaponin c、and saikosaponin d）　182

柴胡皂苷 m 和 n（saikosaponins m and n）　182

柴胡皂苷 r 和柴胡皂苷 s（saikosaponin r and saikosaponin s）　182

柴胡皂苷元 E 和柴胡皂苷元 F（saikogenin E and saikogenin F）　182

柴胡属植物（Bupleurum salicifolium）　104

蟾毒（bufotoxin）　199

蟾毒灵（bufalin）　199

蟾毒配基（bufogenins）　199

蟾酥（cinobufagin venom toad）　199

产物离子（product ion）　57

菖蒲（Acorus calamus Linn.）　90

长春胺（vincamine）　232

长春碱（vinblastine）　2，232

长春新碱（vincristine）　2，232

肠杆菌属（Enterobacter aerogenes）　139

肠内脂（enterolactone）　110

超临界流体（supercritical fluid，SF）　30

超滤（ultra filtration）　39

超声波（ultrasonic waves）　31

朝霍定 A、朝霍定 B 和朝霍定 C（epimedin A，epimedin B and epimedin C）　125

车叶草苷（asperuloside）　166

彻底甲基化（exhaustive methylalion） 247
橙（Citrus aurantium） 115
橙杯珊瑚（Tubastrea aurea） 268
橙花醇（nerol） 155
橙花叔醇（nerolidol） 158
橙皮苷（hesperidin） 115
橙皮苷酶（hesperidinase） 78
橙酮类（aurones） 118
齿菌科（Hydnaceae） 219
赤芝酸（lucidenic acids） 180
赤芝酸 A（lucidenic acid A） 180
赤芝酮（lucidone A） 180
臭蚁二醛（iridoidial） 156
除虫菊素（pyrethrins） 116
川楝（Melia toosendan） 182
川楝素（toosendanin） 182
川芎（Ligusticum chuanxiong） 91
川芎嗪（tetramethylpyrazine） 171
穿龙薯蓣（D. nipponica Makine，穿山龙） 215
穿心莲（Andrographis paniculata） 161
穿心莲内酯（andrographolide） 153,161,313
串联质谱（tandem mass spectrometry） 85
唇形科（Labiatae） 114,137,155,160,178,219
磁麻糖（cymarose） 216
次皂苷（prosapogenin） 178
刺尾鱼毒素（maitotoxin） 3,8,256,262
刺五加（Acanthopanax senticosus） 90
粗叶悬钩子（Rubus alceaefolius） 192
促肾上腺皮质激素（ACTH） 182
促胰液素（secretin） 265
翠雀属（Delphinium） 223,233
C1 式或 N 式（normal form） 64
C_{21} 甾（C_{21}-steroids） 215
cystodimine A 269
Cystodytes dellechiajei 269

D

达巴万星（dalbavancin） 296
达玛烷（dammarane） 179
达托霉素（daptomycin） 286,297
大八角（I. majus Hook. f. et Thoms.） 159
大肠埃希菌（Escherichia coli） 287
大豆苷（daidzin） 116
大豆素（daidzein） 116
大豆素-7，4'-β-D-二葡萄糖苷（daidzein 7，4'-β-D-diglucoside） 116
大根老鹳草（Geranium） 159

大环内酰胺类抗生素（macrolactum antibiotics） 303
大环内酯类（macrolides） 260
大环内酯类抗生素（macrolide antibiotics） 293
大黄（Rheum palmatum） 135
大戟醇（phorbol） 162
大戟科（Euphorbiaceae） 95,162,225,226
大麻草夹竹桃（A. cannbinum） 206
大麻二酚酸（cannabidiolic acid） 20
大气压化学电离质谱（atmospheric pressure chemical ionization mass spectrometry，APCI-MS） 55
大青素 B（isatan B） 231
大蒜油（garlic oil） 170
大田软海绵酸（okadaic acid） 256
大叶清香桂碱 B（vaganines B） 217
大叶香茶菜素（macrophyllin） 106
代谢偶然产物（metabolic accidents） 13
代谢途径（metabolic pathway） 12
丹参（Salvia miltiorrhiza） 91,137
丹参醌 II_A 磺酸钠（tanshinone II_A suifonate） 137
丹参醌类（tanshinones） 137
丹参素（danshensu） 91
丹参酸 A（salvianolic acid A） 91
丹参酸 B（salvianolic acid B） 91
丹参酸 C（salvianolic acid C） 91
丹皮酚（paeonol） 25
单峰（singlet，s） 50
单环 β-内酰胺（monobactam） 288
单环倍半萜（monocyclic sesquiterpenoids） 159
单环单萜（monocyclic monoterpenoids） 155
单环二萜（monocyclic diterpenoids） 161
单晶（single crystal） 60
单糖（monosaccharide） 63
单萜类 155
单萜吲哚生物碱（monoterpenoid indole alkaloids） 232
胆固醇（cholesterol） 12
胆酸（cholic acid） 217
胆甾醇（cholesterol） 218
胆甾烷生物碱（cholestane alkaloids） 234
蛋白聚糖（proteoglycan） 70
当归（Angelica sinensis） 91
党参碱（codonopsine） 225
刀豆凝集素 A（concanavalin A，Con A） 81
道尔顿分压定律（Daltons law of partial pressures） 31

稻芝麻枯病菌（*Ophiobulus miyabeanus*） 163

地高辛（digoxin） 197

地黄（*Rehmannia glutinosa* Libosch） 157

地塞米松（dexamethasone） 208

地榆（*Sanguisorba officinalis*） 183

地榆皂苷 B 和地榆皂苷 E（sanguisorbin B and sanguisorbin E） 183

颠茄（*Atropa belladonna*） 24, 225

颠茄属（*Atropa*） 223

点青霉（*Penicillium notatum*） 288

电喷雾电离质谱（electronspray ionization mass spectrometry, ESI-MS） 55

电子轰击电离质谱（electron impact ionization mass spectrometry, EI-MS） 55

靛苷（indican） 77, 231

丁香酚（eugenol） 90, 170

丁香属（*Syringa*） 90

顶头孢霉菌（*Cephalosporium acremonium*） 256, 289

东北红豆杉（*T. cuspidata*） 6

东方链霉菌（*Streptomyces orientalis*） 295

东莨菪碱（scopolamine） 24, 225

冬凌草（*Rabdosia rubescens*） 162

冬凌草甲素（oridonin） 162

豆科（Leguminosae） 92, 114, 137, 138, 178, 197, 218, 219

豆甾醇（stigmasterol） 219

毒空木（*Coriaria japonica*） 159

毒毛花次苷 K-β（strophanthinK-β） 206

毒毛花苷 K（strophanthin K） 197, 206

毒毛花双糖酶（strophhus disachariddase） 78, 204

毒毛旋花（*Strophanthus hispidus*） 200

毒芹碱（coniine） 222, 226

杜鹃花科（Ericaceae） 115

杜仲木脂素（lignans of Eucommia ulmoides） 110

端基碳原子（anomeric carbon atom） 64

短杆菌肽（gramicidin） 286

短裸甲藻毒素（brevetoxin） 8, 256

断节参（*C. wallichii*） 216

断节参苷（wallicoside） 216

对枝软骨藻（*Chondric oppsiticlada*） 160

盾叶薯蓣（*Dioscorea zingiberensis* C.H.Wright，黄姜） 25, 215

多个靶点（multi-targets） 309

多孔菌科（Polyporaceae） 180

多脉酸藤子（*E. oblongifolia* Hemsl.） 136

多黏菌素 B（polymyxin B） 299

多黏菌素类（polymyxins） 298

多黏芽孢杆菌（*Bacillus polymyxa*） 298

多柔比星（doxorubicin） 300

多糖（polysaccharide） 69

多西环素（doxycycline） 291

多烯类抗生素（polyene antibiotics） 294

多黏菌素（polymyxin） 286

多重峰（multiplet, m） 50

dl-毒藜碱（*dl*-anabasine） 171

D-N-乙酰葡糖胺 D-GlcNAc 70

D-N-乙酰神经氨酸 D-NeuNAc 70

D-肌醇（D-chiro-inositol） 67

D-筒箭毒碱（D-tubocurarine） 229

D-异谷树碱（D-isochondodendrine） 229

D 族维生素（vitamin D） 12

E

莪术（*Curcuma phaeocaulis*） 160

莪术醇（curcumol） 160

鹅去氧胆酸（chenodeoxycholic acid） 217

鹅绒藤属（*Cynanchum*） 226

蒽醌类 138

儿茶[*Acacia catechu*（L. f.）Willd.] 118

儿茶素（catechin） 118

耳状截尾海兔（*Dolabella auricularia*） 256, 265

二倍半萜类（sesterterpenoids） 163

二苯基丁内酯木脂素（dibenzyltyrolactone lignans） 104

二苯基丁烷木脂素（dibenzylbutane lignans） 103

二次代谢（secondary metabolism） 12

二次代谢产物（secondary metabolites） 12

二甲基烯丙基焦磷酸酯（dimethylallyldiphosphate, DMAPP） 17

二聚木脂素（dilignans） 106

二氢查尔酮类（dihydrochalcones） 117

二氢黄酮（flavonone） 20

二氢黄酮醇类（flavanonols） 115

二氢黄酮类（dihydrochalcones） 115

二氢异黄酮 116

二色桌片参（*Mensamaria intercedens*） 276

二萜类 160

二维核磁共振谱（two dimensional nuclear magnetic resonance spectroscopy, 2D-NMR） 51

二酰精氨酸（suberylarginine） 199

二乙氨乙基交联葡聚糖凝胶（DEAE-sephadex） 41

二重峰（doublet, d） 50

ecteinascidin 743, 256
Ehrlich 试剂（对-二甲胺基苯甲醛-浓硫酸试剂）
  166
Emde 降解（Emde degradation） 247
Enigmazole A 260
epipadmatin 115
eudistone A 269

F

Fischer 投影式（Fischer projections） 63
番荔枝（Annona squamosa） 229
番荔枝科（Annonaceae） 137, 219, 223, 228, 270
番泻苷 A（sennoside A） 72,139
番泻苷 B（sennoside B） 139
反射器（reflectorn） 56
反渗透（reverse osmosis） 39
反式（retro） 104
反相分配色谱（reverse phase partition chromatography） 32
反相硅胶（reverse phase silica） 40
方柱五角瓜参（Pentacta quadrangulasis） 276
防己科（Menispermaceae） 223, 228
防己内酯（columbin） 161
防己诺林碱（fangchinoline） 235, 245
放线菌胺（spectinamine） 291
放线菌素 D（dactinomycin D） 300
飞行时间（time-of-flight，TOF）质量分析器,56
飞燕草素（delphinidin） 118
非核糖体多肽合成酶（nonribosomal peptide synthetase，NRPSs） 295
非活性成分（inactive constituents） 5
非奈西林（phenethicillin） 289
非洲防己（Jatrorrhiza palmata） 161
菲醌（phenanthraquinone） 137
酚酸（phenolic acids） 91
粉防己（Stephania tetrandra S.Moore） 28
粉防己碱（tetrandrine） 28, 245
风藤（Piper kadsura） 105,107, 110
凤眼草（Ailanthus altissima） 135
佛罗里达柳珊瑚（Plexaura homommalla） 271
佛手苷素（bergapten） 93
呋胡椒脂酮（futoenone） 107
呋喃香豆素（furocoumarins） 93
呋甾烷醇类（furostanols） 209
呋甾烷醇皂苷（furostanol saponins） 210
伏毛铁棒锤（Aconitum flavum） 246
福木（Elaeodendron glaucum） 78
福木苷 B（elaeodendroside B） 78

辅酶 Q（coenzymes Q） 136
负离子模式（negative ion mode） 55
傅里叶变换离子回旋共振（Fourier transform ion cyclotron resonance，FTICR）质量分析器） 56

G

甘草（Glycyrrhiza uralensis Fisch） 115,182
甘草次酸（glycyrrhetinic acid） 153, 182
甘草素（liquiritigenin） 115
甘草酸（glycyrrhizic acid） 182
甘遂烷型（tirucallane） 180
甘油糖脂（glycerol glycolipid） 71
苷化位移（glycosidation shift） 83
苷键原子（glycosidic atom） 71
苷元（aglycone） 71
柑橘苷酶（naringinase） 78
柑橘属（Citrus） 94
杆菌肽（bacitracins） 299
橄榄科（Burseraceae） 160
橄榄酸类（olivanic acids） 290
橄榄脂素（olivil） 105
岗比毒甲藻（Gambierdiscus toxicus） 3, 262
高分辨质谱法（high resolution mass spectrometry，HR-MS） 46
高淀粉酶（Taka-diastase） 78
高速逆流色谱（high speed counter current chromatography，HSCCC 36
高异黄酮类（homoisoflavanones） 117
革兰阳性菌（Gram-positive bacteria） 287
革兰阴性菌（Gram-negative bacteria） 287
葛根（Pueraria lobata） 116
葛根素（puerarin） 113, 116
葛根素-7-β-D-木糖苷（puerarin 7-β-D-xyloside） 116
更生霉素（kenshengmycin） 300
珙桐科（Davidiaceae） 227
共生关系（symbiosis） 259
共生菌（symbiotic bacteria） 259
钩藤芬碱（rhynchophine） 223
钩藤碱（rhynchophylline） 232
枸橘素（citrifoliol） 94
构巢曲霉 Aspergilus nidullans 298
古柯[Erythroxylum novogranatense（Morris）Hier.] 9, 225
古柯科（Erythroxylaceae） 225
古勒姆蒿（A. kurramensis） 25
固定相（solid phase） 32

寡糖（oligosaccharide） 67
关附甲素（guan-fu base A） 233
关木通苷（aristoloside） 24
光学异构体 245
癸酰乙醛（decanoylacetaldehyde） 170
鬼臼毒素（podophyllotoxin） 104
鬼臼属（*Podophyllum*） 104
桂皮醇（cinnamyl alcohol） 103
桂皮醛（cinnamaldehyde） 90, 103, 170
桂皮酸（cinnamic acid） 91, 103
桂皮酸途径（cinnamic acid pathway） 89
桂皮酰基（cinnamyl） 126
国家癌症研究所（National Cancer Institute，NCI） 311
果胶（pectin） 70
过碘酸裂解法亦称 Smith 降解法 79
Geodia baretti 268

H

哈帕苷（harpagide） 166
海滨蒿（*A. moritima*） 25
海参皂苷（sea cucumber glycosides） 276
海葱（*Scilla maritima*） 199
海葱苷 A（scillaren A） 199
海葱苷元（scillanolide） 197
海风藤酮（kadsurenone） 105, 110
海韭菜苷（triglochinin） 77
海柯皂苷元（hecogenin） 210
海绵（*Plakortis nigra*） 231
海绵（sponge） 258
海绵动物门（Porifera） 258
海膜海鞘（*Trididemnum solidum*） 266
海人草酸（kainic acid） 256
海人酸（α-kainic acid） 265
海棠果内酯（calophyllolide） 95
海兔（sea hare） 259
海兔毒素（dolastatins） 265
海星（starfish） 273
海星皂苷（asterosaponin） 273
海洋苔藓动物（marine bryozoan） 259
海洋微生物（marine microorganism） 259
海洋药物（marine drugs） 255
海洋药物学 255
海洋藻类（algae，seaweeds） 258
海藻糖（trehalose 68
汉防己碱（tetrandrine） 229
杭白芷[*Angelica dahurica*（Fisch. Ex Hoffn.）Benth.

et Hook. f. ex Franch. Et Sav.var. daharica CV. *Hangbajzhi Yuan et shan*] 102
蒿甲醚（artemether） 9, 168, 309
蒿酮（artemisia ketone） 155, 168
禾本科（Gramineae） 223
和钩藤碱（rhynchophylline） 241
和厚朴酚（honokiol） 106
河鲀毒素（tetrodotoxin） 4, 256
核 Overhauser 效应（nuclear Overhauser effect，NOE） 50
核磁共振（NMR） 49
核磁共振氢谱（^{1}H-NMR） 49
核磁共振碳谱（^{13}C -NMR） 50
核糖霉素（ribostamycin） 292
鹤虱属（*Lappula*） 225
黑柴胡（*B. smithii*） 182
黑青霉（*Penicillium nigricans*） 303
黑色链霉菌（*Streptomyces melanochromogenes* No.1779） 300
红豆杉（*Taxus brevifolia*） 309
红根草邻醌（saprorthoquinone） 136
红古豆碱（cuscohygrine） 225
红花（*Carthamus tinctorius*） 117
红花苷（carthamin） 117
红景天苷（rhodioside） 71
红霉素（erythromycin） 293
红色链丝菌（*Streptomyces erythreus*） 293
红树海鞘（*Ecteinascidia turbinata*） 256, 261, 313
红外吸收光谱（IR） 48
红藻（*Laurencia intricata*） 275
厚朴（*Magnolia officinalis* Rehd. et Wills.） 106, 159, 228
厚朴酚（magnolol） 106
厚朴碱（magnocurarine） 228
厚缘藻（*Dilophus okamurai*） 275
胡椒碱（piperine） 21, 221
胡椒科（Piperaceae） 105, 223, 226
胡椒酮（piperitone） 155
胡萝卜苷（daucosterol） 219
胡桃科（Juglandaceae） 95, 219
胡桃醌（juglone） 24, 236
胡酮属（*Calophyllum*） 95
胡颓子科（Elaeagnaceae） 219
葫芦科（Cucurbitaceae） 178, 181, 188
葫芦烷（cucurbitane） 181
槲皮素（quercetin） 114
虎刺（*Damnacanthus indicus*） 151

虎耳草科（Saxifragaceae） 95

虎皮楠科（Daphniphyllaceae） 223

虎皮楠属（*Daphniphyllum*） 223

琥珀氯霉素（chloramphenicol succinate） 302

花椒毒素（xanthotoxin） 93

花椒素（xanthyletin） 94

花椒油素（xanthoxylin） 170

花色素（anthocyanidines） 118

华中五味子（*Schizandra sphenanthera* Rehd. Et Wils.） 105

化学导向法（chemical oriented） 310

化学分类学（chemotaxonomy） 45

化学位移（chemical shift） 50

桦褐孔菌（inonotus obliquus） 109, 110

槐树 *Sophora japonica* L. 123

环阿屯烷型（cycloartane） 180

环桉醇（cycloeudesmol） 160

环常绿黄杨碱 D（cyclovirobuxine D） 234

环黄芪醇（cycloastragenol） 180

环黄杨酰胺（cycloprotobuxinamine） 234

环木脂素内酯（cyclolignolide） 104

环丝氨酸（cycloserin） 303

环戊烷骈多氢菲（cyclopentano-perhydrop-henanthrene） 195

环烯醚萜类（iridodial） 156

环孕甾烷生物碱（cyclopregnane alkaloids） 234

黄蒿（Artemisia scoparia Watdst ET kit.） 91, 92

黄花蒿（*Artemisraannua annua* Linn.） 23, 45,159, 155, 168, 309

黄花夹竹桃苷 A 和黄花夹竹桃苷 B(thevetin A and thevetinB) 205

黄盔芹素（xanthogalin） 94

黄连（*Coptis chinensis*） 27, 28

黄萍蓬草碱（nuphleine） 232

黄芪苷Ⅰ～Ⅶ（astragalosides Ⅰ～Ⅶ） 180

黄芩（Scutellaria baicalensis Georgi） 28, 114

黄芩苷（baicalin） 28

黄曲霉素（aflatoxins） 102

黄曲霉素 B_1（aflatoxin B_1） 98, 102

黄曲霉素 B_{2a}（aflatoxin B_{2a}） 98

黄山药（*Dioscorea panthaica* Brain et Burkill） 208

黄酮（flavonoids） 13

黄酮醇类（flavonols） 114

黄酮类（flavones） 113

黄酮类化合物（flavonoids） 112

黄酮木脂素（flavonolignan） 103, 107

黄烷类（flavanes） 118

黄杨科（Buxaceae） 217

黄杨属（*Buxus*） 233

黄羽扇豆（*Lupinus luteus*） 184

磺丙基交联葡聚糖凝胶（SP-sephadex） 41

灰黄霉素（griseofulvin） 286, 303

灰黄青霉菌（*Penicillium griseofulvum*） 303

挥发油（volatile oil） 169

茴芹素（pimpinellin） 94

茴香脑（anethole） 90, 170

茴香醛（anisaldehyde） 211

蛔蒿[*Seriphidum cinum*（Berg.exPoliak.）Pliak], 25

活性炭（activated carbon） 40

Hofmann 消除 247

J

鸡矢藤[*Paederia scanden*（Lacr.）Merr. Var. *tomentosa*（B1.）Hand. -Mazz] 157

鸡屎藤苷（paederoside） 157

积雪草（*Centella asiatica*） 183

积雪草苷（asiaticoside，亚细亚皂苷） 183

基质辅助激光解吸电离质谱（matrix assisted laser desorption ionization mass spectrometry，MALDI-MS） 55

激子（exciton） 60

激子耦合（exciton coupling） 60

激子双值 CD（exciton bisignate CD） 60

吉马酮（germacrone，杜鹃酮） 159

吉他洛苷元（gitaloxigenin） 198

棘白菌素类（echinocandins） 298

棘皮动物（echinoderm） 259

棘皮动物门（Echinodermata） 258

蒺藜（*Tribulus terrestris* Linn.） 208

蒺藜科（Zygophyllaceae） 103

几丁二糖（chitobiose） 69

计算机模拟裂解（in-silico fragmentation） 58

加兰他敏（galanthamine） 309

加拿大麻苷（cymarin） 200

夹竹桃科（Apocynaceae） 197, 216

夹竹桃糖（oleandrose） 216

嘉兰（*Gloriosa superba* Linn.） 26

甲砜霉素（thiamphenicol） 302

甲基正壬酮（methyl nonylketone） 170

甲壳素（chitin） 69

甲戊二羟酸（mevalonic acid） 14

甲氧基欧芹酚（osthole） 97

简单苯丙素类化合物（simple phenylpropanoid compounds） 90

简单吲哚生物碱（simple indole alkaloids） 231

剑麻（*Agave sisalana*） 210

剑麻皂苷元（sisalagenin） 209

箭叶淫羊藿（*Epimedium saglttatum*） 125

姜科（Zingiberaceae） 115

降木脂素（norlignan） 103, 107

绛红小单胞菌（*Micromonospora purpurea*） 292

交让木碱（daphniphylline） 233

交让木属（*Daphniphyllum*） 233

胶淀粉（amylopectin 69

焦磷酸橙花酯（neroli pyrophosphate，NPP） 154

焦磷酸金合欢酯（farnesyl-pyrophosphate，FPP） 154

焦磷酸香叶基金合欢酯（geranyl farnesyl-PP，GFPP） 154

焦磷酸香叶基香叶酯（geranylgeranyl-PP，GGPP） 154

焦磷酸香叶酯（geranyl pyrophosphate，GPP） 154

焦磷酸异戊烯酯（Δ³-isopentenyl pyrophosphate，IPP） 153

焦磷酸 γ，γ-二甲基烯丙酯（γ，γ-dimethyl allyl pyrophosphate，DMAPP） 154

角鲨烯（squalene） 154

角型（angular） 94

酵母（yeast） 287

介藜芦胺（jervine） 234

芥子油（mustard oil） 170

金果榄（*Tinospora capillipes*） 161

金合欢[*Acacia. Farnesiana*（Linn.）Willd.] 158

金合欢醇（farnesol） 158

金合欢属（*Acacia*） 228

金黄色葡萄球菌（*Staphylococcus aureus*） 287

金鸡纳生物碱（cinchona alkaloids） 227

金鸡纳属（*cinchona*） 227

金鸡宁碱（cinchonine） 249

金缕梅科（Hamamelidaceae） 96

金霉素（chlortetracycline） 286, 291

金钱松（*Pseudolarix kaempferi*） 161

金丝桃素（hypericin） 139

金银花（*Lonicera japonica*） 91

锦葵花素（malvidin） 118

京尼平（genipin） 166

京尼平苷（geniposide） 71, 157

京尼平酸（geniposidic acid） 157

经验异戊二烯法则（empirical isoprene rule） 153

晶体（crystal） 60

精油（essential oil） 169

景天科（Crassulaceae） 199

酒石酸（tartaric acid） 223

桔梗科（Campanulaceae） 178

菊科（Asteraceae） 114, 160, 178, 219

菊糖（inulin） 12

聚 β-酮酯（poly β-keto ester） 15

聚醚类化合物（polyethers） 262

聚醚梯（polyether ladder） 262

聚酰胺（poliamide） 41

卷柏科（Selaginellaceae） 223

卷曲霉素（capreomycin） 299

爵床科（Acanthaceae） 114

爵床脂素 A 和爵床脂素 B（justicidins A and justicidins B） 110

爵床属（Rostellularia） 110

jorumycin 269

Jorunna funebris 269

K

咖啡酸（caffeic acid） 91

咖啡因（caffeine，1819） 1, 221

卡波林生物碱（carboline alkaloids） 231

卡利奇霉素（calicheamicins，CLM） 302

卡芦莫南（carumonam） 290

卡那霉素（kanamycin） 292

卡帕芬净（caspofungin） 298

卡氏肺囊虫（*Pneumocystis carinii*） 298

堪索莫乐斯基（Komsomlski） 110

康斯生（conessine） 234

抗生素（antibiotics） 285

柯南因（corynantheine） 232

柯桠素（chrysarobin） 139

可待因（codeine） 229

克拉霉素（clarithromycin） 293

克拉维酸（clavulanic acid） 290

口蘑科（Tricholomataceae） 219

枯草芽孢杆菌（*Bacillus subtilis*） 287, 299

苦参碱（matrine） 227

苦苣苔科（Gesneriaceae） 118

苦木科（simaroubaceae） 227

苦味素（bitter principles） 163

快速色谱（flash chromatography） 39

快原子轰击电离质谱（fast atom bombardment ionization mass spectrometry，FAB-MS） 55

宽带去耦（broad-band decoupled spectrum） 51

奎宁（quinine） 1,221, 227

奎宁酸（quinic acid） 91

醌（quinones） 13
醌式红花苷（carthamone） 117
阔叶千里光碱（platyphylline） 225
KRN 7000 269

L

拉帕酚 A 和拉帕酚 F（lappaol A and lappaol F）
　106
辣椒（*Capsicum* spp.） 23
兰科（Orchidaceae） 137, 232
懒虫肽（sluggisher） 267
蓝雪科（Plumbaginaceae） 24, 136
蓝雪醌（plumbagin） 24, 136
莨菪碱（hyoscyamine） 24
莨菪属（*Scopolia*） 223
雷公藤（*Tripterygium wilfordii* Hook. f.） 162, 184
雷公藤甲素（triptolide） 161
雷公藤酮（triptergone） 184
雷公藤乙素（tripdiolide） 161
雷莫拉宁（ramoplanin） 286, 295
类固醇糖脂（steroid glycolipid） 71
离子阱（ion trap, IT）质量分析器, 56
离子源（ion source） 55
藜芦胺（veratramine） 234
藜芦属（*Veratrum*） 234
李约琴（Joseph Needham） 4
力达霉素（lidamycin, LDM） 301
丽江山慈菇（*Iphigenia indica* Kunth et Benth.） 26
利多卡因（lidocaine） 225
利福定（rifandin） 303
利福霉素（rifamycin） 276, 286
利福喷丁（rifapentine） 303
利福平（rifampin） 303
利血平（reserpine） 2, 232
莲花碱（hasubanonine） 229
联苯环辛烯木脂素类（dibencyclooctene lignans）
　105
联苯木脂素类（biphenylene lignans） 106
链轮丝菌属（*Streptoverticillium*） 288
链霉胺（streptamine） 291
链霉菌属（*Streptomyces*） 287
链霉素（streptomycin） 286, 292
链丝菌（*Streptomyces mediterranci*） 303
楝科（Meliaceae） 181, 199, 216, 219
楝烷型（meliacane） 181
两性（amphipathic） 71
两性霉素 B（amphotericin B） 294

亮菌甲素（Armillarisin） 96
蓼科（Polygonaceae） 137, 138
列当科（Orobanchaceae） 219
裂环环烯醚萜（secoiridoids） 157
裂环孕甾烷类（secocyclic pregnanes） 215
邻耦（vicinal coupling） 50
林可霉素（lincomycin） 306
林奈双名命名体系（Linnaean binomial system of
　nomenclature） 27
临界温度（critical temperature, Tc） 30
临界压力（critical pressure, Pc） 30
磷酸多萜醇糖脂（phosphoric acid polysacoharide）
　71
灵芝（Ganoderma lucidum） 180
灵芝酸（ganoderic acids） 180
灵芝酸 C（ganoderic acid C） 180
零陵香豆（*Melilotus officinalis*） 92
流动相（move phase） 32
留兰香（*M. spicata*） 23
硫磺菊素（Sulpharetn） 118
龙胆（*Gentiana scabra*） 157
龙胆碱（gentianine） 232
龙胆科（Gentianaceae） 119, 156, 232
龙胆苦苷（gentiopicroside, gentiopicrin） 157
龙胆属（Gentiana） 157
龙葵皂苷 I（nigrumnin I） 213
龙脑（borneol） 156
龙舌兰（*A. americana* L.） 210
龙舌兰科（Agavaceae） 208, 216
芦丁（rutin） 4, 72, 114
芦荟（Aloe arborescens will. Var. natalensis Berg.）
　135
芦荟苷（barbaloin） 73, 139
鲁望橘素（luvangetin） 94
鹭鸶草皂苷 A（diuranthosides A） 213
绿海葱苷（scilliglaucoside） 199
绿海葱苷元（scilliglaucogenin） 199
绿原酸（chlorogenic acid） 91
氯仿-浓硫酸反应（Salkowski reaction） 186
氯霉素（chloramphenicol） 286, 302
氯唑西林（cloxacillin） 289
葎草烯（humulene, α-caryophyllene, α-丁香烯）
　159
轮枝链霉菌（*Streptomyces verticillus*） 297
罗汉柏[*Thjosis dolabrata*（Thunberg. Ex Linn. f.）
　Sieb. et Zucc.] 156
罗汉果（*Momordica charantia*） 181, 188

罗汉果甜素 V（mogroside V） 181
罗汉松脂素（matairesinol） 110
罗红霉素（roxithromycin） 293
罗勒（Ocimum basilicum） 155
罗勒烯（ocimene） 155
罗列酮（royle anone） 137
萝卜苷（glucoraphenin） 72
萝藦科（Asclepiadaceae） 197, 216, 226
螺二烯酮（spirodienones） 107
螺缩酮（spiroketal） 209
螺旋规则（helicity rule） 59
螺旋霉素（spiramycin） 293
螺甾烷（spirostane） 208
螺甾烷醇类（spirostanols） 209
螺甾烷醇类皂苷（spirostanol saponins） 209
L-苯丙氨酸（L-Phe） 14
L-蛋氨酸（L-Met） 14
L-赖氨酸（L-Lys） 14
L-酪氨酸（L-Tyr） 14
L-鸟氨酸（L-Orn） 14
L-色氨酸（L-Trp） 14

M

麻黄（ephedrae herbal） 5
麻黄碱（ephedrine） 4, 221, 223
麻黄科（Ephedraceae） 228
麻黄宁 A 和麻黄宁 B（epinine A and epinine B）
    119
马鞭草（Verbena officinalis L.） 155
马兜铃（Aristolochia debilis） 229
马兜铃科（Aristolochiaceae） 219, 228
马兜铃酸（aristolochic acid） 24
马杜拉放线菌属（Actinomadura） 288, 301
马尿素（hippurin） 272
马钱科（Loganiaceae） 228, 232
马钱子碱（brucine） 221
马桑（Coriaria napalensis Wall.） 159
马桑毒素（coriamyrtin） 159
吗啡（morphine） 1, 45, 221
吗啡-6-O-β-D-葡萄糖醛酸苷（morphine-6-O
    -β-D-glucuronide） 309
吗啡烷生物碱（morphinan alkaloids） 229
麦白霉素（meleumycin） 306
麦迪霉素（midecamycin） 293
麦冬（Ophiopogon japonicus） 117
麦角胺（ergotamine） 231
麦角菌[Ciavieps purpurea（Fr.）Tulasne] 231

麦角生物碱（ergot alkaloids） 231
麦角新碱（ergometrine） 231
麦角甾醇（ergosterol） 218
麦芽二糖（maltose） 69
麦芽糖（maltose） 67
麦芽糖酶（maltase） 78
曼地亚红豆杉（T. madia） 6
曼陀罗木属（Brugmansia） 225
曼陀罗属（Datura） 225
芒果苷（mangiferin） 73
杧果（Mangifera indica Linn.） 119
莽草（Illicium anisatum A. C. Smith，毒八角） 159
莽草毒素（anisatin） 159
莽草酸（shikimic acid） 13
猫眼草（Euphorbia esula） 106
猫眼草素（maoyancaosu） 106
毛当归（Angelica pubescens Maxim.） 102
毛地黄（Digitalis purpurea Lina.） 198
毛茛苷（ranunculin） 25
毛茛科（Ranunculaceae） 25, 197, 199, 216, 223,
    228
毛花洋地黄苷 A、毛花洋地黄苷 B、毛花洋地黄苷
    C、毛花洋地黄苷 D 和毛花洋地黄苷 E(lanatoside
    A、lanatoside B、lanatoside C、lanatoside D, and
    lanatoside E） 198
毛蕊花糖苷（acteoside） 24
毛叶香茶菜（Rabdosia japonica） 106
毛鱼藤（Derris elliptica） 116
毛獐牙菜（Swertia pseudochinensis Hara） 157
美登碱（maylasine） 2
美国国家癌症研究所（National Cancer Institute,
    NCI） 260
美罗培南（meropenem） 290
美西林（mecillinam） 289
美洲花椒（xantho xylum） 94
美洲花椒素（xantho xyletin） 94
美洲芍药组（Sect. Oneapia） 25
蒙古黄芪（A. membranaceus var. mongholicus）
    180
迷迭香裂碱（rosmarinecine） 225
猕猴桃碱（actinidine） 232
猕猴桃科（Actinidiaceae） 219, 232
米卡霉素（miokamycin） 294
米诺环素（minocycline） 291
密花石豆兰（Bulbophyllum odoratissimum Lindl.）
    137
棉酚（gossypol） 159

膜萃取（membrane extraction） 39
膜分离法（membrane isolation） 39
膜海鞘素 B（didemnin B） 266
膜荚黄芪（*Astragalus membranaceus*） 180
膜蒸馏（membrane distillation） 39
墨旱莲（*Eclipta prostrate* L.） 95
母菊（*Matricaria recutita* Linn）. 158
牡丹组（Sect. Moutan） 25
牡荆素（vitexin） 73, 113
木防己碱（trilobine） 229
木兰胺（magnolamine） 229
木兰碱（magnoflorine） 229
木兰科（Magnoliaceae） 228
木栓烷（friedelane） 184
木通马兜铃（*Aristolochia manshuriensis* kom） 24
木犀科（Oleaceae） 157
木樨草素（luteolin） 114
木贼科（Equisetaceae） 223
木脂素（lignans） 13
木脂素类化合物（lignan compounds） 103
木脂素内酯（dibenzyltyrolactones） 104
Methyl-penicinoline 269

N

内毒素（endotoxin） 71
那可丁（narcotine） 221
那碎因（narceine） 223
纳滤（nano filtration） 39
耐甲氧西林表皮葡萄球菌（MRSE） 296
耐甲氧西林金黄色葡萄球菌（methicillin-resistant Staphylococcus aureus，MRSA） 136, 296
耐青霉素肺炎链球菌（PRSP） 298
萘醌类（naphthoquinones） 136
南五味子属（*Kadsura*） 105
逆流分溶法（counter current distribution） 32, 35
逆没食子酸（ellagic acid） 95
黏多糖（mucopolysaccharide） 70
黏肽（mucopeptide） 70
黏肽转肽酶（peptidoglycan transpeptidase） 288
黏细菌属（*Myxobacterium*） 287
黏质复合物（claycomplex） 70
念珠菌属（*Candida gabrata*） 139
鸟苷（guanosine） 72
尿酸（uric acid） 1
柠檬（*Citrus limon*） 94, 155
柠檬酸（citric acid） 1, 223
柠檬烯（limonene） 155

凝固酶阴性的葡萄球菌（CNS） 298
牛蒡子（*Fructus Arctii*） 104
牛蒡子素（arctigenin） 104
牛肝菌科（Boletaceae） 219
牛磺胆酸（taurocholic acid） 217
纽莫康定类（pneumocandins） 298
纽替皂苷元（nuatigenin） 211
女贞（*Ligustrum lucidum Ait.*） 183
诺卡菌属（*Nocardia*） 288
诺卡霉素（nocardicins） 290
N-benzoyl-16-acetylcyclobuxidine F 233
N-甲基四氢罂粟碱（laudanosine） 251
N-连接聚糖（*N*-Linked glycan） 70
N-去甲基加兰他敏（*N*-desmethyl galanthamine） 309
N-去甲米替非林（*N*-demethylmitiphyllin） 198

O

欧丁香（Syringa vulgaris） 90
欧盟委员会（European Commission，EC） 266
欧前胡素（imperatorin） 93
欧芹属素乙（imperatorin） 102
欧细辛醚（euasarone） 174
欧洲药品管理局（European Medicines Agency，EMA） 256
耦合常数（coupling constant） 50
耦合模式（coupling pattern） 50
O，*N*-混合缩醛（*O*，*N*-mixed acetals） 223
O-连接聚糖（*O*-Linked glycan） 70

P

哌啶生物碱（piperidine alkaloid） 226
蒎烯（pinene） 24
培洛霉素（peplomycin） 297
蟛蜞菊内酯（wedelolactone） 95
碰撞诱导解离（collision-induced dissociation，CID） 57
枇杷[*Eriobotrya jiponica*（Thunb.）Lindl.] 158
平贝碱乙（pingpeimine B） 234
萍蓬草属（*Nuphar*） 232
萍蓬定（nupharidine） 232
葡聚糖（dextran） 37
葡聚糖凝胶（Sephadex G） 41
葡萄糖海葱苷 A（glucoscillaren A） 199
蒲公英（*Taraxacum mongolicum*） 91
朴亚科（Celtidoideae） 23
普利纳布林（plinabulin） 278
普鲁卡因（procaine） 9, 225

pallidin 268
penicinoline 269
phloretin 117
plakortamine B 231
plitidepsin 266
Prialt 267

Q

七叶苷（esculin，又称秦皮甲素） 93
七叶内酯（esculetin，秦皮乙素） 93
齐墩果酸（oleanolic acid） 153, 182
齐墩果烷（oleanane） 182
齐考诺肽（ziconotide，μ-芋螺毒素 MVIIA） 255, 267
气-质联用（gas chromatography-mass spectrometry，GC-MS） 58
千金藤碱（stephanine） 229
千里光属（Senecio） 225
千屈菜科（Lythraceae） 227
前胡（Peucedanum praeruptorum Dunn） 5, 92
前列腺素（prostaglandins，PGs） 271
前体离子（precursor ion） 57
前体效应物质（material of precursoreffect） 309
前药（prodrug） 309
荨麻科（Urticaceae） 226
茜草（Rubia cordifolia） 138
茜草科（Rubiaceae） 138, 156, 157, 160, 226
腔肠动物（coelenterate） 259
腔肠动物门（Coelenterata） 258
强心苷（cardiac glycosides） 196
蔷薇科（Rosaceae） 95, 115, 227
羟丙基葡聚糖凝胶（Sephadex LH-20） 41
羟基马桑毒素（tutin） 159
羟基茜草素（purpurin） 138
羟基洋地黄毒苷元（gitoxigenin） 198
巧茶属（Catha） 228
鞘糖脂（glycosylsphingolipid） 71
茄碱（solanine） 223
茄科（Solanaceae） 92, 218, 226
亲和柱色谱（affinity chromatography） 38
亲水性（hydrophilic） 71
芹菜素（apigenin） 114
秦岭槲蕨（Drynariasinica sinica Diels） 25
秦皮（Cortex Fraxini） 92, 312
青蒿丙素（qinghaosu C） 168
青蒿琥珀酸单酯（artesunate） 9
青蒿琥酯（artesunate） 168
青蒿甲素（qinghaosu A） 168

青蒿素（artemisinin） 2, 23, 45, 153, 159, 309
青蒿乙素（qinghaosu B） 168
青霉素（penicillin） 2, 285
青霉素 G（penicillin G） 288
青霉素 N（penicillin N） 288
青霉素类（penicillins） 288
青霉烯类（penems） 288
青藤碱（sinomenine） 229
青阳参（Cynanchum otophyllum Schneid.） 216
青阳参苷 I（otophylloside A） 216
青叶胆（Swerte mileensis T.N.HoetW. L. Shi） 157
氢化可的松（hydrocortisone） 208
氢-氢化学位移相关谱（^{1}H-^{1}H correlation spectroscopy，^{1}H-^{1}H COSY） 52
庆大霉素（gentamicin） 292
琼脂（agar） 69
琼脂糖凝胶（Sepharose Bio-Gel A） 41
秋水仙（Colchicum autumnale） 25
秋水仙碱（colchicine） 1, 221, 228
秋英（Cosmos bipinnata Cav.） 118
曲莲（Hemsleya amabilis Diels） 181
去甲二氢愈创木脂酸（nordilydro guaiaretic acid，NDGA） 104
去甲衡州乌药碱[（R）-norcoclaurine] 228
去甲基万古霉素（norvancomycin） 296
去甲麻黄碱（demethylephedrine） 237
去甲蟛蜞菊内酯（demethylwedelolactone） 95
去氧胆酸（deoxycholic acid） 217
去氧木酮糖磷酸酯（deoxyxylulose phosphate） 14
去乙酰毛花苷丙（deslanoside or cedilanid，西地兰） 199
去乙酰辛诺凡葡糖苷（desacetylcinobufagin-16-O-β-D-glucosides） 203
全氢去耦谱（complete proton-decoupled spectrum） 51
醛糖（aldose） 65
醛糖还原酶（aldose） 110
群海绵（Agelas mauritiana） 268

R

人参（Panax ginseng C. A. Meyer） 179
人参炔醇（panaxynol） 170
人参皂苷（ginsenosides） 179
人参皂苷 Rb$_1$（ginsenoside Rb$_1$） 79, 179
人参皂苷 Rc（ginsenoside Rc） 179
人参皂苷 Rg$_1$（ginsenoside Rg$_1$） 179
忍冬科（Caprifoliaceae） 157

溶血指数（hematolysis index） 185
柔红霉素（daunorubicin） 286, 300
日本决明（*Cassia obtusifolia*） 144
肉苁蓉（*Cistanche deserticola* Y.C.Ma） 24
肉苁蓉苷 A（cistanoside A） 24
肉苁蓉碱（boschniakine） 232
肉桂（*Cinnamomum cassia*） 90
肉座菌科（Hypocreaceae） 219
乳醇基（lactol group） 64
乳酸（lactic acid） 1
乳糖（lactose） 67
软骨藻酸（domoic acid） 265
软海绵素（halichondrin） 8, 256
软海绵素 B（halichondrin B） 264
软体动物（molluscs） 259
软体动物门（Mollusca） 258
瑞香科（Thymelaeaceae） 162
弱金鸡纳碱（cinchonine） 221
Rhaphisia pallida 268

S

三环倍半萜（tricyclic sesquiterpenoids） 160
三环二萜（tricyclic diterpenoid） 161
三尖杉碱（cephalotaxine） 230
三尖杉科（Cephalotaxaceae） 223
三尖杉酯碱（harringtonine） 230
三聚木脂素（trilignan） 106
三氯化锑或五氯化锑反应（Kahlenberg reaction） 186
三氯乙酸反应（Rosen-Heimer reaction） 186, 211
三七（*P. notoginseng*） 179
三糖（trisaccharidetrisaccharide） 68
三萜（triterpenoids） 178
三萜类（triterpenoids） 154
三萜皂苷类（triterpenoid saponins） 178
三萜皂苷元（triterpenoid sapogenins） 178
三叶紫檀素（trifolirhizin） 116
三重峰（triplet, t） 50
伞形花内酯（umbelliferon, 7-羟基香豆素） 93
伞形科（Umbelliferae） 92, 114, 155, 226
桑科（Moraceae） 116, 197
色质联用（chromatography-hyphenated mass spectrometry） 58
沙蚕毒素（nereistoxin） 256
沙利度胺（thalidomide） 2
沙纳霉素（thienamycin） 290
砂仁（*Fructus amomi*） 155

莎草科（Cyperaceae） 118
鲨烯（squalene） 178
山草藓（*Dioscorea tokoro* Makino） 25
山慈姑苷 A（tuliposide A） 72
山道年（santonin） 25
山豆根（*Euchresta japonica* Hoot. f ex Regel） 116
睡虫肽（sleeper） 267
山梗菜碱（lobeline） 226, 236
山荷叶素（diphyllin） 110
山胡椒属（*Lindera*） 24
山槐素（maackiain） 116
山莨菪[*Anisodus tanguticus*（Marinowiaz）Bascher] 225
山莨菪碱（anisodamine） 225
山油柑（*Acronychia pedunculata*（L.）Mig.） 227
山油柑碱（acronycine） 227
杉科（Taxodiaceae） 137
珊瑚（coral） 259
扇贝毒素 2（pectenotoxin 2） 264
芍药（*Paeonia lactiflora* Pa11.） 156
芍药苷（paeoniflorin） 25, 156
芍药科（Paeonia） 25
芍药亚科（Paeonioideae） 25
芍药属（*Paeonia* L.） 25
芍药组（Sect. Paeon） 25
舌形厚缘藻（*D. ligulatu*） 275
蛇孢假壳素 A（ophiobolin A） 163
蛇床子[*Cnidium monnieri*（L.）Cuss.] 102
蛇床定（cnidiadin） 102
蛇根碱（reserpine） 235
蛇麻（啤酒花 *Humulus lupulus*） 155
蛇足石杉（*Huperzia serrata* Trev.） 310
肾上腺皮质激素（adrenocortico hormones） 12
生姜（*Zingiber officinale* Roscoe） 158
生松素（pinocembrin） 130
生物活性成分（bioactive constituents） 5
生物碱（alkaloids） 1, 13, 221, 267
生物圈（biosphere） 8. 255
生物性导向法（biological activity oriented, bioactivity-guided） 311
生源异戊二烯法则（biogenetic isoprene rule） 153
十字花科（Cruciferae） 197, 225
十字交叉投影式（crossed projection） 63
石豆菲醌（bulbophyllumanthrone） 137
石斛碱（dendrobine） 232
石斛属（*Dendrobium*） 232
石杉碱甲（huperzine A） 310

石松科（Lycopodiaceae） 223, 227
石蒜（Lycoris radiata） 309
石蒜碱（lycorine） 230, 247
石蒜科（Amaryllidaceae） 223
矢车菊素（cyanidin） 118
使君子科（Combretaceae） 137
士的宁（strychnine） 6, 221
柿科（Ebenaceae） 136
柿树科（Ebenaceae） 24
柿子（Diospyros kaki Thunb.） 150
鼠李科（Rhamnaceae） 138
蜀黍苷（dhurrin） 78
薯蓣科（Dioscoreaceae） 208, 218
薯蓣皂苷（dioscin） 210
薯蓣皂苷元（diosgenin） 4, 209
薯蓣属（Dioscorea） 218
双苄基四氢异喹啉生物碱（bis-benzyl tetrahydroisoquinoline alkaloids） 228
双环倍半萜（bicyclic sesquiterpenoids） 159
双环单萜（bicyclic monoterpenoids） 156
双环二萜（bicyclic diterpenoids） 161
双环辛烷木脂素类（bicyclooctane lignans） 106
双环氧木脂素（bisepoxy lignan） 105
双黄酮类（biflavones） 118
双七叶内酯（euphorbetin） 95
双羟基洋地黄毒苷元（diginatigenin） 198
双氢青蒿素（dihydroarteannuin） 9
双水相萃取法（double water phase extract） 36
双香豆素（dicoumarol） 103
双吲哚生物碱（bisindole alkaloids） 232
双值 Cotton 效应（bisignate Cotton effect） 60
水飞蓟[Silybum marianum（L.）Gaertn.] 115
水飞蓟宾（silybin） 115
水晶兰苷（monotropein） 166
水杨苷（salicin） 77
睡菜科（Menyanthaceae） 157
属（genus） 27
丝裂霉素 C（mitomycin C） 286
四环二萜（tetracyclic diterpenoid） 162
四环三萜（tetracyclic triterpenoids） 178
四环素（tetracycline） 286, 291
四环素类（tetracyclines） 291
四极杆（quadrupole，Q）质量分析器 56
四极滤质器（quadrupole mass filter） 56
四氢呋喃木脂素类（tetrahydrofuran lignans） 104
四氢异喹啉生物碱（tetrahydroisoquinoline alkaloid） 228
四去甲三萜或四降三萜（tetranortriterpenoid） 181
四重峰（quartet，q） 50
松柏醇（coniferyl alcohol） 90
松柏科（Conifer） 223
菘蓝（Isatis indigotica Fortune） 231
酸枣仁（Ziziphus jujuba var. spinosa） 91, 184
羧甲基交联葡聚糖凝胶（CM-sephadex） 41
saframycin C 269
shuterone 115
squalamine 268

T

台湾扁柏[Chamaecuparis olotusa（Sieb. et Zucc.）Fndll. var. formosana（Hoyata）Rehd.] 156
台湾杉木（Caninghamia Konishij Hoyata） 104
台湾脂素 A 和台湾脂素 B（taiwanin A and taiwanin B） 104
苔藓虫素（bryostatin） 256
苔藓虫素（bryostatins，草苔虫内酯） 280
苔藓动物门（Bryozoa） 258
太平洋红豆杉（Taxus bievifolia） 6, 162
肽聚糖（peptidoglycan） 70
肽类抗生素（peptide antibiotics） 295
泰拉万星（telavancin） 296
檀香科（Santalaceae） 199
碳青霉烯类（carbapenems） 288
碳水化合物（carbohydrates） 63
唐松草属（Thalictrum） 228
糖（saccharides） 63
糖胺聚糖链（glycosaminoglycans，GAGs） 70
糖蛋白（glycoprotein） 70
糖淀粉（amylose） 69
糖多孢菌属（Saccharopolyspora） 288
糖复合物（glycoconjugate） 70
糖苷键（glycosidic bond） 71
糖苷类（glycosides） 71
糖苷配基（genin） 71
糖肽类（glycopeptides） 295
糖肽类中等敏感的黄色金葡萄球菌（GISA） 298
糖原（glycogen） 69
糖脂（glycolipid） 70
糖自动分析仪（sugar analyzer） 75
桃叶珊瑚苷 166
藤黄科（Guttiferae） 95, 119
藤黄微球菌（Micrococcus luteus） 287
替告皂苷元（tigogenin） 210
替吉莫南（tigemonam） 290

替卡西林（ticarcillin） 290

替考拉宁（teicoplanin） 286, 295

天花粉蛋白（trichosanthin） 12

天芥菜属（*Heliotropium*） 225

天麻苷（gastrodin） 72

天门冬属（*Spongionella*） 218

天然抗生素类化合物（natural antibiotics） 285

天然药物化学（natural medicinal chemistry） 5

天然有机化学（natural organic chemistry） 7

天竺葵素（pelargonin） 118

甜菜（*Beta vulgaris*） 96

甜菜苷（betanin） 96

甜菜碱（betaine） 235

甜菊（*Stevia rebaudianum*） 162

甜菊苷（stevioside） 153

甜菊苷 A 和 E(stevioside A and stevioside E） 162

甜叶菊[*Stevia rebaudiana*（Bertoni）Hemsl] 77

萜（terpenes） 13

萜类（terpenes） 1

萜类（terpenoids） 153

萜类生物碱（terpenoid alkaloids） 232

萜木脂素（terpene lignan） 103

同核去耦（homodecoupling） 50

铜绿假单胞菌（*Pseudomonas aeruginosa*） 287

酮糖（ketose） 65

头孢氨苄（cefalexin） 290

头孢吡肟（cefepime） 290

头孢呋辛（cefuroxime） 290

头孢菌素 C（cephalosporin C） 276, 289

头孢菌素类（cephalosporins） 288

头孢洛林酯（ceftarolinefosamil） 290

头孢美唑（cefmetazole） 290

头孢米诺（cefminox） 290

头孢噻吩（cefalotin） 289

头孢西丁（cefoxitin） 290

头霉素 C（cephamycin C） 289

透骨草（*Phryma leptostachya* L. subsp. *asiatica*（Hara）Kitamura） 110

土耳其海绵（*Ircinia variabilis*） 275

土荆（槿）酸甲、土荆（槿）乙、土荆（槿）丙和土荆（槿）丙 2（pseudolaric acids A、pseudolaric acids B、pseudolaric acids C、and pseudolaric acids C2） 161

土霉素（oxytetracycline） 286, 291

吐根酚碱（cephaeline） 231

吐根碱（emetine） 231

吐根碱生物碱（emetine alkaloids） 231

托哌可卡因（tropococaine） 237

托品碱（tropine） 21

托品类生物碱（tropane alkaloid） 225

脱氢膜海鞘素 B（dehydrodidemnin B） 266

橐吾属（*Ligularia*） 225

妥布霉素（tobramycin） 292

拓扑异构酶Ⅰ（topoisomerase Ⅰ） 227

tubastrine 268

W

娃儿藤碱 E（tylophorine E） 226

娃儿藤属（*Tylophora*） 226

万古霉素（vancomycin） 286, 295

万古霉素耐药粪肠球菌（VRE） 296

微波（microwave，MW） 31

微波辅助萃取（microwave-assisted extraction，MAE） 31

微滤（microfiltration） 39

维 A 酸（tretinoin） 102

维生素（*vitamins*） 1

维生素 A（vitamin A） 161

维生素 K（vitamin K） 136

维生素 K_1 及维生素 K_2（vitamin K_1 and vitamin K_2） 136

伪麻黄碱 245

伪士的宁（pseudostrychnine） 238

委内瑞拉链霉菌（*Streptomyces venezuelae*） 302

卫矛科（Celastraceae） 197, 223, 228

涡鞭毛藻（短裸甲藻 *Ptychodiscus brevis*） 262

蜗牛酶（snailase） 78

蜗牛消化酶（snail enzyme） 200

乌沙苷元（uzarigenin） 203

乌苏酸（ursolic acid） 183, 192

乌苏烷（ursane） 183

乌头碱（aconitine） 233

乌头烷（aconitanes） 233

乌头属（*Aconitum*） 23，223, 233

乌药[*Lindera aggregata*（sims kosterm.）]，24

无环倍半萜（acyclic sesquiterpenoids） 158

无环单萜（acyclic monoterpenoids） 155

无环二萜（acyclic diterpenoids） 160

无患子（*Sapindus mukorossi*） 181

无患子皂苷 F ~ J（sapinmusaponins F ~ J） 181

无畸变极化转移技术（distortionless enhancement by polarization transfer，DEPT） 51

无色亚甲蓝 141

无叶假木贼（*Anabasis apylla* Linn.） 171

吴茱萸[*Eaodia rutaecarpa*（Juss.）Benth.] 155, 227

吴茱萸宁（evoprenine） 227

五环三萜（pentacyclic triterpenoids） 182

五加科（Araliaceae） 160, 178

五味子（*Schizandra chinensis*） 105

五味子丙素（schizandrin c） 105

五味子甲素[（+）-deoxyschizandrin] 105

五味子乙素（*γ*-schizandrin） 105

五味子酯甲（schisantherin A） 105

五味子酯甲、五味子酯乙、五味子酯丙和五味子酯丁（schisantherin A, schisantherin B, schisantherin C, and schisantherin D） 109

五味子属[Schizandra Chinensis（Turcz.）Bail.）] 105

物理吸附（physical adsorption） 33

物种名（species name） 27

Walden 反转（Walden inversion） 77

X

西加毒素（cig atoxin，20） 262

西司他丁（cilastatin） 290

烯丙苯（allylbenzene） 103

烯二炔类抗生素（enediyne antibiotics） 301

喜树（*Camptotheca acuminata*） 227

喜树碱（camptothecine） 227

细辛（*Asarum sieboldi* Miq） 90

细辛素（asarinin） 110

细辛脂素（asarinin） 105

细叶益母草（*Leonurus sibiricus* Linn.） 225

狭叶柴胡（*B. scorzonerifolium* Willd.） 182

仙客来皂苷（cyclamin） 76

仙客来皂苷元 A（cyclamiretin A） 76

先导化合物（lead compound） 310

纤维二糖（cellobiose） 69

纤维素（cellulose） 69

纤维素酶（cellulase） 78

线型（linear） 93

腺苷（adenosine） 72

相对强度（relative intensity） 55

香茶菜（*Rabdosia amethystoides*） 162

香茶菜甲素（amethystoidin A） 162

香豆素（coumarin） 13, 92

香豆素木脂素（coumarinolignan） 103, 107

香附（*Cyperus rotundus*） 155

香柠檬（Citrus bergamza） 155

香叶醇（geraniol） 155

小檗红碱（berberubine） 235

小檗碱（berberine） 4, 221

小檗科（Berberidaceae） 223

小单胞菌（*Micromonospora echinospora* spp calichensis） 302

小单胞菌属（*Micromonospora*） 287, 301

小诺米星（micronomicin） 292

协同作用（synergic effect） 309

邪蒿内酯（seselin） 94

偕耦（geminal coupling） 50

薤白（*Allium macrostmon* Bunge） 208

辛可宁（cinchonine） 236

新红花苷（neocarthamin） 117

新化学实体（new chemical entity） 310

新疆党参（*Codonopsis clematidea*（Schrenk）C.B.Cl.） 225

新疆鼠尾草（*Salvia deserta* Schang） 137

新疆紫草[*Arnebia euchroma*（Royle）Johnst.] 136

新霉素（neomycin） 286, 292, 299

新木脂素（neolignan） 103

新木脂素类（neolignans） 105

新士的宁（neo strychnine） 223

新制癌菌素（neocarzinostatin，NCS） 301

信筒子醌（embelin） 136

兴安杜鹃（*Rhododendron dauricum* Linn.） 159

杏仁苷酶（emulsin） 78

性激素（sex hormones） 12

熊果（*Arctostaphylos uva-ursi* subsp. *uva-ursi*） 183

熊去氧胆酸（ursodeoxycholic acid） 217

绣线菊属（*Spirea*） 23, 233

须草夹竹桃（*A. androsaemifolium*） 206

徐长卿（*C. paniculatum* Kitag. awa） 217

宣威乌头（*Aconitum nagarum* var. *lasiandrum*） 252

玄参科（Scrophulariaceae） 114, 138, 156, 178, 197, 208, 216, 218, 219, 232

悬铃木科（Platanaceae） 115

旋光度（optical rotation） 58

旋光光谱（ORD） 58

旋光色散（rotatory dispersion） 58

旋花科（Convolvulaceae） 219

旋转坐标核 Overhauser 效应相关谱（rotating frame nuclear Overhauser effect spectroscopy，ROESY） 54

雪胆甲素（23，24-dihydrocucurbitacin F-25-acetate） 181

雪胆乙素（23，24- dihydrocucurbitacin F） 181

血小板活化因子（Platelet activating factor，PAF） 110

血型糖蛋白 A（glycophorin A） 68

薰衣草醇（lavandulol） 155

xestospongin C 268

X 射线单晶衍射 253

Y

吖啶生物碱（acridone alkaloids） 227

鸦片（opium） 1,221

亚胺培南（imipenem） 290

亚麻氰苷（flax glycoside） 72

烟草（Nicotianatabacum L.） 13

烟碱（nicotine） 1, 13, 171, 221

摇荡肽（shaker） 267

芫花（Daphne genkwa Sieb. et Zucc.） 114, 162

芫花素（genkwanin） 114

芫花酯甲（yuanhuacin） 162

芫花酯乙（yuanhuadin） 162

芫荽（Coriandrum satvum Linn.） 96

芫荽酮 A 和芫荽酮 B（coriandrone A and coriandrone B） 96

岩白菜素（bergeninum） 96

岩风（libanotis buchtormensis） 94

岩沙海葵毒素（palytoxin） 8, 256, 263

盐酸二甲氨基苯甲醛试剂（Ehrlich 试剂，简称 E 试剂） 211

羊毛脂醇（lanolin alcohol） 178

羊毛脂烷（lanostane） 179

杨柳科（Salicaceae） 115

洋地黄毒苷（digitoxin） 197, 198

洋地黄毒苷元（digitoxigenin） 197

洋地黄毒糖（digitoxose） 216

氧化苦参碱（oxymatrine） 223, 227

氧化铝（aluminium oxide） 40

氧青霉烷类（oxypenams） 288

药根碱（jatrorrhizine） 230

野百合碱（monocrotaline） 225

野百合碱 N-氧化物（monocrotaline N-oxide） 223

野百合属（Crotalaria） 225

野扇花（Sarcococca ruscifolia stapt） 234

野扇花碱（saracodine） 234

叶下珠脂素（phyllanthin） 104

液滴逆流色谱（droplet counter current chromatography, DCCC） 36

液-质联用（liquid chromatography-mass spectrometry, LC-MS） 58

一次代谢（primary metabolism） 12

一叶萩碱（securinine） 226

依波加明（ibogaminge） 232

依达比星（diarubicin） 301

依替米星（etimicin） 293

依维醇苷（evatromonoside） 203

乙基苯（ethylbenzene） 52

乙酐-硫酸反应（Liebermann-Burchard reaction） 211

乙酸酐-浓硫酸反应（Liebermann-Burchard reaction） 186

乙酸原化合物（acetogenin） 270

乙酰胆碱酯酶（AchE） 309

乙酰辅酶 A（acetylcoenzyme A，acetyl CoA） 13

乙酰解（acetolysis） 77

乙酰螺旋霉素（acetylspiramycin） 294

乙酰透骨草木脂素（leptostachyol acetate） 110

乙型肝炎表面抗原（HBsAg） 102

椅式构象（chair form） 64

异佛手柑素（isobergapten） 94

异蒿酮（isoartemisia ketone） 168

异和钩藤碱（isorhynchophylline, pK_a 5.20） 241

异黄酮类（isoflavones）化合物是 116

异甲氧沙林（angelicin，白芷内酯） 94

异螺甾烷醇类（isospirostanols） 209

异螺甾烷醇类皂苷（isospirostanol saponins） 209

异麦芽酚 3-O-α-D-甘露吡喃糖苷（isomaltol 3-O-α-D-mannopyranoside） 49

异芒果苷（isomangiferin） 119

异纽替皂苷元（isonuatigenin） 211

异羟基洋地黄毒苷（digoxin，地高辛） 198

异羟基洋地黄毒苷元（digoxigenin） 198

异去甲蟛蜞菊内酯（iso demethylwedelolactone） 95

异头中心（anomeric center） 64

异戊二烯（isoprene） 153

异戊二烯法则（isoprene rule） 153

异戊烯基焦磷酸酯（isopentenyl diphosphate, IPP） 17

异香豆素类（isocoumarin） 95

异烟肼（isoniazid） 299

异银杏素（isoginkgetin） 118

异紫草素（alkanin） 136

异足索沙蚕（Lumbriconeris heteropoda） 256

翼核果（Ventilago leiocarpa Benth.） 136

翼核果素（ventilagolin） 136

茵芋碱（skimmianine） 21

银杏（Ginkgo biloba L.） 28, 118, 161
银杏内酯（ginkgolides） 153, 161
银杏内酯 A，银杏内酯 B，银杏内酯 C，银杏内酯 M 和银杏内酯 J（ginkgolide A、ginkgolide B、ginkgolide C、ginkgolide M、and ginkgolide J） 161
银杏素（ginkgetin） 118
吲哚类生物碱（indole alkaloids） 231
罂粟碱（papaverine） 228
罂粟科（Papaveraceae） 223
罂粟属（Papaver） 228
鹰爪豆碱（sparteine） 227
油橄榄（Olea europaea） 182
游动放线菌属（Actinoplanes） 288
有效部位（effective fraction） 10
有效成分（effective constituents） 5
柚（Citrus grandis） 93
右旋（dextrorotatory） 58
幼高粱（Sorghum vulgare） 78
于愈创木（Guajacum officinale） 159
鱼藤酮（rotenone） 110, 116
榆科（Ulmaceae） 23
榆亚科（Ulmoideae） 23
羽扇豆醇（lupeol） 184
羽扇豆碱（lupinine） 227
羽扇豆烷（lupane） 184
芋螺（Conus magus） 267
芋螺毒素（conotoxins） 266
芋螺属（Conus） 266
愈创木（Guaiacum officinale） 106
愈创木醇（guaiol） 159
薁类化合物（azulenoids） 159
鸢尾科（Iridaceae） 116, 199
原菝葜皂苷（sarsaparilloside） 210
原白头翁素（protoanemonin 170
原海葱苷 A（proscillaridin A） 199
原人参二醇（protopanaxadiol） 179
原人参三醇（protopanaxatriol） 179
圆二色谱（CD 谱） 58
圆二色散激子手性法（circular dichroism exciton chirality method） 60
圆盖形（dome-shape） 296
圆叶泽兰（Eupatorium rotundifolium） 160
远程耦合（long range coupling） 50
月桂烯（myrcene） 155
云南红豆杉（T. yunnanensis） 6
云南重楼（Paris polyphylla Smith var. latifolia Wang et Chang） 208
芸薹属（Brassica） 23
芸香（Ruta graveolens Linn.） 94, 155
芸香科（Rutaceae） 92, 114, 155
孕甾烷类（pregnanes） 215
孕甾烷生物碱（pregnane alkaloids） 234

Z

杂木脂素（hybrid lignan） 103, 107
甾类化合物（steroids） 195
甾体（steroids） 13, 154, 272
甾体生物碱（steroid alkaloids） 233
甾体皂苷 208
藻青菌属（Cyanobacterium） 287
皂毒素（saptoxins） 185
噪声去耦谱（proton noise-decoupled spectrum） 51
泽兰苦内酯（euparotin） 160
泽兰属（Eupatorium） 225
展青霉（Penicillium patulum） 303
獐牙菜属（Swertia） 157
樟科（Lauraceae） 155, 228
樟柳碱（anisodine） 225
樟脑（camphor） 156
浙贝乙素（verticinone B） 235
蔗糖（sucrose） 68
鹧鸪花属（Trichilia） 181
真菌（fungus） 287
真菌假蜜环菌（Tricholoma mongolicum） 96
正离子模式（positive ion mode） 55
正式（normal） 104
正相分配色谱（normal phase partition chromatography） 32
芝麻素（sesamin） 110
芝麻脂素（sesamin） 105
知母（Anemarrhena asphodeloides Bunge） 119, 209
知母皂苷 A Ⅲ（timosaponin A Ⅲ） 209
栀子（Gardenia jasminoides Ellis） 183
栀子苷（gardenoside） 157
脂蟾毒配基（resibufogenin） 199
脂多糖（lipopolysaccharide） 70, 71
植物醇（phytol） 160
植物化学（phytochemistry） 7
植物化学分类学（plant chemotaxonomy） 22
植物甾醇（phytosterol） 12
纸色谱（paper chromatography） 37
指甲花（Impatiens balsamina） 155

制癌链霉菌（*Streptomyces carcino-staticus*） 301

制霉菌素（nystatin） 286, 294

质荷比（mass-to-charge ratio） 55

质量分析器（mass analyzer） 56

质谱（MS） 55

质谱-质谱串联（tandem mass spectrometry） 57

中华大蟾蜍（*Bufo gargarizans*） 199

中药化学（chemistry of traditional Chinese medicine） 7

种加（specific epithet） 27

重楼属（*Paris*） 218

朱砂莲（*Aristolochia tuberosa* C.F.Liang et S.M.Huang） 76

朱砂莲苷（tuberosinone N-β-D-glucoside） 76

珠子草（*Phyllanthus niruri*） 104

竹灵消[*C. inamoenum*（Marim, Locs.）] 217

逐个剥落（peeling reaction） 77

柱色谱法（column chromatography） 37

转化糖酶（invertase） 78

草酚酮类化合物（troponoids）

梓醇（catalpol） 157

紫草（*Lithospermum erythrorhizon* Sieb. et Zucc.） 135

紫草科（Borraginaceae） 24, 136, 223

紫草素（shikonin） 24, 136

紫草属（*Lithospermum*） 225

紫丁香苷（syringin） 90

紫花苷酶（digipurpidase） 200

紫花前胡醇（nodakenin） 102

紫花前胡素（decursin） 102

紫花洋地黄（*D. purpurea* L.） 198

紫花洋地黄苷 A（purpurea glycoside A） 200

紫堇定（corydine） 229

紫堇属（*Corydalis*） 228

紫罗兰酮（ionone） 155

紫霉素（viomycin） 299

紫杉醇（taxol） 2, 153, 162, 221, 233, 309

紫杉科（Taxaceae） 223

紫杉醚（taxotere） 309

紫檀素（pterocarpin） 116

紫外吸收光谱 47

紫葳科（Bignoniaceae） 136

紫芝（*G. sinense*） 180

总合草苔虫（*Bugula neritina*） 260, 280

总生物量（biomass） 8, 255

左旋（levorotatory） 58

左旋麻黄碱（L-ephedrine） 5

其他

（-）-表儿茶素[（-）-*epi* catechins], 119

（+）-儿茶素[（+）-catechins], 119

（1*R*）-萨苏里丁[（+）-salsolidine] 228

（1*S*）-萨苏林[（-）salsoline] 228

（2*R*, 3*R*）-fustin, 115

（2*S*, 3*S*）-fustin, 115

（3β）-胆甾-5-烯-3-醇（3β-cholest-5-en-3-ol） 218

（-）-毒藜碱[（-）-anabasine] 235

1, 25-二羟基维生素 D_3（1, 25-（OH）$_2$-dihydroxyvitamin D_3） 102

1, 5-二羟基-2-甲氧基-9, 10-蒽醌（1, 5-dihydroxy-2-methoxy-9, 10-anthraquinone） 151

10-羟基二氢去氧可待因（10-hydroxy-dihydrodeoxycodeine） 241

10-羟基喜树碱（10-hydroxy camptothecine） 227

16, 17-二氢-12β, 16β-环氧欧乌头碱（16, 17-dihydro-12β, 16β-epoxynapelline） 253

16-羟基雷公藤内酯醇（16-hydroxytriptolide） 162

1C 式或 A 式（alternative form） 64

2, 5, 7-三羟基-6-醛基-8-甲基-3-（4'-甲氧基苄基）-色原酮[2, 5, 7-trihydroxy-6-aldehydro-8-methyl-3-（4'-methoxybenzyl）-chromanone] 117

2, 6-二甲氧基对苯醌（2, 6-dimethoxy-1, 4-benzoquinone） 135

20（*S*）-原人参二醇[20（S）-protopanaxadiol] 79,179

2-甲基赤藓糖醇-4-磷酸酯（2-methyl erythritol-4-phosphate） 14

2-脱氧链霉胺（2-deoxystreptamine） 291

2-脱氧洋地黄糖（digmose） 216

2β, 5, 7-三羟基二氢黄酮（2β, 5, 7-trihydroxyfla-vanone） 115

3*R*-甲戊二羟酸（3R-mevalonic acid） 153

3-表洋地黄毒苷元（3-epidigitoxigenin） 197

3-甲氧基-7-甲基-胡桃醌（3-methoxy-7-methyljuglone） 150

3-磷酸甘油醛（glyceraldehyde-3-phosphate） 14

3-脱氧乌头碱（3-deoxyaconitine） 246

4, 7-二甲氧基菲-1, 2-二酮（4, 7-dimethoxy-phenanthrene-1, 2-dione） 137

4-羟基香豆素苷（4-hydroxycoumarin） 77

4-硝基酚苷（4-nitrophenol） 78

4'-乙酰基加拿大麻苷（4'-acetylcymaroside） 198

5, 6, 7, 8, 3', 4'-六甲氧基二氢黄酮（5, 6, 7,

8，3′，4′-hexamethoxy-flavanone） 115

6，7-去氢罗列酮（6，7-dehydro royle anone） 137

6-C-*β*-*D*-葡萄糖槲皮素苷 （6-C-*β*-*D*-glucosyl-quercetin） 114

6-氨基青霉烷酸（6-amino penicillanic acid，6-APA） 288

7-氨基头孢烷酸（7-aminocephalosporanic acid，7-ACA） 289

7-羟基二氢黄酮（7-hydroxyflavanone） 115

9-异丁酰氧基-*O*-异酰基哥伦比亚苷元（columbianetin） 102

α-波甾醇（*α*-spinasterol） 219

β-*D*-葡萄糖苷酶（*β*-*D*-glucosidase） 78

β-*D*-葡萄糖苷酶（*β*-*D*-glucosidase） 200

β-谷甾醇（*β*-sitosterol） 219

β-内酰胺类抗生素（*β*-lactam antibiotics） 288

α-桉叶醇和 *β*-桉叶醇（*α*- eudesmol or *β*-eudesmol） 159

α-白檀醇（*α*-santalol，檀香醇） 160

α-当归内酯（*α*-angelicon） 93

α-和 *β*-金合欢烯（*α*- or *β*-farnesene） 158

α-葡萄内酯（*α*-aurapten） 93

α-细辛醚（*α*-asarone） 90，174

α-香树脂烷（*α*-amyrin） 183

β-细辛醚（*β*-asarone） 90，174

β-香树脂烷（*β*-amyrin） 182

β-崖柏素（hinokitiol，扁柏酚） 156

β-谷固醇 (β-sitosterol) 219
……的氧化物或谷甾醇 2-(N-butanisinucleoside) 288
……谷甾醇或谷甾醇或β-sitosterol 190
α-甜没药烯 A (α-zhamlulec，甜没药烯) 169
α-金合欢烯 (α-angileone) 94
α-萜品醇 A (α-oryβ-farnuscne) 158
α-萜品醇 (α-terrapinol) 90
酚酞醛 (四-sesapone) 90, 174
甾醇类糖苷 (α-amylia) 183
β-戊糖苷 (P-sanitone) 90, 174
长叶松香酸 (P-anopin) 182
β-生养醇 (四-β-bujositol, 谷甾醇) β-156

8、3、4′-hexamethoxy flavanone) 115
6,7-亚甲二氧基 6, 7-dihydrohydiorone 117
8-C-β-L-吡喃鼠李糖基 (8-C-β-L-glucose)
  quercetin) 114
6-氨基戊酮酸 (6-aminopenicillianic acid, 6-APA)
  288
7-氨基头孢烷酸 (7-aminocephalosporinic acid,
  7-ACA) 289
7-羟基黄烷酮 (7-hydroxyflavanone) 115
8-甲基 15-C′戊醇丙基基丙丙戊丙基丙丙丙
  (columbianem) 102
β-菜油甾醇 (β-spinasterol) 119
β-葡萄糖苷酶 (β-D-glucosidase) 73
β-D-葡萄糖苷酶 (β-D-glucosidase) 200